ElternWissen

Schwangerschaft & Geburt

Die richtige Vorbereitung
für Mutter und Kind

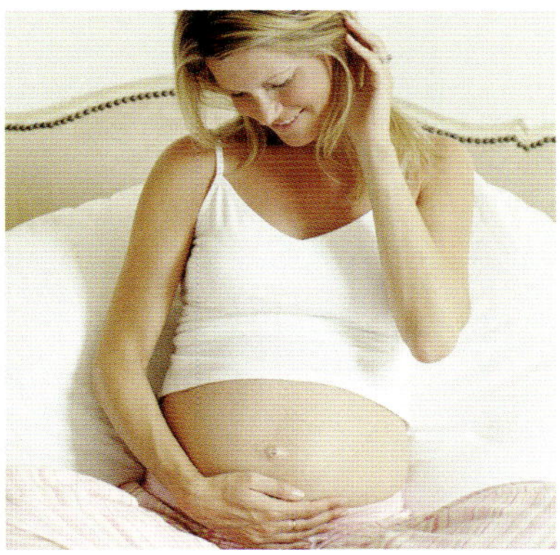

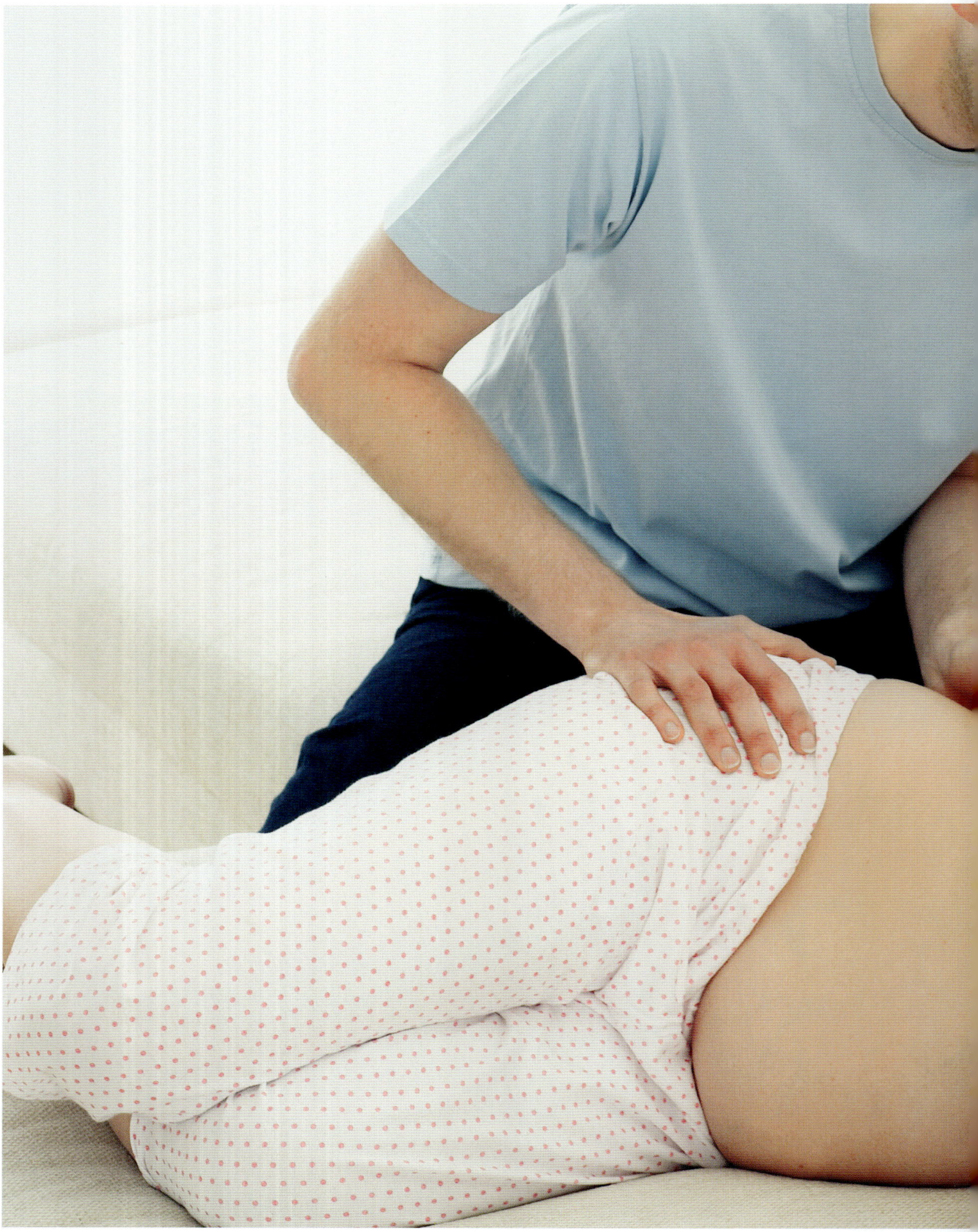

ElternWissen

Schwangerschaft & Geburt

Die richtige Vorbereitung für Mutter und Kind

Dr. Mary Steen

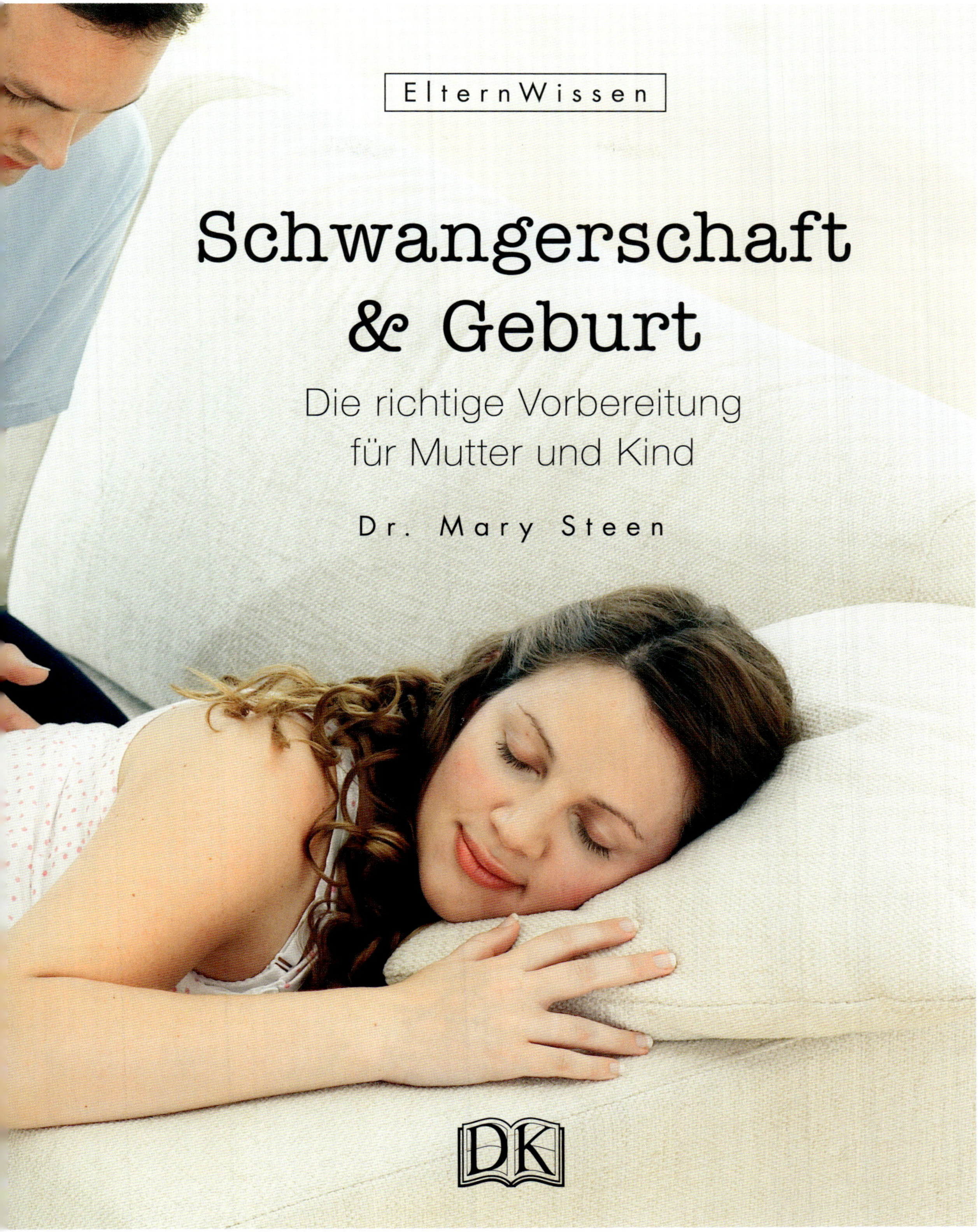

DK

Projektbetreuung Claire Tennant-Scull
Gestaltung Carolyn Hewitson
Lektorat Helen Murray
Bildredaktion Sara Kimmins
Assistenz Charlotte Johnson
Cheflektorat Penny Warren
Chefbildredaktion Glenda Fisher
Herstellung Maria Elia, Alice Sykes
Art Director Lisa Lanzarini
Programmleitung Peggy Vance
Beratung Karen Sullivan
Fotografie Ruth Jenkinson
Fotoredaktion Peggy Sadler

Für die deutsche Ausgabe:
Programmleitung Monika Schlitzer
Redaktionsleitung Caren Hummel
Projektbetreuung Florian Bucher, Manuela Stern
Herstellungsleitung Dorothee Whittaker
Herstellungskoordination Arnika Marx
Herstellung Christine Rühmer
Covergestaltung Laura Breier und Anja Gindele, Studio Rio

Titel der englischen Originalausgabe:
Pregnancy & birth: everything you need to know

Übersetzung Karin Hofmann
Lektorat Sabine Klonk
Beratung Redaktion ELTERN

ISBN 978-3-8310-3505-2

Repro Farbsatz, Neuried/München
Druck und Bindung Leo Paper Products, China

MIX
Papier aus verantwortungsvollen Quellen
FSC® C020056
www.fsc.org

Besuchen Sie uns im Internet
www.dorlingkindersley.de
www.eltern.de

Hinweis
Die Informationen und Ratschläge in diesem Buch sind von den Autoren und vom Verlag sorgfältig erwogen und geprüft, dennoch kann eine Garantie nicht übernommen werden. Eine Haftung der Autoren bzw. des Verlags und seiner Beauftragten für Personen-, Sach- und Vermögensschäden ist ausgeschlossen.

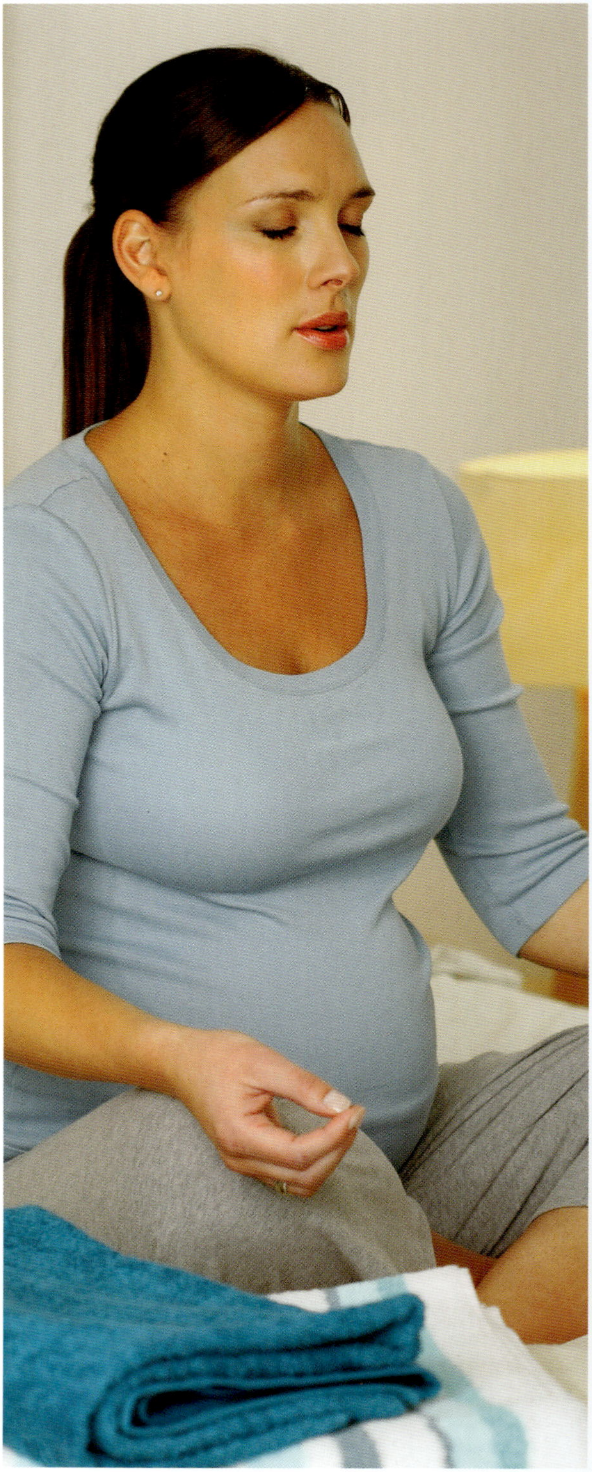

Inhalt

Das Neugeborene

Über die Autorin
Dr. Mary Steen ist Mutter von drei Kindern und seit mehr als zwanzig Jahren Hebamme. Sie hat bereits mehrere Forschungsstudien durchgeführt, mit dem Ziel, Pflege und Leistungen für Schwangere, Babys und deren Familien zu verbessern. In ihrer Doktorarbeit befasste Sie sich hauptsächlich mit der Pflege und den Folgen eines perinealen Traumas nach der Geburt. Sie erfand dafür eine Kühlvorrichtung zur Linderung von Schmerzen nach einem Dammriss- oder schnitt.

Dr. Mary Steen nimmt an nationalen und internationalen Konferenzen teil. Ihre Arbeiten werden in Gesundheitsmagazinen und -büchern veröffentlicht. Sie verfasste Beiträge zu **Fragen an meine Hebamme** und **Meine Schwangerschaft Tag für Tag**, die ebenfalls bei DK erschienen sind. Sie ist Lektorin und Redakteurin für die Hebammenfachzeitschrift des Royal College of Midwives, für mehrere Onlinezeitungen und Fachzeitschriften und Mitglied des Pampers Village Parenting Expert Panel.

Ihre Arbeit wurde mit Preisen für klinische Innovation, originäre Forschung und herausragende Leistungen ausgezeichnet. Seit 2010 lehrt sie Geburtshilfe an der Universität Chester.

Einführung

Schwangerschaft und Geburt sind überwältigende Erfahrungen, die Ihr Leben für immer verändern. Sie sind als Schwangere vermutlich erfreut, aufgeregt oder ängstlich und verlassen sich, wie Studien zeigen, hauptsächlich auf Informationen, die Sie von der Familie oder Freunden erhalten.

Dies ist der Grund, weshalb ich dieses Buch geschrieben habe. Es soll nicht nur Ihre Befürchtungen bezüglich Schwangerschaft, Geburt und Elternschaft zerstreuen, sondern Ihnen auch Wege aufzeigen, wie Sie jede einzelne Stufe am besten bewältigen können. Ich bin seit vielen Jahren Hebamme und Mutter und kenne viele Extratipps, die all den Frauen, denen ich bisher zur Seite stehen durfte, geholfen haben.

Das Buch ist in drei Abschnitte unterteilt: *Schwangerschaft*, *Wehen und Geburt* und *Das Neugeborene*. Im ersten Teil dreht sich alles um pränatale Vorsorge, was in der Schwangerschaft auf Sie zukommt und welche körperlichen und emotionalen Veränderungen Sie zu erwarten haben. Ihre Fragen zu Ernährung, Sport, der Entwicklung des Kindes und welche Vorbereitungen vor Ankunft des Babys zu treffen sind, werden beantwortet. *Wehen und Geburt* erklärt die Vorgänge während der Wehen und der Geburt, welche Möglichkeiten zur Schmerzlinderung bestehen und wo das Baby geboren werden soll. Der Abschnitt *Das Neugeborene* erklärt die Grundlagen der Babypflege, etwa das Waschen, Stillen oder Wickeln und welche Unterstützung Sie erhalten können.

Denken Sie immer daran, dass Frauen seit Jahrtausenden Kinder zur Welt bringen. Schwangerschaft und Geburt sind völlig natürliche Vorgänge. Vertrauen Sie auf Ihre angeborenen Fähigkeiten und werden Sie Mutter, aber scheuen Sie sich nicht, um Hilfe oder Rat zu bitten.

Meinen Beruf als Hebamme liebe ich heute noch genauso sehr wie in meiner Anfangszeit vor über zwanzig Jahren und ich freue mich, all das Wissen weitergeben zu können, das ich mir in all der Zeit erarbeitet habe. Viel Spaß damit und alles Gute für Sie!

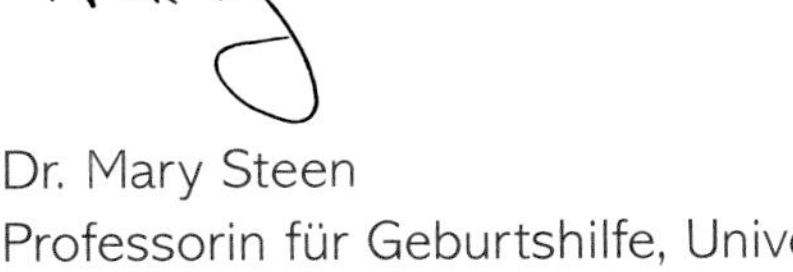

Dr. Mary Steen
Professorin für Geburtshilfe, Universität von Chester, Großbritannien

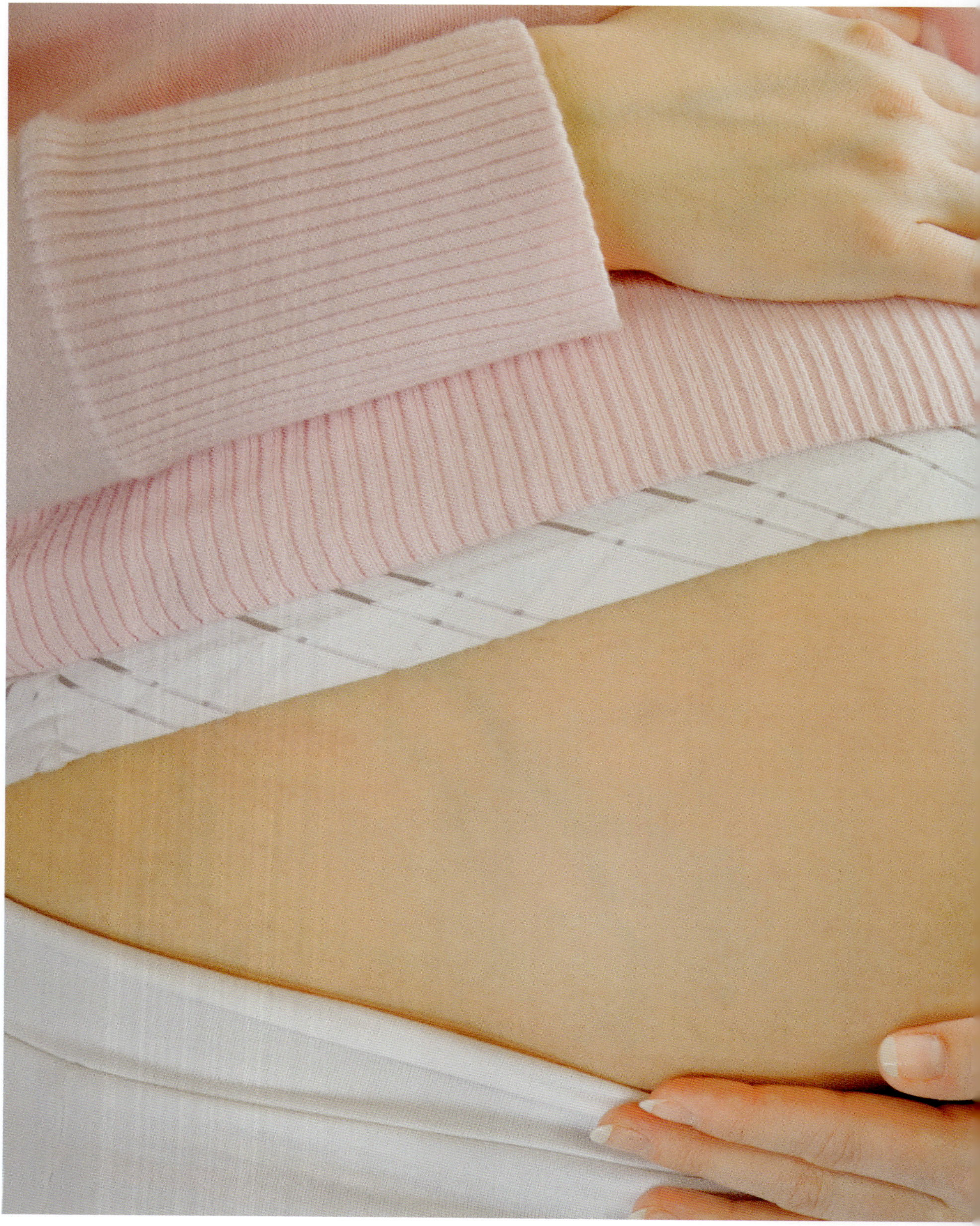

Schwangerschaft

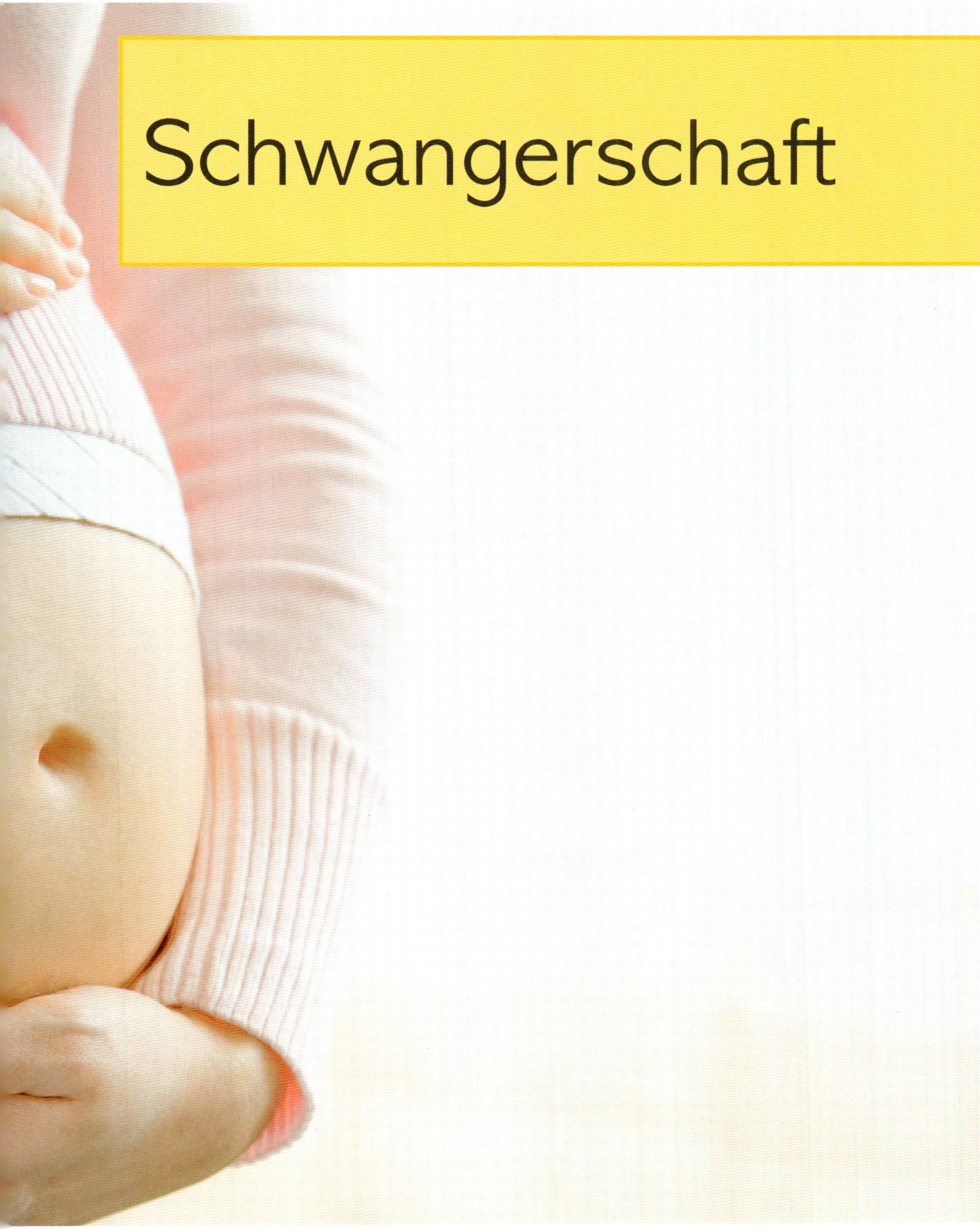

DIE SCHWANGERSCHAFT

Eine Schwangerschaft ist für jedes Paar ein Ereignis, das große Veränderungen mit sich bringt. Ängste und Sorgen sind daher zu Beginn völlig normal. Sie werden sich jedoch an Ihren neuen Status gewöhnen und jeden Moment als werdende Eltern genießen.

SIE SIND SCHWANGER

Schwangerschaft ist für alle Frauen eine Zeit großer Veränderungen, egal ob das Baby lange geplant war oder eine unerwartete Überraschung ist. Hormone überschwemmen Ihren Körper und Sie müssen sich den Bedürfnissen Ihres wachsenden Babys anpassen. Viele Entscheidungen und Vorbereitungen müssen getroffen werden. Dazwischen werden Sie sich fragen, was in der Schwangerschaft auf Sie zukommt und wie und wo das Baby geboren werden soll. Sie müssen einen Mittelweg zwischen Arbeit und Mutterschaft finden und alle wichtigen Vorsorgetermine einhalten, damit es Ihnen und Ihrem Baby immer gut geht. Am meisten müssen Sie sich jedoch um sich selbst kümmern. Darauf achten, dass Sie sich gut ernähren, genug trinken, viel frische Luft, leichte Bewegung und wohltuenden Schlaf erhalten. Sie sollten sich so oft es geht entspannen, um Ihrem Baby den bestmöglichen Start ins Leben zu bieten.

ACHTEN SIE AUF SICH

Sie werden eine Reihe von Symptomen an sich bemerken und sich fragen, ob sie normal sind – oder auch, ob sie jemals wieder aufhören werden. Sie werden sich vielleicht abwechselnd niedergeschlagen, hyperaktiv und auch allgemein völlig überemotional fühlen. Dieses Buch zeigt Ihnen, wie Sie Ihr Leben auf gesunde Weise umstellen und die Hilfe bekommen können, die Sie brauchen. Es beantwortet all die Fragen, die Ihnen so hartnäckig im Kopf herumgehen.

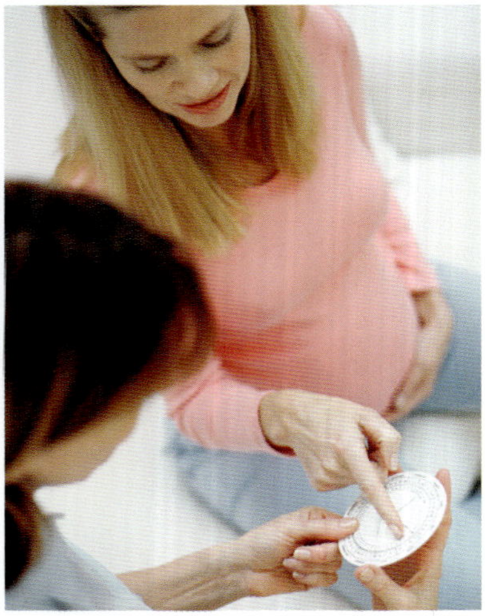

Hilfreich Suchen Sie so viel Unterstützung und Hilfe wie möglich. Scheuen Sie sich nicht, jederzeit Fragen zu stellen.

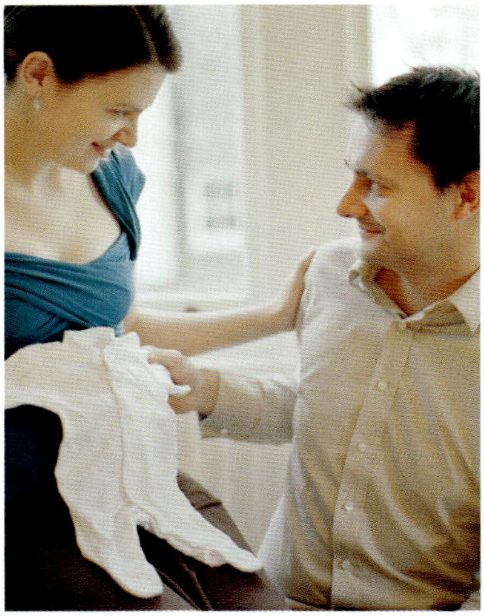

Alles bereit Nutzen Sie die Zeit der Schwangerschaft, um alle Vorbereitungen für die Ankunft Ihres Babys zu treffen.

IHR BABY

Sie werden erfahren, wie sich Ihr Baby in den kommenden Monaten entwickelt, wie sich Ihr Körper in der Schwangerschaft verändert und welche Vorbereitungen für den großen Tag der Geburt getroffen werden sollten.

DAS ERSTE TRIMESTER

Die Schwangerschaft wird in drei Abschnitte unterteilt, die man auch »Trimester« nennt. Das erste Drittel, das von der Empfängnis bis zur 12. Woche dauert, kann für Frauen besonders anstrengend sein. Häufg leiden sie unter morgendlicher Übelkeit, Verstopfung, Kopfschmerzen und überempfindlichen Brüsten. Dazu kommt noch, dass die Gefühle Achterbahn fahren und rapide zwischen himmelhochjauchzend und zu Tode betrübt wechseln können. In dieser Zeit entwickelt sich Ihr Baby rasend schnell. In der 10. bis 12. Woche sind alle Körperteile da, wo sie sein sollen. Auch die Plazenta hat sich gebildet und wird den Fötus bis zur Geburt ernähren.

Im ersten Trimester müssen viele Termine eingehalten, Tests und Untersuchungen durchgeführt werden, die als Grundlage für die Schwangerenvorsorge sehr wichtig sind. Sie werden viele Informationen, Ratschläge und Anleitungen erhalten, die Ihnen bei allen Entscheidungen zu Schwangerschaft und Geburt behilflich sein werden. Diese Wochen sind sehr aufregend, doch Sie werden von Fachkräften umgeben sein, die eine Menge Erfahrung und beruhigende Routine in Sachen Schwangerschaft und Geburt besitzen und die sich dafür einsetzen werden, dass Ihre Schwangerschaft normal verläuft.

DAS ZWEITE TRIMESTER

Das zweite Drittel dauert von der 13. bis zur 27. Woche. Viele Frauen berichten, dass sie sich in dieser Phase sehr ausgeglichen und energiegeladen fühlen. Der Körper hat sich den hormonellen Veränderungen angepasst. Ihr Haar und Ihre Haut strahlen vor Gesundheit. Sehr wahrscheinlich können Sie Ihr Bäuchlein jetzt auch nicht mehr verstecken und Sie werden zum ersten Mal spüren, wie sich Ihr Baby bewegt. Ihr Körper bereitet sich schon jetzt auf die Geburt vor und Sie erleben vielleicht bereits »Übungswehen«.

DAS DRITTE TRIMESTER

Von der 28. Woche an beginnt das dritte Drittel. Das zunehmende Gewicht Ihres Babys kann bewirken, dass Sie sich müde und unwohl fühlen. Es ist höchste Zeit für die letzten Vorbereitungen auf die Geburt und dafür, Ihr Baby zu Hause willkommen zu heißen. Manchen Frauen wird erst jetzt klar, dass sie bald ein Baby haben werden!

UNTERSTÜTZUNG SUCHEN

Keine Schwangerschaft gleicht der anderen. Viele Fragen und Sorgen werden auftauchen, doch Sie haben genug Gelegenheiten sie im Kreis von Ärzten, Hebammen und Geburtshelfern zu äußern und erhalten dort auch Unterstützung. Studien belegen, dass gut informierte Frauen Schwangerschaft und Geburt besser meistern.

ETWAS ORGANISATION TUT NOT

Wir werden alles aufführen, was Sie wissen müssen, um wichtige Vorbereitungen und Entscheidungen für sich und Ihr Baby zu treffen. Wenn Sie in den Kreißsaal gehen, soll schließlich alles bereit sein, um das Baby daheim willkommen zu heißen. Das Gefühl, alles organisiert und vorbereitet zu haben, lässt Sie entspannt der Geburt entgegenblicken. Schwangerschaft ist eine Zeit der freudigen Erwartung. Informieren Sie sich über alles Wichtige und sorgen Sie dafür, dass die Dinge so laufen, wie Sie es möchten. So können Sie die kommenden Monate genießen und voller Zuversicht in einen neuen Lebensabschnitt starten.

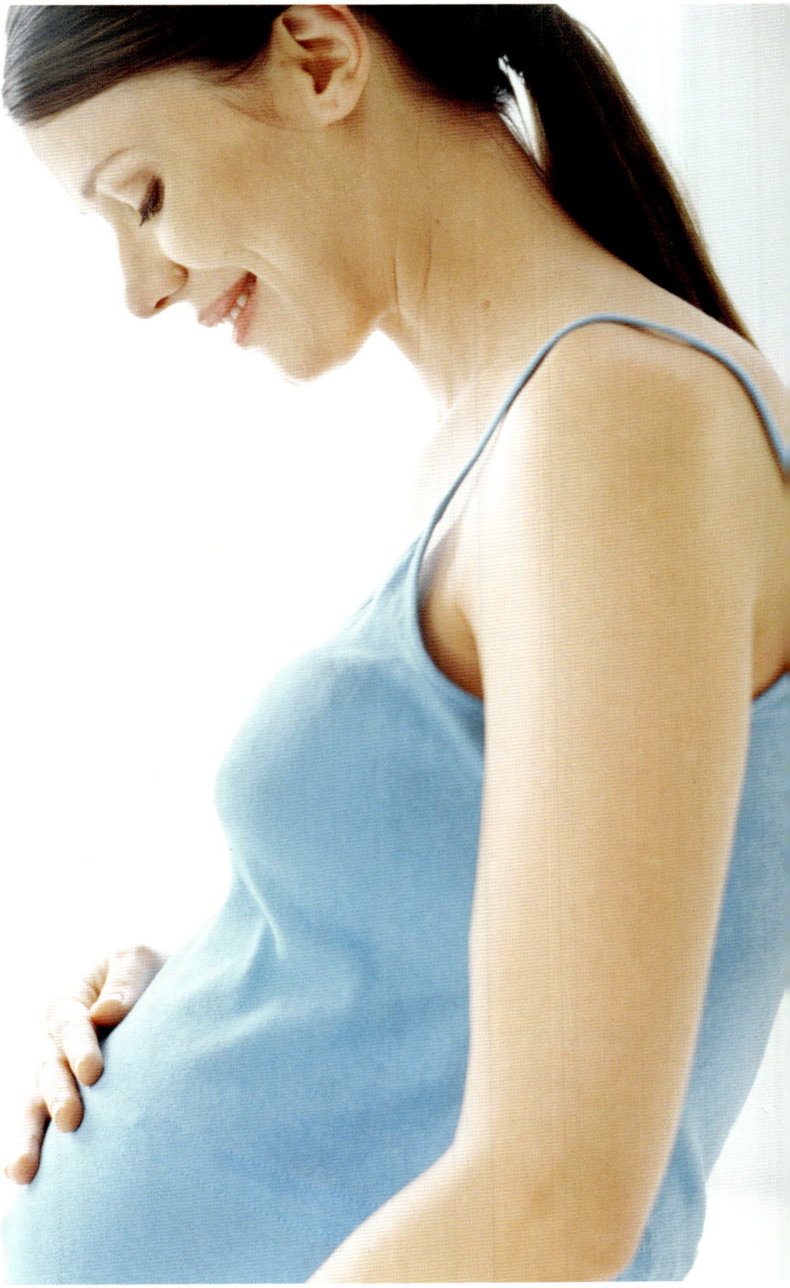

Entspannen und genießen Es ist wichtig, dass Sie sich in der Schwangerschaft um sich selbst kümmern. Essen Sie gesund, bewegen Sie sich regelmäßig und genießen Sie Ihren Zustand. Wenn das Baby auf der Welt ist, bleibt Ihnen nicht mehr viel Zeit für sich selbst.

Sie sind schwanger!

Vielleicht probieren Sie es schon länger oder Sie sind ganz unerwartet schwanger geworden. In jedem Fall treten Sie mit der Nachricht, dass Sie ein Baby bekommen, in eine neue und aufregende Phase Ihres Lebens ein!

Der Test ist positiv

Es ist völlig normal, dass Sie ein Wechselbad der Gefühle durchleben, bis Sie sich an die Rolle als zukünftige Eltern gewöhnt haben.

Unterstützung suchen Die Schwangerschaft ist eine aufregende Zeit. Sie sollten sich daher Unterstützung suchen, um besser mit den körperlichen und seelischen Veränderungen klarzukommen, die Ihnen bevorstehen. Enge Freunde oder Familienmitglieder können Ihre Freuden und Sorgen teilen und haben vielleicht Antworten auf die Fragen, die in den kommenden Wochen auftauchen werden.

Mitmachen Im Internet finden Sie viele Webseiten zum Thema Schwangerschaft (z. B. www.eltern.de), die Sie in regelmäßigen Newslettern über den momentanen Stand Ihrer Schwangerschaft und die Entwicklung des Fötus informieren. In den Foren können Sie mit anderen werdenden Eltern diskutieren und sich dort Rat oder Unterstützung holen.

Genießen Auch wenn Sie es jetzt kaum glauben: Die Schwangerschaft wird im Nu vorbei sein und Sie werden bald Ihr Baby in den Armen halten. Genießen Sie die Zeit!

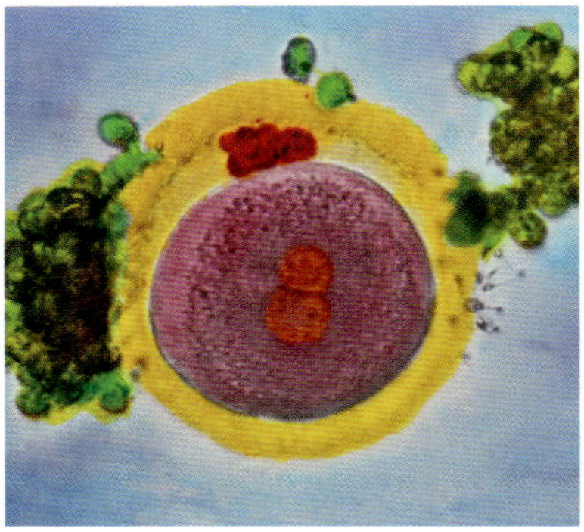

Neues Leben Durch die Verschmelzung von Ei- und Samenzelle bildet sich der Embryo, der zu Ihrem Baby wird. Ihr Hormonspiegel verändert sich bereits. Sie können Übelkeit und Überempfindlichkeit an den Brüsten spüren.

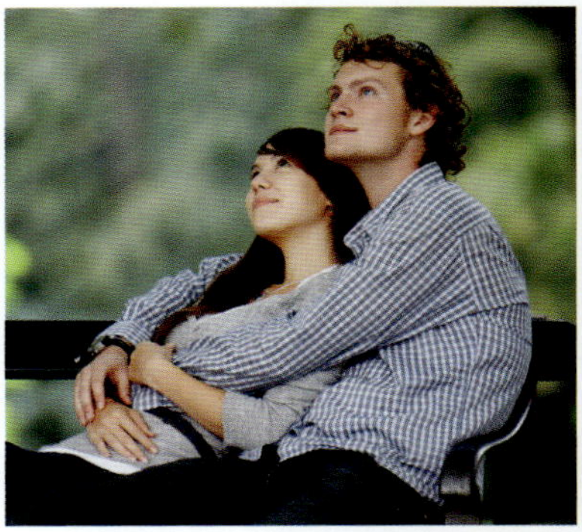

Geteilte Freude Auch wenn Sie vor Glück platzen, sollten Sie noch niemandem sagen, dass Sie schwanger sind. Viele Schwangerschaften enden aus diversen Gründen vorzeitig. Warten Sie bis zur 10. Woche, ehe Sie die freudige Nachricht verkünden.

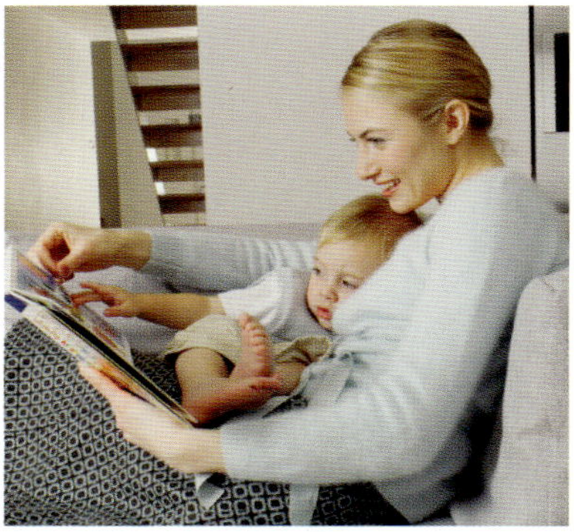

Der richtige Zeitpunkt Falls Sie schon Kinder haben, lohnt es sich, die gute Nachricht noch eine Weile zurückzuhalten. Sie müssen zwar auf das neue Geschwisterchen vorbereitet werden, doch das lange Warten darauf fällt ihnen sehr schwer.

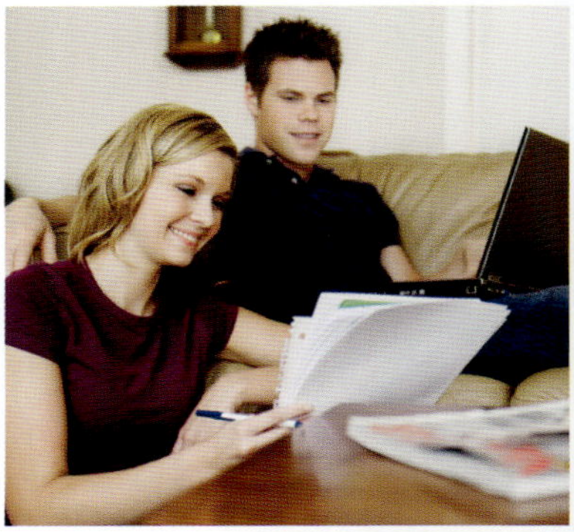

Große Entscheidungen In den kommenden Monaten müssen einige Entscheidungen getroffen werden. Es ist wichtig, sie mit Ihrem Partner zu besprechen. Reden Sie auch über Ihre Gefühle, egal ob positiv oder negativ. Dies stärkt die Beziehung.

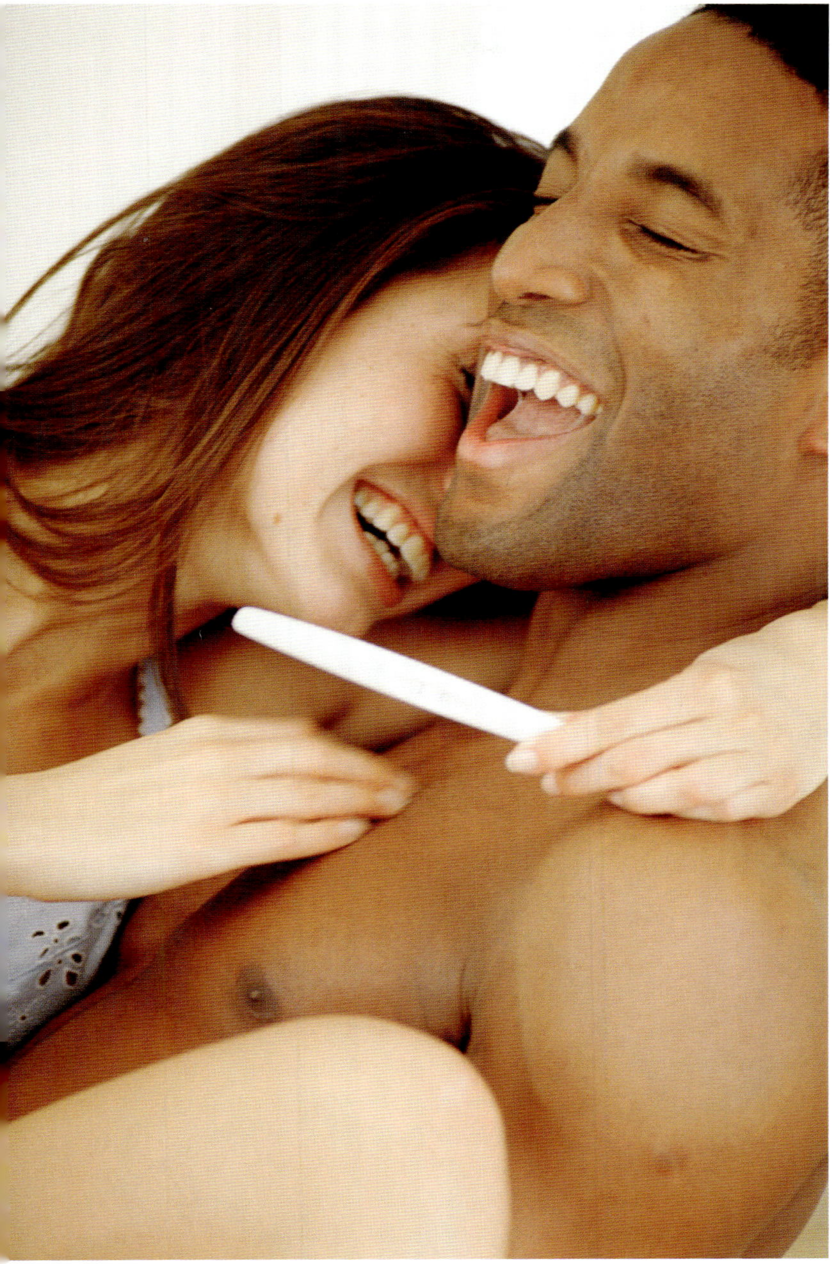

Umwerfende Neuigkeiten Es ist normal, dass Ihre Gefühle zwischen Glück und Unsicherheit schwanken. Schwanger zu werden ist wundervoll, doch es markiert auch den Anfang eines neuen Lebensabschnitts. Geben Sie sich und Ihrem Partner Zeit, sich daran zu gewöhnen.

Was passiert jetzt?

Bevor Sie die Babyabteilung des nächsten Kaufhauses stürmen, noch ein paar praktische Tipps, die den Start der Schwangerschaft erleichtern.

Folsäure Falls Sie sie nicht sowieso schon nehmen, sollten Sie jetzt damit anfangen. Folsäure ist ein B-Vitamin (B9) und kommt vor allem in grünem Blattgemüse, Orangensaft und Weizenkeimen vor. Studien belegen, dass eine Einnahme von 400 µg täglich vor der Empfängnis und in der Frühschwangerschaft das Risiko eines Neuralrohrdefekts beim Fötus um 70 Prozent reduziert.

Gesunder Lebenswandel War die Schwangerschaft geplant, haben Sie vermutlich schon vor einiger Zeit Alkohol und Zigaretten Adieu gesagt. Falls nicht, ist es jetzt höchste Zeit dafür. Achten Sie außerdem auf eine ausgewogene, gesunde Ernährung, damit Ihr Baby die Nährstoffe bekommt, die es für seine Entwicklung braucht.

Arzttermin Informieren Sie Ihren Frauenarzt oder Ihre Hebamme von Ihrer Schwangerschaft und vereinbaren Sie einen Termin für Ihre erste Vorsorgeuntersuchung (s. S. 18–19). Sie können sich auch schon über Geburtsvorbereitungskurse informieren, da die guten meist schnell voll sind.

Schwangerschaftstagebuch Halten Sie darin fest, wie Sie sich fühlen und was Sie erleben. Lassen Sie sich jeden Monat fotografieren, um die Veränderungen an Ihrem Körper zu dokumentieren.

Schwangerenvorsorge

Sobald Ihre Schwangerschaft vom Arzt festgestellt wurde, erhalten Sie regelmäßige Vorsorgeuntersuchungen, die nach den Mutterschafts-Richtlinien von einem Arzt oder einer Hebamme durchgeführt werden können.

Das erwartet Sie

Dies ist die zeitliche Abfolge der regelmäßigen Vorsorgeuntersuchungen bei Ihrem Arzt oder Ihrer Hebamme:

★ 6.–8. Woche – Bestätigung der Schwangerschaft

★ 10.–12. Woche – erste Vorsorgeuntersuchung (s. S. 18–19)

★ Weitere Untersuchungen alle vier Wochen, ab der 32. Woche alle zwei Wochen bis zur Geburt.

Bluttests:

★ 10. Woche (s. S.18–19 und 56–57)

Ultraschall: (s. S. 54–55)

★ 9.–12. Woche (zum Überprüfen der Daten und wie viele Föten heranwachsen)

★ 19.–22. Woche (Entwickung des Fötus und Lage der Plazenta)

★ 29.–32. Woche (ein oder mehrere Föten, Lebenszeichen, Kindslage)

★ Bei Risikoschwangerschaften finden häufigere Untersuchungen statt.

Optionale Screening-Tests:

12.–14. Woche Ersttrimester-Test

15.–18. Woche Triple-Test

★ Bluttests, die helfen, die Wahrscheinlichkeit für Down-Syndrom, Spina bifida und Edwards-Syndrom einzuschätzen. Beim Ersttrimester-Test wird beim Fetus per Ultraschall zusätzlich eine Nackenfalten-Untersuchung gemacht.

Invasive Tests:

★ Besteht ein hohes Risiko für eine Chromosomenveränderung, sind zusätzlich invasive Tests möglich (s. S. 56–57)

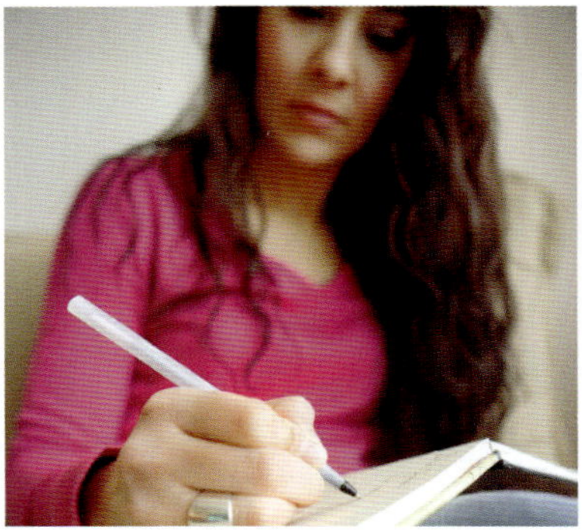

Schreiben Sie alle Fragen auf, die Sie bei Ihren Vorsorgeuntersuchungen stellen möchten. Der Aufbau einer vertrauensvollen Beziehung zu Ihrem Arzt oder Ihrer Hebamme ist wichtig, damit Sie sich in Ihrer Schwangerschaft gut betreut fühlen.

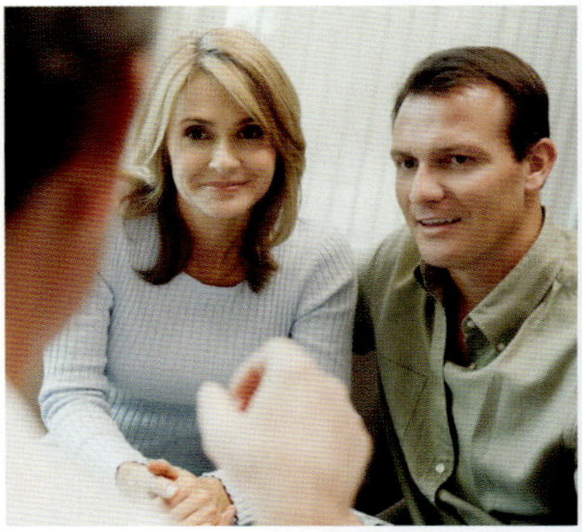

In den kommenden Monaten stehen regelmäßige Vorsorgeunterschungen an. Ihr Arbeitgeber ist gesetzlich dazu verpflichtet, Ihnen dafür freizugeben. Vielleicht möchten Sie hin und wieder Ihren Partner mitnehmen, damit er ebenfalls Fragen stellen kann.

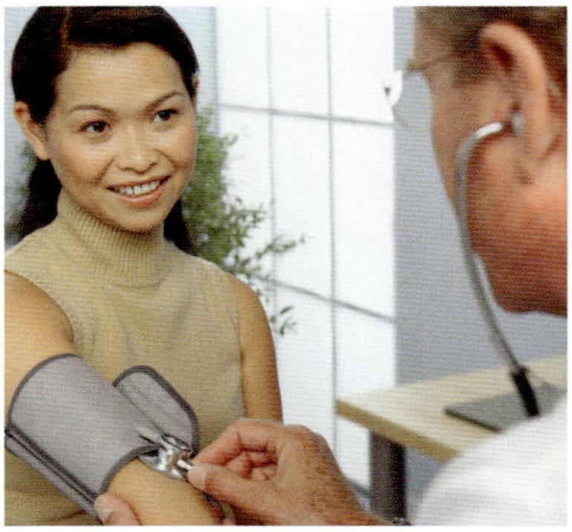

Sie werden regelmäßig untersucht und Ihre Werte werden getestet, auch wenn Sie sich völlig gesund fühlen. Dadurch wird sichergestellt, dass es Ihnen und Ihrem Baby gut geht und dass Ihre Schwangerschaft normal verläuft.

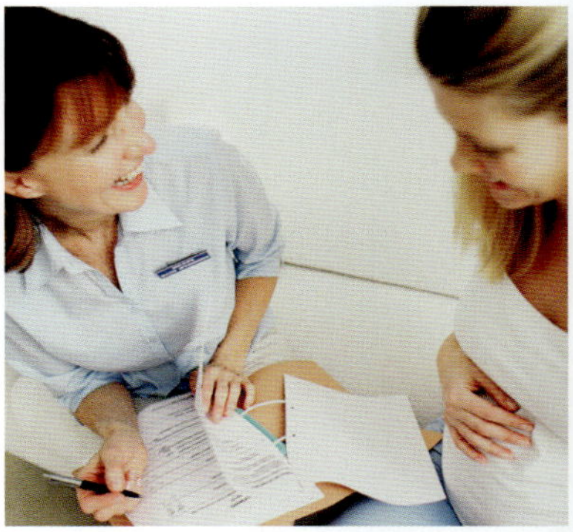

Auch Hebammen führen Vorsorgeuntersuchungen durch, solange es sich nicht um eine Risikoschwangerschaft handelt. Sie sind durch Nachfragen in der Geburtsklinik, in Geburtshäusern oder über den Deutschen Hebammenverband zu finden.

Das Berechnen des Geburtstermins

Bis der Arzt durch eine Ultraschalluntersuchung den Geburtstermin bestätigt, können Sie sich mit dieser Tabelle behelfen. Wählen Sie aus den fettgedruckten Zahlen den ersten Tag Ihrer letzten Periode. Die Zahl, die Sie darunter finden, ist der Tag des wahrscheinlichen Geburtstermins.

Januar	**1**	**2**	**3**	**4**	**5**	**6**	**7**	**8**	**9**	**10**	**11**	**12**	**13**	**14**	**15**	**16**	**17**	**18**	**19**	**20**	**21**	**22**	**23**	**24**	**25**	**26**	**27**	**28**	**29**	**30**	**31**
Okt./Nov.	8	9	10	11	12	13	14	15	16	17	18	19	20	21	22	23	24	25	26	27	28	29	30	31	1	2	3	4	5	6	7
Februar	**1**	**2**	**3**	**4**	**5**	**6**	**7**	**8**	**9**	**10**	**11**	**12**	**13**	**14**	**15**	**16**	**17**	**18**	**19**	**20**	**21**	**22**	**23**	**24**	**25**	**26**	**27**	**28**			
Nov./Dez.	8	9	10	11	12	13	14	15	16	17	18	19	20	21	22	23	24	25	26	27	28	29	30	1	2	3	4	5			
März	**1**	**2**	**3**	**4**	**5**	**6**	**7**	**8**	**9**	**10**	**11**	**12**	**13**	**14**	**15**	**16**	**17**	**18**	**19**	**20**	**21**	**22**	**23**	**24**	**25**	**26**	**27**	**28**	**29**	**30**	**31**
Dez./Jan.	6	7	8	9	10	11	12	13	14	15	16	17	18	19	20	21	22	23	24	25	26	27	28	29	30	31	1	2	3	4	5
April	**1**	**2**	**3**	**4**	**5**	**6**	**7**	**8**	**9**	**10**	**11**	**12**	**13**	**14**	**15**	**16**	**17**	**18**	**19**	**20**	**21**	**22**	**23**	**24**	**25**	**26**	**27**	**28**	**29**	**30**	
Jan./Feb.	6	7	8	9	10	11	12	13	14	15	16	17	18	19	20	21	22	23	24	25	26	27	28	29	30	31	1	2	3	4	
Mai	**1**	**2**	**3**	**4**	**5**	**6**	**7**	**8**	**9**	**10**	**11**	**12**	**13**	**14**	**15**	**16**	**17**	**18**	**19**	**20**	**21**	**22**	**23**	**24**	**25**	**26**	**27**	**28**	**29**	**30**	**31**
Feb./März	5	6	7	8	9	10	11	12	13	14	15	16	17	18	19	20	21	22	23	24	25	26	27	28	1	2	3	4	5	6	7
Juni	**1**	**2**	**3**	**4**	**5**	**6**	**7**	**8**	**9**	**10**	**11**	**12**	**13**	**14**	**15**	**16**	**17**	**18**	**19**	**20**	**21**	**22**	**23**	**24**	**25**	**26**	**27**	**28**	**29**	**30**	
März/Apr.	8	9	10	11	12	13	14	15	16	17	18	19	20	21	22	23	24	25	26	27	28	29	30	31	1	2	3	4	5	6	
Juli	**1**	**2**	**3**	**4**	**5**	**6**	**7**	**8**	**9**	**10**	**11**	**12**	**13**	**14**	**15**	**16**	**17**	**18**	**19**	**20**	**21**	**22**	**23**	**24**	**25**	**26**	**27**	**28**	**29**	**30**	**31**
Apr./Mai	7	8	9	10	11	12	13	14	15	16	17	18	19	20	21	22	23	24	25	26	27	28	29	30	1	2	3	4	5	6	7
August	**1**	**2**	**3**	**4**	**5**	**6**	**7**	**8**	**9**	**10**	**11**	**12**	**13**	**14**	**15**	**16**	**17**	**18**	**19**	**20**	**21**	**22**	**23**	**24**	**25**	**26**	**27**	**28**	**29**	**30**	**31**
Mai/Juni	8	9	10	11	12	13	14	15	16	17	18	19	20	21	22	23	24	25	26	27	28	29	30	31	1	2	3	4	5	6	7
September	**1**	**2**	**3**	**4**	**5**	**6**	**7**	**8**	**9**	**10**	**11**	**12**	**13**	**14**	**15**	**16**	**17**	**18**	**19**	**20**	**21**	**22**	**23**	**24**	**25**	**26**	**27**	**28**	**29**	**30**	
Juni/Juli	8	9	10	11	12	13	14	15	16	17	18	19	20	21	22	23	24	25	26	27	28	29	30	1	2	3	4	5	6	7	
Oktober	**1**	**2**	**3**	**4**	**5**	**6**	**7**	**8**	**9**	**10**	**11**	**12**	**13**	**14**	**15**	**16**	**17**	**18**	**19**	**20**	**21**	**22**	**23**	**24**	**25**	**26**	**27**	**28**	**29**	**30**	**31**
Juli/Aug.	8	9	10	11	12	13	14	15	16	17	18	19	20	21	22	23	24	25	26	27	28	29	30	31	1	2	3	4	5	6	7
November	**1**	**2**	**3**	**4**	**5**	**6**	**7**	**8**	**9**	**10**	**11**	**12**	**13**	**14**	**15**	**16**	**17**	**18**	**19**	**20**	**21**	**22**	**23**	**24**	**25**	**26**	**27**	**28**	**29**	**30**	
Aug./Sept.	8	9	10	11	12	13	14	15	16	17	18	19	20	21	22	23	24	25	26	27	28	29	30	31	1	2	3	4	5	6	
Dezember	**1**	**2**	**3**	**4**	**5**	**6**	**7**	**8**	**9**	**10**	**11**	**12**	**13**	**14**	**15**	**16**	**17**	**18**	**19**	**20**	**21**	**22**	**23**	**24**	**25**	**26**	**27**	**28**	**29**	**30**	**31**
Sept./Okt.	7	8	9	10	11	12	13	14	15	16	17	18	19	20	21	22	23	24	25	26	27	28	29	30	1	2	3	4	5	6	7

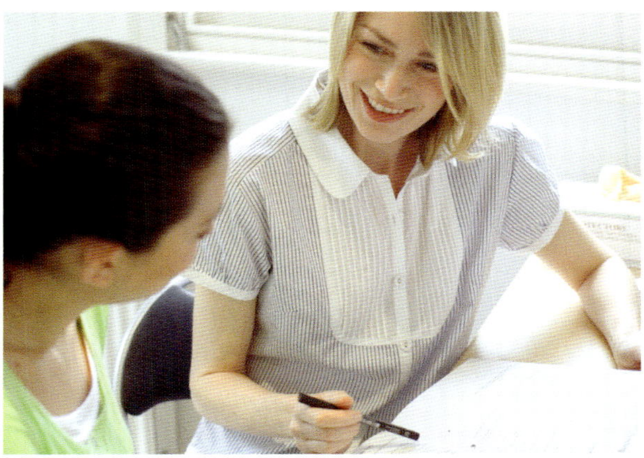

Die Vorsorgeuntersuchungen und viele Tests kann die Hebamme durchführen. Für die Ultraschalluntersuchungen und bei einer Risikoschwangerschaft müssen Sie jedoch zum Gynäkologen.

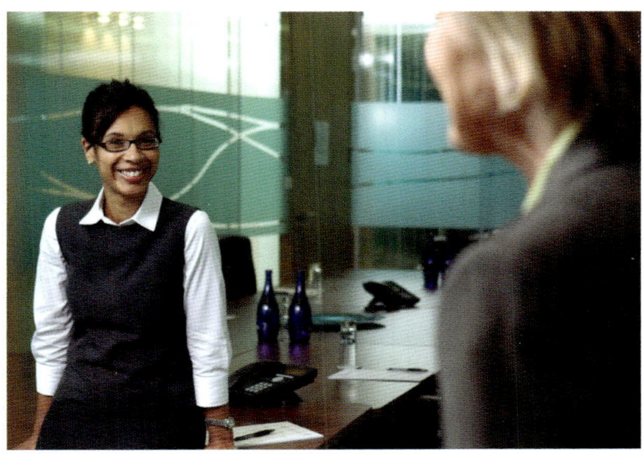

Ihr Arbeitgeber sollte relativ frühzeitig über Ihre Schwangerschaft Bescheid wissen, damit er sich darauf einstellen kann und Sie für die Vorsorgeuntersuchungen frei bekommen.

Vorsorge bei der Hebamme

Bei einer normalen Schwangerschaft ist es möglich, viele Vorsorgeuntersuchungen von einer Hebamme durchführen zu lassen.

WICHTIG

Eine Mehrlingsschwangerschaft gilt als Risikoschwangerschaft. Sie sollten daher alle vier Wochen einen Gynäkologen aufsuchen.

Fragen an Ihre Hebamme

Scheuen Sie sich nicht, Ihrer Hebamme viele Fragen zu stellen. Es ist ihre Aufgabe, Sie in Ihrer Schwangerschaft gut zu informieren. Einige Fragen könnten so aussehen:

★ Wo bekomme ich mein Baby?

★ Ist eine Haus- oder Wassergeburt möglich?

★ Werden natürliche Heilmittel und Methoden angewendet? Sind sie auch bei der Geburt erlaubt?

★ Welche Schmerzmittel und andere Medikamente kann ich in der Schwangerschaft anwenden?

★ Sind meine Beschwerden normal?

★ Ich hatte einen Ausschlag. Geht es meinem Baby gut?

★ Was bedeuten meine Testergebnisse?

★ Wen rufe ich an, wenn ich mir Sorgen mache oder etwas schief läuft?

★ Wen rufe ich an, wenn die Wehen einsetzen?

★ Betreut mich immer dieselbe Hebamme? Auch während der Geburt?

★ Kann ich medizinische Maßnahmen während der Geburt ablehnen? Wenn ja, welche?

★ Kann ich einen Kaiserschnitt haben?

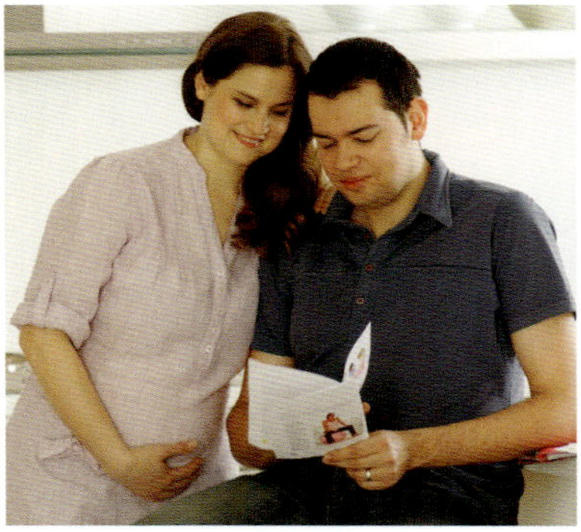

Die Frühschwangerschaft ist der richtige Zeitpunkt, um sich Gedanken über Art und Ort der Geburt Ihres Kindes zu machen.

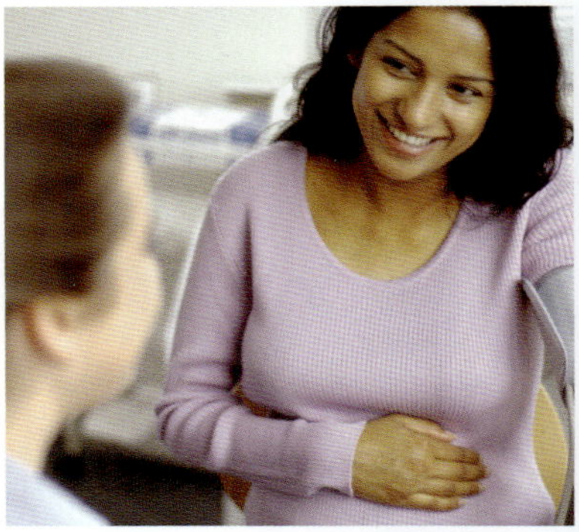

Die Hebamme wird Ihnen gerne alle Fragen beantworten und sich Ihrer Sorgen und Ängste annehmen.

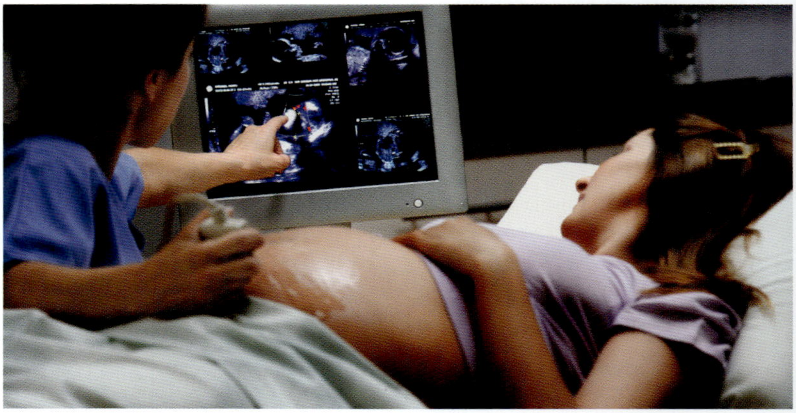

Ultraschalluntersuchungen werden von Ihrem Gynäkologen durchgeführt. Lassen Sie sich die Bilder in Ruhe erklären und nehmen Sie auch Ihren Partner zu den Ultraschallterminen mit.

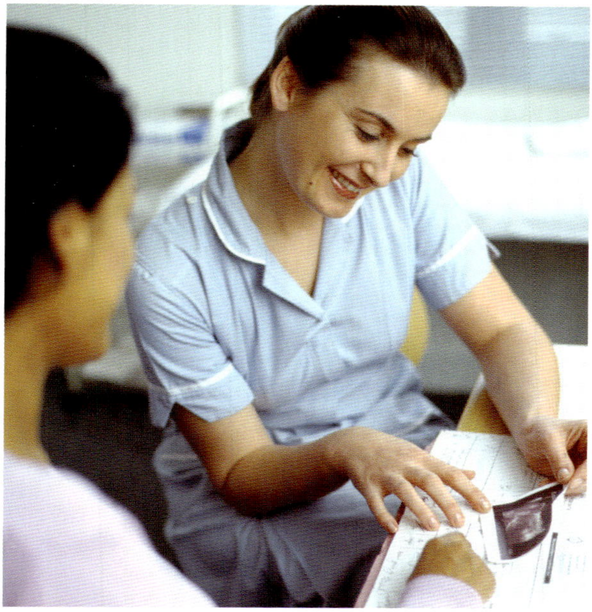

Die Ergebnisse aller durchgeführten Tests werden immer mit Ihnen besprochen. Fragen Sie nach, wenn Sie etwas nicht verstehen. Fallen die Ergebnisse beunruhigend aus, suchen Sie einen Gynäkologen auf, der sich um eine Risikoschwangerschaft kümmert.

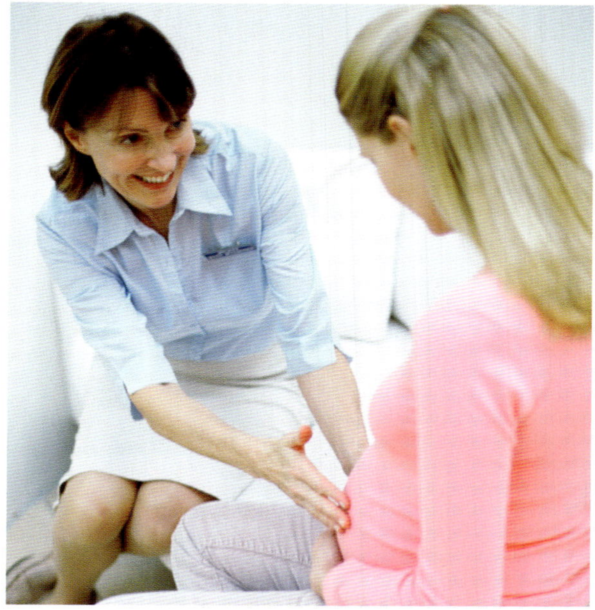

Viele Frauen lassen die Vorsorgeuntersuchungen zu Hause durchführen, oft im Hinblick auf eine Hausgeburt. Insbesondere selbstständige Hebammen bieten diese Möglichkeit an, da sie flexibler sind als ihre Kolleginnen aus den Krankenhäusern.

Eine natürliche Schwangerschaft

Viele schwangere Frauen möchten biologische Lebensmittel ohne Pestizide und auch keinerlei Medikamente zu sich nehmen, die ihrem Baby schaden könnten. Heute finden Sie viele Produkte und Serviceangebote für Frauen, die eine natürliche Schwangerschaft und Geburt wünschen.

Neben den Vorsorgeuntersuchungen bei Arzt oder Hebamme möchten Sie vielleicht einen Heilpraktiker aufsuchen, der sich auf Homöopathie, Phytotherapie, Akupunktur, Aromatherapie oder Fußreflexzonenmassage spezialisiert hat. Ein gut ausgebildeter, erfahrener Fachmann für Naturheilkunde kann Sie tatsächlich von einer Reihe lästiger Beschwerden befreien, die Sie während der Schwangerschaft quälen können.

Es ist wichtig, dass Sie Ihren Gynäkologen oder Ihre Hebamme darüber auf dem Laufenden halten, welche Behandlung der Heilpraktiker an Ihnen durchführt und welche Heilmittel er Ihnen verschrieben hat. Lassen Sie sich auf nichts ein, ohne sich vorher die Unbedenklichkeit der Behandlung bestätigt haben zu lassen. Ein guter Heilpraktiker bietet Ihnen Rat und Unterstützung und wird Ihnen sicher auch einige Tipps und Techniken verraten, wie Sie Ihre Wehenschmerzen lindern können.

Falls Ihr Herz an einer natürlichen Geburt hängt, können Sie sich an ein Geburtshaus wenden oder beim Hebammenverband Adressen von Hebammen anfordern, die auf diese Art von Geburt spezialisiert sind. Die meisten Hebammen stehen dem Wunsch, ein Baby auf möglichst natürliche Weise zur Welt zu bringen, aufgeschlossen gegenüber. Sie dürfen jedoch nicht vergessen, dass jede Komplikation während der Schwangerschaft und der Geburt ein medizinisches Eingreifen notwendig machen könnte. Versuchen Sie daher, möglichst flexibel zu bleiben und Ihr eigentliches Ziel nicht aus den Augen zu verlieren: Sie möchten ein gesundes Baby zur Welt bringen, egal welche Mittel und Wege dafür nötig sind.

Die erste Untersuchung

Bei der Erstuntersuchung bzw. der ersten Vorsorgeuntersuchung werden der Arzt oder die Hebamme sich über Ihre medizinische Vorgeschichte und Ihren Gesundheitszustand informieren und verschiedene Tests durchführen. Sie erhalten einen Mutterpass, den Sie zu jeder Vorsorgeuntersuchung mitbringen.

Gut vorbereitet

★ **Fragen Sie bei den eigenen Eltern** nach, welche Kinderkrankheiten und Impfungen Sie hatten.

★ **Fragen Sie Ihren Partner** nach seiner Blutgruppe. Falls Sie Rhesus-negativ sind und er Rhesus-positiv ist, benötigen Sie möglicherweise eine Injektion, um keine Antikörper gegen Ihr Baby zu bilden (s. S. 57).

★ **Notieren Sie sich** den ersten Tag Ihrer letzten Periode, falls Ihr Geburtstermin noch nicht berechnet wurde.

★ **Seien Sie ehrlich.** Sie müssen Arzt oder Hebamme offen sagen, ob Sie rauchen und wie viel Alkohol Sie trinken. Es geht um die Gesundheit Ihres Kindes.

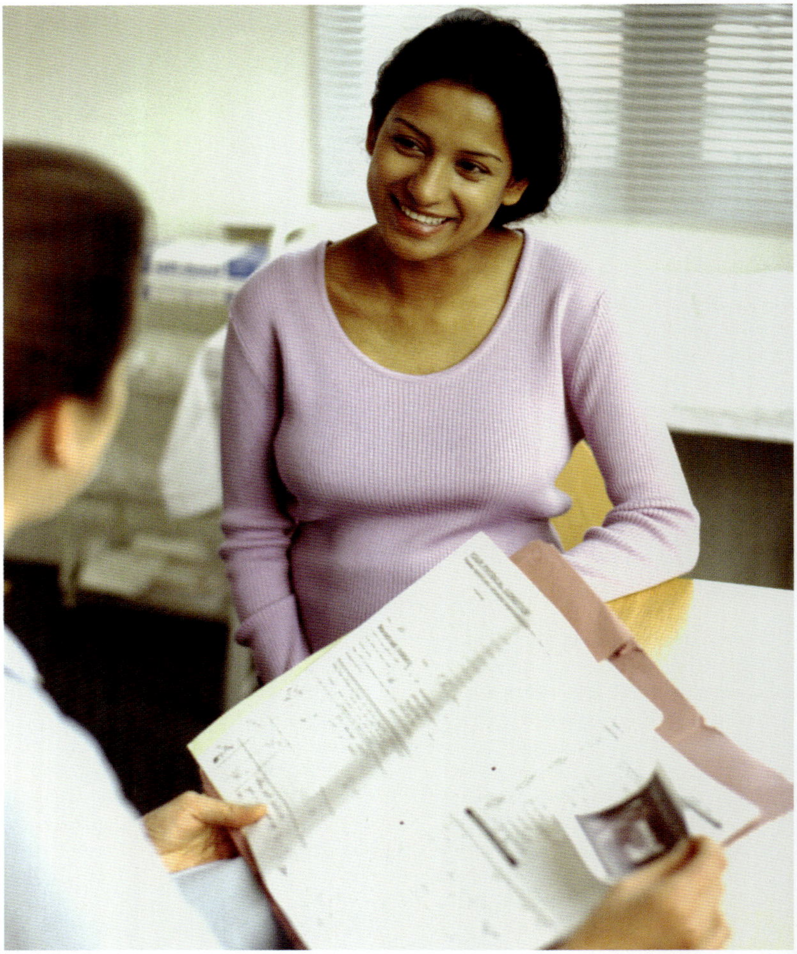

Die Erstuntersuchung findet meist bald nach Ausbleiben der Regelblutung statt, die erste Vorsorgeuntersuchung dann meist zwischen der 10. und 12. Schwangerschaftswoche. Sie können dazu zum Gynäkologen oder zu einer Hebamme gehen.

WICHTIG

Die Hebamme wird Sie weder vaginal untersuchen noch Ihren Bauch fühlen wollen. Dies geschieht meist erst nach der 24. Woche.

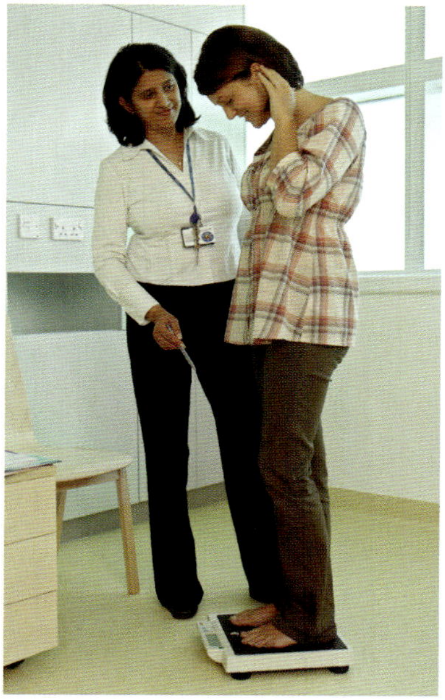

Ihr Gewicht bzw. Ihr BMI (Body-Mass-Index) wird bei jeder Vorsorgeuntersuchung ermittelt. So können Risikofaktoren wie starkes Unter- oder Übergewicht oder eine extreme Gewichtszunahme besser kontrolliert werden.

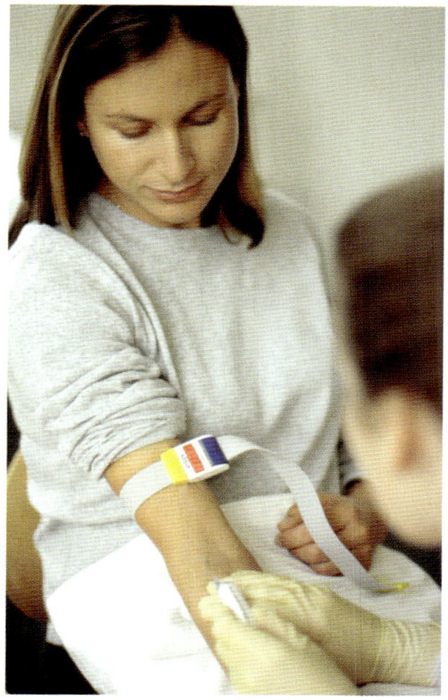

Ihre Blutwerte werden bei der ersten Vorsorgeuntersuchung ermittelt, da sie Auskunft über Ihren Gesundheitszustand und sogar über den des Babys liefern. Einige Tests, etwa auf Toxoplasmose oder HIV, werden nur auf Wunsch durchgeführt.

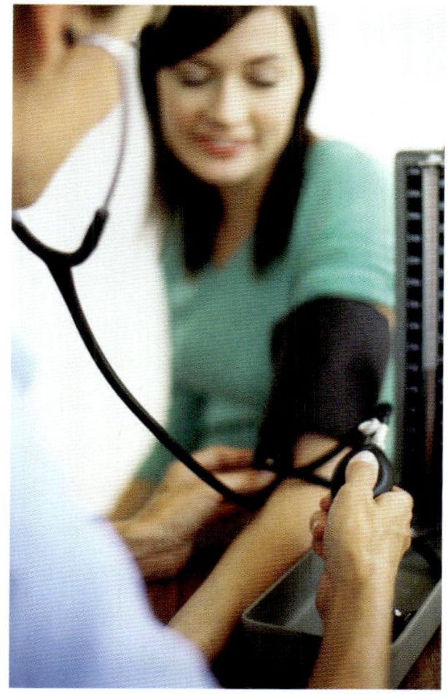

Ihr Blutdruck wird bei jeder Vorsorgeuntersuchung gemessen. Die Werte können während der Schwangerschaft schwanken, sollten sich jedoch immer innerhalb gewisser Grenzen befinden. Ungewöhnliche Veränderungen können ein Warnsignal sein.

Das erwartet Sie

Bei der Erstuntersuchung verschaffen sich Arzt oder Hebamme einen Überblick über Ihre bisherigen Vorerkrankungen und über Ihren derzeitigen Gesundheitszustand. Stellen Sie sich darauf ein, dass folgende Themen während dieser sogenannten Anamnese angesprochen werden:

- ★ Ihr Lebensstil: Rauchen, Alkoholgenuss, Ernährung und Sport.
- ★ Ihre Gesundheit: Übergewicht, chronische oder akute Erkrankungen, Medikamente.
- ★ Krankheitsgeschichte: Dazu zählen auch die der Familienmitglieder sowie etwaige Komplikationen in der Schwangerschaft Ihrer Mutter.
- ★ Vorangegangene Schwangerschaften: Dazu zählen nicht nur Geburten, sondern auch Abtreibungen und Abgänge.
- ★ Ihre ethnische Herkunft: Einige Krankheiten, wie etwa Sichelzellenanämie oder Thalassämie treten bei manchen Volksgruppen gehäuft auf.
- ★ Optionale Screening-Tests (s. S. 56–57): Sie werden nur auf Wunsch der Schwangeren oder nach Empfehlung des Arztes durchgeführt.
- ★ Ihre Sexualpartner: Hierbei geht es nur darum, das Risiko abzuwägen, dass Sie an einer Geschlechtskrankheit leiden könnten.
- ★ Ihre Vorstellungen von der Geburt: etwa wo und auf welche Weise Sie Ihr Baby bekommen möchten.
- ★ Die Ernährung des Babys: Je früher Sie sich über das Stillen informieren, desto wahrscheinlicher wird der Erfolg.
- ★ Außerdem werden Ihr Blut und Ihr Urin (s. S. 56–57) untersucht sowie Ihr Gewicht und Ihr Blutdruck ermittelt, um einen allgemeinen Eindruck von Ihrem Gesundheitszustand und dem des Babys zu erhalten.

Gesund bleiben

Wenn Sie jetzt einige Maßnahmen für Ihre Gesundheit und Ihr Wohlbefinden treffen, werden Sie die Schwangerschaft als positives Erlebnis empfinden, leichter durch die Wehen kommen und auch Ihrem Baby sehr viel Gutes tun!

Nichts übertreiben

Ihr Baby braucht vor allem eine gesunde, fröhliche, entspannte Mama. Genießen Sie also Ihre Schwangerschaft!

Vernunft walten lassen Die meisten Frauen freuen sich darauf, ihren Lebensstil zu verändern, um die Gesundheit ihres heranwachsenden Babys nicht zu gefährden. Strenge Diät- oder Fitnesspläne rauben Ihnen jedoch zu viel Energie, sodass Sie am Ende nur müde und frustriert sind. Der beste Rat ist, die wundervolle Erfahrung einer Schwangerschaft einfach nur zu genießen, ohne dabei die Verantwortung außer Acht zu lassen, die Sie für die Gesundheit Ihres Babys übernommen haben,

Eine gesunde Schwangerschaft Dazu gehören viel Schlaf, viel trinken (natürlich keinen Alkohol!), frische Luft, regelmäßige Bewegung und eine gesunde Ernährung. Pflegen Sie Ihre Freundschaften und Beziehungen. Sie werden wichtiger sein denn je, wenn Ihr Baby auf der Welt ist. Es ist auch völlig normal, dass Sie manchmal müde und launisch sind. Überanstrengen Sie sich nicht und seien Sie nicht zu streng zu sich selbst. Achten Sie auf Ihre Gesundheit, dann wird es auch Ihrem Baby gut gehen.

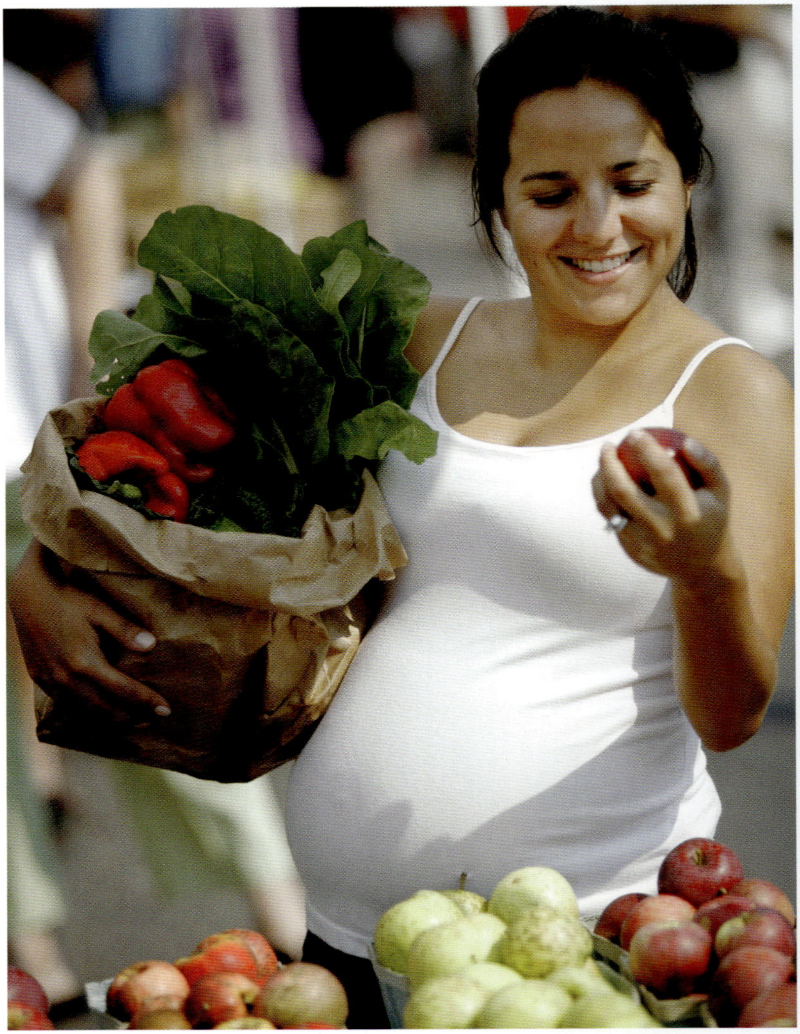

Genau das Richtige Eine gesunde Ernährung mit viel frischem Obst und Gemüse ist jetzt extrem wichtig, damit Ihr Baby all die Nährstoffe bekommt, die es braucht.

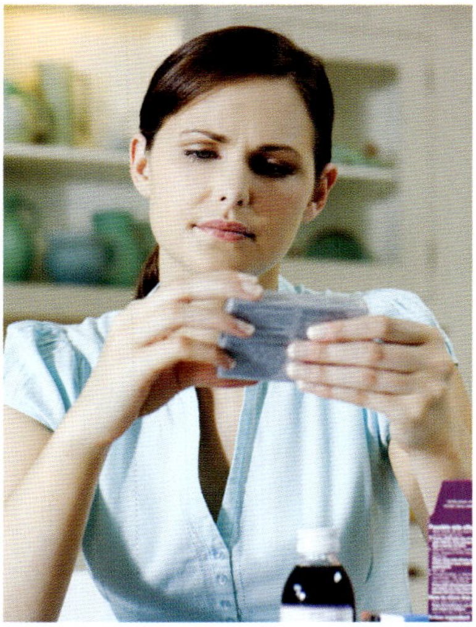

Medikamente Informieren Sie Ihren Arzt über alle Medikamente, die Sie nehmen. Gegebenenfalls müssen Sie während der Schwangerschaft auf andere ausweichen.

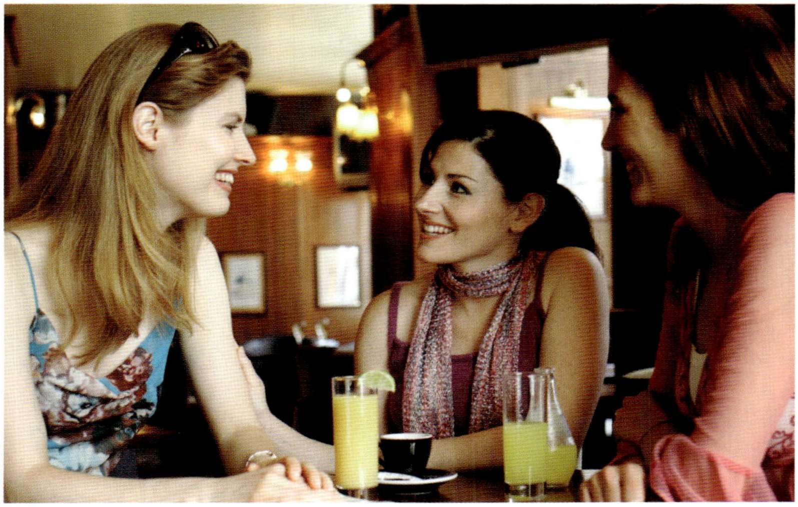

Veränderter Lebensstil Als Schwangere müssen Sie möglicherweise Ihre Lebensweise ein wenig verändern. Sie sollten zum Beispiel ab sofort auf Alkohol verzichten und selbstverständlich mit dem Rauchen aufhören, wenn Sie Ihrem ungeborenen Kind keine gesundheitlichen Schäden zufügen wollen.

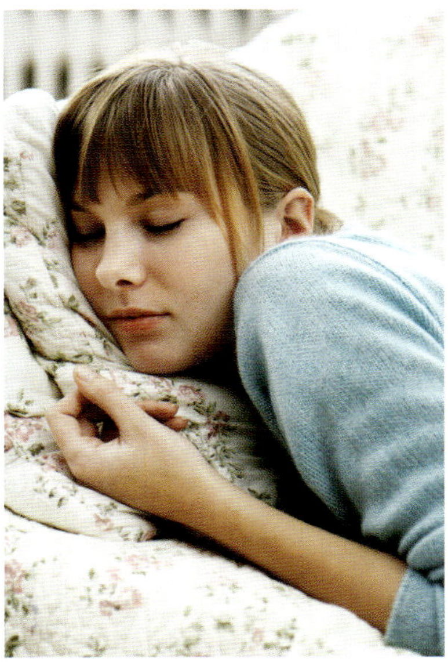

Ausreichend Schlaf wird Ihnen helfen, mit den Anforderungen klar zu kommen, die eine Schwangerschaft an Körper und Seele stellt. Geben Sie Ihrem Schlafbedürfnis daher so oft es geht nach.

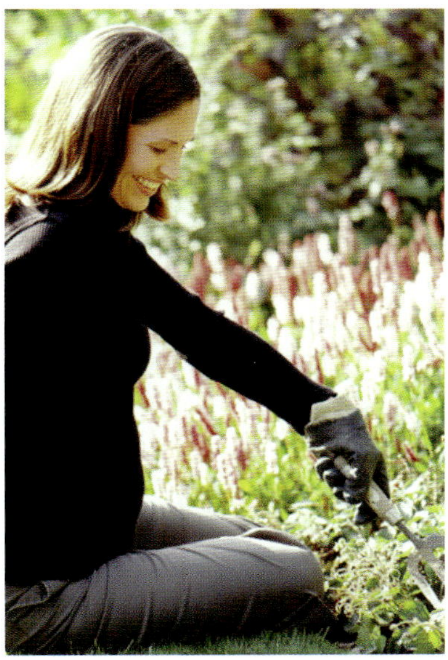

Hobbys pflegen Nur weil Sie schwanger sind, müssen Sie nicht auf alle Hobbys verzichten. Falls Sie in Ihrer Freizeit gerne riskanten Beschäftigungen nachgehen, sollten Sie vorher den Arzt um Rat fragen.

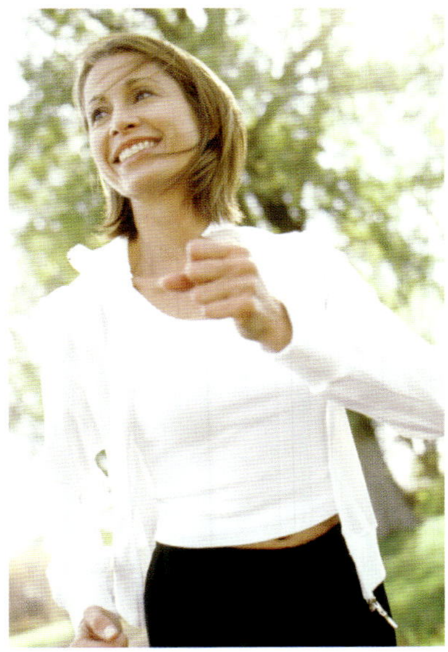

Bewegung Jetzt ist nicht der Zeitpunkt, um mit einem rigorosen Fitnessprogramm zu beginnen. Dennoch sollten Sie sich in der Schwangerschaft regelmäßig, vorzugsweise an der frischen Luft, bewegen (s. S. 26).

Essen für zwei

Eine gesunde Ernährung gibt Ihnen Energie, reduziert das Risiko von Komplikationen und sorgt dafür, dass das Baby alle Nährstoffe erhält, die es für sein Wachstum und seine Entwicklung braucht.

Diese Nahrungsmittel sollten Sie meiden

Auf diese Nahrungsmittel sollten Sie in der Schwangerschaft besser verzichten:

★ Leber und Lebertran Darin ist zu viel tierisches Vitamin A enthalten, was möglicherweise zu Beeinträchtigungen beim Kind führen kann.

★ Rohfleischerzeugnisse wie Tartar oder Mett können Listeriose- und Toxoplasmoseerreger enthalten.

★ Rohmilchkäse, Frischkäse und Schimmelkäse, wie Camembert, Brie, Ziegenkäse, Ricotta und Gorgonzola, können Listeriosebakterien enthalten.

★ Rohe oder nicht durchgegarte Eier und Produkte daraus, wie etwa Mayonaise, können Salmonellen enthalten.

★ Rohes oder halbrohes Fleisch, Fisch und Geflügel können Salmonellen oder Toxoplasmoseerreger enthalten.

★ Rohkost- und Fertigsalate in Plastikbeuteln können Listeriosebakterien enthalten.

★ Fetthaltige Fische, wie Heringe, Sardinen, Lachs oder Aal, können hohe Mengen an Dioxinen, Quecksilber und anderen chemischen Substanzen wie PCB (polychlorierte Biphenyle) enthalten. Sie sollten höchstens zweimal pro Woche gegessen werden.

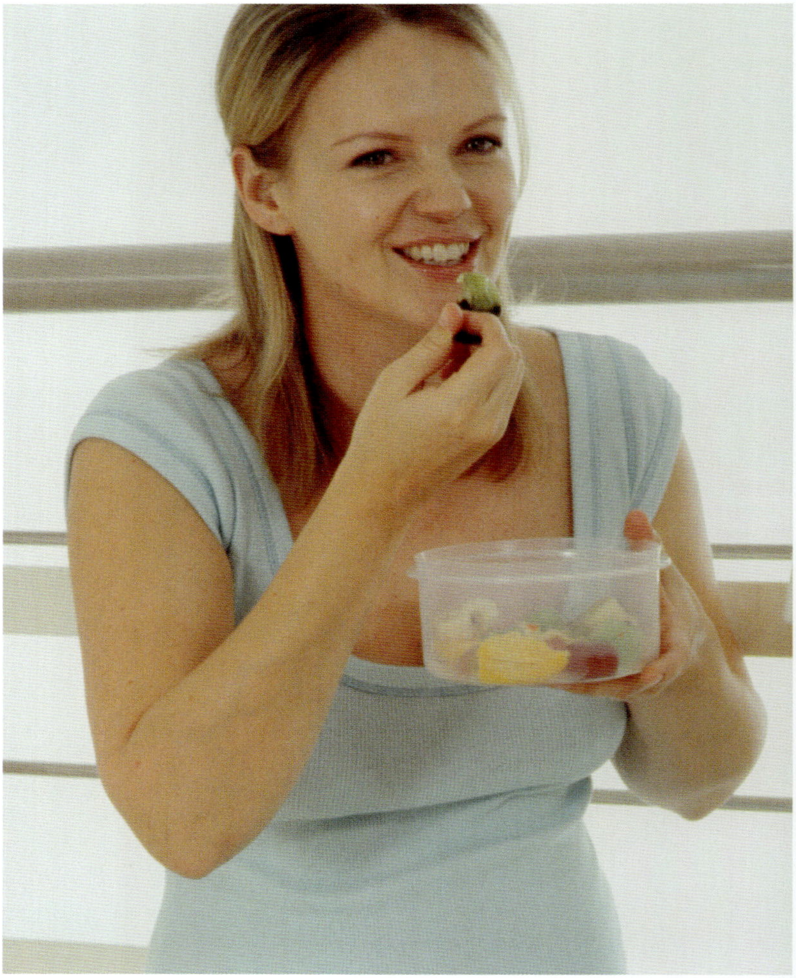

Energiezufuhr Regelmäßig zu essen ist in der Schwangerschaft wichtig. Wahrscheinlich werden Sie mit fortschreitender Schwangerschaft mehr Appetit haben als sonst und sich schnell schwindlig fühlen, wenn Ihr Blutzuckerspiegel sinkt. Ein gutes Frühstück am Morgen und kleine Snacks zwischendurch geben Ihnen Energie und wirken der Übelkeit entgegen.

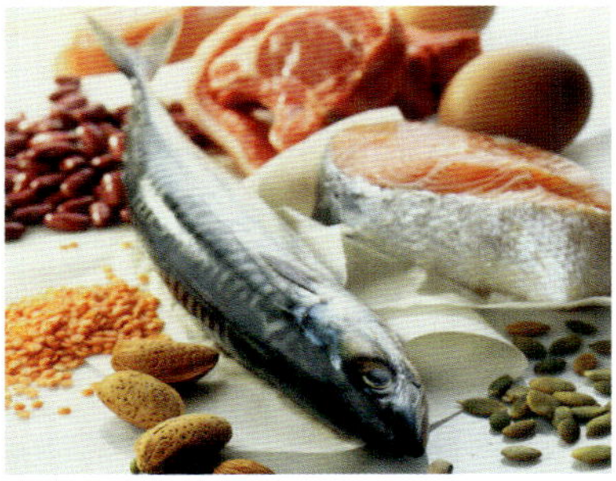

Protein benötigt der Körper Ihres Babys zum Zellaufbau. Es ist in Hülsenfrüchten, Vollkorn, Nüssen, Soja, Milchprodukten, Eiern, Fleisch, Fisch und Geflügel enthalten.

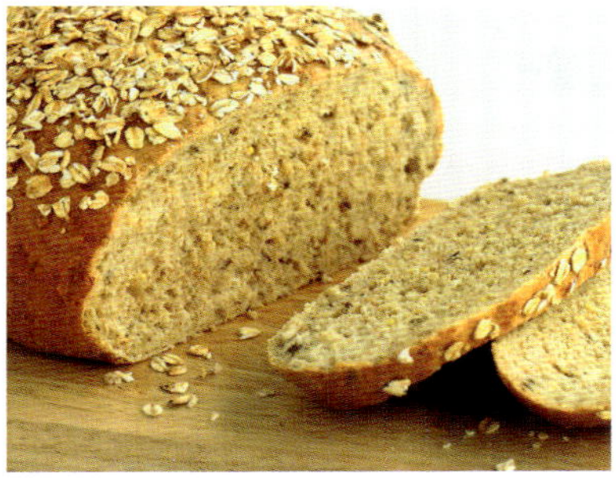

Vollkorn liefert lang anhaltende Energie und sorgt dafür, dass Ihr Blutzuckerspiegel konstant bleibt. Außerdem enthalten Vollkornprodukte viele Ballaststoffe.

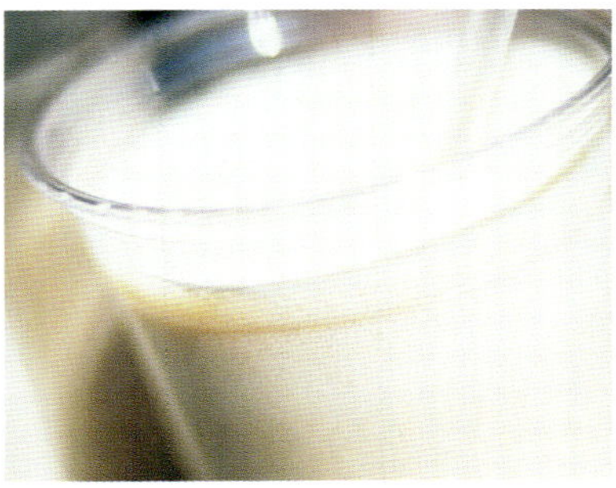

Kalzium ist wichtig für Zähne und Knochen Ihres Babys. Es ist in Milchprodukten, Soja, grünem Blattgemüse und manchen Fischsorten (Lachs) enthalten.

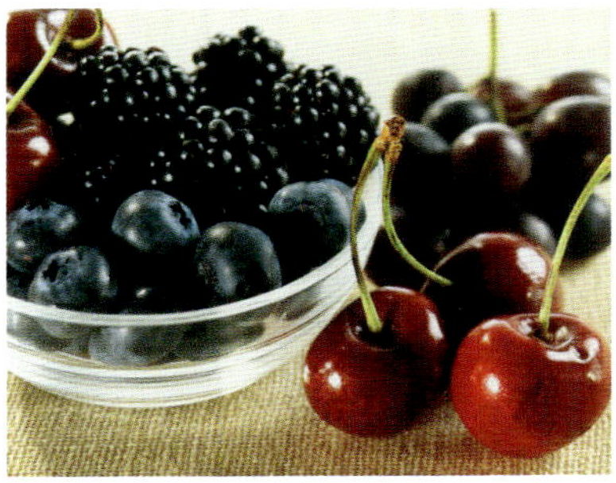

Frisches Obst enthält neben Vitaminen und Mineralstoffen auch sehr viele Ballast- und Nährstoffe, die für eine regelmäßige Verdauung sorgen.

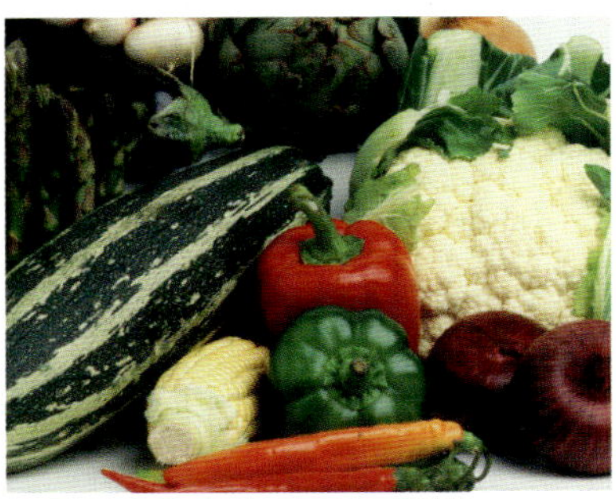

Gemüse in jeglicher Form enthält besonders viele Vitamine und Mineralstoffe, die Sie und Ihr Baby gesund erhalten. Sie sollten täglich mindestens vier- oder fünf Portionen davon essen.

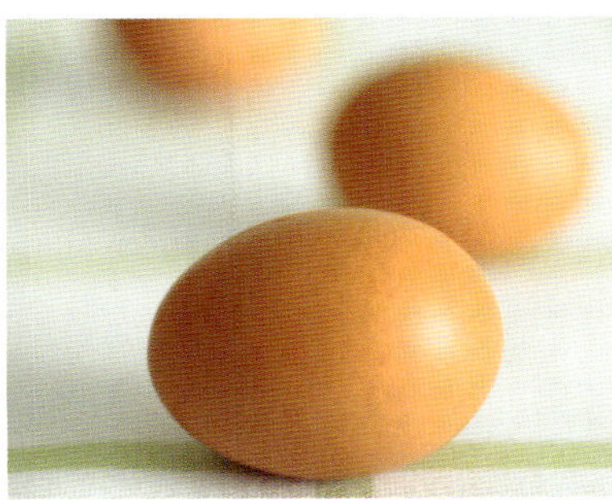

Eier sind eine sehr gute Proteinquelle. Achten Sie wegen der Salmonellengefahr darauf, nur hart gekochte Eier zu verzehren (s. S. 22).

Empfohlene Nahrungsmittel in der Schwangerschaft

Diese Nahrungsmittel sollten die Grundlage Ihrer Ernährung bilden:

★ Vollkornprodukte, wie Vollkornbrot und -nudeln, brauner Reis, Hülsenfrüchte und Getreide (Hafer, Gerste, Quinoa), liefern lang anhaltende Energie, viele Ballaststoffe und wichtige B-Vitamine.

★ Hochwertiges Protein (Eiweiß) ist für die Entwicklung des Babys besonders wichtig. Sie sollten davon vor allem ab dem zweiten Drittel der Schwangerschaft, wenn das Baby anfängt schnell zu wachsen, 70 g pro Tag zu sich nehmen.

★ Gesunde Fette Die Schwangerschaft ist nicht der richtige Zeitpunkt zum Abnehmen. Essentielle Fettsäuren sind für die Entwicklung Ihres Babys, insbesondere für Nervensystem, Gehirn und Sehvermögen nötig. Gute Quellen sind Eier, Leinsamen (auch als Öl), Nüsse und fetthaltige Fischsorten (etwa Lachs und Makrelen). Meiden Sie dagegen gehärtete Fette (synthische Fette) und gesättigte Fettsäuren, die zum Beispiel in Margarine, Butter und Süßwaren enthalten sind.

★ Ballaststoffe sorgen für die Absorption der Nährstofffe und regen den Darm an. Sie sind in Vollkorn, Obst und Gemüse enthalten.

★ Wasser Sie und Ihr Baby benötigen ausreichend Flüssigkeit.

WICHTIG

Vitamin D ist in der Schwangerschaft sehr wichtig, doch viele Frauen leiden an einem Mangel. Als Empfehlung gelten 10 µg pro Tag und ausreichend Sonne.

Gesunde Ernährung

Von einer gesunden Ernährung werden Sie sofort profitieren. Bevorzugen Sie frisch zubereitete, vollwertige Nahrung und meiden Sie Fertiggerichte und Lebensmittel aus Weißmehl, die nur leere Kalorien enthalten.

Präparate zur Nahrungsergänzung

Fragen Sie Ihren Arzt oder die Hebamme, ob Sie Zusatzpräparate benötigen.

Folsäure sorgt für eine gesunde Entwicklung des Nervensystems Ihres Babys. Eine ausgewogene Ernährung sollte genug davon enthalten. Schwangeren wird jedoch empfohlen, täglich 400 µg einzunehmen.

Eisen Der Eisenbedarf ist in der Schwangerschaft erhöht. Mit Eisenpräparaten bleibt der Hämoglobinwert im Normbereich.

Vitamine und Mineralien sind speziell für Schwangere zu empfehlen, deren Ernährung nicht ganz so ausgewogen ist, wie sie sein sollte.

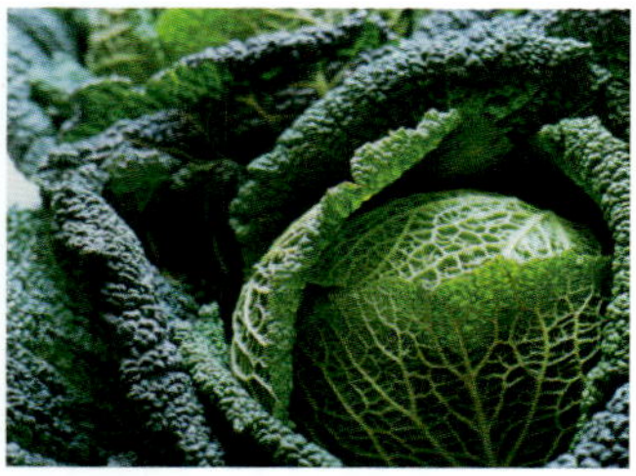

Blattgemüse enthält nicht nur sehr viele Ballaststoffe, sondern auch Vitamine und Folsäure.

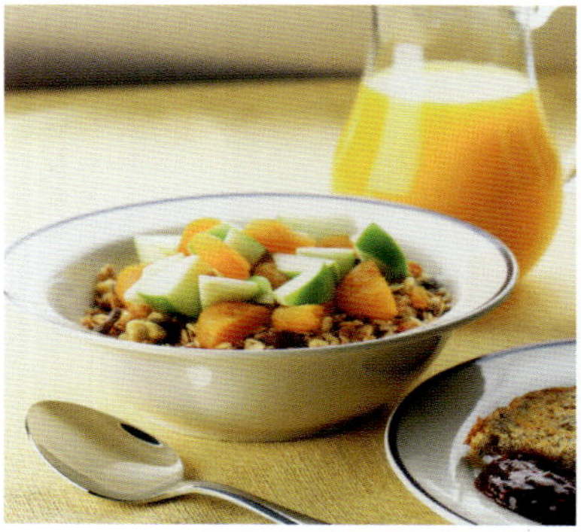

Morgens Auch wenn Sie kein großer Fan davon sind, sollten Sie nicht auf ein Frühstück verzichten. Vollkorntoast oder -brot, frisches Obst und vielleicht etwas Joghurt oder Cerealien liefern Energie und versorgen Sie mit wichtigen Nährstoffen.

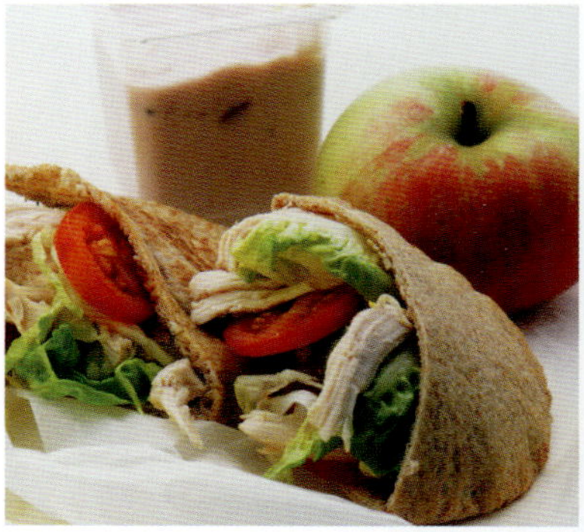

Mittags Sollte das Mittagessen in der Kantine nicht Ihren Erwartungen entsprechen, nehmen Sie ein Lunchpaket mit ins Büro, das Vollkornbrot, Obst, Salat oder Gemüse und auch etwas Milchprodukte enthalten sollte. Essen Sie in aller Ruhe und im Sitzen!

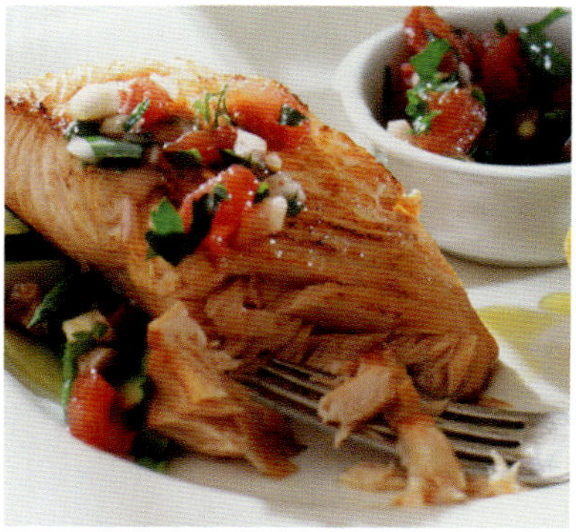

Abends Eine nahrhafte Mahlzeit am Abend schützt Sie vor Morgenübelkeit, weil die Blutzuckerwerte über Nacht konstant bleiben. Essen Sie etwas aus jeder Nahrungsmittelgruppe, hauptsächlich jedoch viel frisches Gemüse und Vollkornprodukte.

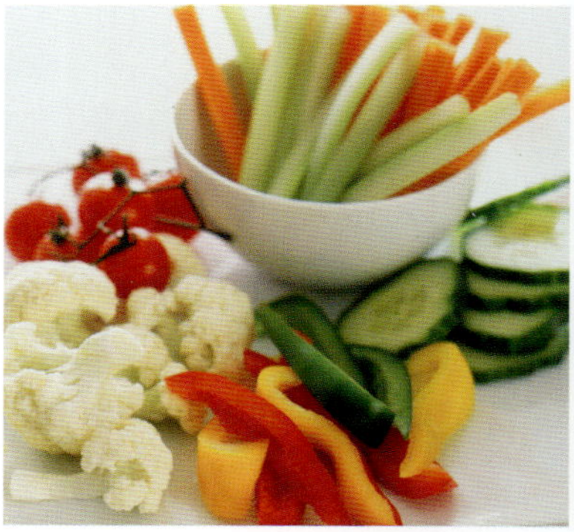

Zwischendurch Essen Sie wenig, dafür aber öfter. Gesunde Zwischenmahlzeiten verhindern, dass Ihr Blutzuckerspiegel Achterbahn fährt und Sie müde und lethargisch werden. Außerdem braucht Ihr Körper jetzt regelmäßig Nachschub an Energie.

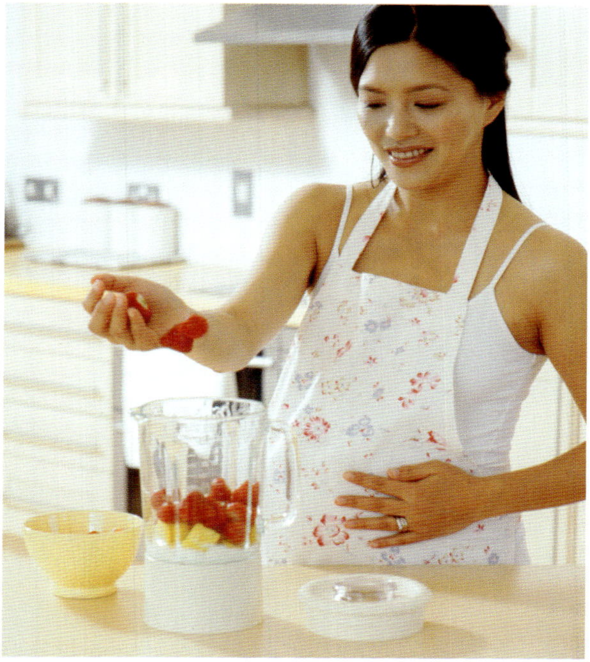

Smoothies Wenn Sie Ihre empfohlene Obstportion nicht schaffen, mixen Sie alles zu einem Smoothie und fügen Sie noch ein paar Karotten oder etwas Spinat hinzu. Ein Schuss Joghurt oder Milch rundet den Geschmack ab und liefert Kalzium. Smoothies sind ein tolles Frühstück für alle, die es morgens eilig haben.

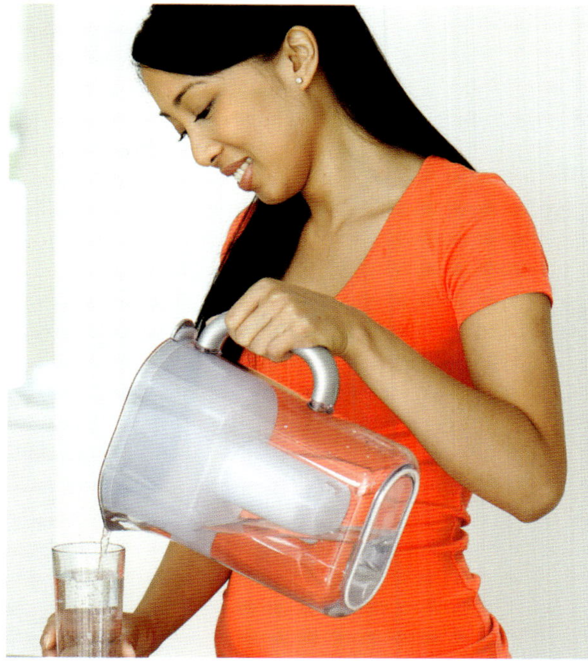

Wasser kann typische Schwangerschaftsbeschwerden wie Übelkeit, Kopfschmerzen und Ödeme (Schwellungen) lindern. Ihr Flüssigkeitsbedarf steigt in der Schwangerschaft an. Sie sollten deshalb darauf achten, täglich mindestens acht Gläser Wasser zu trinken.

Wichtige Vitamine und Mineralien

Eine gesunde, ausgewogene Ernährung sollte Sie normalerweise mit allen Vitaminen und Mineralstoffen versorgen, die Sie in der Schwangerschaft benötigen. Drei davon sind für Ihre Gesundheit und die Entwicklung Ihres Babys jedoch besonders wichtig.

Vitamin C unterstützt den Körper im Kampf gegen Infektionen und verstärkt die Aufnahme von Eisen. Es fördert aber auch das Wachstum der Plazenta, die Ihr Baby versorgt. Es ist vor allem in frischem (rohen) Obst und Gemüse enthalten.

Eisen wird während der ganzen Schwangerschaft benötigt, insbesondere jedoch in den letzten zwei Dritteln, wenn Ihr Körper nicht nur für sich und Ihr Baby Blut bilden, sondern auch einen Eisenspeicher anlegen muss, von dem Ihr Baby in den ersten sechs Lebensmonaten zehren kann. Eisenhaltige Nahrung schützt vor Blutarmut, die Sie schwächen und unter Umständen auch gefährlich für Sie werden kann. Tierisches Eisen wird leichter absorbiert als pflanzliches. Eisen ist beispielsweise in magerem roten Fleisch, Blattgemüse, Fisch, Trockenobst, Roter Bete, Melasse, Vollkornbrot und Geflügel enthalten.

Kalzium benötigt Ihr Körper nicht nur für Ihre Zähne und Knochen, sondern auch für die Ihres Babys. Es unterstützt auch die Funktion von Herz, Nerven und Muskeln Ihres Babys, sorgt für einen regelmäßigen Herzschlag und dafür, dass das Blut gerinnt. Wenn Sie in der Schwangerschaft nicht genug Kalzium zu sich nehmen, holt sich Ihr Baby, was es braucht, aus Ihren Knochen. Dies kann später bei Ihnen zu Osteoporose (brüchigen Knochen) führen.

Fit bleiben

Bewegung in der Schwangerschaft tut Ihnen und Ihrem Baby gut. Sie sollten sich allerdings nicht überfordern. Leichtes, aber regelmäßiges Training bringt Ihre Endorphine auf Trab und bewirkt, dass Sie sich einfach gut fühlen.

Bitte beachten!

★ Trainieren Sie nicht, um abzunehmen oder um plötzlich »fit« zu werden. Nur leichtes bis gemäßigtes Training ist erlaubt. Wenn Sie noch nicht regelmäßig Sport gemacht haben, fragen Sie vorher Ihren Arzt oder Ihre Hebamme um Rat.

★ Beginnen Sie langsam. Für Anfängerinnen reichen dreimal die Woche 15 bis 20 Minuten.

★ Übertreiben Sie es nicht. Sie sollten nie so schwer trainieren, dass Sie keine Luft mehr zum Reden haben oder sich unwohl fühlen.

★ Trinken Sie genug. Legen Sie immer wieder Trinkpausen ein.

★ Manche Aktivitäten sollten Sie definitiv nicht mehr ausüben. Dazu zählen Risikosportarten wie Reiten, Wasserski-, Ski- oder Snowboardfahren und Tauchen. Gewichtheben oder andere Übungen, bei denen man lange an einer Stelle steht, können die Blutversorgung Ihres Babys gefährden.

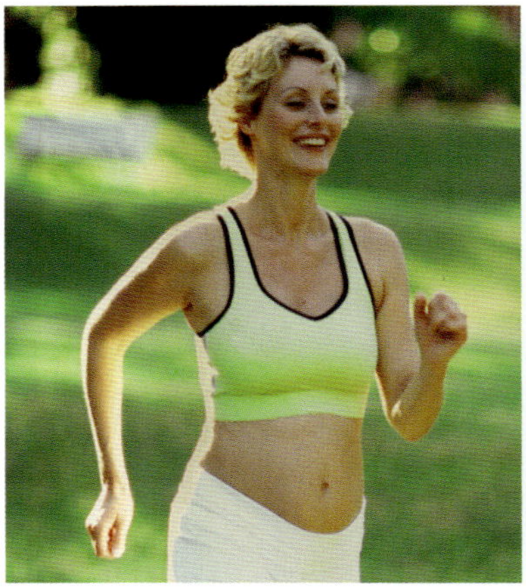

Jogging ist okay in der frühen Schwangerschaft, wenn Sie es vorher bereits gemacht haben. Tragen Sie spezielle Laufschuhe und strengen Sie sich nicht zu sehr an. Hören Sie sofort auf, wenn Sie müde werden.

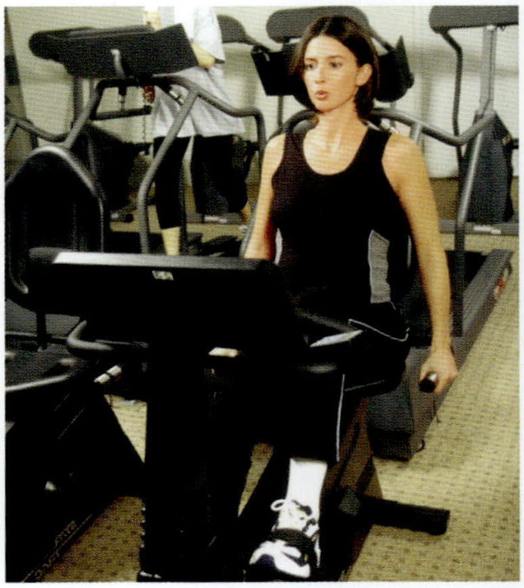

Rad fahren ist ein tolles, aerobisches Training, denn es stärkt die Beinmuskeln und die Kondition. Obendrein trägt das Rad Ihr Gewicht. Trotzdem sollten Sie in der Schwangerschaft nicht zu hart trainieren.

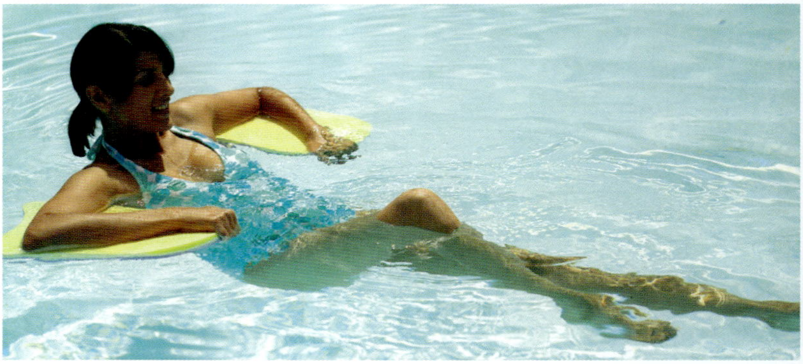

Schwimmen ist die ideale Sportart für Schwangere, denn es ist aerobisch und entspannend zugleich. Im Wasser spüren Sie Ihr Gewicht nicht. So können Sie sich durch Schwimmen fit halten, ohne Ihre Gelenke zu belasten. Falls es Ihnen schwer fällt, einsam Ihre Bahnen zu ziehen: Es gibt auch spezielle Wasseraerobic-Kurse für Schwangere.

EXTRATIPP

Experten raten Schwangeren zu mindestens 150 Minuten (etwa 2,5 Stunden) leichtem aerobischen Training (ohne Springen) pro Woche.

Dehnen und kräftigen

Sie können sogar im eigenen Wohnzimmer etwas für Ihre Fitness tun. Regelmäßige Gymnastik hilft, in Form zu bleiben, auch wenn Ihr Bauch in den nächsten Monaten kräftig wachsen wird. Ein einigermaßen trainierter Körper wird die Wehenarbeit wesentlich leichter bewältigen können.

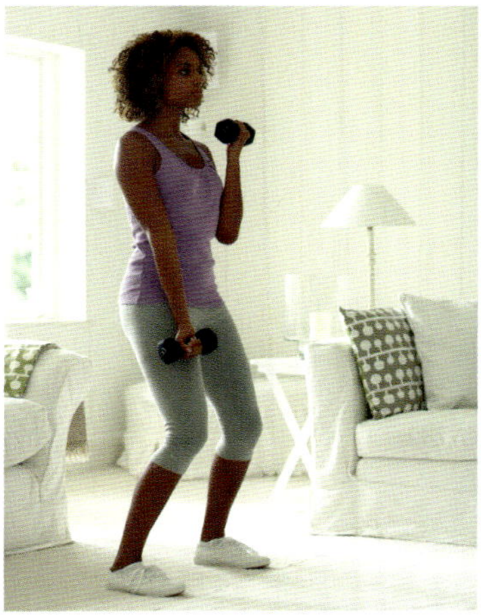

1 **Leichte Hanteln** sind zur Kräftigung der Arm- und Rumpfmuskulatur erlaubt. Schwere Gewichte werden nicht empfohlen.

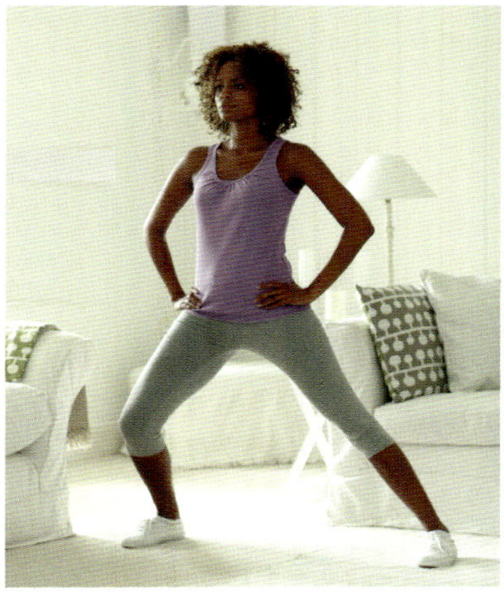

2 **Sanftes Stretching** vor allem im Beckenbereich hilft, den wachsenden Bauch zu stützen. Kräftige Beckenmuskeln verkürzen die Wehen.

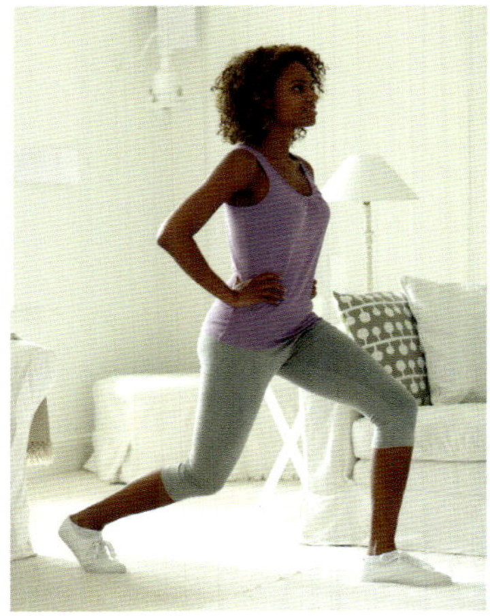

3 **Ausfallschritte** kräftigen die Muskeln der unteren Körperhälfte, sodass sie Ihr wachsendes Gewicht besser tragen können.

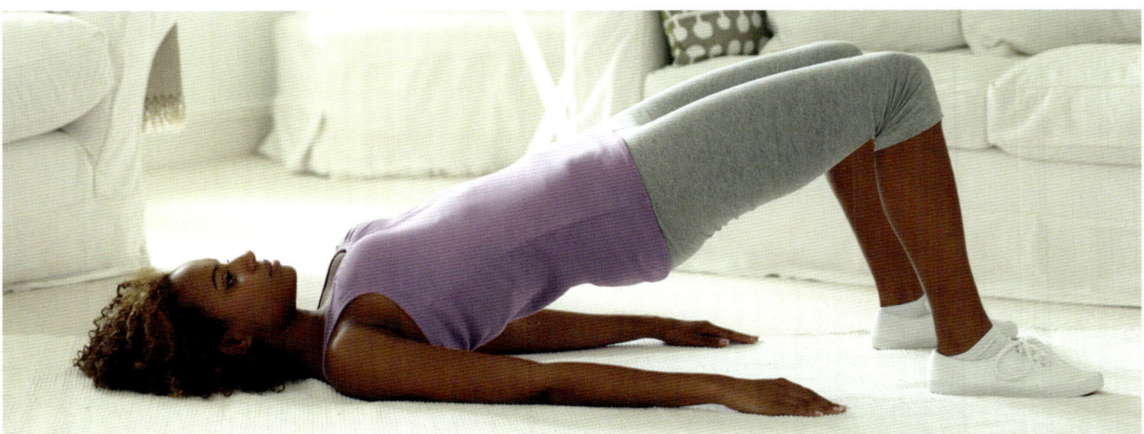

4 **Die »Schulterbrücke«** kräftigt Po, hintere und innere Oberschenkelmuskeln und stärkt die untere Körperhälfte. Diese einfache Bewegung kann auch vor Rückenschmerzen schützen, da sie die Muskeln kräftigt, die Ihre Wirbelsäule halten. Sie können sie bis zum Ende des zweiten Schwangerschaftsdrittels ausüben, doch nur, solange Sie keinerlei Unbehagen dabei verspüren.

Yoga & Pilates

Yoga und Pilates sind für Schwangere ideal, denn es wird dabei kein zu starker Druck auf den Körper ausgeübt. Sie werden bei regelmäßigem Üben von einer verbesserten Beweglichkeit, Balance und Kondition profitieren können.

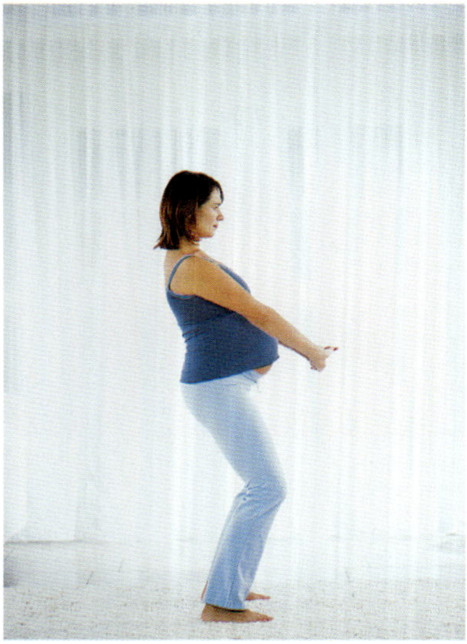

1 **Den »Sonnengruß«** können Sie ausführen, solange Sie sich wohlfühlen. Im Stand sind die Füße etwas auseinander, die Handflächen liegen aneinander.

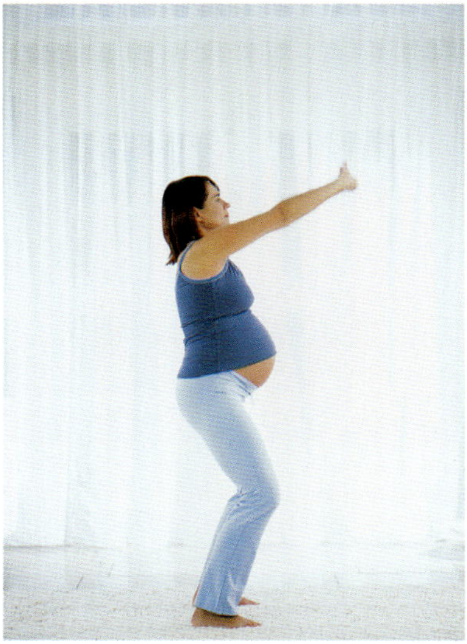

2 **Atmen Sie tief ein** und heben Sie die Hände langsam über den Kopf. Die Arme sind gestreckt, die Handflächen liegen aneinander.

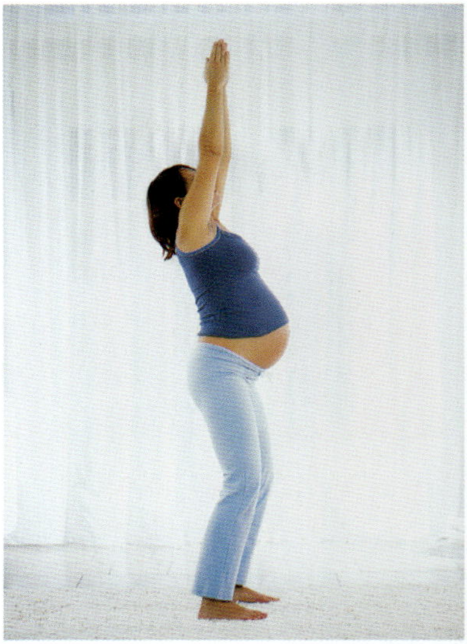

3 **Beugen Sie sich leicht zurück.** Pressen Sie dabei die Pobacken zusammen. Halten Sie diese Stellung für etwa drei Sekunden.

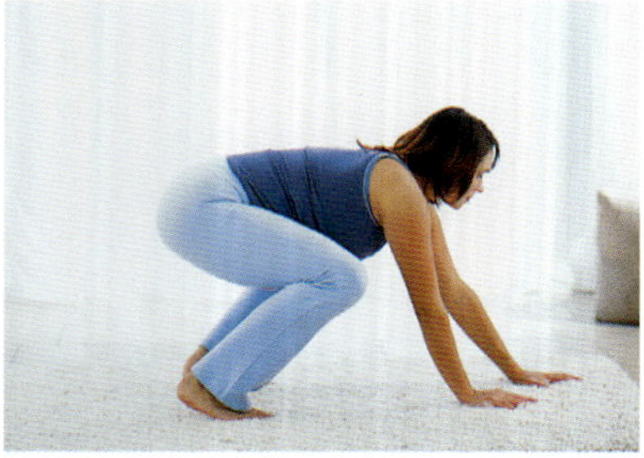

4 **Atmen Sie langsam aus** und beugen Sie sich nach vorne, bis Ihre Finger den Boden berühren. Die Knie müssen nicht durchgedrückt sein.

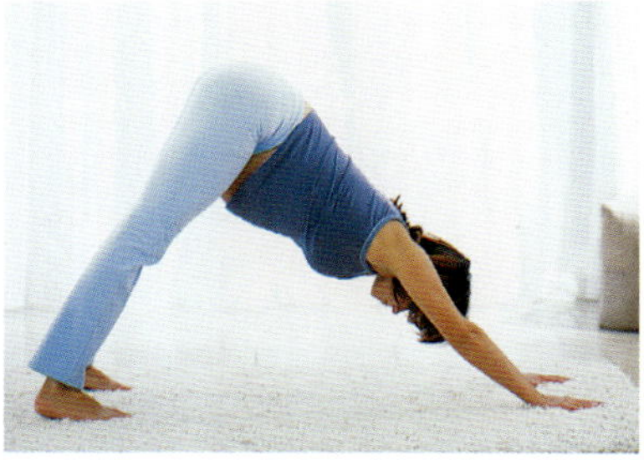

5 **Atmen Sie ein und wieder aus.** Verteilen Sie Ihr Gewicht auf Hände und Füße und drücken Sie die Knie durch, sodass Ihr Körper ein Dreieck bildet.

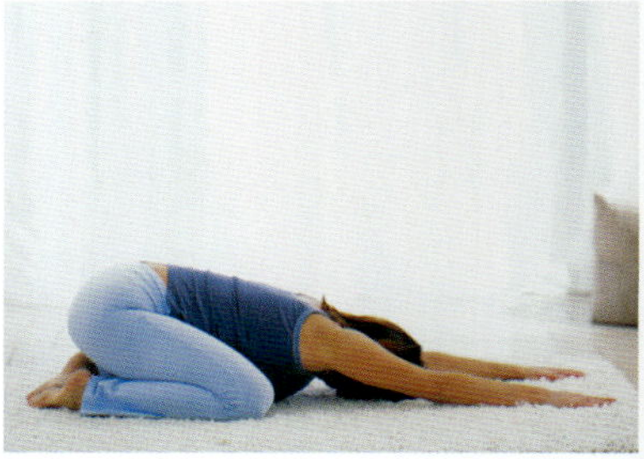

6 **Atmen Sie langsam aus,** knien Sie sich mit geöffneten Knien hin und legen Sie Brust und Stirn mit ausgestreckten Armen auf dem Boden ab.

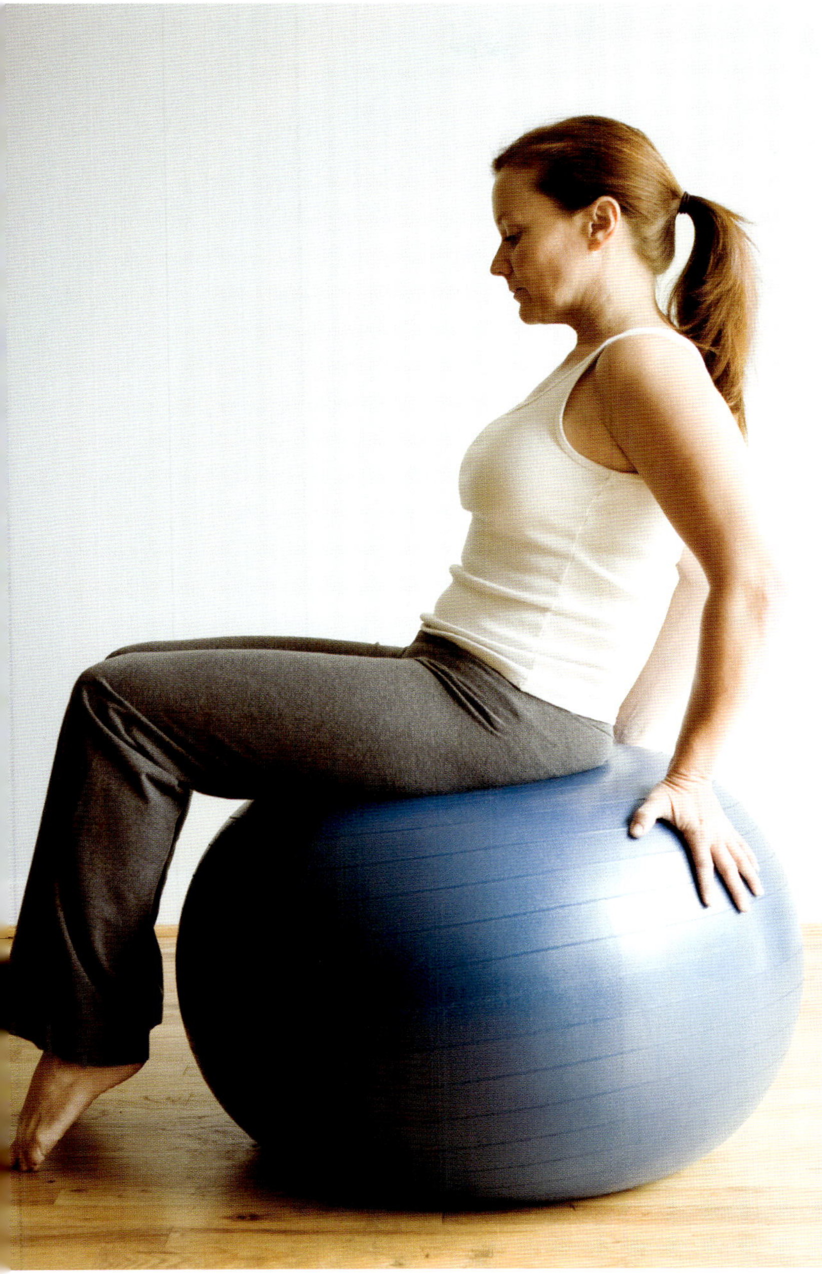

Pilates ist in der Schwangerschaft ideal, denn es stärkt Bauch- und Beckenbodenmuskeln, ohne die Gelenke oder den Rücken zu belasten. Übungen auf dem Ball sollten Sie jedoch nur unter Aufsicht eines ausgebildeten Trainers ausführen.

Warum Yoga und Pilates?

Sie können Yoga und Pilates auch zu Hause machen. Als Anfänger sollten Sie jedoch einen speziellen Schwangerschaftskurs besuchen, in dem Ihnen ein Trainer alle wichtigen Übungen beibringt.

Vorteile Wie jede Form von Bewegung sorgen diese zwei Sportarten für erholsamen Schlaf und eine gute Verdauung. Sie regulieren das Gewicht, verringern Verspannungen und bringen die Endorphine – die Wohlfühl-Hormone – zum Zirkulieren, was wiederum Ihre Laune hebt und etwaige Schmerzen lindert. Außerdem stärken Sie genau die Muskeln, die Sie brauchen, um das Gewicht Ihres wachsenden Babys zu tragen.

Warum Yoga? Eine kürzlich durchgeführte Studie ergab, dass das Risiko von Bluthochdruck und vorzeitigen Wehen bei schwangeren Frauen, die Yoga praktizieren, erheblich sinkt. Bei Yoga lernen Sie außerdem, Ihre Atmung wahrzunehmen, was sich während der Wehen als hilfreich erweisen kann.

Warum Pilates? Viele Pilates-Übungen kräftigen den Beckenboden (s. S. 30–31) und die Rumpfmuskulatur, was die Zeit der Schwangerschaft und Geburt erheblich erleichtern kann. Auch während der Wehen erweisen sich Pilatesübungen manchmal als hilfreich, weil Sie sich auf etwas konzentrieren können und in Bewegung bleiben.

Der Beckenboden

Der Beckenboden ist eine Muskelfläche am Beckenausgang, die Darm, Gebärmutter und Blase stützt. Wenn Sie sich diese Muskeln durch kräftigende Übungen bewusst machen, können Sie sie während der Wehen bewusst entspannen.

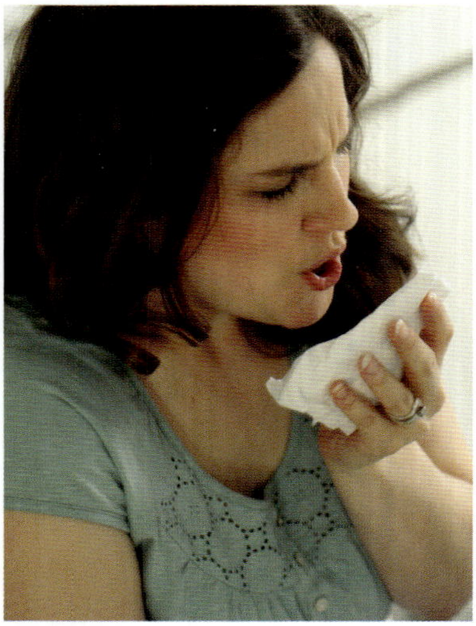

Husten und Niesen Für einen untrainierten Beckenboden kann dies bereits zu viel Druck bedeuten.

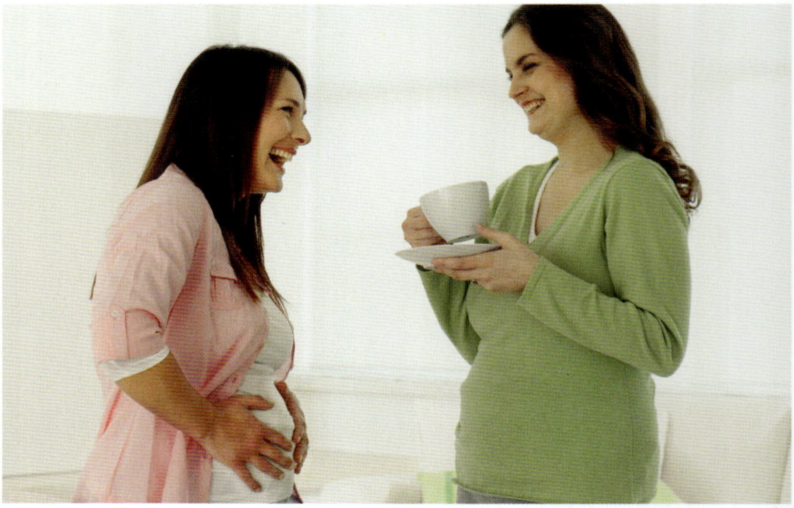

Lachen In der Schwangerschaft ist es völlig normal, wenn beim Lachen ein paar Tropfen Urin abgehen, denn der Beckenboden trägt schwer am Gewicht Ihres Uterus. Durch regelmäßige Übungen sollte sich jedoch nach der Geburt alles schnell wieder normalisieren.

Übungen für den Beckenboden

Beim Anspannen des Beckenbodens sollten Sie eine nach oben und nach innen gerichtete Kontraktion spüren. Legen Sie eine Hand auf den Bauch und eine an den Po, damit Sie fühlen können, wie sich Ihr Bauch, die Oberschenkel oder der Po bewegen.

»Langsame« Übung Dies ist die erste von zwei Übungen, mit denen beide Muskeltypen des Beckenbodens trainiert werden. Ziehen Sie den Beckenboden langsam nach oben, indem Sie die Muskeln anspannen. Zählen Sie bis fünf und lassen Sie ihn langsam wieder sinken. Am leichtesten fällt diese Übung im Sitzen auf einem nicht zu weichen Stuhl, weil Sie so das Heben und Senken der Muskeln besser wahrnehmen. Machen Sie diese Übung mehrmals täglich, bis Sie bis 15 zählen können. Die leichtere Variante, ohne den Effekt der Schwerkraft, können Sie im Liegen durchführen.

»Schnelle« Übung Bei der zweiten Übung wird der Beckenboden 30 mal hintereinander schnell angespannt und entspannt.

Eine Übungseinheit sollte zweimal die »langsame« Übung und zweimal die »schnelle« Übung umfassen. Machen Sie zwischen jeder Übung eine Minute Pause. Denken Sie daran, beide Übungen mehrmals täglich durchzuführen.

Warum der Beckenboden so wichtig ist

Während der Schwangerschaft übt das Gewicht des immer größer werdenden Babys im Uterus einen enormen Druck auf den Beckenboden aus.

Vorteile während der Wehen Es ist erwiesen, dass kräftige Beckenbodenmuskeln die Wehen beschleunigen und die Geburt verkürzen. Auch ein Dammschnitt oder -riss heilt schneller. Die Presswehen (s. S. 114–115) in der zweiten Phase der Geburt werden effizienter, selbst wenn Sie eine Epiduralanästhesie bekommen.

Nach der Geburt Es ist äußerst wichtig, dass Sie den Beckenboden trainieren, denn nur so können Sie eine Reihe von Problemen vermeiden, die nach der Geburt auf Sie zukommen könnten, wie Inkontinenz (unwillkürlicher Urinabgang beim Lachen oder Niesen), eine Gebärmuttersenkung oder ein Gebärmuttervorfall, bei dem der Uterus in und schlimmstenfalls sogar aus der Scheide rutscht. Da Übergewicht, Alter, hormonelle Veränderungen oder Operationen im Bauchraum den Beckenboden beeinträchtigen, ist es wichtig, dass Sie diese Muskeln Ihr ganzes Leben lang regelmäßig trainieren.

Was Sie nicht tun sollten. Halten Sie keinesfalls die Luft an, spannen Sie nicht die Muskeln von Bauch, Oberschenkeln oder Po an und pressen Sie nicht die Beine zusammen.

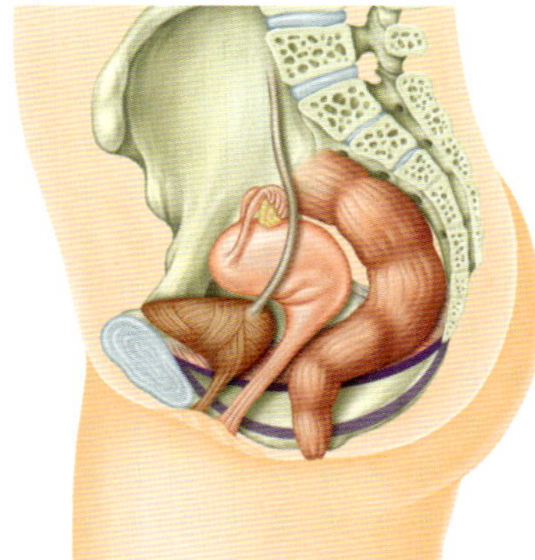

Schwangerschaft und Geburt schwächen den Beckenboden (lila umrandet), eine Muskelfläche, die Ihre Organe im Beckenraum stützt.

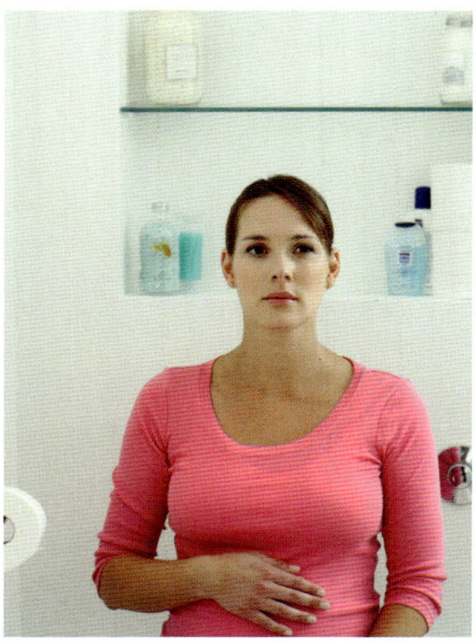

Unterschied Entleeren Sie vor den Übungen Ihre Blase. Wenn Sie danach das Gefühl haben, schon wieder zu »müssen«, haben Sie die Übungen richtig gemacht. Versuchen Sie nicht, den Beckenboden zu lokalisieren, indem Sie beim Urinieren den Strahl anhalten. Es könnte Urin in die Blase zurückgelangen und eine Infektion auslösen.

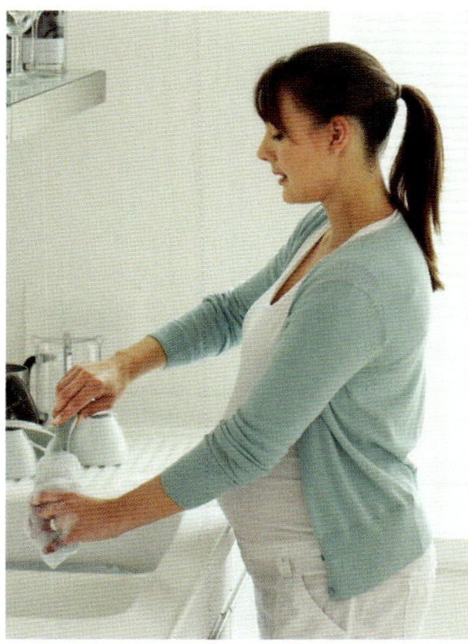

Multitasking Sie können Beckenbodenübungen (auch Kegel-Übungen genannt, nach dem Arzt, der sie in den Vierzigerjahren erfand) machen, wo Sie gerade gehen und stehen. Gewöhnen Sie sich zum Beispiel an, beim Abspülen, beim Fernsehen oder während Sie am Schreibtisch sitzen ein paar Übungseinheiten auszuführen.

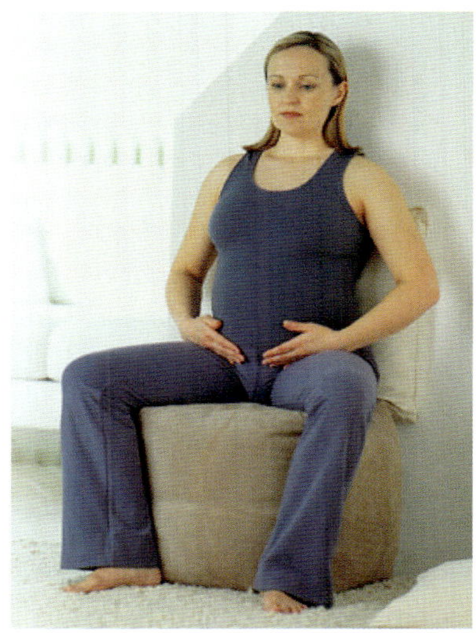

Regelmäßig Versuchen Sie, die Übungen (s. S. 30) möglichst immer zur selben Zeit auszuführen, damit Sie sie nicht vergessen. Sie könnten sie mit Yoga- und Dehnübungen kombinieren, doch auch wenn Sie nur den Beckenboden trainieren, werden Sie in der Schwangerschaft, bei der Geburt und auch in Zukunft davon profitieren.

Erholsamer Schlaf

Ruhiger Schlaf kann, vor allem wenn die Schwangerschaft weiter fortschreitet, ein seltener Luxus werden. Dennoch sollten Sie versuchen, so viel wie möglich davon zu bekommen. Schlafen hebt die Laune, sorgt für neue Energie und auch die Wehen sind gut ausgeruht viel leichter zu bewältigen.

Müdigkeit im ersten Drittel

Besonders im ersten Drittel der Schwangerschaft braucht Ihr Körper für die Bildung der Plazenta und des Babys viel Kraft. Kein Wunder, dass Sie das müde macht!

Neues Wachstum In den ersten Monaten der Schwangerschaft ist Erschöpfung ganz normal. Vergessen Sie nicht, dass Ihr Körper in nur neun Monaten einen neuen Menschen heranwachsen lässt.

Immer mit der Ruhe Durch Müdigkeit zeigt Ihnen Ihr Körper, dass Sie Ihren Tagesablauf entspannter gestalten sollen. Wichtig: Sie brauchen jetzt acht Stunden Schlaf.

Ausreichend Flüssigkeit Müdigkeit kann auch auftreten, wenn Sie Ihren Kaffeekonsum einschränken und Ihnen der Koffeinkick fehlt! Achten Sie darauf, genug Wasser zu trinken. Mindestens acht Gläser täglich sollten es sein.

Nicht von Dauer Ein kleiner Trost: Die Müdigkeit wird bald vorüber sein. Schon im zweiten Drittel der Schwangerschaft werden Sie vor Energie nur so sprühen.

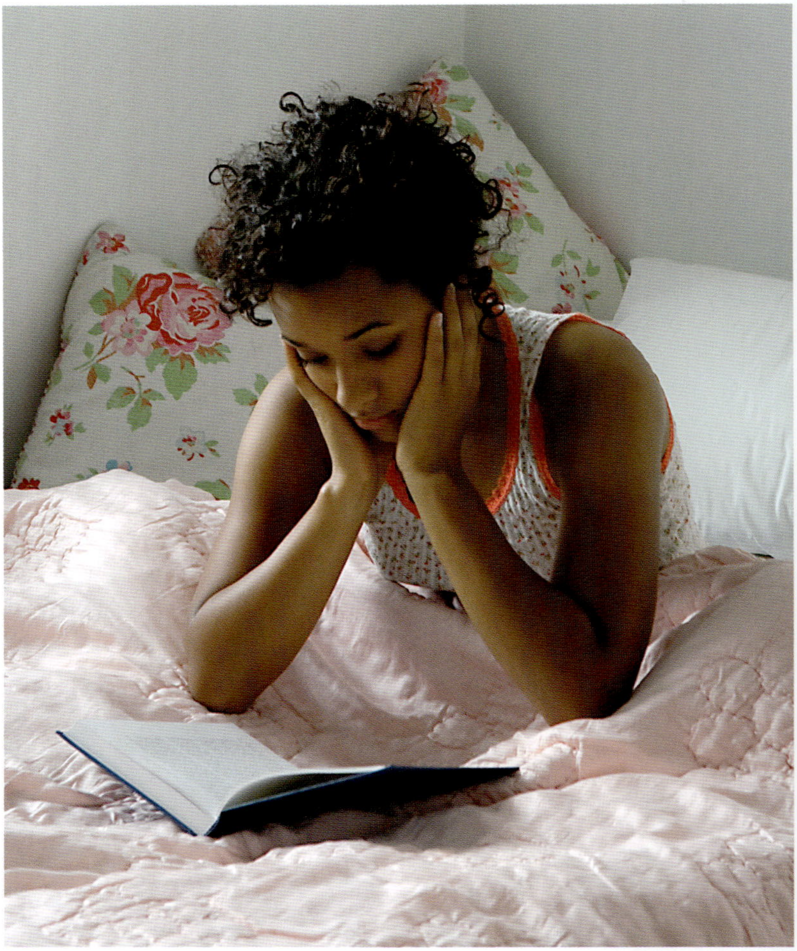

Abschalten Auch wenn Sie nicht schlafen können, ist Ausruhen in der Schwangerschaft sehr wichtig. Gehen Sie früh zu Bett und entspannen Sie sich. Schalten Sie störende Lärmquellen aus und achten Sie darauf, dass die Temperatur im Schlafzimmer angenehm ist.

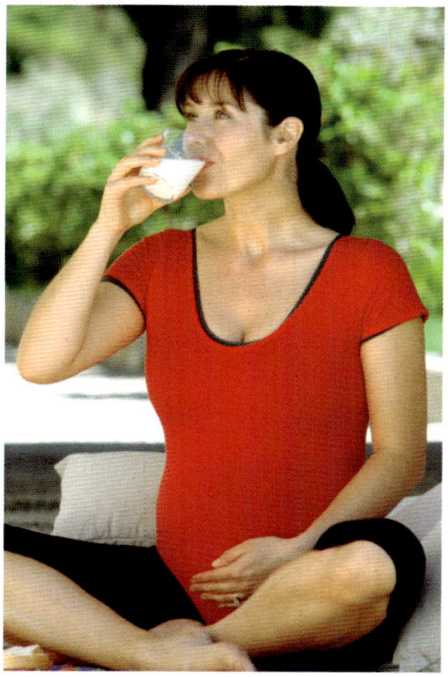

Ein Glas Milch vor dem Zubettgehen kann beim Einschlafen helfen. Milch enthält ebenso wie Eier und Thunfisch die schlaffördernde Aminosäure Tryptophan.

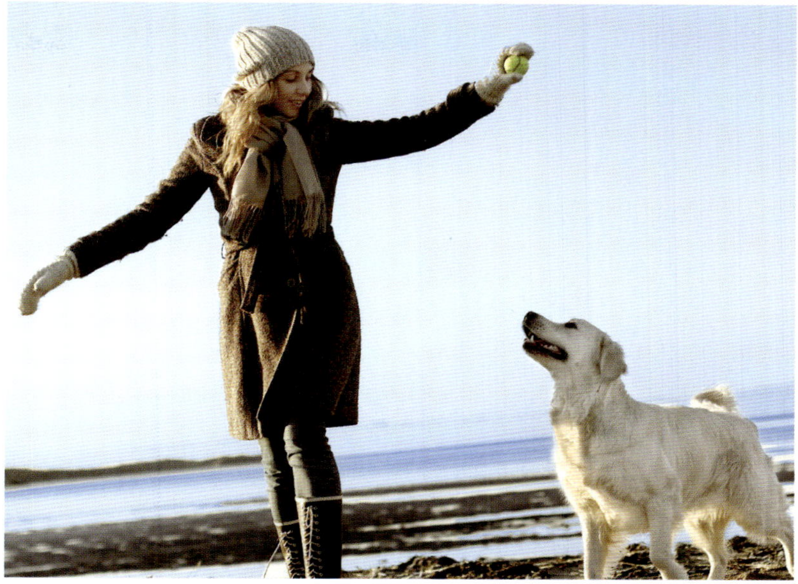

Regelmäßige Bewegung macht körperlich müde und hilft, Alltagsstress abzubauen. Mindestens dreißig Minuten täglich, vorzugsweise in der frischen Luft, sind optimal und durch einen ausgedehnten Spaziergang mit oder ohne Hund auch leicht zu erreichen. Eine Alternative wäre, ab und zu auf das Auto zu verzichten und zu Fuß zu gehen.

Schlafstellungen

Wenn die Schwangerschaft weiter fortschreitet, müssen Sie wahrscheinlich Ihre Schlafposition ändern. Investieren Sie in ein paar gute, feste Kissen, die Ihren Körper und Ihren Bauch stützen, sodass Sie es auch zum Ende der Schwangerschaft hin noch möglichst bequem haben.

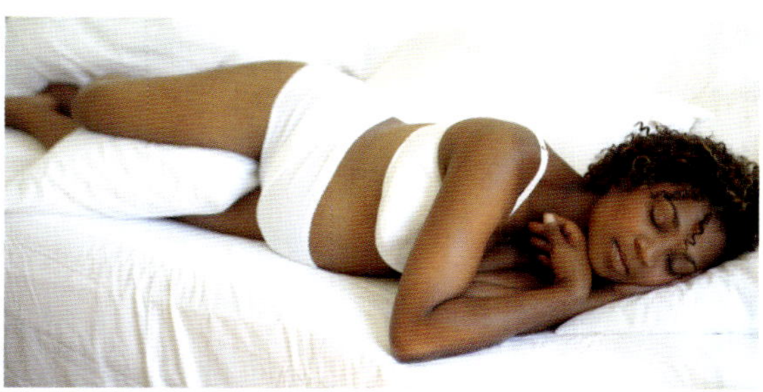

Kissen als Stütze Wenn Ihr Bauch immer größer wird, können Sie ein Kissen zwischen Ihre Beine legen, um damit die Hüfte zu stützen. Ein Kissen im unteren Rücken mindert den Druck auf diesen Bereich. Probieren Sie einfach ein bisschen herum, bis Sie die für Sie bequemste Schlafposition gefunden haben.

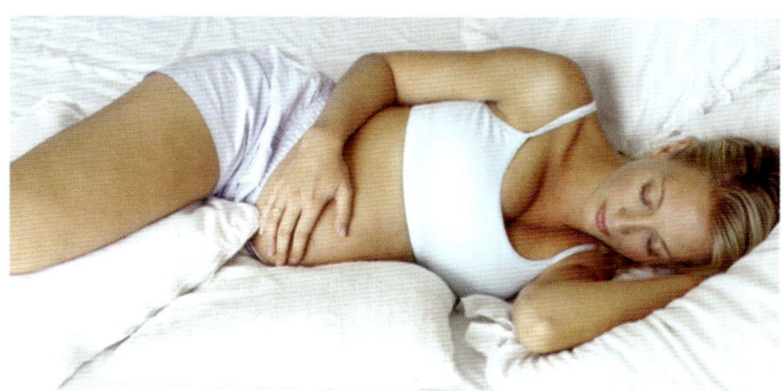

Auf der linken Seite schlafen Wahrscheinlich werden Sie feststellen, dass Sie auf der linken Seite bequemer liegen. So wird nämlich weniger Druck auf die großen Blutgefäße ausgeübt, die auch Ihr Baby versorgen. Stützen Sie Ihren Bauch mit einem Kissen und nehmen Sie eines zwischen die Beine.

Hilfe bei Schlafstörungen

Schlafschwierigkeiten können frustrierend sein, vor allem, wenn Sie für die bevorstehende Geburt und das Leben mit Ihrem Baby ausgeruht sein müssen.

WICHTIG
Viele schwangere Frauen träumen sehr lebhaft. Dies kommt vermutlich von den körperlichen und seelischen Veränderungen in der Schwangerschaft.

Einschlafhilfen

★ **Essen Sie tryptophanhaltige Nahrungsmittel** vor dem Zubettgehen (s. S. 33). Sie fördern den Schlaf.

★ **Meiden Sie Koffein und andere Stimulanzien.** Sie vertreiben Müdigkeit, machen nervös und ruhelos.

★ **Trinken Sie eine Tasse Kamillentee** vor dem Zubettgehen. Er wirkt entspannend.

★ **Sorgen Sie dafür, dass Sie nicht schwitzen.** Nehmen Sie sich eine eigene Bettdecke, damit Sie Ihren Partner nicht aufwecken, wenn Sie sich aufdecken möchten.

★ **Falls Sie Sodbrennen plagt,** lagern Sie den Oberkörper erhöht auf Kissen. Kleiner Tipp: Eine Scheibe frische Ananas nach den Hauptmahlzeiten neutralisiert die Säure.

★ **Locker bleiben.** Wenn Sie sich darüber aufregen, dass Sie nicht einschlafen können, werden Sie es vermutlich auch nicht. Eine schlaflose Nacht ist unangenehm, aber nicht das Ende der Welt. Sie können den Schlaf nachholen.

★ **Entspannen Sie sich,** indem Sie jedes Körperteil nacheinander an- und wieder entspannen. Fangen Sie bei den Füßen an und arbeiten Sie sich bis zum Gesicht nach oben.

★ **Eine Massage,** vom Partner ausgeführt, kann Spannungen beseitigen, die einen erholsamen Schlaf verhindern.

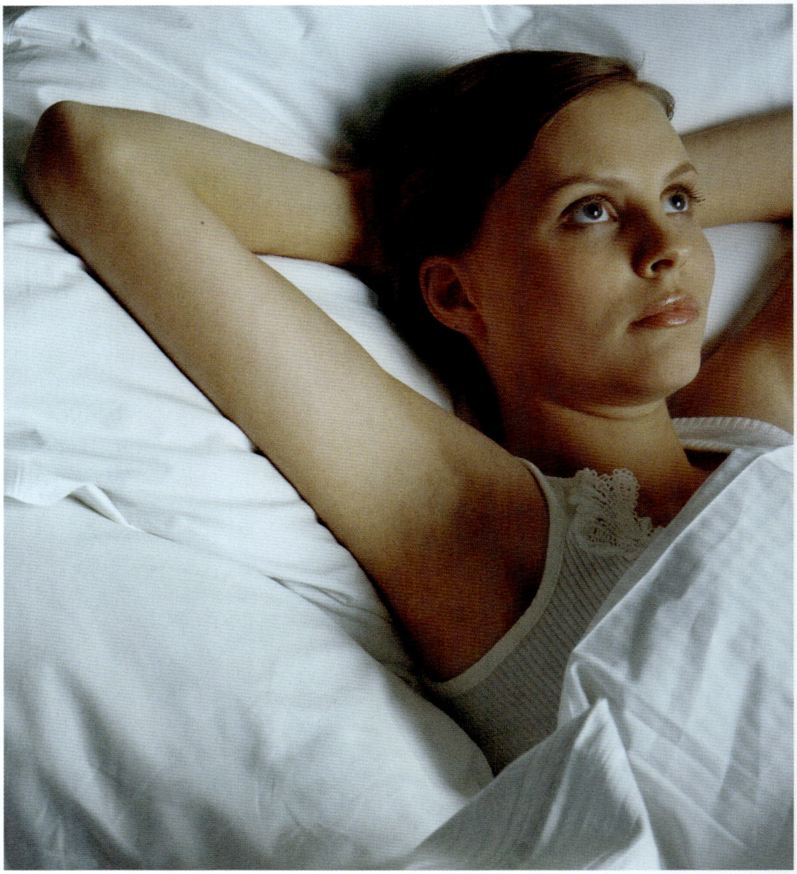

Durchwachte Nacht Wenn Ihnen, wie vielen schwangeren Frauen, Schlaflosigkeit zu schaffen macht, sollten Sie tagsüber für frische Luft und Bewegung sorgen und sich gesund ernähren. Manche Frauen leiden am »Restless-Legs-Syndrom« mit unangenehmen Empfindungen in den Beinen. In diesem Fall sollten Sie Ihre Beine auf einem Kissen hochlagern.

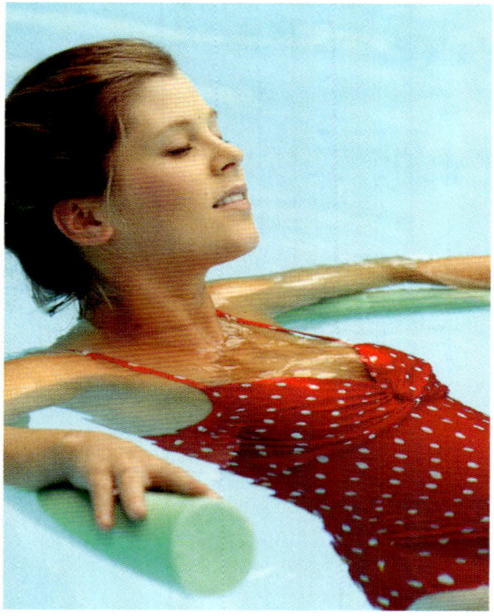

Schwimmen ist ideal, denn es entspannt und macht gleichzeitig müde. Es trainiert den Körper, ohne die Gelenke zu belasten, sodass Sie in der Nacht weniger stark unter Rücken- oder anderen Schmerzen leiden.

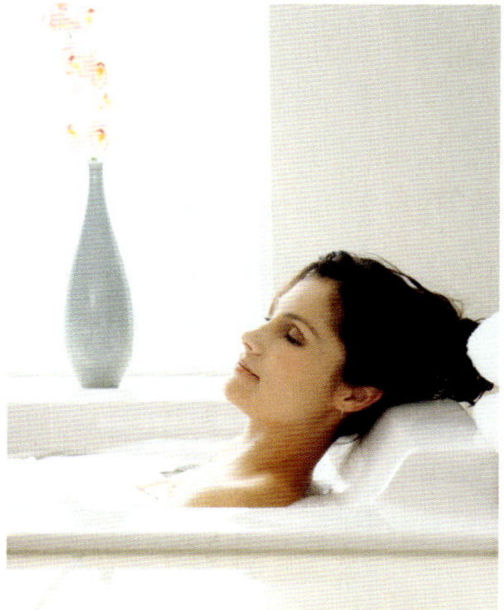

Baden Ein nicht allzu heißes Bad kurz vor dem Zubettgehen wirkt mit ein paar Tropfen Lavendelöl noch entspannender. Legen Sie sich zurück und genießen Sie die Schwerelosigkeit im warmen Wasser.

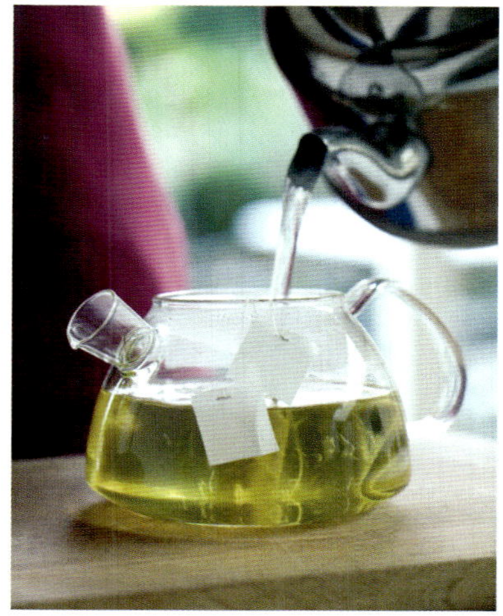

Kamillentee hilft, wenn Sie sich schlaflos im Bett herumwälzen. Trinken Sie aber nicht zu viel davon, sonst bewirkt er genau das Gegenteil: Er hält Sie wach, weil Sie ständig zur Toilette müssen.

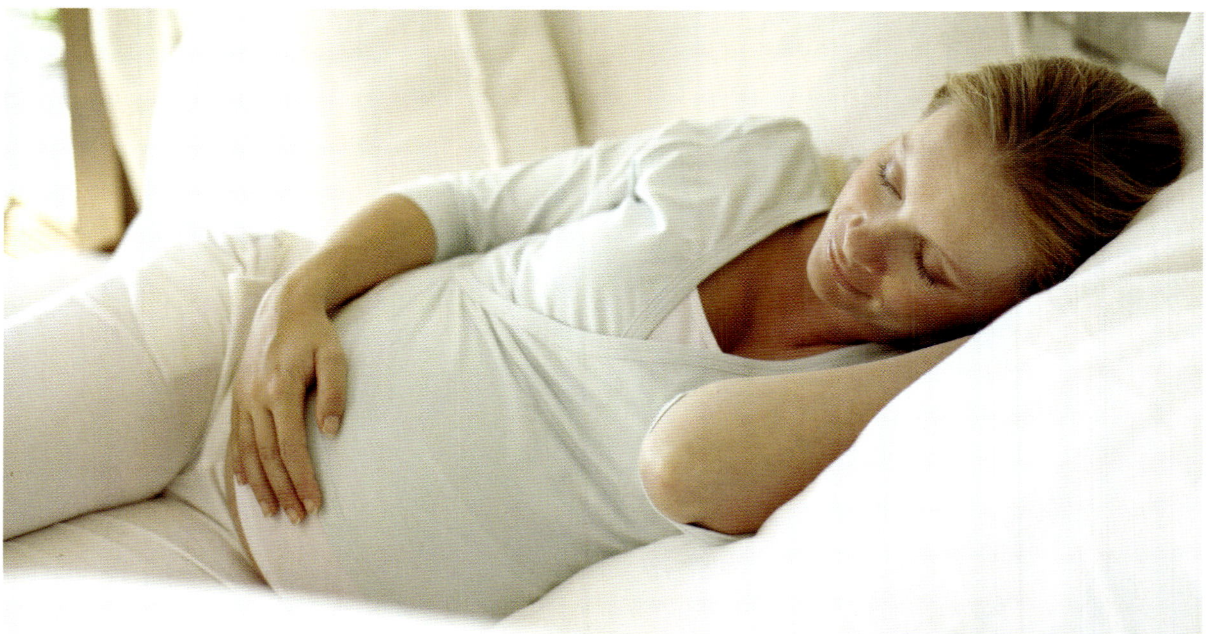

Mittagsschlaf Sollten Sie nachts nicht genug Schlaf bekommen, legen Sie tagsüber ein kleines Nickerchen ein. Hören Sie auf Ihren Körper und schlafen Sie, wenn Sie müde sind. Ein Mittagsschlaf kann jetzt genau das sein, was Sie brauchen, um erholt durch den Tag zu kommen.

Psychische Beschwerden

Stimmungsschwankungen während der Schwangerschaft sind völlig normal und werden durch Hormonveränderungen hervorgerufen. Dazu kommt noch die Aussicht, dass Ihr ganzes Leben nun komplett umgekrempelt wird. Kein Wunder also, dass Ihre Gefühle momentan Achterbahn fahren!

Gelassen bleiben

Versuchen Sie, eine Balance zwischen den Höhen und Tiefen der Schwangerschaft zu finden, sodass Sie sich Ihren Emotionen nicht mehr so stark ausgeliefert fühlen. Diese Tipps werden Ihnen dabei helfen:

★ Denken Sie daran, dass emotionale Höhen und Tiefen vor allem im ersten und letzten Drittel der Schwangerschaft völlig normal sind.

★ Essen Sie regelmäßig und gesund, damit Ihr Blutzuckerspiegel nicht zu stark absinkt und dies zusätzlich für schlechte Laune sorgt.

★ Ausreichend Schlaf ist wichtig, denn Müdigkeit und Erschöpfung können Sie gereizt und launisch machen.

★ Bewegung bewirkt das Ausschütten von »Wohlfühl«-Hormonen, reduziert Stress und fördert den Schlaf. All dies hat Auswirkungen auf Ihr Wohlbefinden.

★ Familie und Freunde können Trost und Stütze sein. Haben Sie keine Angst davor, ihnen zu sagen, wie Sie sich fühlen.

★ Setzen Sie sich nicht unter Druck. Schwangerschaft ist kein Wettlauf, bei dem man ein Ziel erreichen muss. Es macht überhaupt nichts aus, wenn Sie die Dinge auch mal schleifen lassen.

★ Verwöhnen Sie sich. Gönnen Sie sich etwas, das Ihnen Spaß oder Freude macht. Das wird Ihre Laune unter Garantie beträchtlich heben.

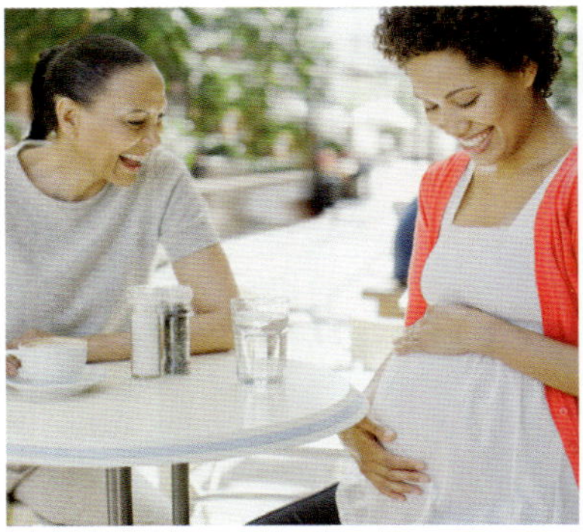

Überschäumendes Glück ist ein überwältigendes, wunderschönes Gefühl. Allerdings kommt es vor, dass Ihre Laune völlig grundlos ins Gegenteil umschlägt. Genießen Sie also diese Glücksmomente ohne Reue und nutzen Sie sie für erfreuliche Aktivitäten.

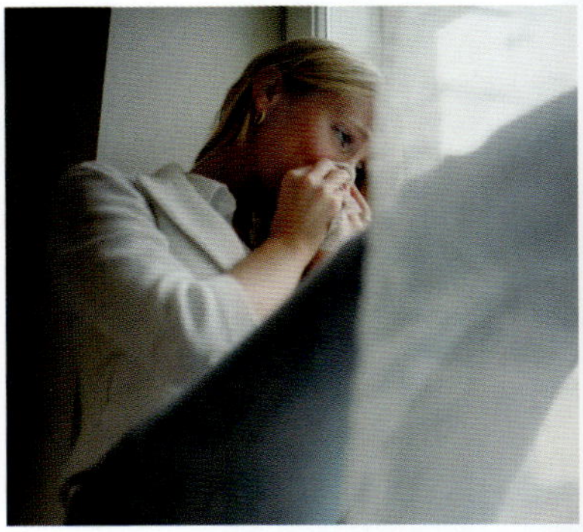

Tiefe Traurigkeit ist zwar nicht normal, kann aber auftreten. Traurigkeit kann durch hormonelle Veränderungen verusacht werden, aber auch Anzeichen einer Depression sein. Sprechen Sie mit Ihrem Arzt, wenn dieses Gefühl regelmäßig auftritt.

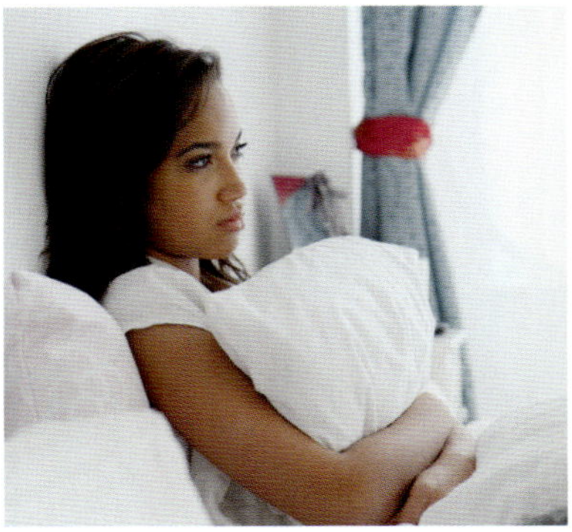

Schlechte Laune bessert sich meistens, wenn Sie sich Zeit für sich selbst nehmen. In ausgeruhtem, entspanntem Zustand werden Sie kaum unter seelischen und körperlichen Beschwerden leiden.

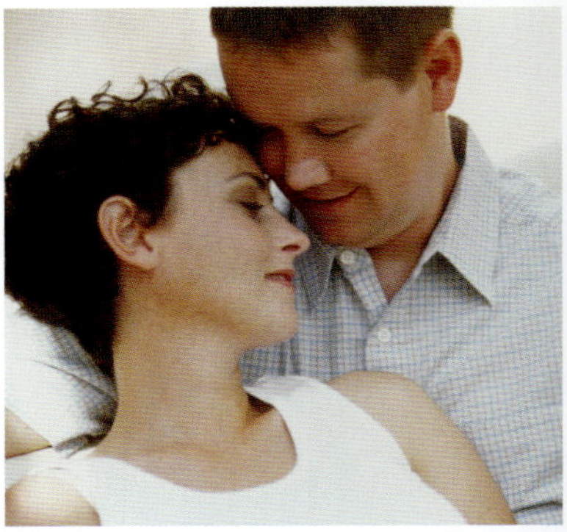

Gespräche mit dem Partner sorgen dafür, dass Sie sich mit der Schwangerschaft nicht allein gelassen fühlen. Sie können all die Ängste und Sorgen miteinander teilen, die werdende Eltern hin und wieder befallen.

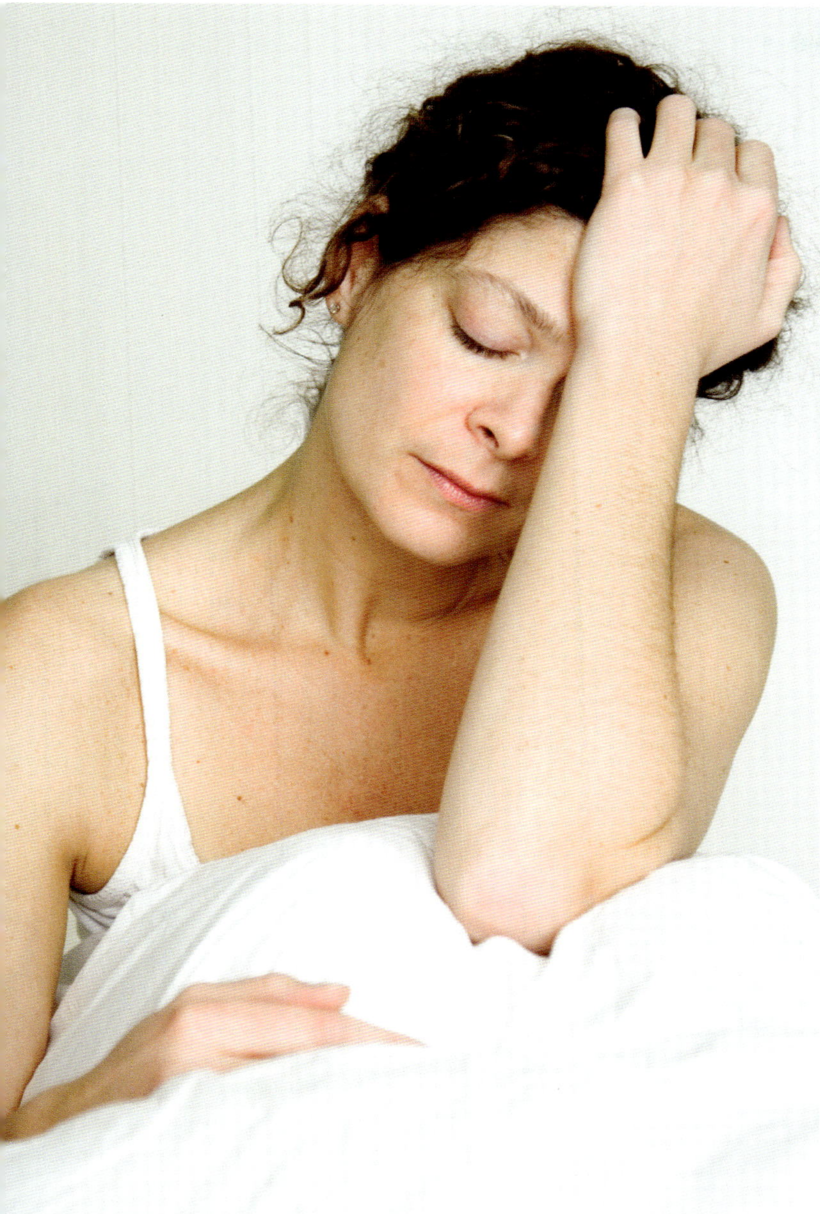

Lange Phasen der Traurigkeit, Weinerlichkeit und Ängstlichkeit können Symptome einer pränatalen Depression sein (siehe rechts), die vermutlich durch hormonelle Veränderungen in Kombination mit Stress entsteht. Auch zu hohe Erwartungen an sich selbst und Angst, den Anforderungen nicht zu genügen, können dazu führen.

Pränatale Depression

Diese Form ist nicht so bekannt wie die postnatale Depression, doch auch sie kann behandelt werden. Scheuen Sie sich daher nicht, um Hilfe zu bitten.

Unerkannt Da Stimmungstiefs in der Schwangerschaft nichts Ungewöhnliches sind, wird eine pränatale Depression häufig nicht erkannt und als »vorübergehende Beschwerde« abgetan. Dabei würde ein richtiges Deuten der Symptome mit nachfolgender Behandlung den Zustand der Betroffenen nachhaltig verbessern.

Symptome Sie haben vermutlich eine pränatale Depression, wenn Sie länger als zwei Wochen an einigen dieser Symptome leiden:

- Schlafstörungen oder übermäßige Müdigkeit.
- Regelmäßiges Weinen.
- Kein Interesse an Aktivitäten, die Sie vorher gerne mochten.
- Gefühle von Schuld oder Wertlosigkeit.
- Erschöpfung und Konzentrationsprobleme.
- Veränderungen von Appetit und Essverhalten.
- Unruhe und Nervosität.
- Tiefe Traurigkeit und Hoffnungslosigkeit.
- Zurückziehen von Familie und Freunden.
- Selbstmordgedanken.

Behandlung Eine Psychotherapie oder Medikamente (einige Antidepressiva sind auch für Schwangere zugelassen) können helfen. Sprechen Sie Ihre Hebamme oder Ihren Arzt darauf an, wenn Sie glauben, an einer Depression zu leiden.

Physische Beschwerden

Viele Frauen haben bis gegen Ende der Schwangerschaft keinerlei Beschwerden. Allen anderen bleibt der Trost, dass die schlimmsten, etwa die morgendliche Übelkeit, gleich zu Beginn auftreten, wenn der Körper sich umstellt, und bald wieder verschwunden sind.

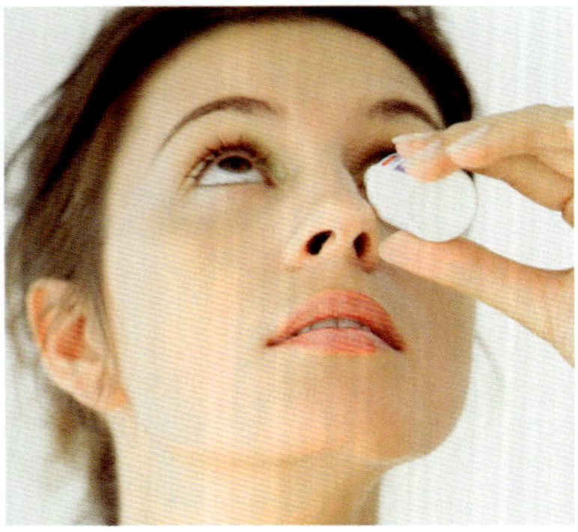

Augenprobleme Die Augen können durch das Absinken der männlichen Hormone (Androgene) trocken oder lichtempfindlich werden, jucken oder tränen. Bitten Sie Ihren Arzt um Augentropfen und verzichten Sie eventuell auf das Tragen von Kontaktlinsen.

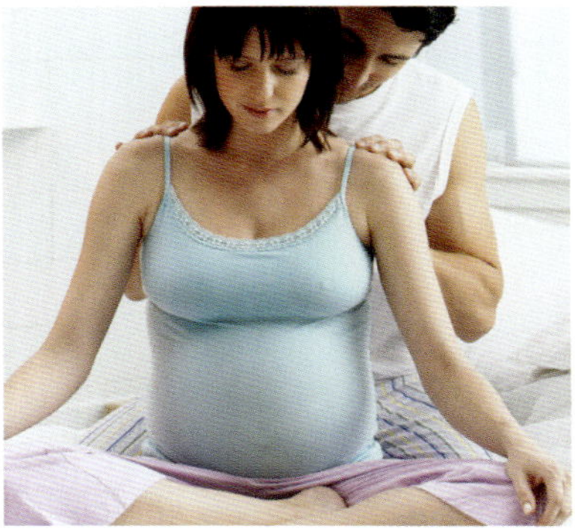

Rückenschmerzen Das Gewicht des Babys und die weicher werdenden Bänder sorgen manchmal für Schmerzen im unteren Rücken. Eine gute Haltung sowie regelmäßige Massagen wirken entspannend und schmerzlindernd.

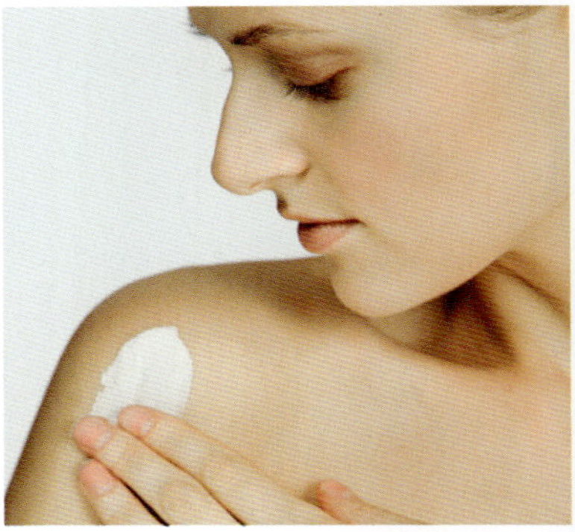

Hautveränderungen Die Haut kann plötzlich fleckig, trocken oder pickelig werden. Keine Sorge, nach der Geburt wird alles wieder so sein wie vorher. Trinken Sie bis dahin viel Wasser und benutzen Sie eine leichte Feuchtigkeitscreme.

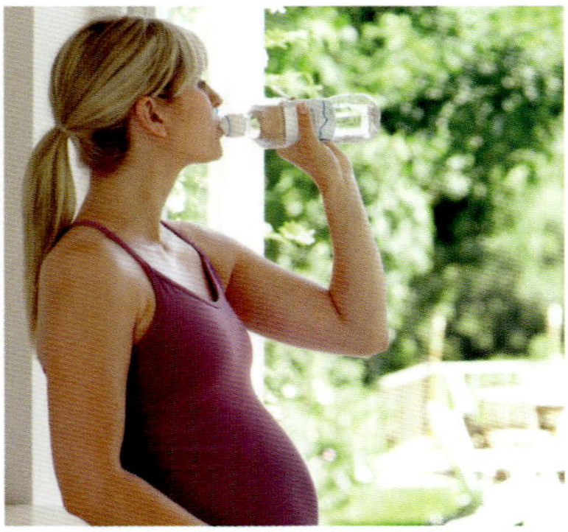

Kopfweh und Verstopfung Beides lässt sich verhindern, indem Sie ausreichend Wasser trinken. Ihr Flüssigkeitsbedarf ist jetzt erhöht, daher sollten Sie immer eine Flasche Wasser bei sich haben.

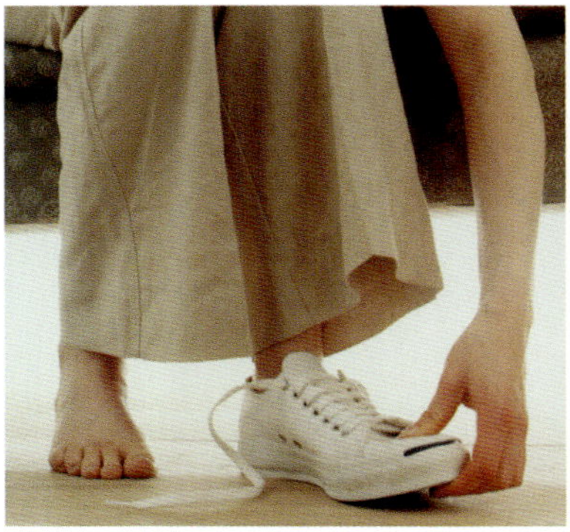

Schwellungen In der Schwangerschaft speichert der Körper mehr Flüssigkeit, die vor allem in Beinen und Füßen zu Schwellungen (Ödemen) führen kann. Legen Sie daher so oft wie möglich die Beine hoch.

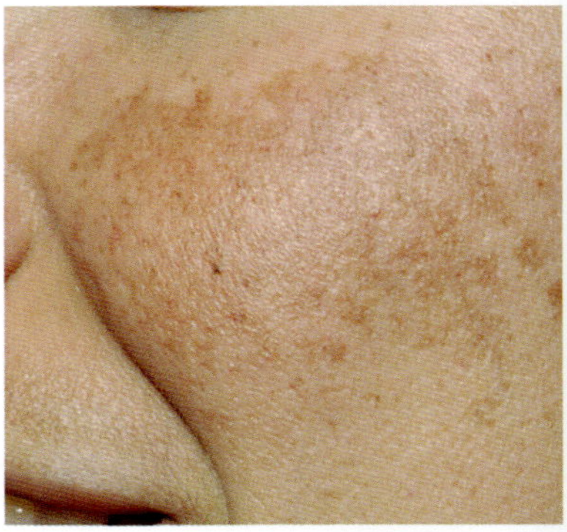

Pigmentflecken Sie können in jedem Stadium der Schwangerschaft auftreten. Benutzen Sie eine gute Sonnencreme und denken Sie daran, dass die Flecken nach der Geburt wieder verschwinden werden.

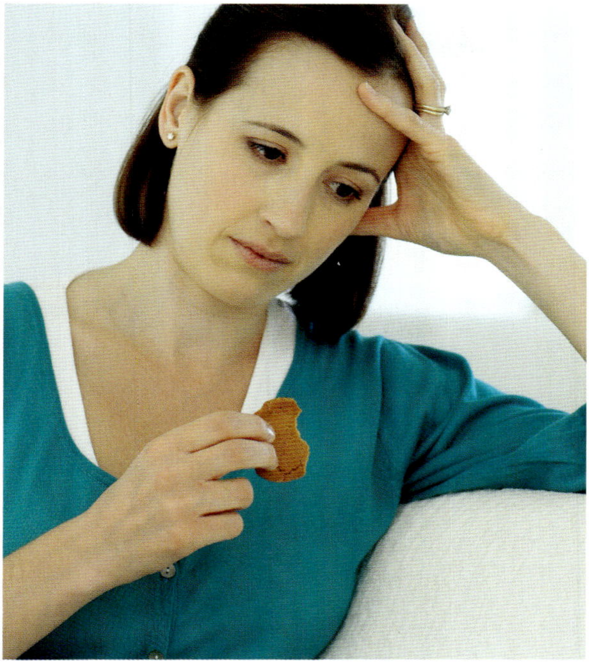

Ingwer hilft in jeder Form (frisch, kandiert, oder auch als Keks) gegen Übelkeit und beruhigt den Magen. Kleine, aber häufige Snacks halten den Blutzuckerspiegel konstant, was ebenfalls dazu beitragen kann, dass Sie sich etwas besser fühlen.

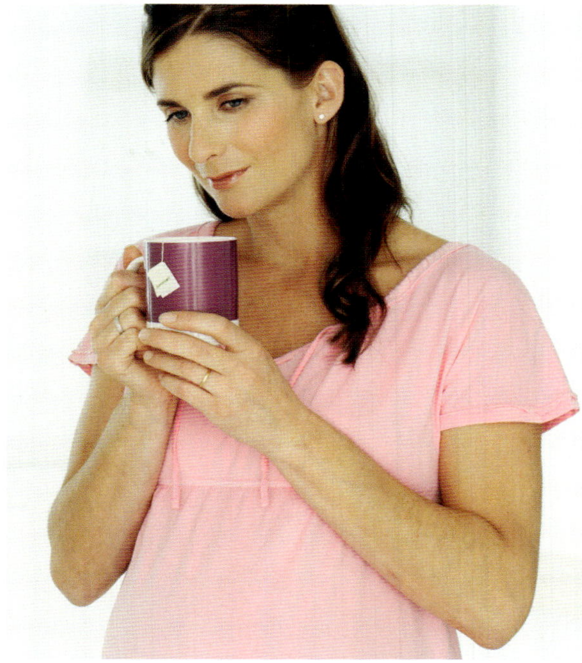

Kamillentee wirkt direkt auf das Verdauungssystem und kann gegen Übelkeit helfen. Er versorgt Sie außerdem mit dringend benötigter Flüssigkeit, falls Sie sich häufig übergeben müssen. Ersatzweise können Sie auch ein Vitamin-B6-Präparat einnehmen.

Morgendliche Übelkeit

Die berühmte morgendliche Übelkeit kann leider auch auftreten, wenn der Morgen längst vorüber ist. Die meisten Frauen erleben Sie im ersten Schwangerschaftsdrittel. Sie verschwindet, wenn sich der Hormonspiegel stabilisiert hat. Glücklicherweise gibt es dagegen viele bewährte Mittel.

★ Die Symptome sind schlimmer, wenn Sie hungrig sind. Essen Sie daher wenig, aber oft, damit der Blutzuckerspiegel konstant bleibt.

★ Häufig hilft Zwieback oder Toast.

★ Trinken Sie viel Wasser, falls Sie oft erbrechen. Dehydrierung verschlimmert die Übelkeit.

★ Essen Sie eine Kleinigkeit, und sei es nur ein Keks, noch vor dem Aufstehen im Bett.

★ Meiden Sie fettiges oder zu stark gewürztes Essen sowie Fast Food.

★ Besorgen Sie sich Akupressur-Armbänder aus der Apotheke. Viele Frauen berichten, dass sie speziell bei Übelkeit eine enorme Wirkung zeigen.

★ Viel Schlaf und regelmäßiges Ausruhen können Ihr Wohlbefinden erheblich verbessern.

★ Tragen Sie bequeme Kleidung, die Sie an Hals und Bauch nicht einengt.

★ In vielen Fällen von Morgenübelkeit hat sich Vitamin B6 als zuverlässige Hilfe bewährt. Lassen Sie sich ein Präparat verschreiben oder essen Sie vermehrt Vitamin-B6-haltige Nahrung, wie Geflügel- und Schweinefleisch, Eier, Vollkorn-Cerealien, Milch und Sojaprodukte.

★ Denken Sie immer daran, dass die Übelkeit in den meisten Fällen spätestens Ende des dritten Monats wieder verschwindet.

★ Sollten Ihre Symptome sehr heftig und schwächend sein und sich auch nicht bessern, kann Ihnen Ihr Arzt ein Antiemetikum, ein Medikament gegen Übelkeit und Erbrechen, verschreiben.

Wann ist ein Arzt nötig?

Viele Symptome während der Schwangerschaft, von unerwartetem Stechen bis zu Unwohlsein, sind kein Grund zur Sorge. Falls sie jedoch länger anhalten, sollten Sie unbedingt einen Arzt aufsuchen.

WICHTIG

Zwickende, ziehende oder dumpfe Schmerzen sind nicht ungewöhnlich. Treten Sie jedoch ganz plötzlich und sehr heftig auf, gehen Sie sofort zum Arzt!

Sie müssen zum Arzt

- ★ wenn Beschwerden länger als 48 Stunden anhalten, sei es Erbrechen, Durchfall, Schnupfen oder Grippe.
- ★ bei Fieber.
- ★ bei Sehstörungen oder starken Kopfschmerzen.
- ★ wenn Ihr Baby sich nicht mehr bewegt.
- ★ bei Erregungs- und Verwirrungszuständen in Verbindung mit Herzrasen oder schneller Atmung.
- ★ wenn Sie Schleimklumpen in Rosa, Grau oder Rot ausscheiden.
- ★ bei plötzlichem Anschwellen von Gesicht oder Händen.
- ★ bei starken Bauchschmerzen oder Bauchkrämpfen.
- ★ bei Atemproblemen oder bei Schmerzen in der Brust.
- ★ wenn Sie Schmerzen beim Wasserlassen verspüren.
- ★ wenn Ihre Haut extrem juckt.

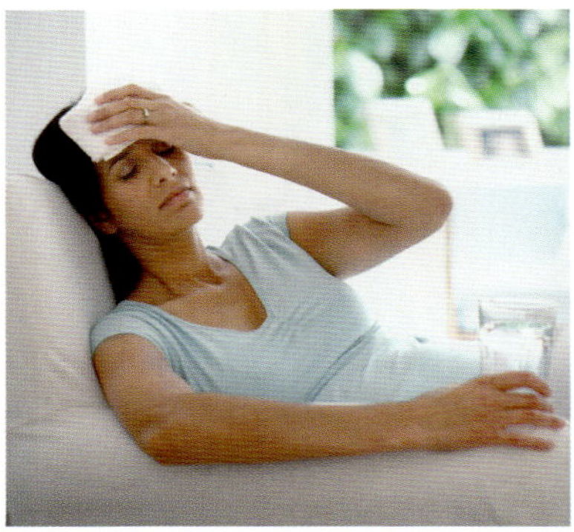

Häufige oder extreme Kopfschmerzen können gefährliche Komplikationen, etwa Präeklampsie (s. S. 58–59), anzeigen. Gehen Sie daher sofort zum Arzt.

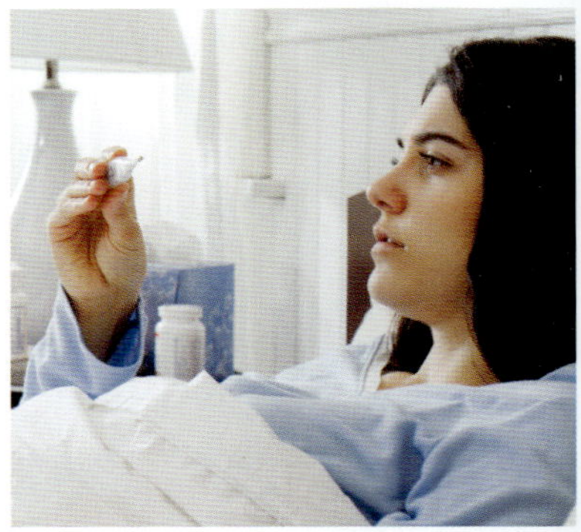

Infektionskrankheiten Fragen Sie Arzt oder Hebamme um Rat, wenn Sie glauben, sich mit einer Infektionskrankheit angesteckt zu haben, die Ihrem Baby schadet.

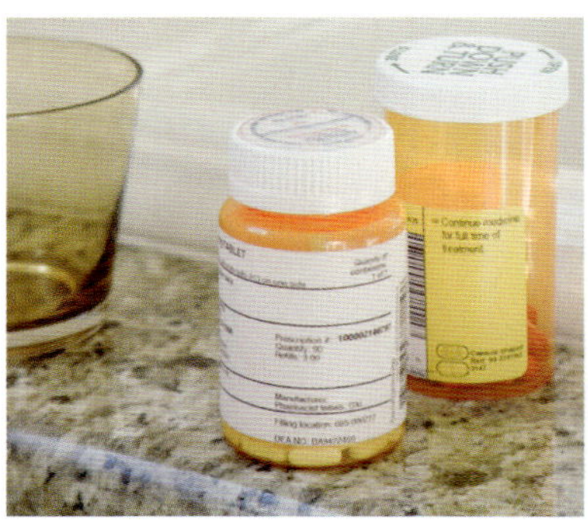

Medikamente Fragen Sie bei allen Medikamenten, die Sie regelmäßig oder vorübergehend einnehmen müssen, unbedingt vorher Ihren Arzt um Rat.

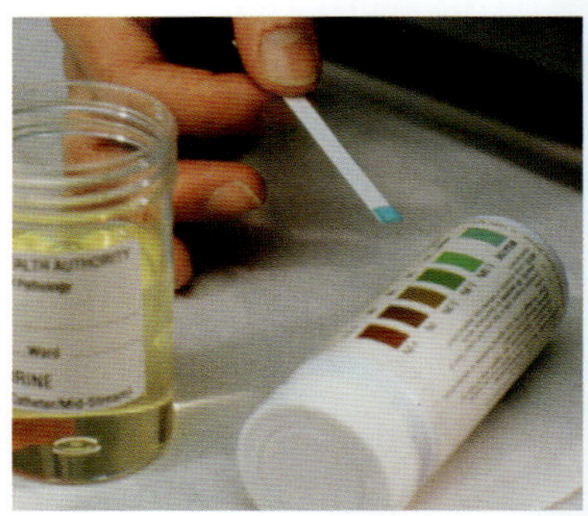

Schwangerschaftsdiabetes Falls Sie Risikopatientin sind (s. S. 58), müssen Sie regelmäßig Ihren Urin testen und bei Anzeichen von Zucker den Arzt informieren.

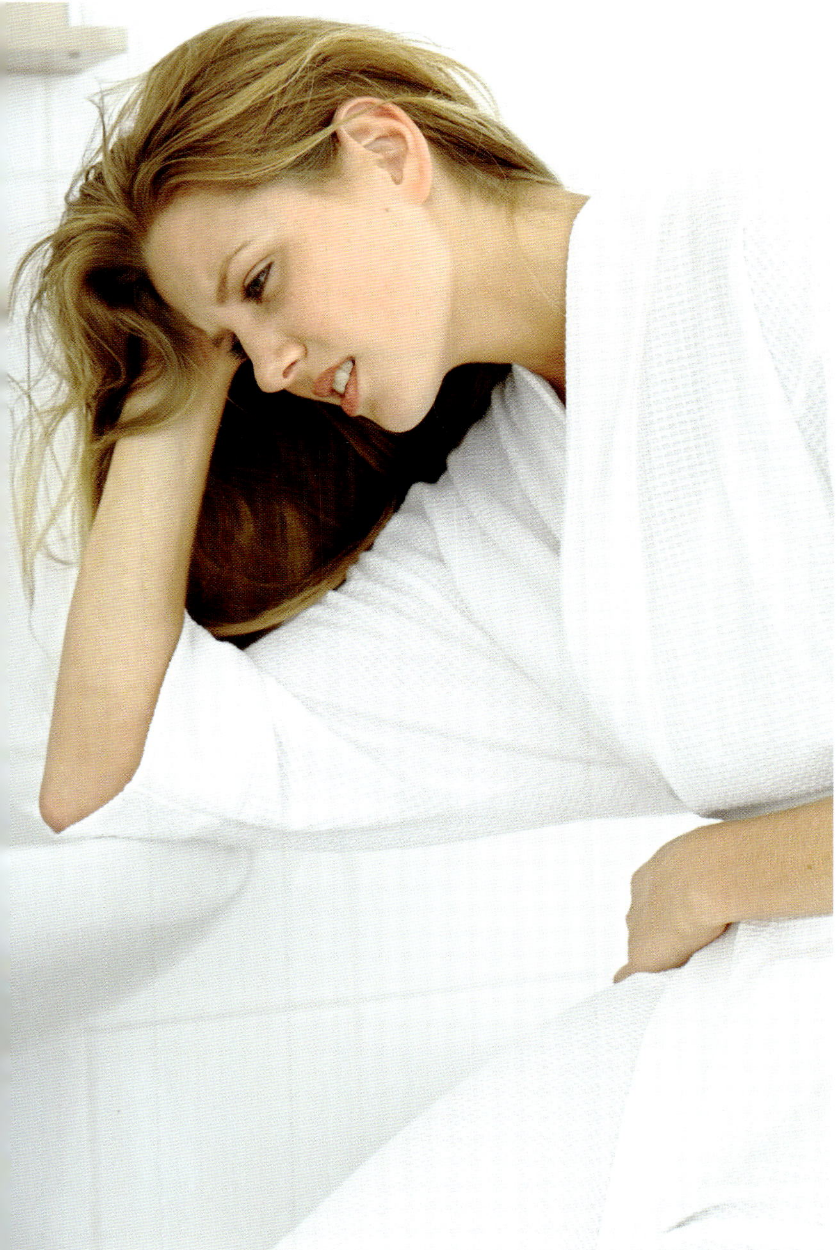

Leichte Bauchkrämpfe sind in der Schwangerschaft normal. Bei heftigen Krämpfen und stechenden Schmerzen sollten Sie möglichst bald einen Arzt aufsuchen, insbesondere wenn diese von Blutungen begleitet werden.

Eileiterschwangerschaft

Zu einer Eileiterschwangerschaft kommt es, wenn sich ein befruchtetes Ei im Eileiter einnistet. Sie kann lebensbedrohlich sein und muss medizinisch behandelt werden.

Wie kommt es dazu? Dem befruchteten Ei gelingt es nicht, den Eileiter hinabzuwandern. Der Fötus wächst im Eileiter heran und kann ihn zum Platzen bringen. Wenn auf einen negativen Schwangerschaftstest ein positiver folgt, hat sich das Ei möglicherweise im Eileiter eingenistet.

Häufige Symptome:
- ★ Einseitiger Bauchschmerz.
- ★ Schmerzen beim Ein- und Ausatmen in der Schulter. Sie treten am Übergang zwischen Schulter und Arm auf (nicht am Hals) und entstehen vermutlich aufgrund innerer Blutungen, die das Zwerchfell irritieren.
- ★ Schmerzhafte Darmbewegungen oder Schmerzen beim Wasserlassen.
- ★ Schwindel oder Ohnmacht.
- ★ Ungewöhnliche, leichte Periode mit dunklem, wässrigem Blut.

Diagnose Eine Diagnose ist oft schwierig, weil die Symptome vom ersten Moment der Schwangerschaft an bis zu zwölf Wochen danach auftreten können und auch andere Gründe dafür in Frage kommen.

Was tun? Wenn Sie glauben, schwanger zu sein und die genannten Symptome auftreten, sollten Sie die Notfallambulanz im Krankenhaus aufsuchen.

Schwangerschaft und Beruf

Auch wenn Sie sehr karriereorientiert sind, sollten Sie sich in der Schwangerschaft etwas zurücknehmen. Versuchen Sie, ein Mittelmaß zwischen Privatleben und Beruf zu finden und beiden Seiten das Angenehmste abzugewinnen.

Gefahren im Beruf

In den meisten Berufen besteht keinerlei Gefahr für Sie und Ihr Baby. Dennoch sollten Sie sich potentieller Risiken bewusst sein. Vermeiden Sie wenn möglich

★ unkomfortable Räume und Arbeitsplätze.

★ die Arbeit mit Tieren. Sie können Kolibakterien, Tularämie, Toxoplasmose, Histoplasmose und andere Krankheiten übertragen.

★ den Umgang mit Chemikalien, wie sie in medizinischen, dentalen und pharmazeutischen Einrichtungen verwendet werden. Meiden Sie auch alle Arten von Farben, Reinigern und Pestiziden. Lesen Sie die Sicherheitshinweise auf jeder Chemikalie, mit der Sie in Kontakt kommen.

★ den Umgang mit rohen Nahrungsmitteln tierischen Urspungs. Sie können mit Kolibakterien und Salmonellen verseucht sein.

★ schweres Heben.

★ stundenlanges Stehen und Sitzen.

★ rutschige Fußböden.

★ schädliche Strahlen, wie zum Beispiel Röntgenstrahlen.

★ den Kontakt mit Viren. Besonders hoch ist die Gefahr in medizinischen Einrichtungen, Kindergärten und Schulen.

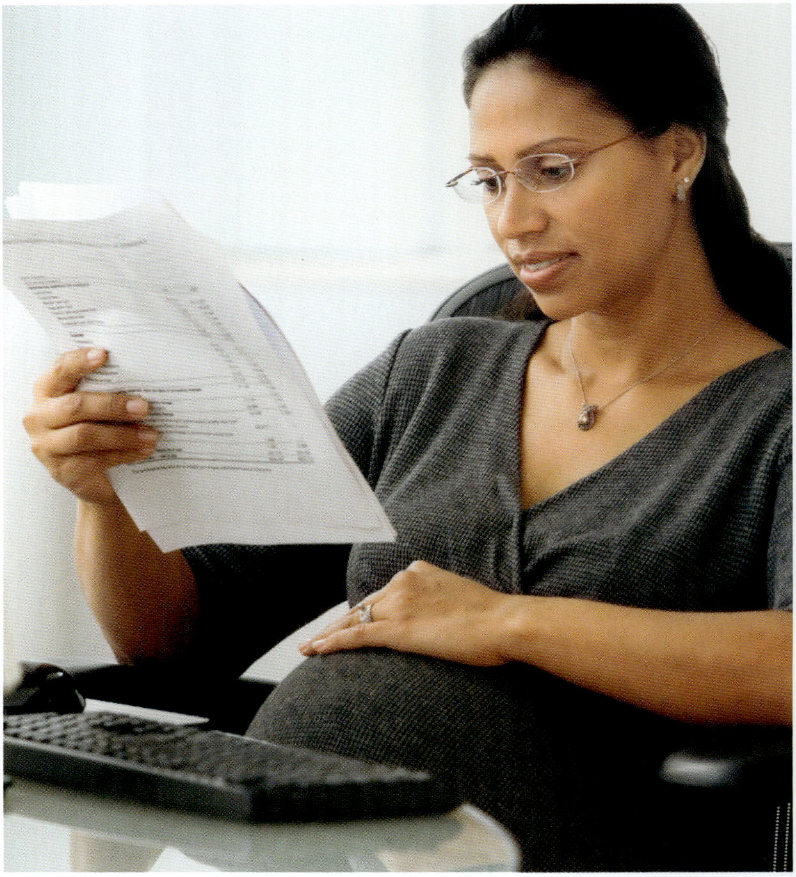

Ihre Rechte Als Schwangere genießen Sie in der Berufswelt gewisse Rechte und auch eine Reihe von Vorzügen, über die Sie sich auf jeden Fall genau informieren und die Sie auch durchsetzen sollten. Um Ihren Arbeitsplatz müssen Sie nicht fürchten: Schwangerschaft ist kein Kündigungsgrund.

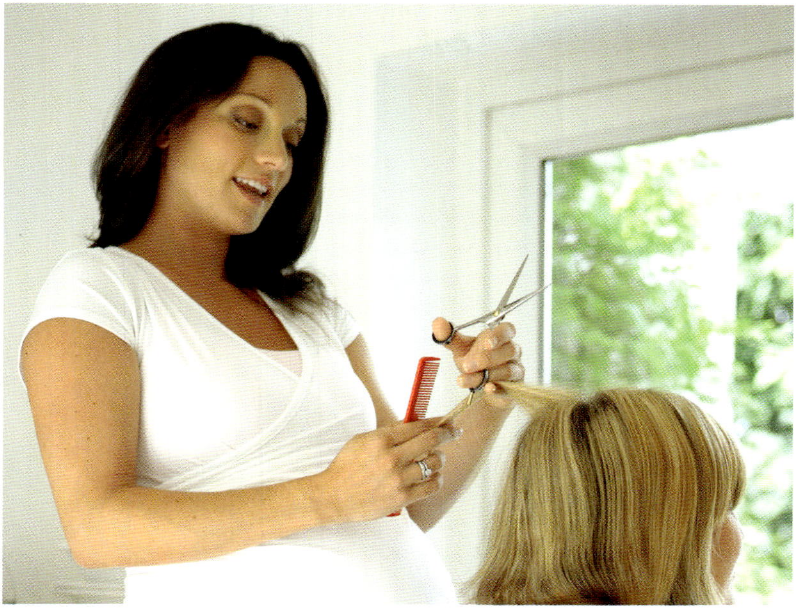

Machen Sie das Beste aus Ihrem Tag Wenn Sie lange stehen müssen oder einen anstrengenden Job haben, sollten Sie regelmäßige Pausen einlegen. Richten Sie sich in Absprache mit Ihrem Arbeitgeber eine Sitzgelegenheit zum regelmäßigen Ausruhen ein.

Locker bleiben

Gönnen Sie sich die Ruhe, die Sie brauchen, um fit zu bleiben und Stress zu vermeiden.

Ausruhen Legen Sie ab und zu eine Extrapause ein oder machen Sie früher Feierabend, falls das möglich ist. Achten Sie aber darauf, dass Sie nicht mit Ihrer Arbeit in Verzug geraten. Ihr Verhalten trägt wesentlich dazu bei, wie andere Sie behandeln.

Organisieren Treffen Sie Vorbereitungen, um sich den Berufsalltag zu erleichtern, wie bequeme Schuhe unter dem Schreibtisch, gesunde Snacks und eine Wasserflasche in Reichweite. Sinnvoll ist auch eine Liste der laufenden Projekte auf dem Laptop, um diese notfalls an Kollegen übergeben zu können.

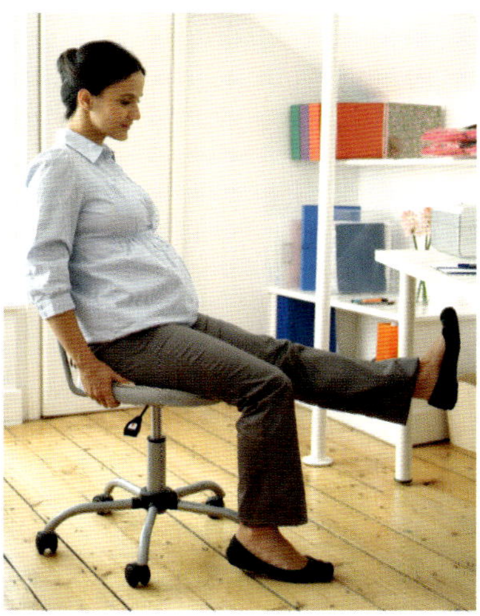

Bequemlichkeit Machen Sie immer wieder Dehnübungen und legen Sie so oft es geht die Beine hoch. Dies verhindert Schwellungen und bewirkt, dass Sie sich wohl und entspannt fühlen.

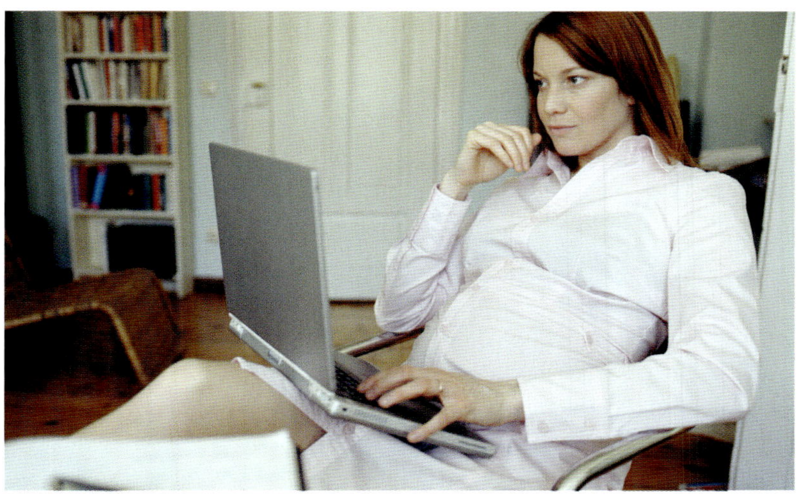

Mittelweg Falls Sie es gewohnt sind, Arbeit mit nach Hause zu nehmen und Ihr Beruf Ihr ganzes Leben bestimmt, sollten Sie sich darauf einstellen, dass das mit einem Baby nicht mehr möglich sein wird. Besprechen Sie mit Ihren Kunden oder Ihrem Arbeitgeber, wie sich Ihre Prioritäten verändern werden und welche Leistungen sie in Zukunft unter diesen neuen Umständen von Ihnen erwarten können.

Ihr Körper verändert sich

Es ist kaum zu glauben, aber in nur neun Monaten kann sich Ihr Körper so anpassen und verändern, dass in ihm ein neues Leben entsteht und heranwächst. Sie werden feststellen, dass sich nicht nur Ihre Figur, sondern auch vieles andere an Ihrem Körper verändert, denn er bereitet sich darauf vor, ein Baby zur Welt zu bringen und es in den folgenden Monaten zu ernähren.

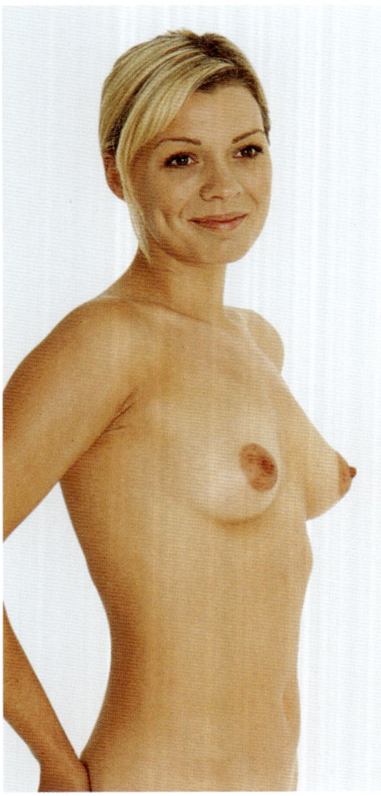

8. Woche Äußerlich ist noch nicht viel zu sehen, obwohl manche Frauen jetzt schon eine leichte Rundung am Bauch bemerken. Ihre Brüste können empfindlicher geworden sein, Sie müssen vielleicht häufiger zur Toilette, verspüren seltsame Gelüste sowie leichte menstruationsähnliche Bauchkrämpfe und Sie haben verstärkten Ausfluss.

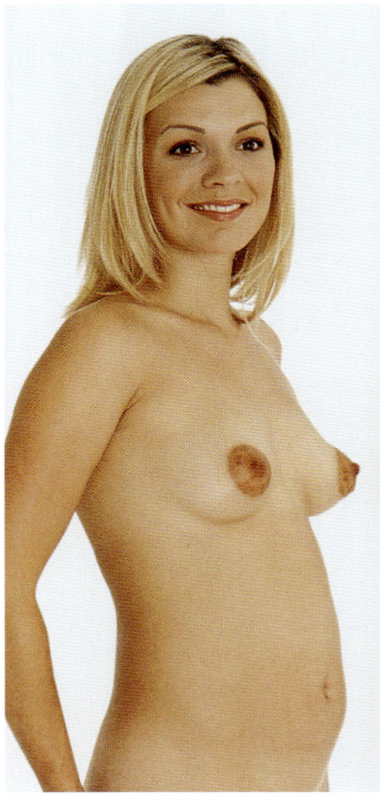

16. Woche Ihre Plazenta hat die Produktion der Schwangerschaftshormone übernommen, daher sind Sie jetzt emotional stabiler und Ihnen wird auch nicht mehr übel. Ihr Herz schlägt schneller, weil mehr Blut in Ihren Adern zirkuliert. Ihre Brüste sind größer, schwerer und empfindlicher geworden.

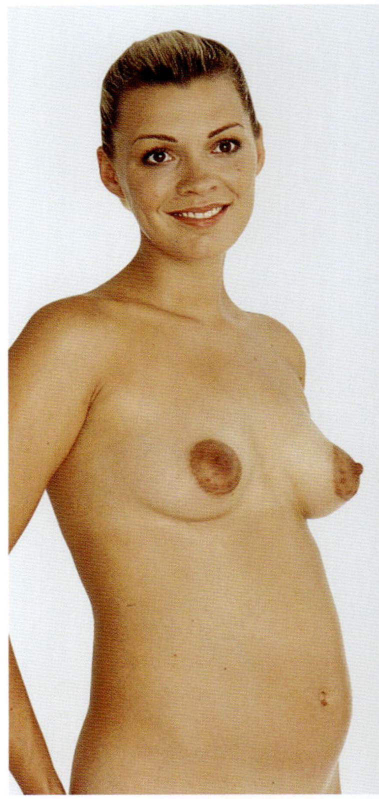

20. Woche Ihr Uterus hat sich bis zum Nabel ausgedehnt und Sie spüren wahrscheinlich die ersten Kindsbewegungen. Ihre Nieren arbeiten mehr, deshalb müssen Sie öfter zur Toilette. Ihre Brüste fühlen sich viel schwerer an, die Warzenhöfe werden dunkler und Sie müssen sich vermutlich einen Schwangerschafts-BH kaufen.

Gewichtszunahme in der Schwangerschaft

Egal wie fit Sie sind und wie gesund Sie essen, in der Schwangerschaft werden Sie an Gewicht zulegen und das ist gut so! Die meisten Frauen nehmen im Durchschnitt 10–14 kg zu.

★ Als Richtlinie geben Frauenärzte an, dass die Gewichtszunahme etwa ein bis eineinhalb Kilogramm pro Monat beträgt – jedoch mit großen individuellen Unterschieden. Wie viel Sie zunehmen, hängt von Ihrem Anfangsgewicht und der Größe Ihres Babys ab. Bei Zwillingen beträgt die Gewichtszunahme 18 bis 22 kg.

★ Das zusätzliche Gewicht setzt sich vor allem zusammen aus dem Gewicht des Babys, der Plazenta, der erhöhten Blutmenge, dem Fruchtwasser, dem Uterus, den größeren Brüsten und Fettspeichern. Gesunde Ernährung und leichte Bewegung sind nun wichtiger denn je.

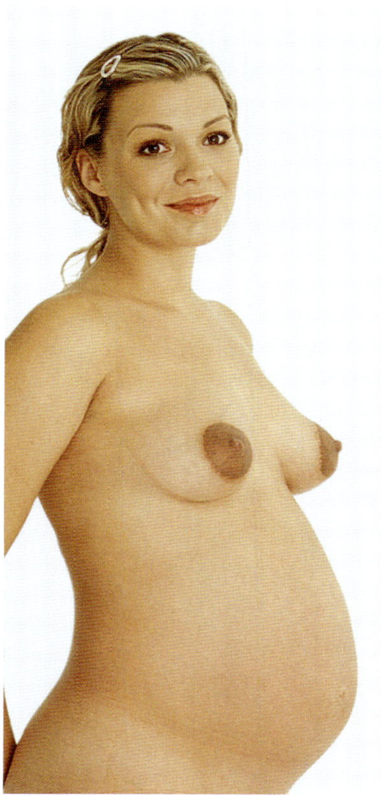

28. Woche Im letzten Drittel können Rückenschmerzen, Ödeme und Schlafstörungen auftreten. Ihr Bauch wächst nun sehr schnell und Sie können die Tritte Ihres Babys sehen. In Vorbereitung auf die Geburt werden Bänder und Gelenke lockerer. Sie spüren auch die ersten Übungswehen.

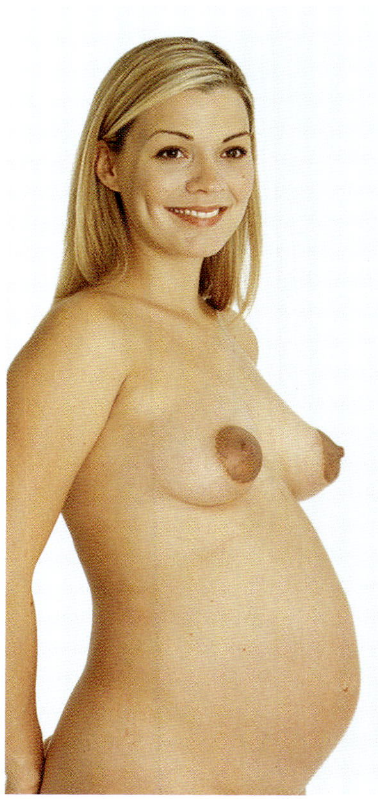

32. Woche Ihr Bauch tritt jetzt deutlich zutage. Sie haben vielleicht eine Linea nigra (s. S. 46) und ein paar Dehnungsstreifen. Vermutlich fühlen Sie sich unwohl, ermüden schnell, schlafen aber ziemlich schlecht. Wenn das Baby ins Becken sinkt, fällt Ihnen das Atmen wieder leichter, dafür müssen Sie jetzt jedoch sehr oft zur Toilette.

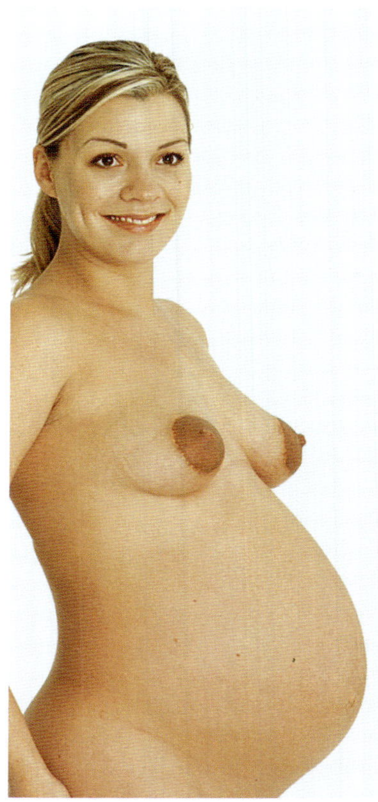

40. Woche Ihr Uterus misst jetzt vom Schambein aus vierzig Zentimeter. Die Kontraktionen werden häufiger und schmerzhafter. Wenn sich der Muttermund als Vorbereitung auf die Geburt zu weiten beginnt, geht der Schleimpfropf ab, der Ihre Gebärmutter bis dahin verschlossen und vor Infektionen geschützt hat.

Körperliche Veränderungen

Mit fortschreitender Schwangerschaft werden die Veränderungen Ihres Körpers immer deutlicher. Sie benötigen Umstandskleidung und etwa ab der 20. Woche einen professionell angepassten Schwangerschafts-BH, den Sie möglicherweise bald durch einen größeren ersetzen müssen.

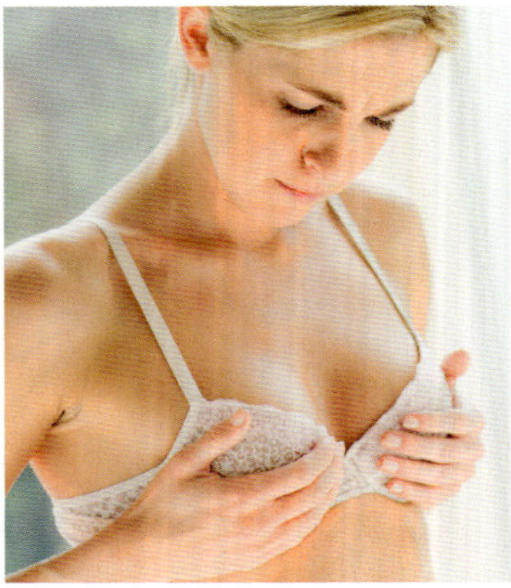

Brüste Größere Brüste können das erste Anzeichen einer Schwangerschaft sein. Die Brustwarzen und die Montgomery-Drüsen (Erhebungen im Warzenhof) können größer und dunkler werden.

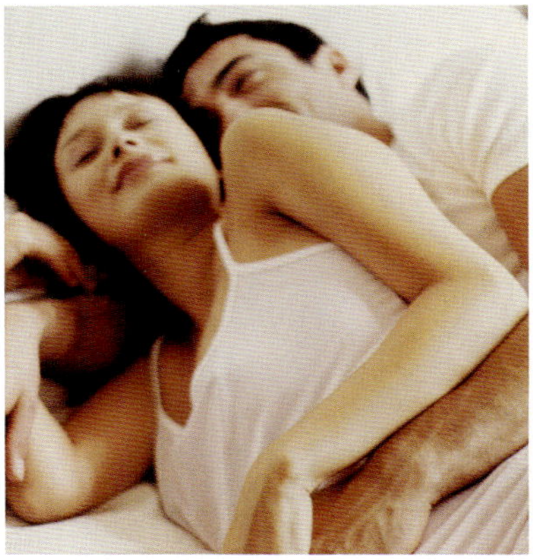

Libido Die Lust auf Sex ist hormonell gesteuert, daher kann sie in der Schwangerschaft stark schwanken. Sie können vor Leidenschaft glühen, aber auch so müde sein, dass Ihnen der Sinn nicht nach Sex steht.

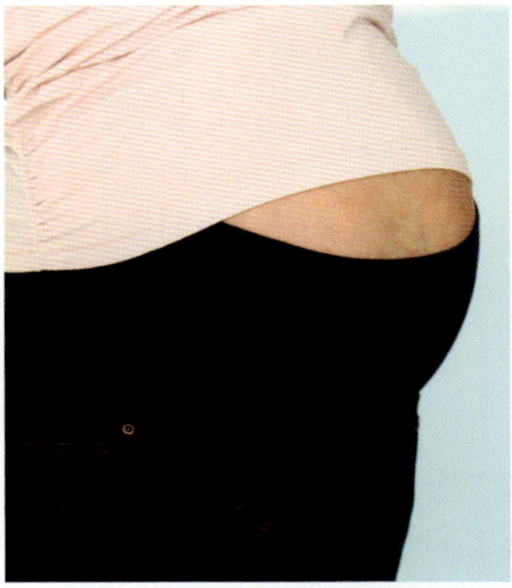

Bauch Der Bauch fängt manchmal in der 8., meist jedoch erst ab der 16. Woche an zu wachsen. Sorgen Sie sich nicht um Ihre Figur. Schließlich bekommen Sie ein Baby!

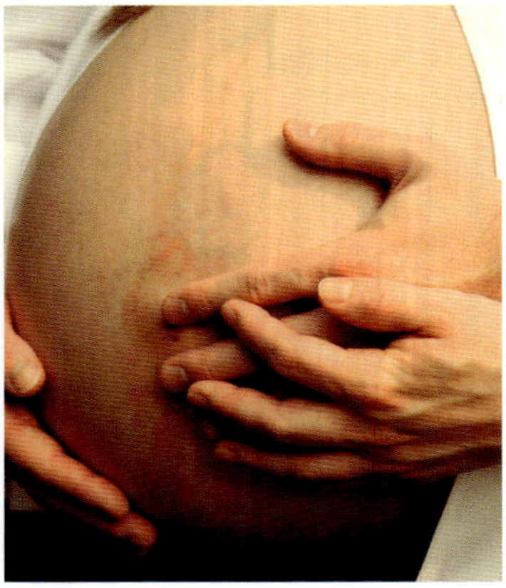

Linea nigra Dies ist eine dunkle Linie zwischen Nabel und Schambereich. Sie wird von denselben Hormonen verursacht, die auch die Brustwarzen dunkel färben und verblasst nach der Geburt.

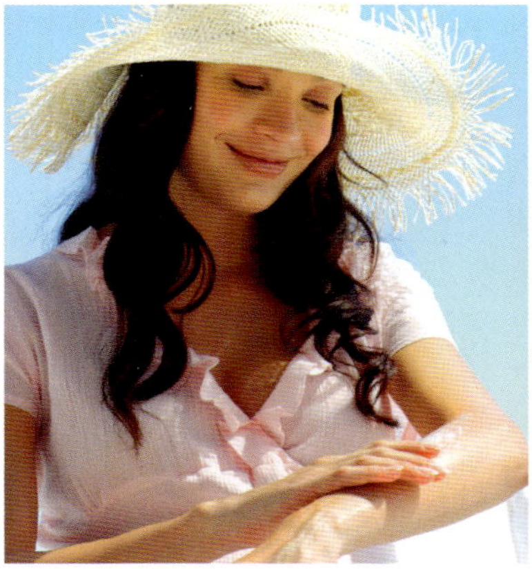

Haut Die Haut wird in der Schwangerschaft empfindlicher. Auf zu viel Sonne kann sie mit Verbrennungen oder Pigmentflecken reagieren. Pflegen Sie sie mit Feuchtigkeitscreme und einem guten Sonnenschutz.

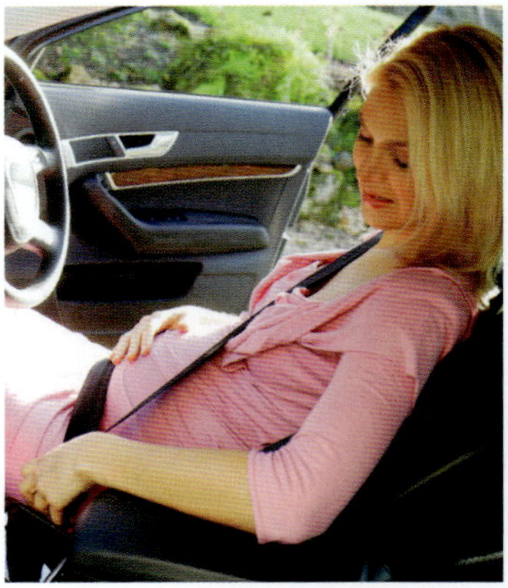

Beweglichkeit Wenn Sie sich in der Schwangerschaft manchmal schwerfällig, plump und unsicher auf den Beinen fühlen, hilft der Gedanke, dass dieser Zustand bald vorüber sein wird.

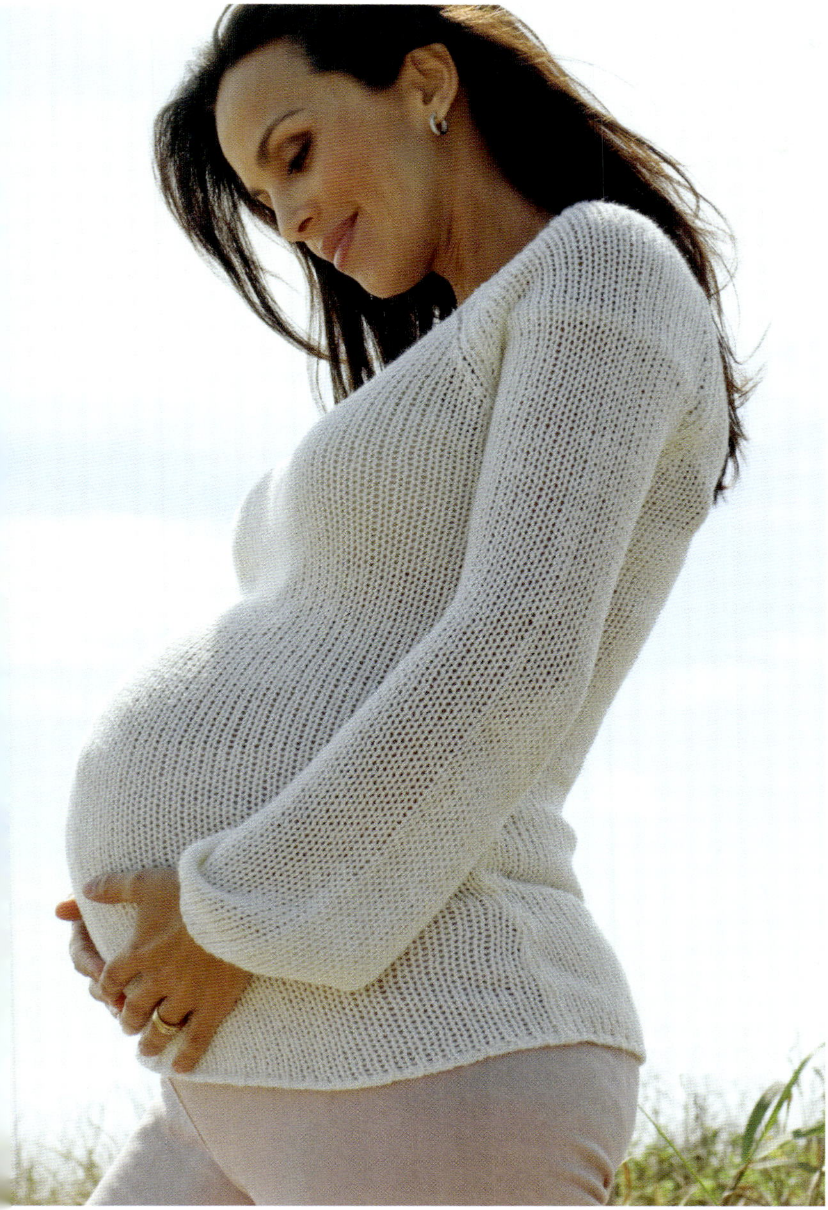

Schwangerschaft macht schön Vor allem im zweiten Drittel werden Sie feststellen, dass Ihr Haar dicht und glänzend und Ihre Haut zart und frisch aussehen. Nicht umsonst sagt man, dass Schwangere von innen heraus »strahlen«.

Umstands-kleidung

Auch wenn Sie einen Großteil der Schwangerschaft mit »normaler« Kleidung auskommen, werden Ihnen ein paar »spezielle« Sachen das Leben wesentlich leichter machen.

★ Umstandskleidung ist so entworfen, dass sie sich dem wachsenden Bauch anpasst. Normale Kleidung in größeren Größen ist an vielen Stellen oft zu weit oder zu eng.

★ Fangen Sie mit ein oder zwei Teilen an und kaufen Sie nach Bedarf dazu. Sie werden vier oder fünf Monate lang dieselbe Umstandskleidung tragen!

★ Investieren Sie in einen oder zwei hochwertige Schwangerschafts-BHs, aber wundern Sie sich nicht, wenn Sie schon in wenigen Monaten neue brauchen.

★ Greifen Sie zu, wenn Ihnen Freunde und Verwandte getragene Umstandskleidung anbieten, auch wenn Sie nicht ganz Ihrem Geschmack entspricht. Tragen Sie sie zu Hause, dann bleibt mehr Geld für »schöne« Umstandsmode fürs Büro übrig.

★ »Bauchbänder« sind preisgünstig, modisch und verdecken die immer größer werdende Lücke zwischen Hosenbund und Oberteil.

★ Kaufen Sie sich fürs Büro ein paar schicke, aber neutrale Teile, die Sie mit Accessoires und Schmuck aufpeppen können.

★ Da sich ihr Gewicht in der Schwangerschaft nach vorne verlagert und ihr Schwerpunkt ändert, sollten Sie sich bequeme Schuhe mit flachen Absätzen zulegen.

★ Denken Sie daran, dass schöne und bequeme Kleidung das Selbstvertrauen hebt.

Ihr Baby wächst

Vom Moment der Empfängnis an beginnt Ihr Baby erstaunlich schnell zu wachsen. Fast täglich kommt ein neues Merkmal oder eine neue Eigenschaft dazu. Es ist richtig spannend, die Entwicklung Ihres Kindes mitzuverfolgen.

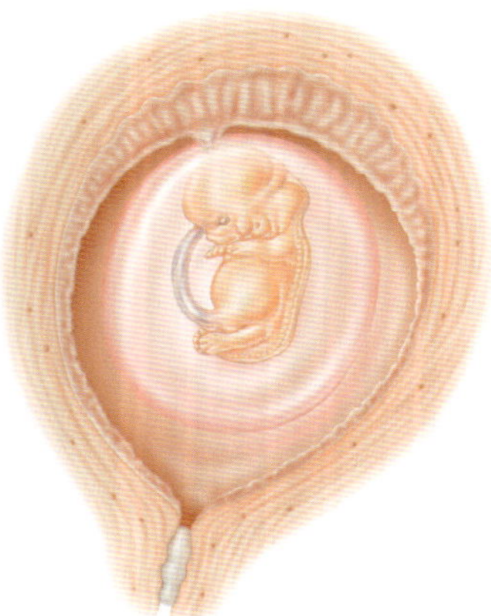

1. Drittel (8. Woche) Ihr Baby ist jetzt schon 10 000 mal größer als die befruchtete Eizelle. Sein Gesicht entsteht und man erkennt bereits die Augen unter der Haut. Wirbelsäule, Gehirn und Knochen bilden sich.

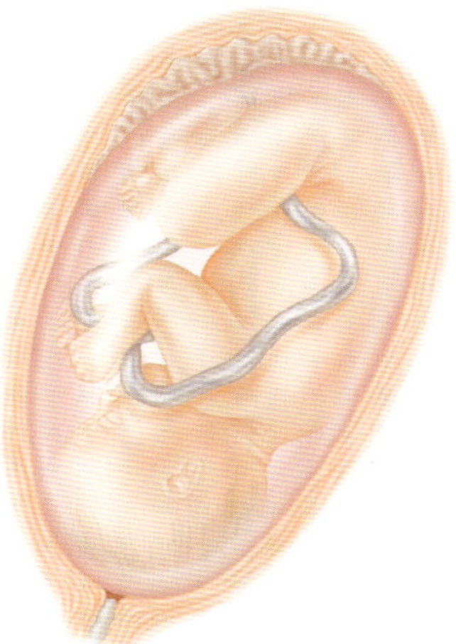

2. Drittel (28. Woche) Alle Organe des Babys funktionieren bereits, nur die Lungen sind noch mit Fruchtwasser gefüllt. Auch das Gehirn ist schon erstaunlich ausgereift. Muskeln und Nervensystem entwickeln sich in rasantem Tempo.

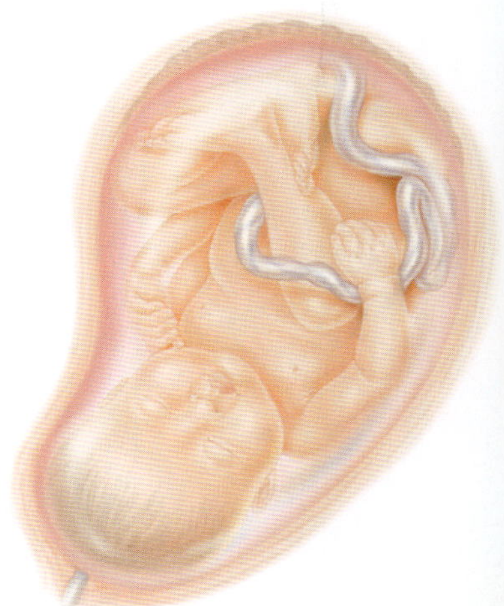

3. Drittel (40. Woche) Das voll entwickelte Baby liegt bereits in Geburtsposition, allerdings nicht immer mit dem Kopf nach unten. Es hat in den letzten Wochen 200 g pro Woche zugenommen und sieht nun wohlgenährt und rundlich aus.

Zeittafel

Von der Empfängnis an durchläuft Ihr Körper massive Veränderungen, weil der Fötus wächst und sich zu einem voll ausgebildeten Baby entwickelt.

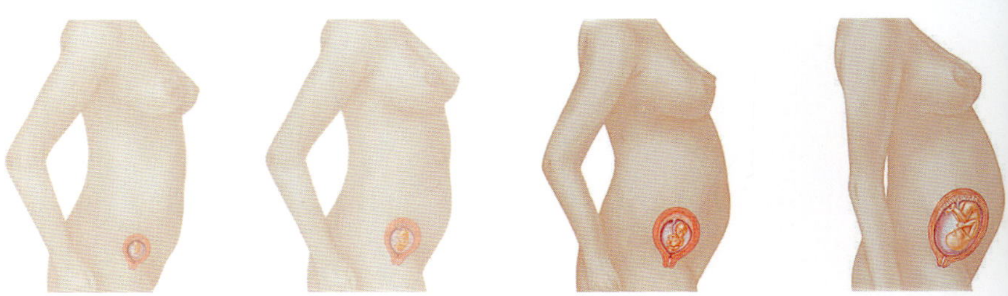

1 2 3 4 5 6 7 8 9 10 11 12 13 14 15 16 17 18 19 20

★ Erstes Drittel ★ Zweites Drittel

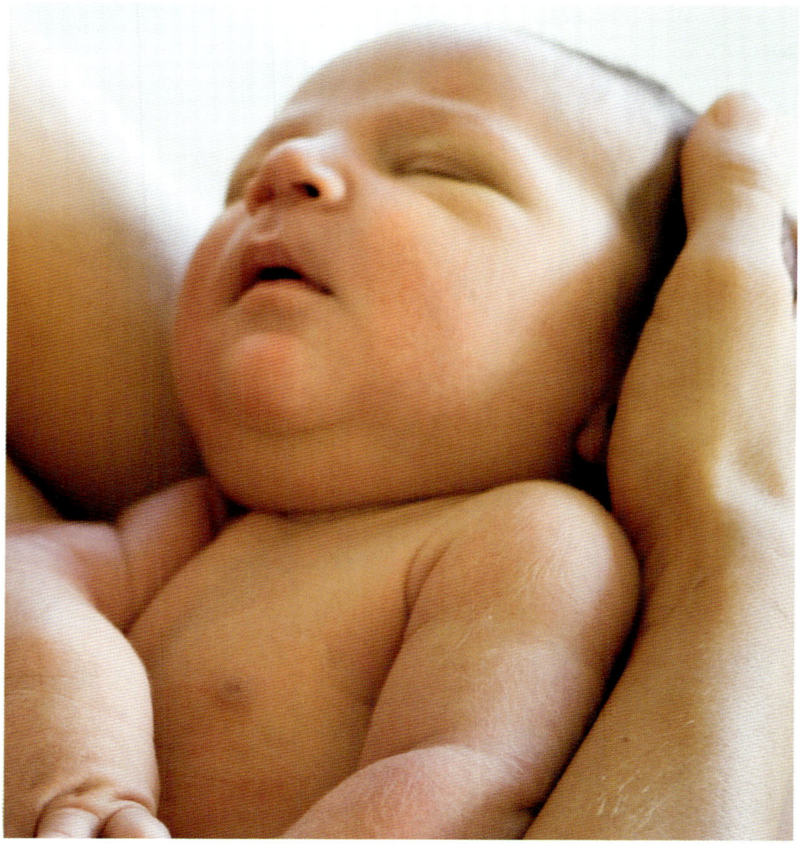

Das Neugeborene Vielleicht sieht Ihr Baby nicht so aus wie erwartet, doch zumindest ist jetzt die Zeit des Rätselns vorüber. Meist ist es Liebe auf den ersten Blick, doch wenn nicht, ist das kein Grund zur Sorge: Sie haben ein ganzes Leben lang Zeit, sich kennenzulernen.

Wie groß wird Ihr Baby?

Wachstum und Entwicklung des Ungeborenen sind enorm. Jedoch nicht die Größe, sondern die Lage kann darüber entscheiden, ob die Geburt schwer oder leicht wird.

Durchschnittswerte In der zweiten Woche ist der Fötus weniger als einen Millimeter lang. Ende des ersten Drittels misst er zehn Zentimeter und wiegt etwa 45 Gramm. In der 24. Woche sind es 30 Zentimeter und 650 Gramm. Etwa in der 28. Woche erreicht der Fötus die Ein-Kilo-Marke bei 35 Zentimetern Länge. Nur vier Wochen später wiegt er 1,9 Kilogramm und misst 40,5 Zentimeter. Danach verlangsamt sich das Wachstum. Bei der Geburt wiegt ein Baby durchschnittlich 3,5 Kilo und ist 50 Zentimeter lang.

Ihr Baby Etwa in der 36. Schwangerschaftswoche können Sie erfahren, wie groß Ihr Baby bei der Geburt sein wird.

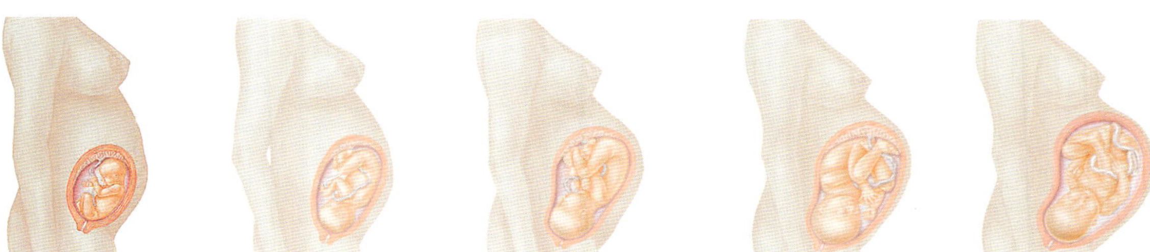

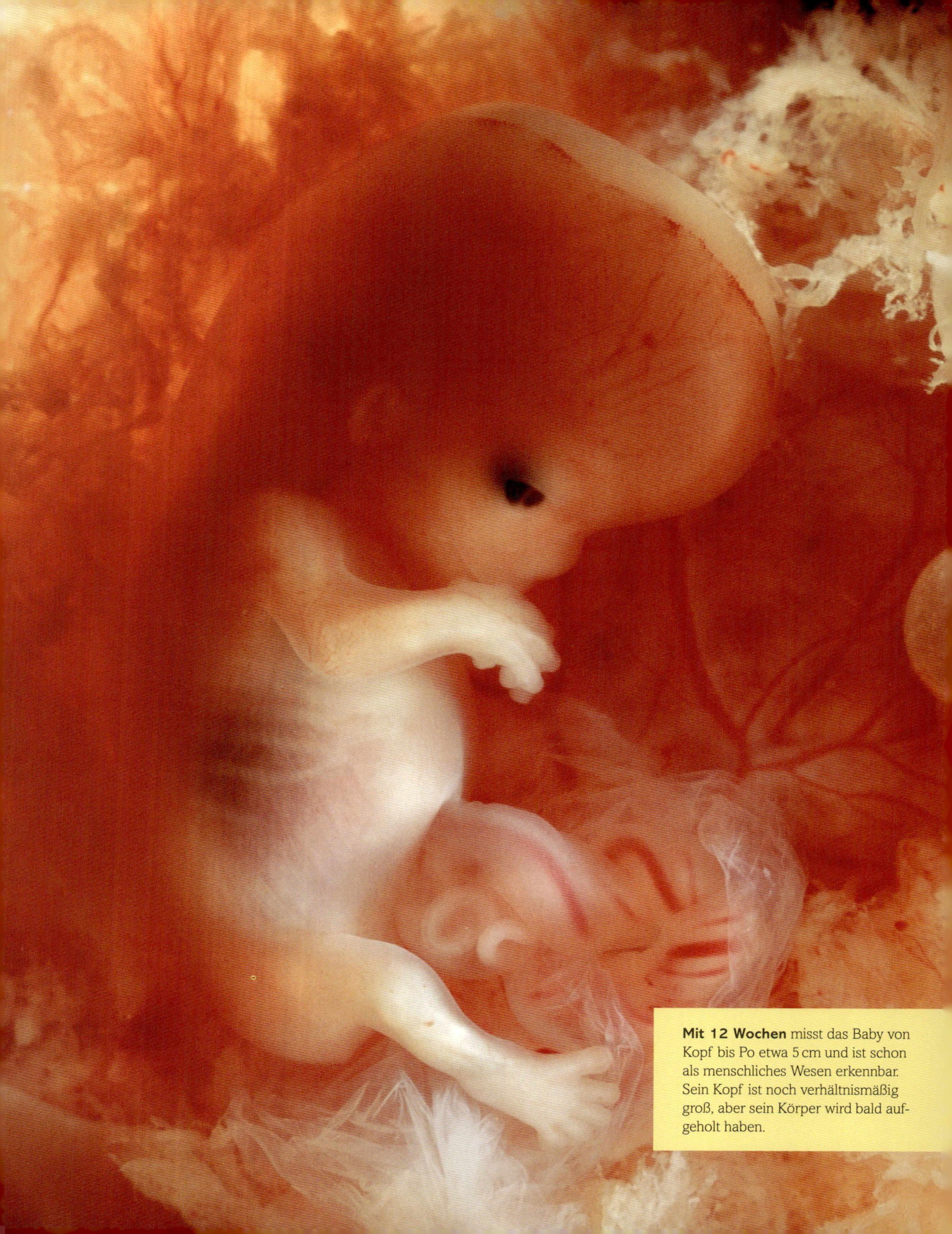

Mit 12 Wochen misst das Baby von Kopf bis Po etwa 5 cm und ist schon als menschliches Wesen erkennbar. Sein Kopf ist noch verhältnismäßig groß, aber sein Körper wird bald aufgeholt haben.

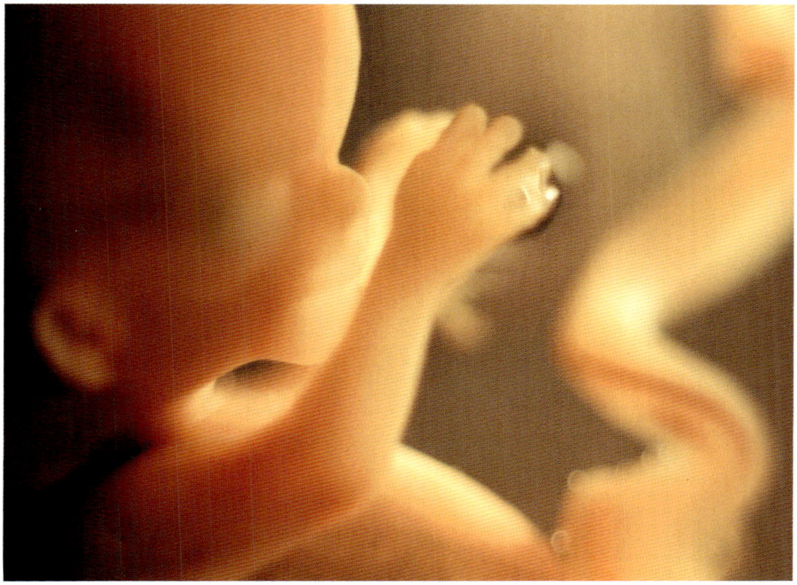

Mit 15 Wochen ist das Baby etwa 9–10 cm lang und von einem feinen Haarflaum (Lanugo) bedeckt. Sein Gesicht sieht schon sehr menschlich aus, auch wenn sein Mund noch sehr breit und das Kinn sehr klein ist. Der Nasenrücken ist flach, die Augen dominieren das Gesicht. Es hält die Hände normalerweise in Gesichthöhe und wird bald anfangen, am Daumen zu nuckeln. Nicht mehr lange und Sie spüren zum ersten Mal seine Bewegungen.

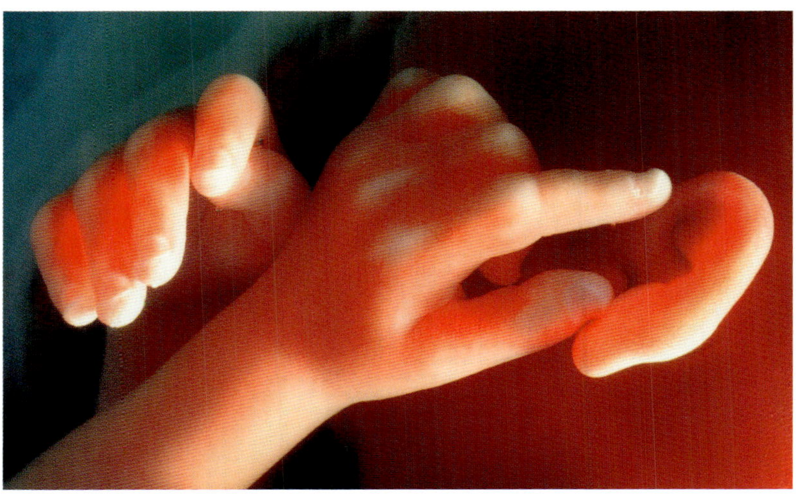

Mit 19 Wochen verlangsamt sich das rapide Wachstum der letzten Wochen. Das Baby ist etwa 18 cm lang. Die Beine haben sich proportional dem Körper angepasst. Es hört nun Geräusche außerhalb des Mutterleibs und beginnt, darauf zu reagieren. Sie spüren Ihr Baby jetzt ganz deutlich, vor allem, wenn Sie liegen.

Bilder vom Baby

Die meisten Eltern sind gerührt, wenn sie zum ersten Mal Ultraschallbilder von ihrem Baby sehen.

Mit 20 Wochen ist das Geschlecht Ihres Babys deutlich zu sehen. Wenn Sie es nicht wissen wollen, sagen Sie Ihrem Arzt vorher Bescheid.

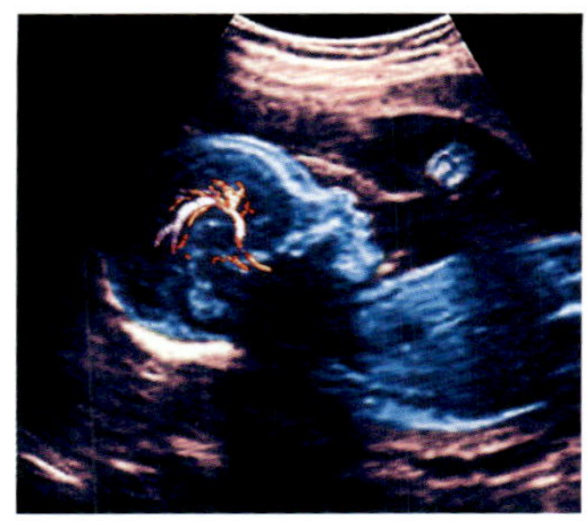

Sie werden sehen, dass sich das Aussehen Ihres Babys bis zur Geburt kaum verändert. Die Profilaufnahme aus dem Bauch zeigt ziemlich genau, wie Ihr Baby aussehen wird.

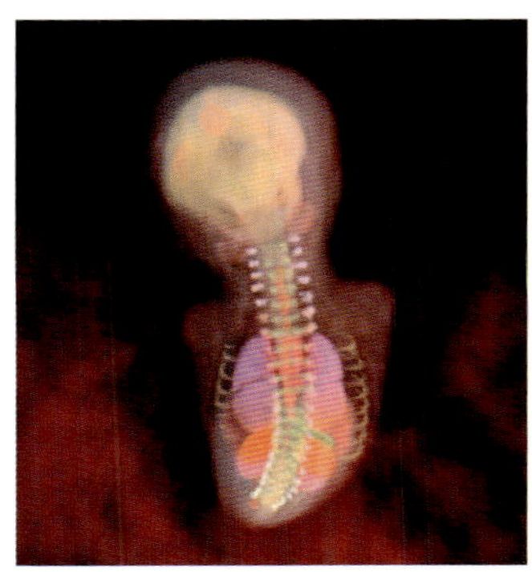

Die Wirbelsäule entwickelt sich ab der vierten Schwangerschaftswoche, wenn das Baby noch kleiner als ein Stecknadelkopf ist. Sie ist auf dem Ultraschallbild gut zu sehen.

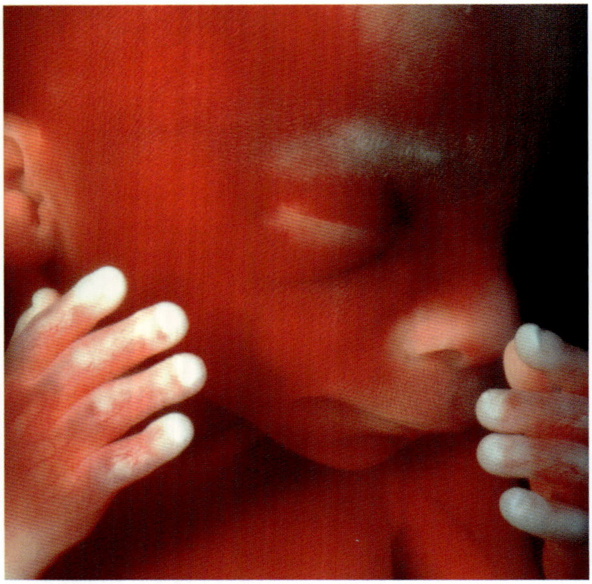

In der 21. Woche sind die Gesichtszüge des Babys voll ausgebildet. Es sieht nun fast wie eine Miniaturausgabe des Babys aus, das in vier Monaten auf die Welt kommt. Sein Haar wächst und die weichen Knorpel in seinem Körper werden zu Knochen.

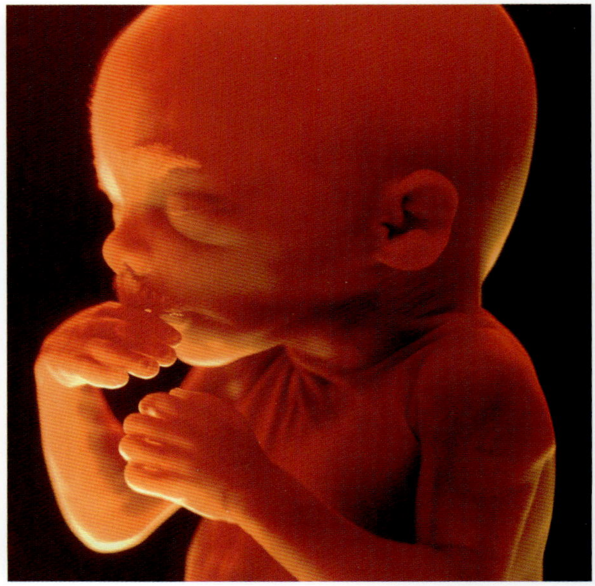

In der 24. Woche hat Ihr Baby schon eine beachtliche Größe erreicht. Es misst nun von Kopf bis Fuß etwa 30 cm. Seine Organsysteme, etwa das Nerven-, Fortpflanzungs-, Kreislauf- und Verdauungssystem, entwickeln sich ständig weiter.

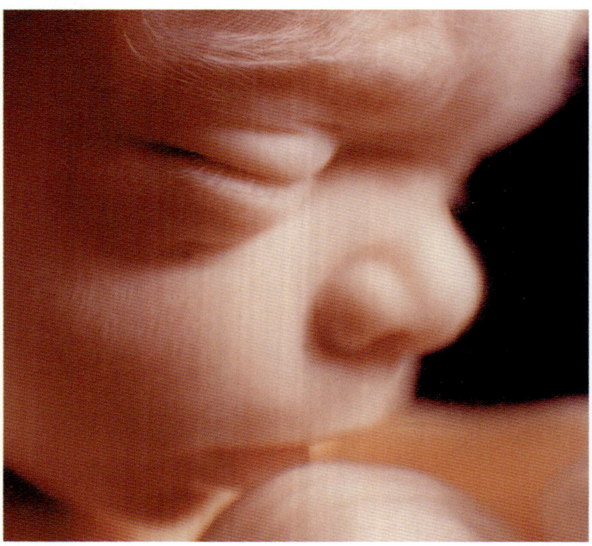

In der 27. Woche beginnen Immunsystem und Lunge zu reifen. Das Baby besitzt bereits Fettspeicher und wäre überlebensfähig, wenn es zu diesem Zeitpunkt auf die Welt käme.

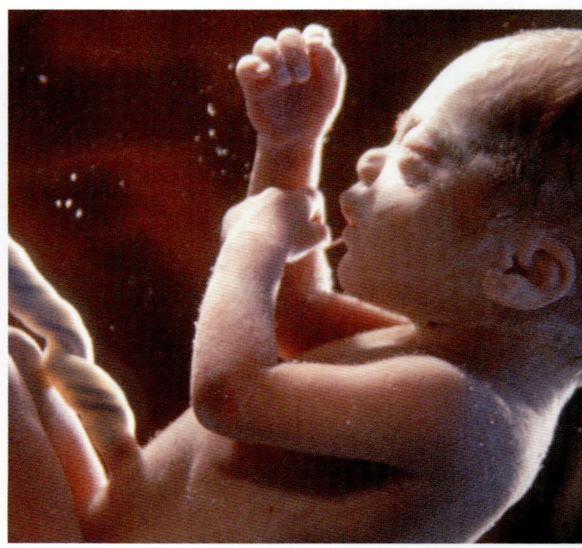

In der 37. Woche geht es im Mutterleib schon sehr eng zu. Das Baby ist voll ausgebildet und verhält sich auch schon wie ein Neugeborenes. Es saugt, schläft, atmet und uriniert.

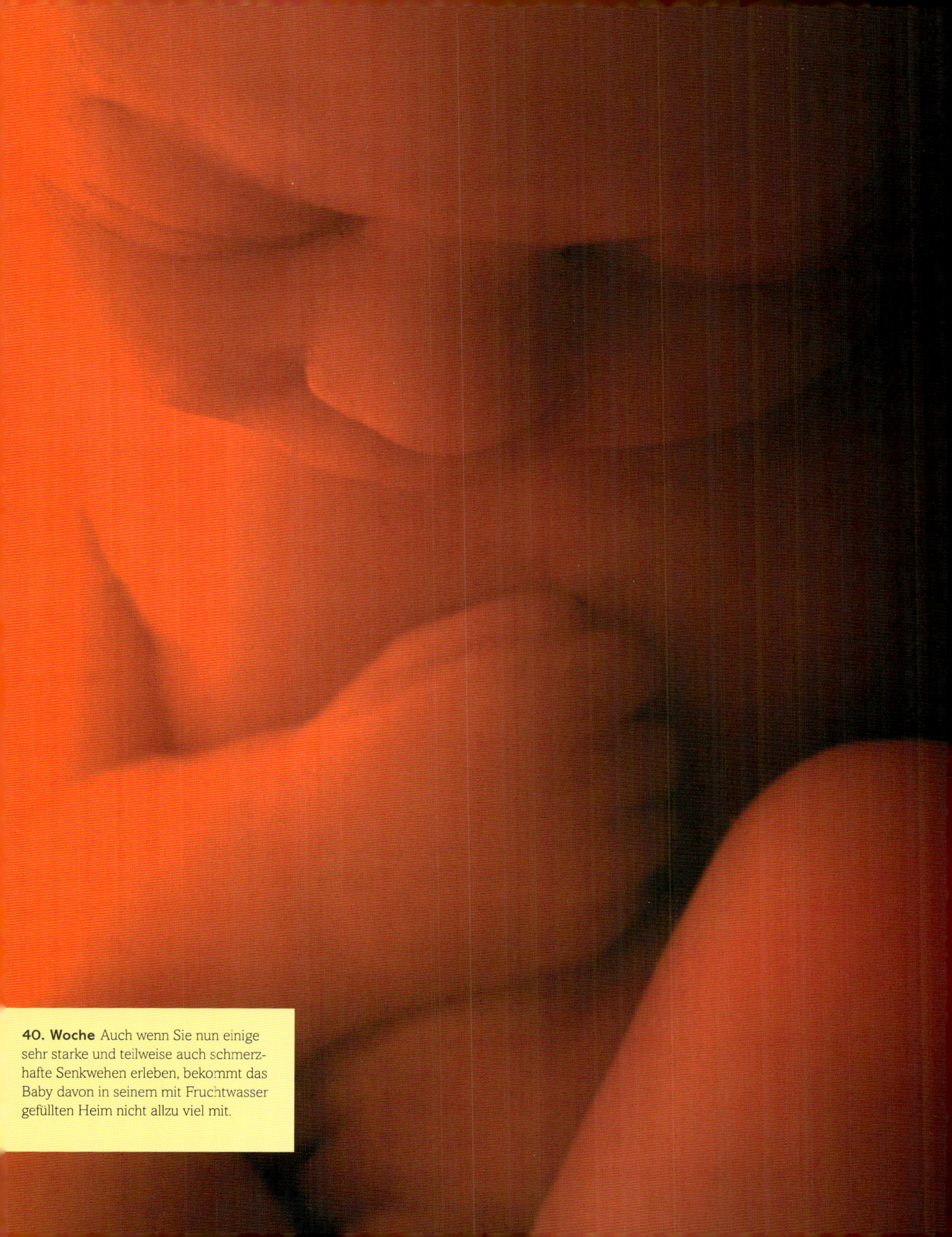

40. Woche Auch wenn Sie nun einige sehr starke und teilweise auch schmerzhafte Senkwehen erleben, bekommt das Baby davon in seinem mit Fruchtwasser gefüllten Heim nicht allzu viel mit.

Ultraschall

Die Ultraschalluntersuchungen geben Ihnen Gelegenheit, einen Blick auf Ihr Baby zu werfen, und der Arzt erhält wichtige Informationen über Größe, Entwicklung und Wohlbefinden des Babys.

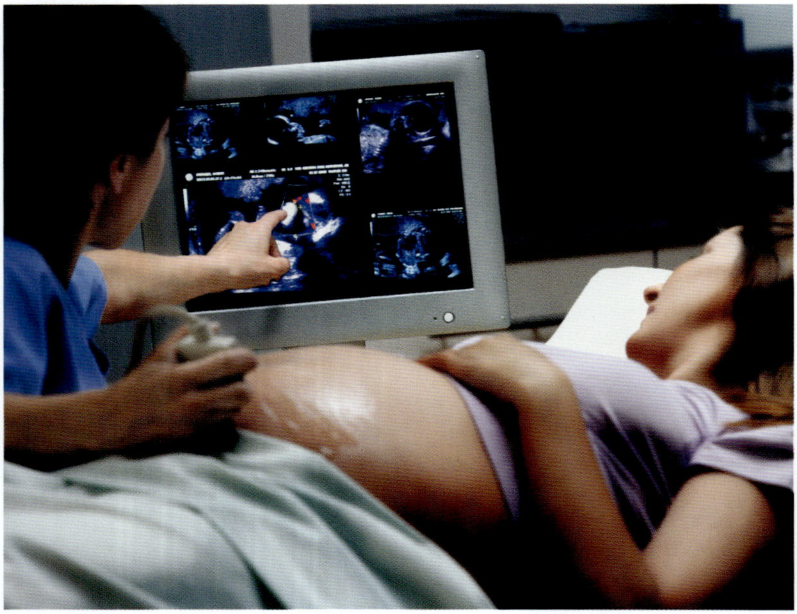

Die erste Ultraschalluntersuchung wird normalerweise zwischen der 9. und 12. Woche vorgenommen. Ihr Baby (oder Ihre Babys, falls es mehrere sind) wird vom Scheitel bis zum Po gemessen. Eventuell wird auch ein NT-Test (Nackentransparenztest) durchgeführt, um das Risiko eines Down-Syndroms zu ermitteln (s. S. 56–57).

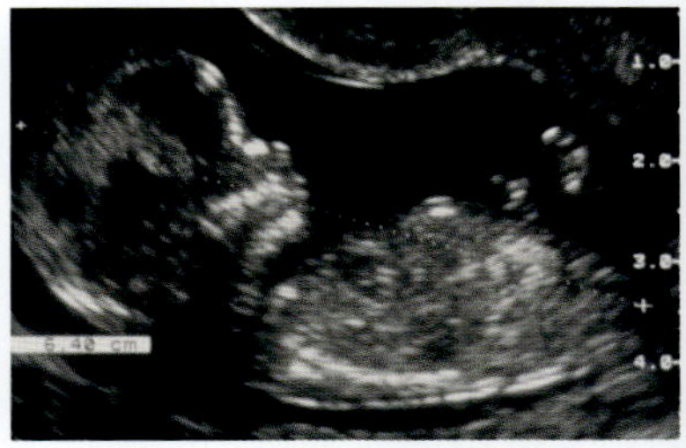

Die Ultraschallscans werden normalerweise in der 9.–12. (oben), der 19.–22. (rechts) und in der 29.–32. Woche gemacht, bei Risikoschwangeren auch öfter.

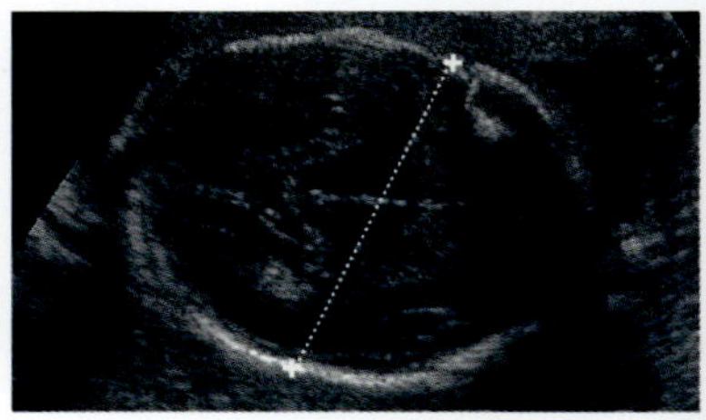

Beim ersten Scan wird der Durchmesser des Kopfes gemessen, um in etwa das Alter des Embryos bestimmen zu können.

Ultraschall ist wichtig

Wenn Sie Ihr Baby im Bauch sehen können, stärkt dies die Bindung zu Ihrem Kind. Außerdem kann der Arzt potentielle Probleme frühzeitig erkennen und Maßnahmen dagegen einleiten.

★ Beim ersten Ultraschallscan wird beurteilt, ob Wachstum und Entwicklung zu den ermittelten Daten passen und ob Mehrlinge erwartet werden, die verstärkte Vorsorge benötigen.

★ Beim zweiten und dritten Ultraschallscan werden der biparietale Durchmesser (die Knochen oben am Kopf) sowie der Kopfumfang ermittelt. Der Arzt sieht sich Wirbelsäule, Herz, Magen, Nieren, Beine, Arme, Hände, Füße, Finger und Zehen an und sucht zudem nach Anzeichen für eine Lippen-Gaumen-Spalte. Außerdem wird die Lage der Plazenta überprüft.

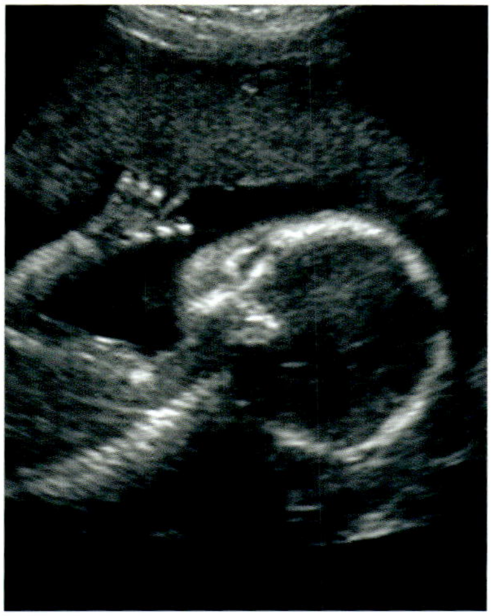

In der 20. Woche untersucht der Arzt den Fötus per Ultraschall nach Fehlbildungen. Er kann das Geschlecht des Babys erkennen (sagen Sie rechtzeitig Bescheid, ob Sie es erfahren möchten) und er überprüft die Lage der Plazenta.

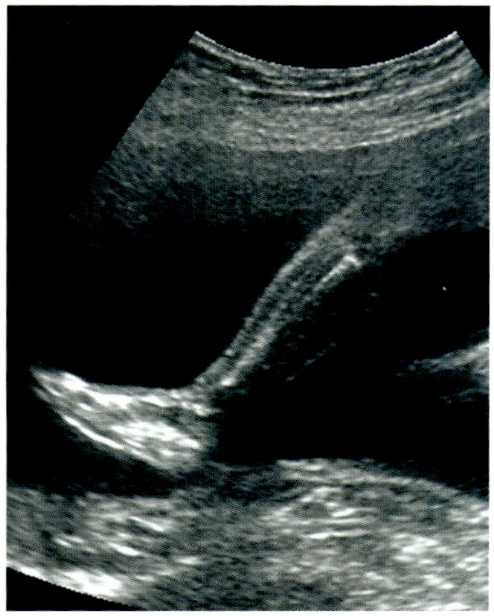

Mit dem Ultraschallscanner prüft der Arzt Arme, Beine, Hände, Füße, Finger und Zehen. Sie können die Knochen Ihres Babys sehen und viele seiner Organe. Der Arzt wird sich auch vergewissern, dass Urin von den Nieren in die Blase fließt.

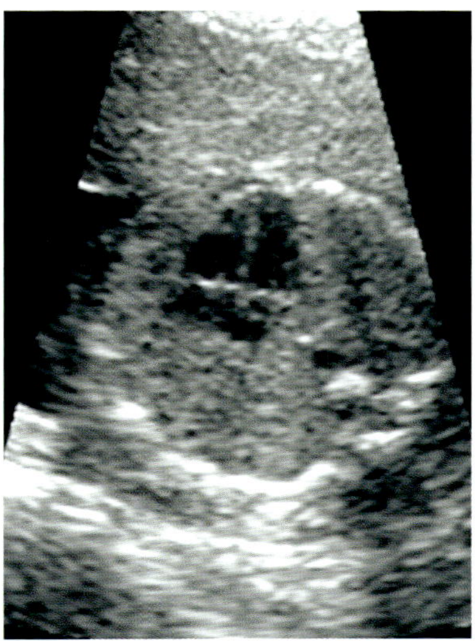

Das Herz des Babys wird untersucht. Der Arzt prüft, ob die beiden oberen und unteren Kammern gleich groß sind und ob die Klappen richtig arbeiten. Sie werden die Blutgefäße sehen, die das Herz des Babys versorgen.

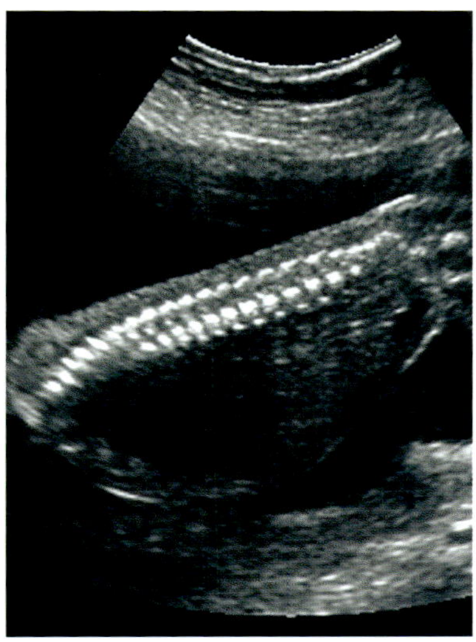

Die Wirbelsäule wird sowohl der Länge nach als auch im Querschnitt genau untersucht. Der Arzt kann auf diese Weise sehen, ob alle Wirbel richtig liegen und ob die Haut des Babys am Rücken die Wirbelsäule völlig bedeckt.

3D-Scans

Meistens werden Ultraschallaufnahmen in Schwarz-Weiß und zweidimensional aufgenommen. Es gibt jedoch auch 3D-Scanner, die erstaunliche Bilder liefern.

3D-Scanner liefern detailgenaue dreidimensionale Aufnahmen des Babys, seiner Knochen und Organe. Bisher werden solche Geräte jedoch nicht für »normale« Untersuchungen eingesetzt, sondern vor allem dann, wenn nach potentiellen Fehlbildungen, wie etwa einer Lippen-Gaumen-Spalte, gesucht werden soll.

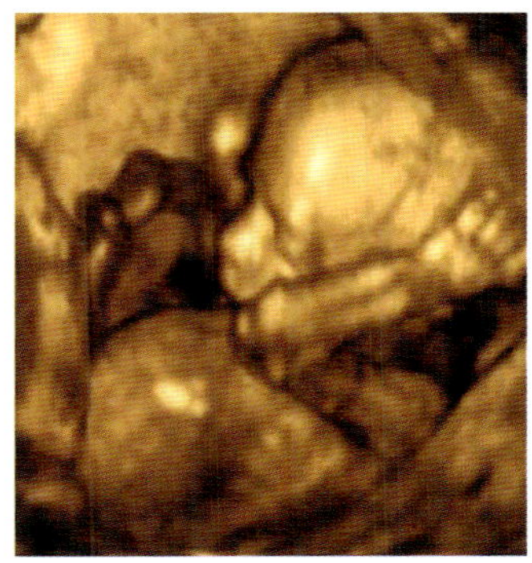

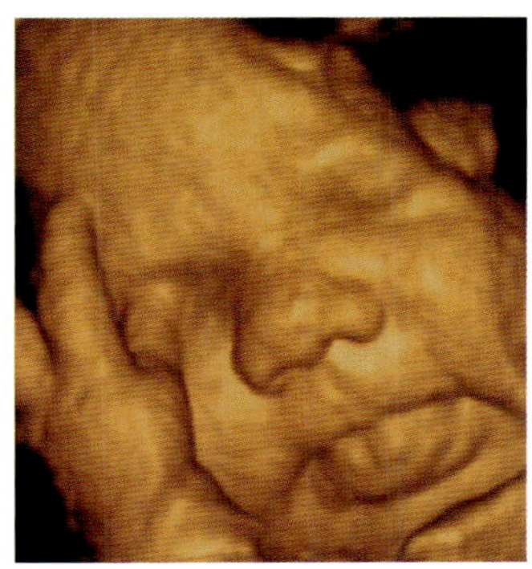

4D-Scans sind bewegte 3D-Bilder, also sozusagen ein »Film« vom Baby, der es in Aktion zeigt.

Screening-Tests

Screening-Tests (Suchtests) dienen der Überwachung Ihrer Gesundheit und der Ihres Babys. Manche davon werden nur auf Ihren Wunsch oder auf Anraten von Arzt oder Hebamme durchgeführt.

WICHTIG

Bei der ersten und jeder weiteren Vorsorgeuntersuchung wird Ihr Blutdruck überprüft. Sollte er zu hoch oder zu niedrig sein, werden Sie genauer überwacht.

Das wird getestet

Bluttest bei der Erstuntersuchung:

- ★ Blutgruppe
- ★ Rhesus-Faktor
- ★ HIV (nach Beratung)
- ★ Hämoglobin- und Ferritinspiegel
- ★ Hepatitis B
- ★ Immunität (u.a. Röteln)
- ★ Menge der roten Blutkörperchen

Screening-Tests:

- ★ Urin – auf Zucker, Eiweiß, Nitrit, Blut
- ★ Blutdruck
- ★ 12.–14./15.–18. Woche Ersttrimester-Test bzw. Triple-Test helfen, per Blutuntersuchung das Risiko für Down-Syndrom, Spina bifida und Edwards-Syndrom einzuschätzen.

Bei Verdacht auf Down-Syndrom oder eine andere Chromosomenveränderung sind zusätzlich invasive Tests möglich:

- ★ Chorionzottenbiopsie (CZB). Die Entnahme von Chorionzottengewebe aus der Plazenta zur Überprüfung der darin enthaltenen genetischen Informationen ist auf zwei Wegen möglich:
- ★ Transzervikale CZB. In der 11.–13. Woche wird ein dünner Schlauch durch den Muttermund geschoben.
- ★ Transabdominale CZB. In der 13. Woche wird eine Nadel durch die Bauchdecke in die Plazenta eingeführt.
- ★ Amniozentese (siehe gegenüber)

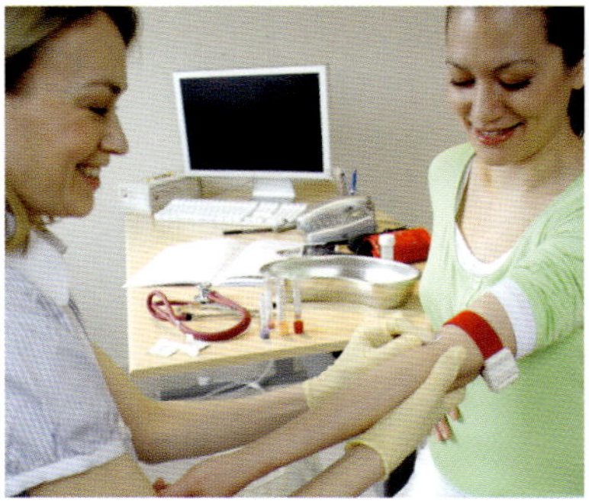

Blut Bei der ersten Vorsorgeuntersuchung wird Ihnen Blut abgenommen und zum Testen ins Labor geschickt. Die Ergebnisse teilt Ihnen Ihr Arzt beim nächsten Untersuchungstermin mit. Bei auffälligen Werten wird er Sie jedoch sofort kontaktieren.

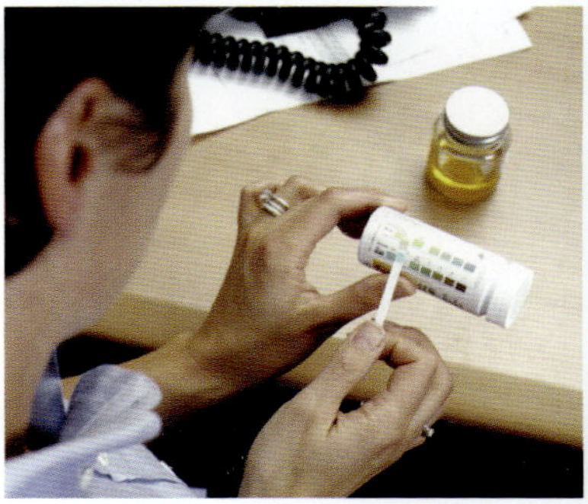

Urin Bei jeder Vorsorgeuntersuchung müssen Sie eine Urinprobe abgeben, die dann auf Eiweiß (Präeklampsie), Zucker (Schwangerschaftsdiabetes) und Nitrite beziehungsweise Blut (Harnwegsinfektionen) getestet wird.

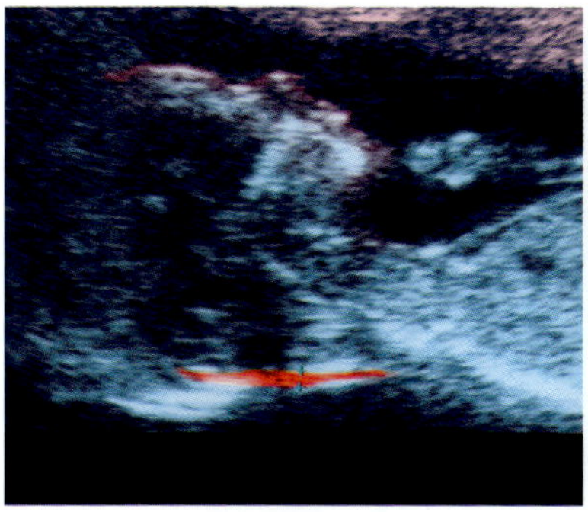

Nackentransparenztest (NT) Er kann per Ultraschall in der 11.–14. Woche durchgeführt werden. Die Flüssigkeitsmenge im Nacken des Babys wird gemessen. Viele Föten mit Down-Syndrom weisen dort eine erhöhte Flüssigkeitsansammlung auf.

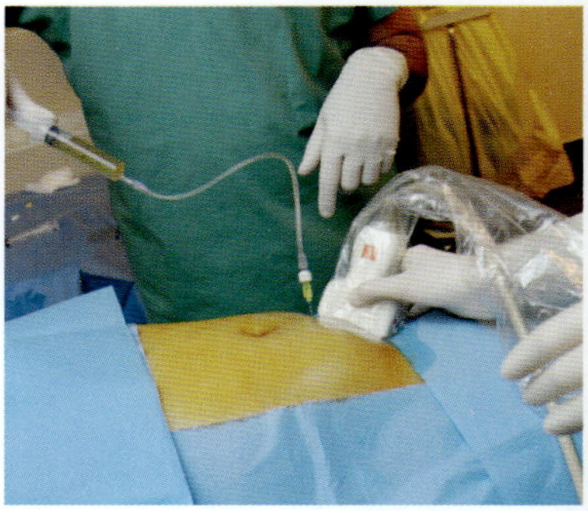

Amniozentese Mit einer Nadel wird Fruchtwasser durch die Bauchdecke entnommen und auf Anomalien (z. B. Down-Syndrom) untersucht. Der Test ist ab der 14. Woche möglich und liefert innerhalb von 48 Stunden ein vorläufiges Resultat.

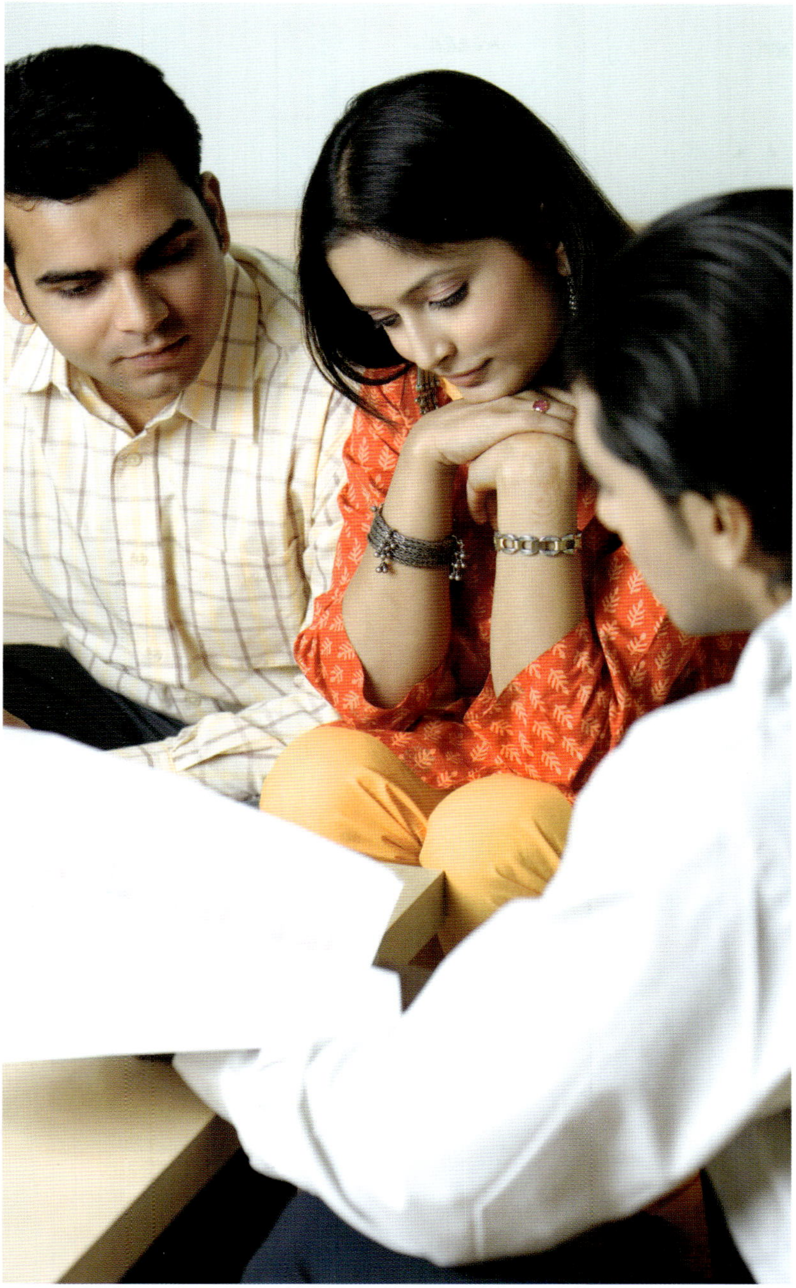

Die Ergebnisse Ihr Arzt oder Ihre Hebamme besprechen die Testergebnisse mit Ihnen. Bei Auffälligkeiten oder Abweichungen von der Norm werden sie in der Regel weitere Tests zur Abklärung empfehlen. Sie werden jedoch nur auf Wunsch und nie zwingend durchgeführt.

Die Ergebnisse verstehen

Arzt oder Hebamme werden Ihnen die Testergebnisse genau erklären, sodass Sie alle notwendigen Entscheidungen treffen können.

★ Rhesusfaktor: Wenn Sie Rhesusnegativ, Ihr Babys jedoch Rhesuspositiv ist, könnte Ihr Körper Antikörper bilden, die bei der nächsten Schwangerschaft die Blutzellen des Fötus zerstören. Sie brauchen daher eine Anti-D-Injektion.
★ Hämoglobin: Liegt Ihr Hb-Wert unter 12 g/dl, sind Sie anämisch und benötigen ein Eisenpräparat.
★ Röteln: Zeigt der Test, dass Sie nicht immun sind, müssen Sie sofort den Arzt informieren, wenn Sie mit dem Erreger in Kontakt kamen.
★ Hepatitis B: Falls Sie daran erkrankt sind, erhält Ihr Baby eine Impfung und Antikörper zum Schutz seiner Leber.
★ Geschlechtskrankheiten (STD): Ist der Test auf Syphilis oder Chlamydien positiv, werden Sie mit Antibiotika behandelt.
★ HIV/AIDS: Tragen Sie das Virus in sich oder sind Sie daran erkrankt, können Schritte eingeleitet werden, das Risiko einer Übertragung auf das Baby zu senken.
★ NT-Test: In der 11. Woche ist eine Messung von bis zu 2 mm, in der 13. Woche bis zu 2,8 mm normal. Bei höheren Werten empfiehlt sich eine CZB oder Amniozentese.
★ CZB: Das Ergebnis der Chorionzottenbiopsie gibt Klarheit über Chromosomenanomalien.
★ Amniozentese: Die Fruchtwasseruntersuchung zeigt ebenfalls eindeutig, ob eine Chromosomenanomalie vorliegt oder nicht.

Risikoschwangerschaft

Bei manchen Frauen besteht in der Schwangerschaft ein erhöhtes Risiko für Komplikationen. Sollten Sie zu dieser Gruppe gehören, ist das heutzutage kein Grund mehr, in Panik zu geraten. Ihr Arzt wird Sie streng überwachen und die Hebamme wird alles tun, um Sie von einem gesunden Baby zu entbinden.

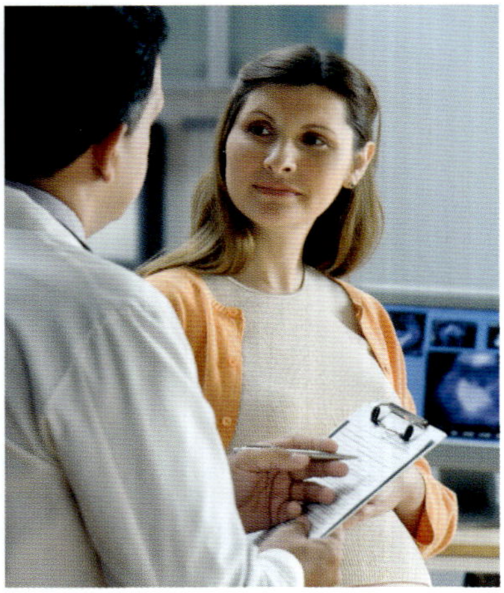

Gehöre ich dazu? Bei Schwangeren mit Bluthochdruck, Herz-, Nieren- und Autoimmunerkrankungen, Diabetes oder Krebs ist das Risiko für Komplikationen erhöht und eine strenge Überwachung nötig.

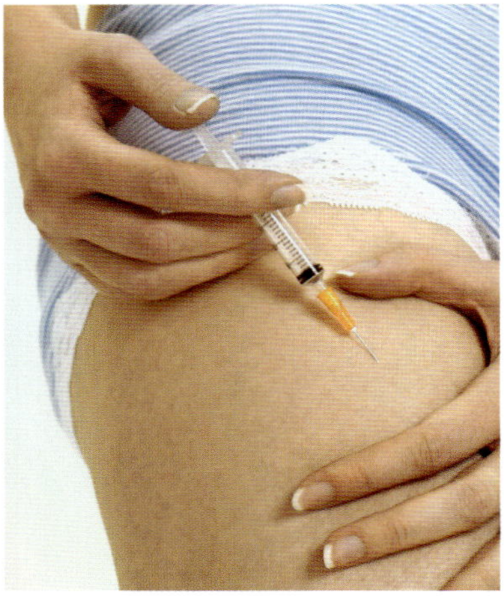

Schwangerschaftsdiabetes kann auftreten, wenn Hormone das Insulin blockieren. Sie müssen dann eine besondere Diät einhalten. Falls sie nicht hilft, benötigen Sie Tabletten oder Injektionen.

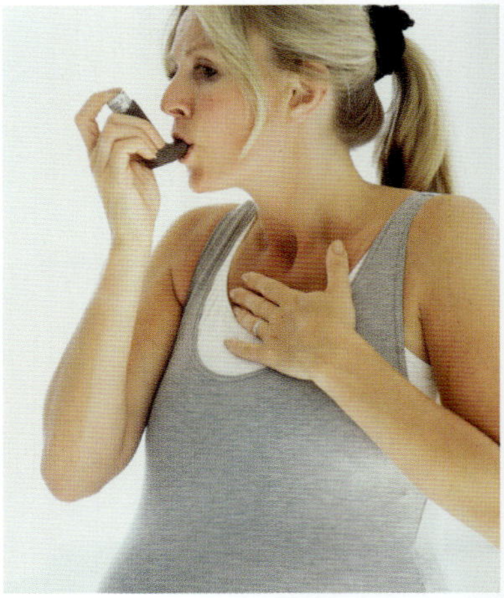

Asthma Viele Asthmatikerinnen erleben, dass sich ihr Asthma verändert. Das Medikament darf keinesfalls weggelassen werden. Möglicherweise muss es aber in der Dosierung angepasst werden.

Weitere Probleme

Einige andere Umstände, die entweder schon vorher bestanden oder sich erst entwickeln, können Ihre Schwangerschaft und die Gesundheit des Babys gefährden. Dazu zählen:

Übergewicht: Übergewicht kann Präeklampsie, Schwangerschaftsdiabetes, Hämorrhoiden, Thrombosen und Harnwegsinfektionen auslösen und es erschwert wichtige Untersuchungen wie Ultraschall oder Abtasten des Bauches. Eine Schwangerschaft ist nicht der richtige Zeitpunkt für eine Diät, aber gesunde Ernährung ist jetzt wichtiger denn je.

Untergewicht: Starkes Untergewicht erhöht das Risiko einer Fehlgeburt. Eine schlechte oder nicht ausreichende Ernährung stört das Wachstum des Babys, was wiederum zu Geburtsfehlern oder einer Frühgeburt führen kann. Ein Ernährungsberater kann helfen, einen gesunden Ernährungsplan aufzustellen, der zur Gewichtszunahme führt.

Ein allgemeines Risiko besteht, wenn
- ★ Sie älter als 35 oder jünger als 15 sind.
- ★ Sie mehrere Babys erwarten.
- ★ Sie Schwangerschaftsdiabetes haben.
- ★ Sie Blutungen haben oder eine Frühgeburt droht.
- ★ Sie bereits eine Frühgeburt hatten.
- ★ Sie bereits ein Baby mit Geburtsfehler geboren haben.

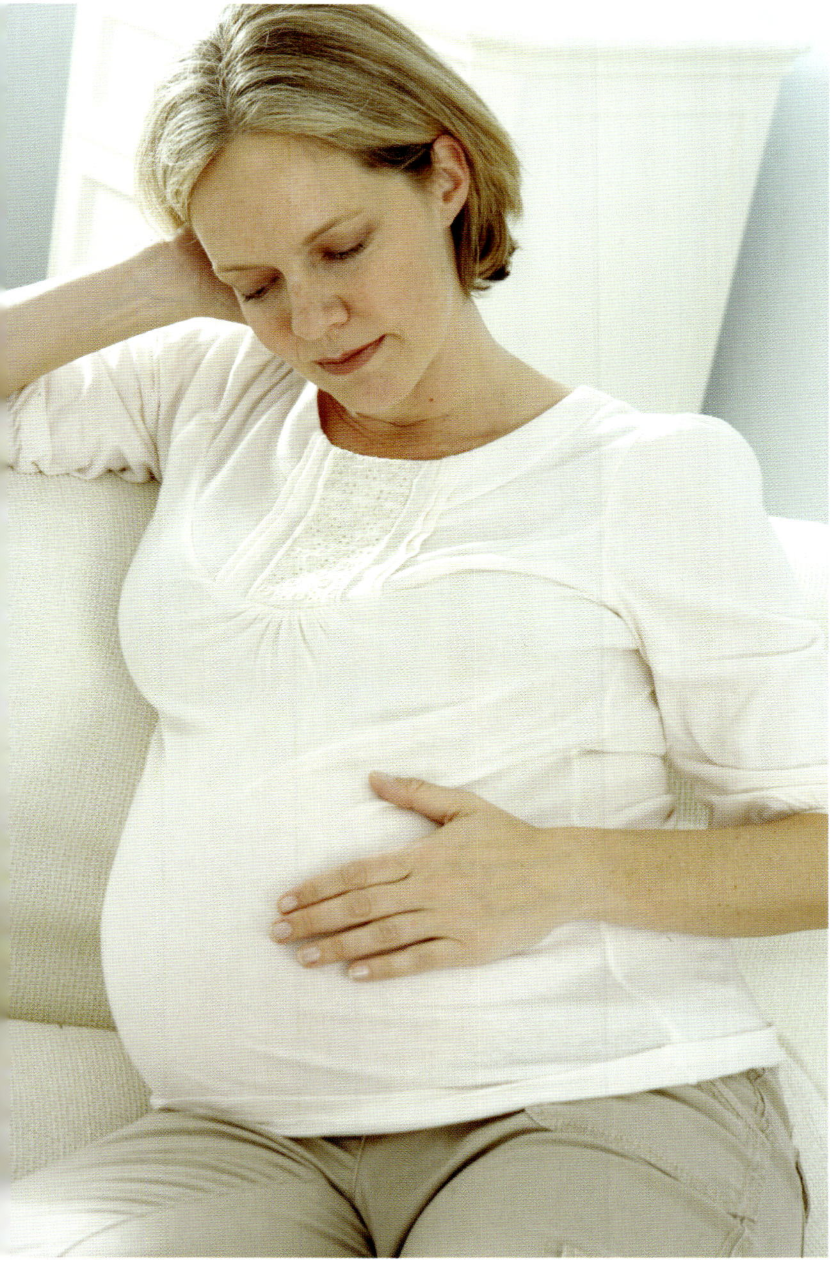

Alter Die meisten älteren Schwangeren haben keinerlei Schwierigkeiten. Trotzdem ist das Risiko für Probleme mit der Plazenta, Frühgeburt und Geburtsfehler erhöht. Da Probleme wie Bluthochdruck oft erst im Alter auftreten, zählen ältere Schwangere zur Risikogruppe.

Fehlgeburt

Drei von zehn Schwangerschaften enden mit einer Fehlgeburt. Sie kann ein traumatisches Erlebnis sein, doch die Chancen auf erfolgreiche zukünftige Schwangerschaften stehen danach sehr gut.

Symptome Dazu zählen vaginale Blutungen aller Art, von leicht bis stark, von hell bis dunkel und von dick bis flüssig, außerdem Schmerzen im Bauch oder Rücken sowie ein Abklingen der Schwangerschaftssymptome, wie morgendliche Übelkeit. Manchmal verläuft eine Fehlgeburt auch unbemerkt und wird erst bei einer Routineuntersuchung entdeckt.

Ursachen Die meisten Fehlgeburten treten in den ersten 12 Wochen der Schwangerschaft auf. Über die Hälfte davon ist auf Probleme mit dem genetischen Material beim Verschmelzen von Ei und Samenzelle zurückzuführen. Andere Gründe sind hormonelle Störungen oder Infektionen wie etwa Listeriose. Ältere Frauen haben häufiger Fehlgeburten, weil die Qualität der Eizelle im Alter nachlässt. Rauchen, Alkohol, Mehrlingsschwangerschaften und vielleicht sogar Stress kommen ebenfalls als Ursachen in Frage.

Behandlung Falls keine Reste in der Gebärmutter verblieben sind, spricht man von einer kompletten Fehlgeburt, die keine weitere Behandlung nötig macht. Bei einer inkompletten Fehlgeburt sind noch Gewebereste in der Gebärmutter. Der Körper wird dann meist durch Medikamente dazu gebracht, sie abzustoßen oder sie werden operativ entfernt.

Kontakt zum Baby

Zu Beginn der Schwangerschaft machen Ihnen Übelkeit und Erschöpfung zu schaffen, doch wenn das Baby in Ihrem Bauch heranwächst, werden Sie noch vor seiner Geburt eine liebevolle Beziehung zu ihm entwickeln.

Das Baby anregen

Schon in der 8. Woche entstehen die Nervenenden, mit denen das Baby Berührung wahrnehmen kann. In der 10. Woche bilden die Neuronen im Gehirn Verknüpfungen als Reaktion auf wiederholte sensorische Empfindungen.

★ Nehmen Sie sich Zeit, um Ihr Baby kennenzulernen. Sie können es auf vielerlei Arten stimulieren und, wenn es wach ist, Kontakt zu ihm aufnehmen.

★ Spielen Sie laute Musik. Ihr Baby wacht davon auf und fängt an, sich zu bewegen – vielleicht sogar im Takt!

★ Legen Sie sich auf die Seite und stützen Sie Ihren Bauch ab. Das Baby wird sich bewegen, um sich der neuen Position anzupassen.

★ Ein gesüßtes, eiskaltes Getränk wirkt wie eine Ermunterung für das Baby, aktiv zu werden.

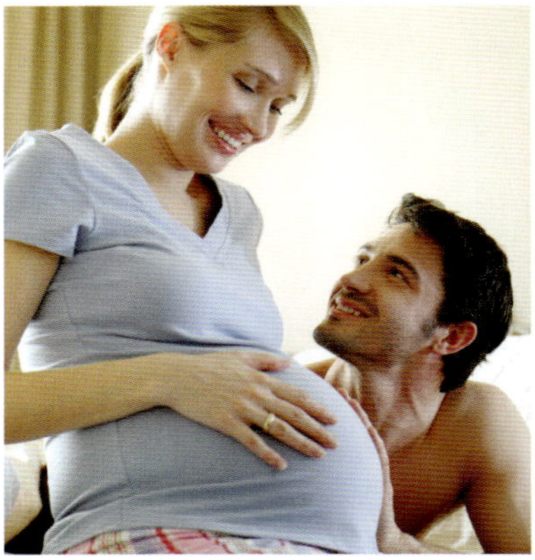

Ihr Partner sollte so oft wie möglich zu dem Ungeborenen sprechen, denn das Baby wird vertraute Stimmen nach der Geburt wiedererkennen.

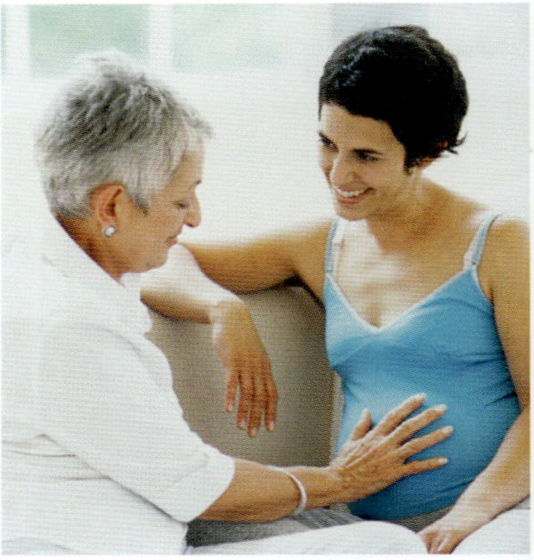

Berühren Familienmitglieder und Freunde werden begeistert jede Gelegenheit nutzen, die Sie ihnen bieten, um die Bewegungen des Babys zu spüren.

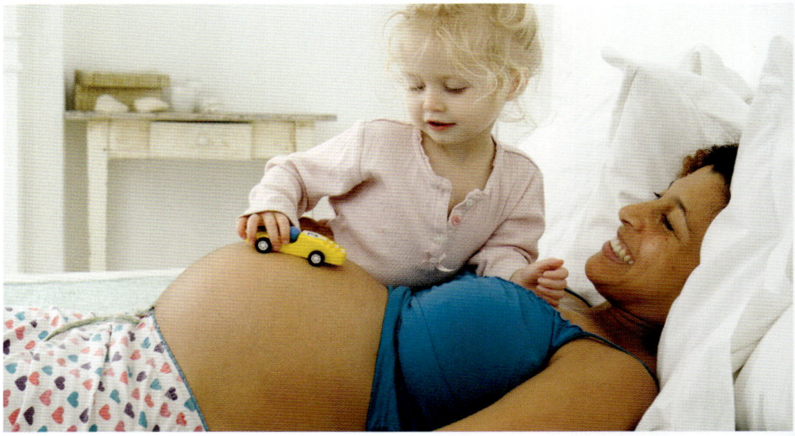

Geschwister wird die Vorstellung beunruhigen, dass in Mamis Bauch ein Baby heranwächst. Geben Sie ihnen die Möglichkeit, ganz ungezwungen mit dem Ungeborenen Kontakt aufzunehmen. So fällt es ihnen leichter, sich auf den Neuankömmling einzustellen.

WICHTIG

Studien belegen, dass sich der Herzschlag des Babys schon ab der 24. Woche erhöht, wenn Sie Ihren Bauch streicheln oder tätscheln.

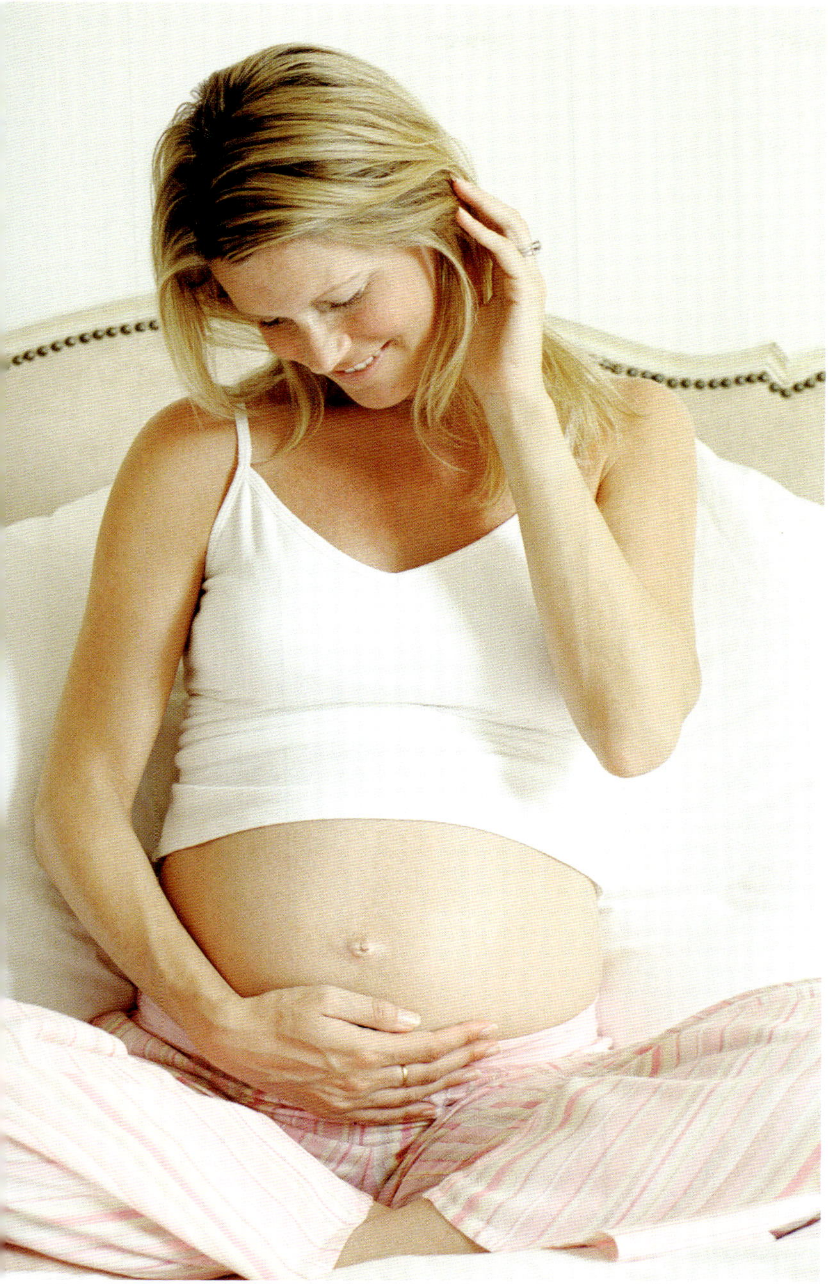

Nehmen Sie sich Zeit für Ihr Baby. Wenn Sie den ganzen Tag auf den Beinen sind, wird Ihr Baby, eingelullt von Ihren Bewegungen, die meiste Zeit schlafen. Es erwacht erst, wenn Sie sich ausruhen und kann dann auf Ihre Stimme und Ihre Berührungen reagieren.

Wie reagiert das Baby?

Ihr Baby weiß schon ganz früh in der Schwangerschaft, dass Sie da sind. Sie können mit ihm spielen, sobald Sie die ersten Bewegungen spüren.

Geräusche Je größer Ihr Baby wird, desto stärker wird es auf Sie reagieren. Im 5. Monat ist sein Gehör so weit entwickelt, dass es Musik und Stimmen wahrnimmt. Ihre Stimme kennt es am besten, aber es hört auch alles andere. Ihr Herzschlag und das Blut, das durch Ihren Körper zirkuliert, verursachen vermutlich einen ziemlichen Lärm.

Spielen Drücken Sie sanft dagegen, wenn das Baby tritt, und warten Sie auf seine Reaktion. Dies ist das allererste gemeinsame Spiel. Es ist auch nie zu früh, dem Baby vorzulesen. Ihre Stimme beruhigt das Baby und hilft ihm, die Nuancen der Sprache zu verstehen.

Singen Sie Ihrem Baby immer wieder dasselbe Lied vor, wenn es wach ist. Sie werden es später damit trösten und beruhigen können.

Sehen Um die 27. Woche öffnet das Baby die Augen und erkennt Helligkeit. Sie werden feststellen, dass es reagiert, wenn Sie Ihren Bauch in die Sonne oder unter eine Lampe halten.

Zwillinge haben bereits im Bauch eine sehr enge Verbindung zueinander. Sie bewegen sich oft auf sehr unruhige, willkürliche Weise, stoßen und schubsen einander, vor allem, wenn es im Uterus immer enger wird.

Das Baby bewegt sich zum ersten Mal

Viele Frauen spüren die ersten Kindsbewegungen gegen Ende des vierten Schwangerschaftsmonats, Zweitgebärende oft auch schon früher. In jedem Fall ist das erste zarte Flattern ein magischer Moment und der erste Beweis dafür, dass Ihr Baby gesund und munter ist.

Was macht das Baby gerade?

Ihr Baby bewegt sich schon, lange bevor Sie es zum ersten Mal spüren. Im Lauf der Wochen kommen immer neue Aktivitäten hinzu.

Die ersten Tage Ihr Baby dreht und wendet sich, um seine Umgebung zu erkunden.

9.Woche Ihr Baby kann Schluckauf bekommen und seine Arme und Beine bewegen. Diese Bewegungen spüren Sie jetzt noch nicht, aber den Schluckauf werden Sie als kleine Zuckungen wahrnehmen.

10. Woche Ihr Baby kann die Hände heben und sogar schon gähnen. Erst wenn es größer wird, werden Sie spüren, wenn es mit seinen Füßen gegen Ihre Bauchdecke tritt.

15.–20. Woche Die ersten spürbaren Bewegungen fühlen sich an, als ob Sie einen kleinen Schmetterling im Bauch hätten, der zum ersten Mal mit den Flügeln flattert. Sie werden dies nun deutlich spüren.

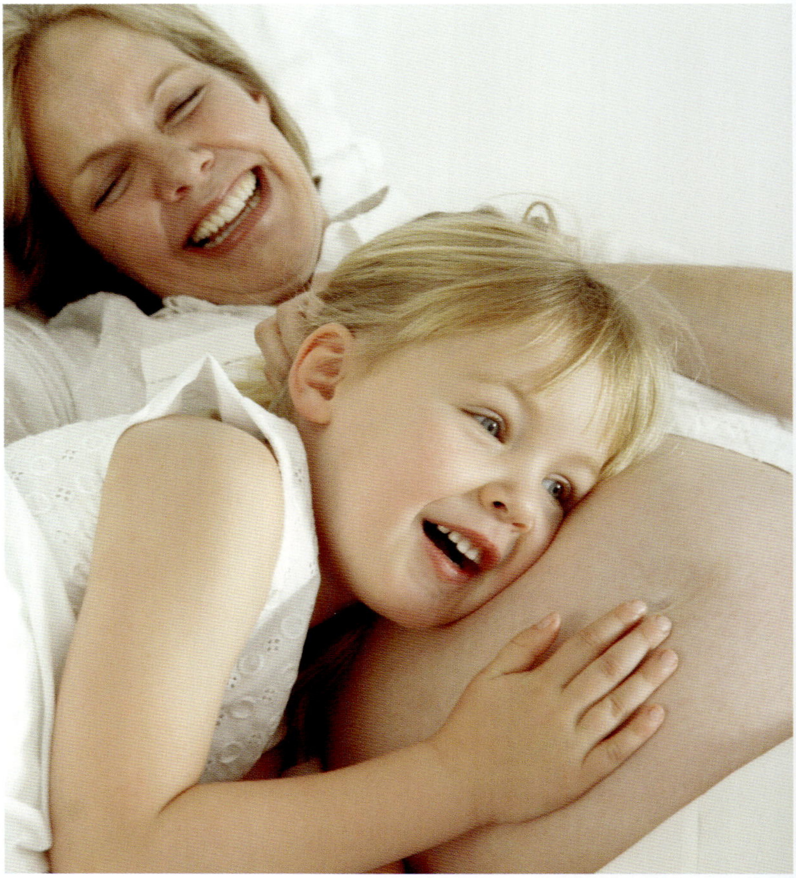

Geschwisterliebe Ihren anderen Kindern wird es gefallen, das Ungeborene zu spüren. Lassen Sie sie nahe an Ihren Bauch heran und Kontakt mit dem Baby aufnehmen. Die Freude wird groß sein, wenn das Baby mit Tritten reagiert.

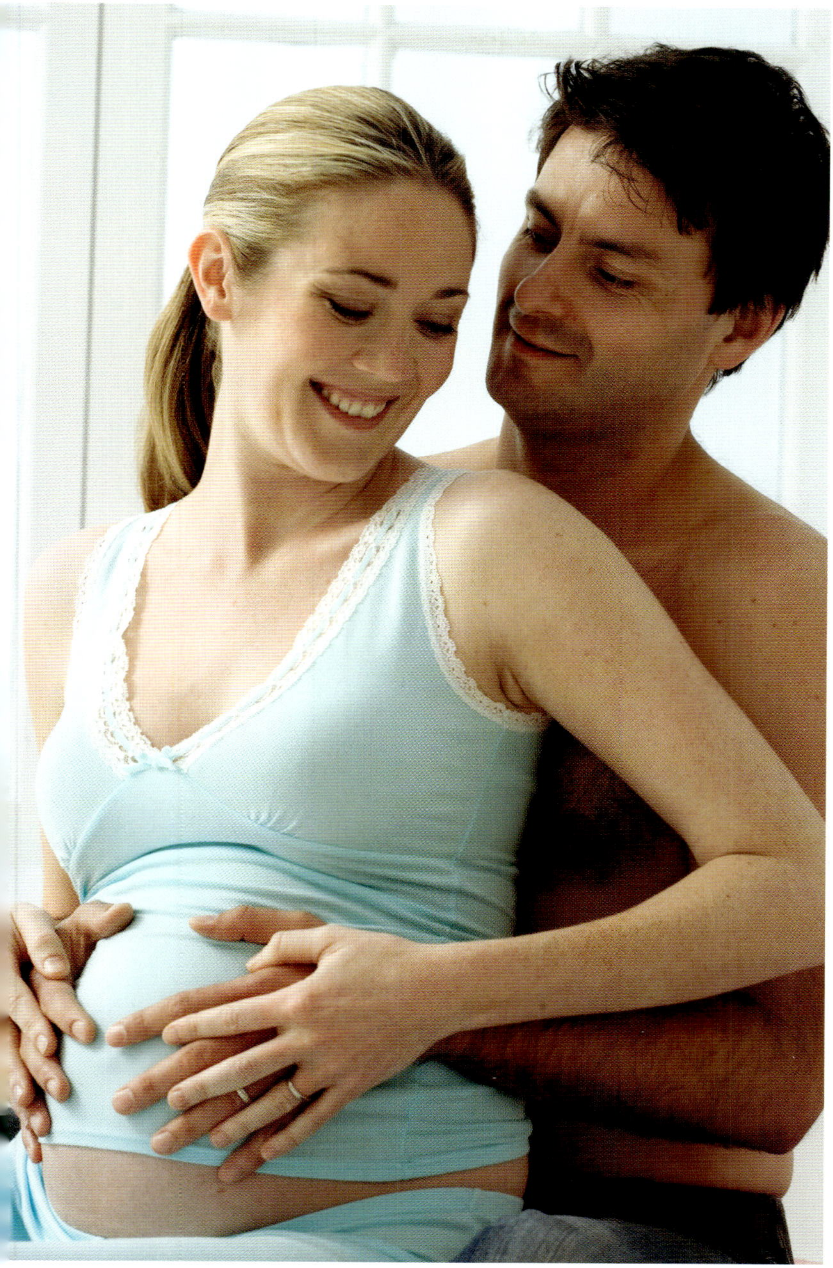

Der zukünftige Vater Zum ersten Mal kann Ihr Partner Ihre Schwangerschaftserfahrungen teilen und die Bewegungen des Babys spüren. Viele Ungeborene sind vor allem abends oder wenn Sie schlafen möchten aktiv (ein kleiner Vorgeschmack auf bevorstehende Zeiten). Kuscheln Sie sich dann an Ihren Partner und lassen Sie ihn sein Kind kennenlernen.

Es bewegt sich!

Schon bald werden Sie genau unterscheiden können, ob Ihr Baby gerade tritt, Purzelbäume schlägt, sich dreht oder sich eine bequeme Lage sucht.

Das Baby entwickelt sich Wenn das Ungeborene größer wird, nehmen seine Aktivitäten zu. Seien Sie nicht überrascht, wenn es nachts am aktivsten ist. Ihre Bewegungen bei Tage wiegen es in den Schlaf und es erwacht, sobald Sie sich zur Ruhe begeben. Vielleicht haben Sie dann das Gefühl, Ihr Baby schlägt Purzelbäume in Ihrem Bauch, und genauso ist es auch!

32. Woche Um diese Zeit erreichen die Kindsbewegungen ihren Höhepunkt. Je enger es im Mutterleib wird, desto definierter werden die Bewegungen. Unter Ihrer Bauchdecke zeichnen sich immer wieder kleine Ellbogen, Füße, Knie oder auch der Kopf ab, wenn das Baby seine Lage verändert.

36. Woche Ihr Baby liegt jetzt vermutlich schon mit dem Kopf nach unten und tritt Ihnen mit den Füßen hin und wieder kräftig in die Rippen. Allmählich wird es etwas ungemütlich in Ihrem Bauch! Die Bewegungen des Babys werden daher langsamer und sind jetzt eher ein Dehnen und Strecken, weil einfach nicht mehr genug Platz für lebhaftes Strampeln und Zappeln ist.

40. Woche Sie sollten auch jetzt noch regelmäßige Kindsbewegungen spüren, auch wenn sie nur noch gering sind. Bei weniger als zehn Bewegungen innerhalb von zwölf Stunden sollten Sie Ihren Arzt oder die Hebamme kontaktieren.

Mehrlinge

Mehr als ein Baby zu erwarten, kann ein Schock sein, und es braucht etwas Zeit, um sich an den Gedanken zu gewöhnen. Als Risikoschwangere werden Sie genau überwacht, doch meistens besteht kein Grund zur Sorge.

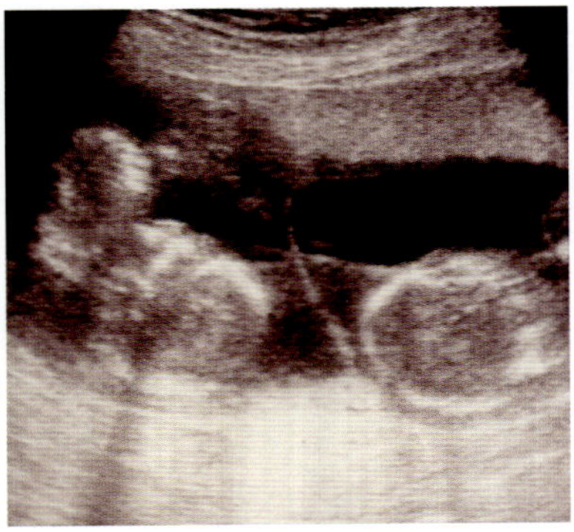

Bestätigung Vermutlich werden Sie schon beim ersten Ultraschall erfahren, dass Sie Mehrlinge erwarten. Die Neigung zu Mehrlingsschwangerschaften ist vererbbar.

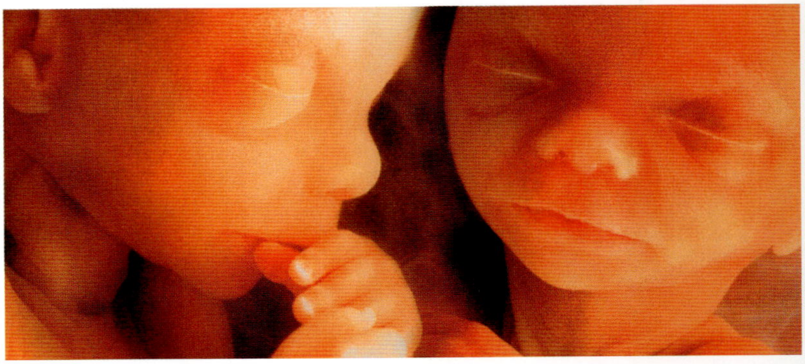

Sehen sie sich ähnlich? Es gibt eineiige und zweieiige Zwillinge. Erstere kommen seltener vor, denn sie entstehen durch die Teilung einer einzigen befruchteten Eizelle. Zweieiige Zwillinge entstehen, wenn gleichzeitig zwei Eizellen von zwei Spermien befruchtet werden und sich in der Gebärmutter einnisten.

Zwillinge im Mutterleib

Auch wenn die Zwillinge eineiig sind und dasselbe Genmaterial besitzen, können sie im Mutterleib unterschiedlich groß sein. Diese Anomalie ist möglich, wenn beide sich eine Plazenta teilen und möglicherweise eines der Babys mehr Nahrung erhält als das andere.

Eineiige Zwillinge können sich auf drei verschiedene Arten entwickeln:

★ Eine Plazenta ernährt beide Babys, doch jedes wächst in einer eigenen Fruchtblase heran (monochorial-diamnial).

★ Beide Babys teilen sich eine Plazenta und eine Fruchtblase (monochorial-monoamnial).

★ Jedes Baby hat eine eigene Platzenta und eine eigene Fruchtblase (dichorial-diamnial).

★ **Zweieiige Zwillinge** sind lediglich zwei Schwangerschaften, die zufällig gleichzeitig auftreten. Jedes Baby hat eine eigene Plazenta und eine eigene Fruchtblase (dichorial-diamnial).

★ **Fetofetales Transfusionssyndrom** Wenn sich beide Babys eine Plazenta teilen, kann es vorkommen, dass eines zu viel Blut, das andere zu wenig erhält. Dieser Zustand ist potentiell gefährlich, doch es gibt Maßnahmen, die dagegen ergriffen werden können.

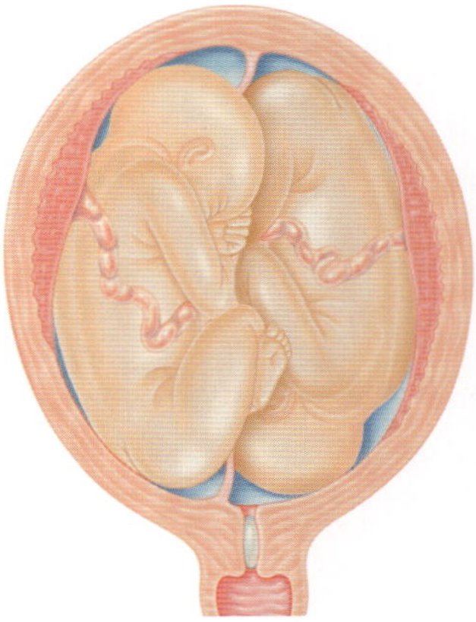

Positionen Hier liegt ein Baby mit dem Kopf an den Füßen des anderen. Ihre Babys werden versuchen, das Beste aus dem verfügbaren Platz zu machen.

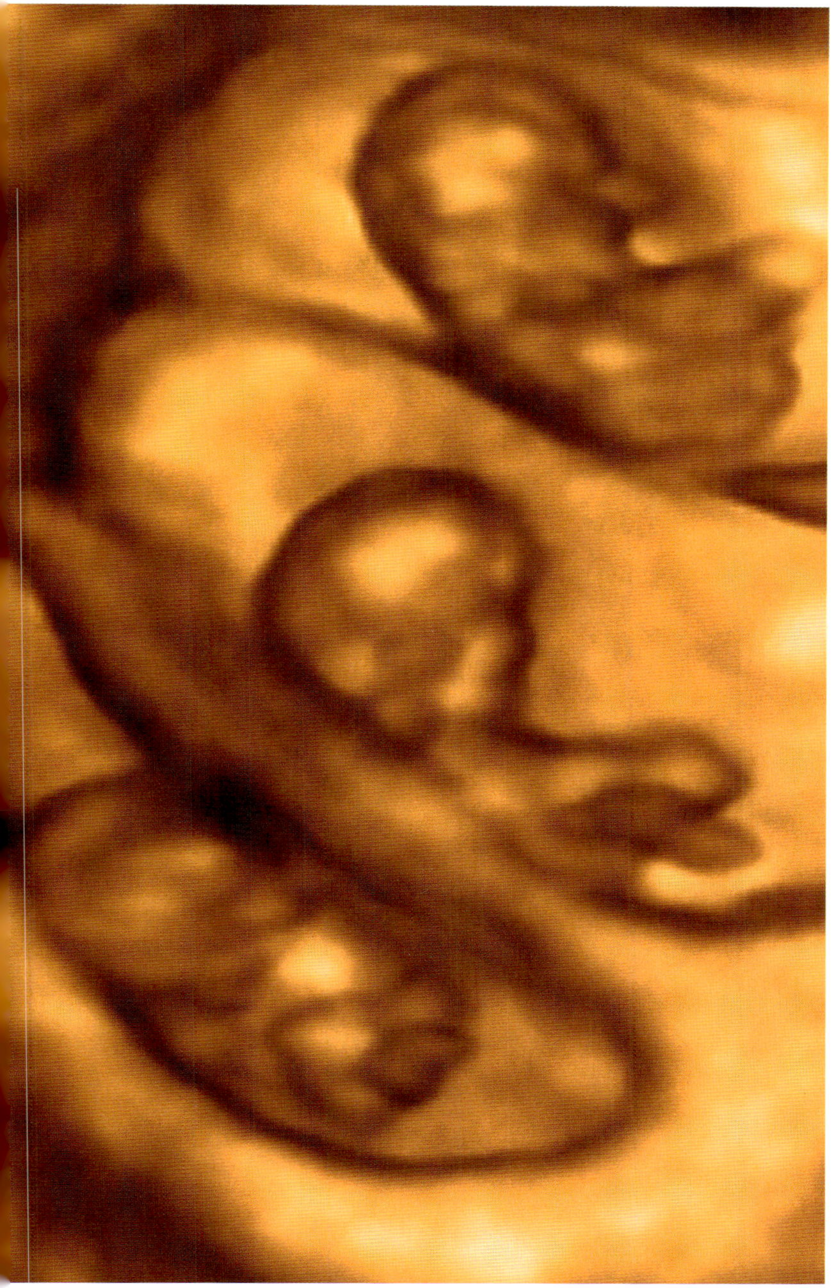

Drillinge Eine Drillingsschwangerschaft kann eine große psychische und physische Belastung sein. Sie dürfen sich nicht zu viel bewegen und müssen häufiger zum Arzt, damit Ihre Babys sich angemessen entwickeln. Bleiben Sie gelassen und verwöhnen Sie sich selbst.

Zwillinge

Erwarten Sie mehrere Babys, gelten Sie als »Risikoschwangere« und erhalten beim Arzt eine Sonderbehandlung. Einige Dinge können Sie aber auch selbst für sich tun.

Mehr essen: Ernähren Sie sich gesund. Ihr Kalorienbedarf ist um etwa 300 Kalorien erhöht.

Weniger arbeiten Sie tragen viel mehr Gewicht (s. S. 45) und Ihr Körper muss auch zwei (oder mehr) Ungeborene ernähren, vermutlich durch eine zweite Plazenta und zusätzliches Fruchtwasser. Rückenschmerzen und Bluthochdruck sind ein häufiges Problem. Gönnen Sie sich viel Ruhe und legen Sie die Füße hoch, um Schwellungen zu verhindern. Rechnen Sie mit einem vorzeitigen Geburtstermin. Viele Mehrlinge werden per Kaiserschnitt auf die Welt geholt, um Komplikationen bei der Geburt zu vermeiden.

Unterstützung suchen Der Schreck, Mehrlinge auf die Welt zu bringen, lässt sich leichter im Gespräch mit anderen Mehrlingseltern verarbeiten. Nehmen Sie jede Hilfe an, die Ihnen angeboten wird, Sie werden sie brauchen.

Sich vorbereiten Mehrlinge müssen nach der Geburt oft speziell versorgt werden. Kümmern Sie sich rechtzeitig darum, dass Ihr Haushalt nicht zusammenbricht, wenn Sie nicht da sind.

Stillen ist möglich. Holen Sie sich schon vor der Geburt Rat von Still-Expertinnen und machen Sie sich keine Sorgen: Sie werden genug Milch für zwei oder mehr Kinder bilden.

Geburtsvorbereitung

In Kursen zur Geburtsvorbereitung lernen Sie Techniken, um die Wehen sowie Unannehmlichkeiten vor und nach der Geburt besser zu bewältigen. Oft schließen sich die werdenden Eltern im Kurs zu einem hilfreichen Netzwerk zusammen, das noch lange nach der Geburt weiterbesteht.

Die richtige Wahl

Informationen über Geburtsvorbereitungskurse in Ihrer Nähe erhalten Sie bei Ihrem Arzt, der Hebamme, im Internet oder bei der Gesellschaft für Geburtsvorbereitung. Der Kurs Ihrer Wahl sollte Folgendes zu bieten haben:

★ Die Frauen im Kurs sollten in etwa zur selben Zeit entbinden. Dies fördert Freundschaften, die auch nach der Geburt weiterbestehen.
★ Anstelle eines Abendkurses, der über sieben bis zehn Abende geht, werden auch ein- oder zweitägiger Crashkurse am Wochenende angeboten.
★ Der Kurs sollte ausreichend über alle Methoden zur Schmerzlinderung informieren und genau erklären, warum und wann medizinisches Eingreifen nötig werden könnte.
★ Der Kurs sollte Gelegenheit bieten, verschiedene Gebärhaltungen kennenzulernen und auszuprobieren.
★ Der Kurs sollte auch über die Zeit nach der Geburt und eventuell entstehende Probleme informieren.
★ Egal, welchen Kurs Sie wählen, sie sollten sich auf jeden Fall dort wohlfühlen.
★ Bedenken Sie bei der Kurswahl, dass eventuell auch Ihr Partner für diese Termine Zeit aufbringen und einplanen muss.

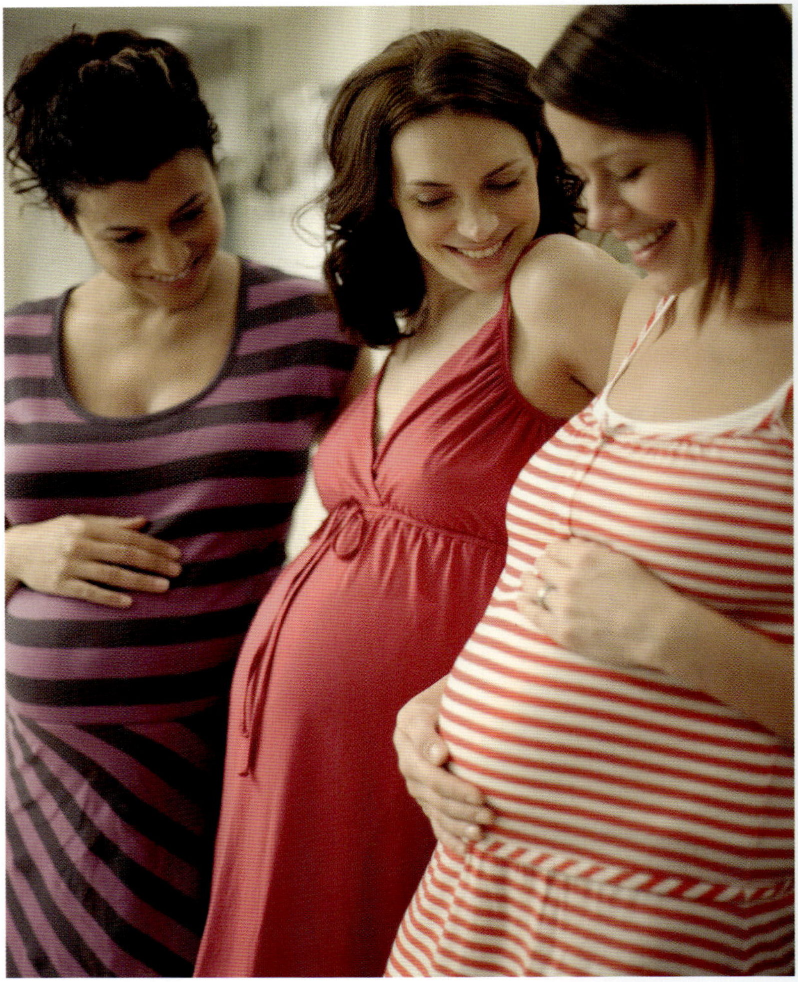

Freundschaften, die in Geburtsvorbereitungskursen geschlossen werden, können von Dauer sein. Die Babys sind im selben Alter und die Mütter erleben zur selben Zeit dieselben Dinge, sodass sie sich gegenseitig Tipps, Rat und Trost geben können.

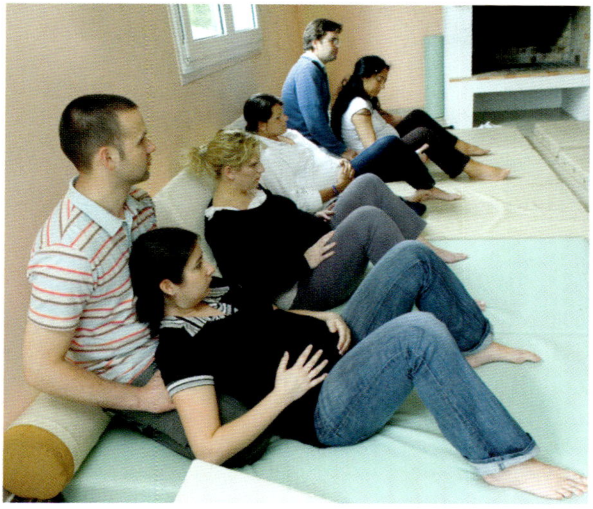

Ihr Partner sollte unbedingt an dem Kurs teilnehmen, denn er muss wissen, was bei der Geburt auf ihn zukommt. Er wird dort andere Männer treffen, mit denen er sich austauschen kann. Ein guter Kurs bietet auch werdenden Vätern Rat und Hilfe an.

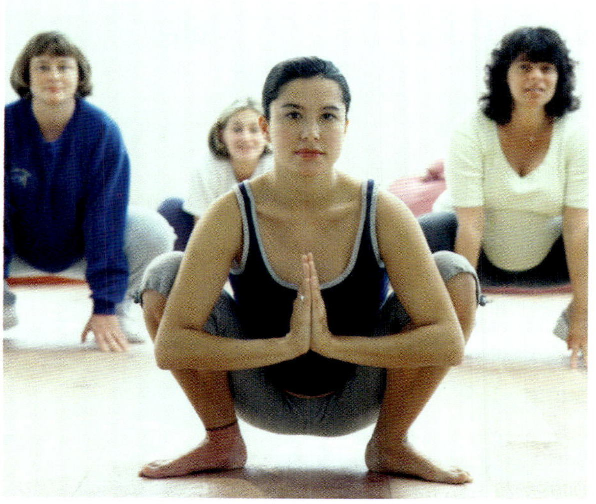

Spezielle Kurse Manche Kurse verbinden Geburtsvorbereitung mit speziellen Themen, wie etwa Yoga oder Bauchtanz. Mit vielen Übungen zur Atmung, Haltung und Entspannung sind sie eine gute Ergänzung zu konventionellen Partnerkursen.

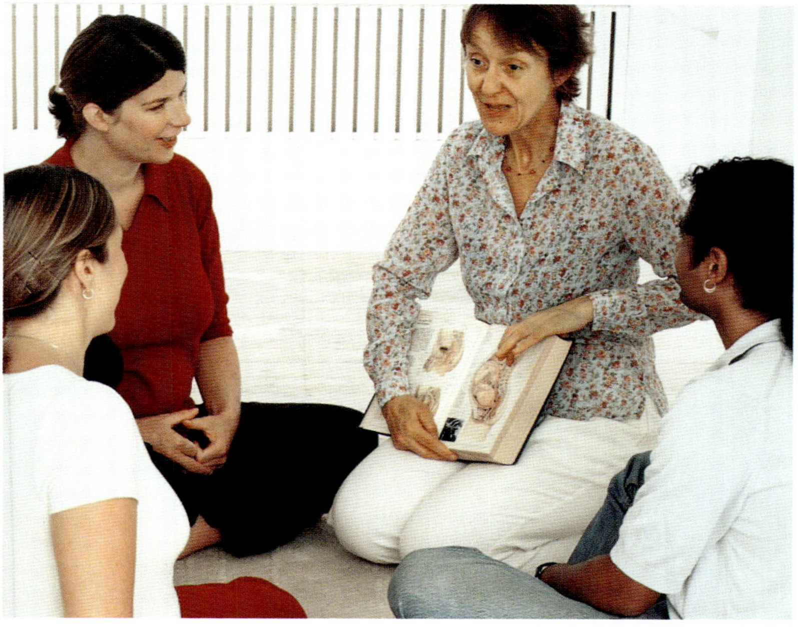

Kosten Kurse werden von verschiedenen Trägern angeboten, beispielsweise von Hebammen, Frauenarztpraxen und Familienbildungsstätten. Erkundigen Sie sich bei Ihrer Krankenkasse. Diese übernimmt in der Regel die Kosten für sieben Doppelstunden.

Welcher Kurs?

Die Vielfalt der Kurse ist groß. Hier eine Auswahl:

★ Der klassische Geburtsvorbereitungskurs informiert über alle Phasen von Schwangerschaft und Geburt. Gemeinsam werden Atem- und Entspannungstechniken geübt.
★ Kurse für erfahrene Mütter wenden sich an Frauen (oder Paare), die bereits Kinder geboren haben und die sich bewusst auf das neue Baby einstellen wollen. Die Gesprächseinheiten sind daher meist länger als der informative Teil.
★ Die Auswahl an Geburtsvorbereitungskursen mit besonderen Zusatzangeboten reicht von Akupunktur über Bauchtanz und Hypno-Therapie bis hin zu Zilgrei. Einige davon, etwa mit Yoga oder Haptonomie können schon früh in der Schwangerschaft begonnen werden.

Die Geburt planen

Auch wenn es noch Monate bis zur Geburt Ihres Babys dauert, ist es sinnvoll, bereits jetzt alle Optionen zu prüfen. Sprechen Sie mit der Hebamme und Ihrem Partner, welche Art von Geburt Sie bevorzugen, und stellen Sie einen Geburtsplan auf.

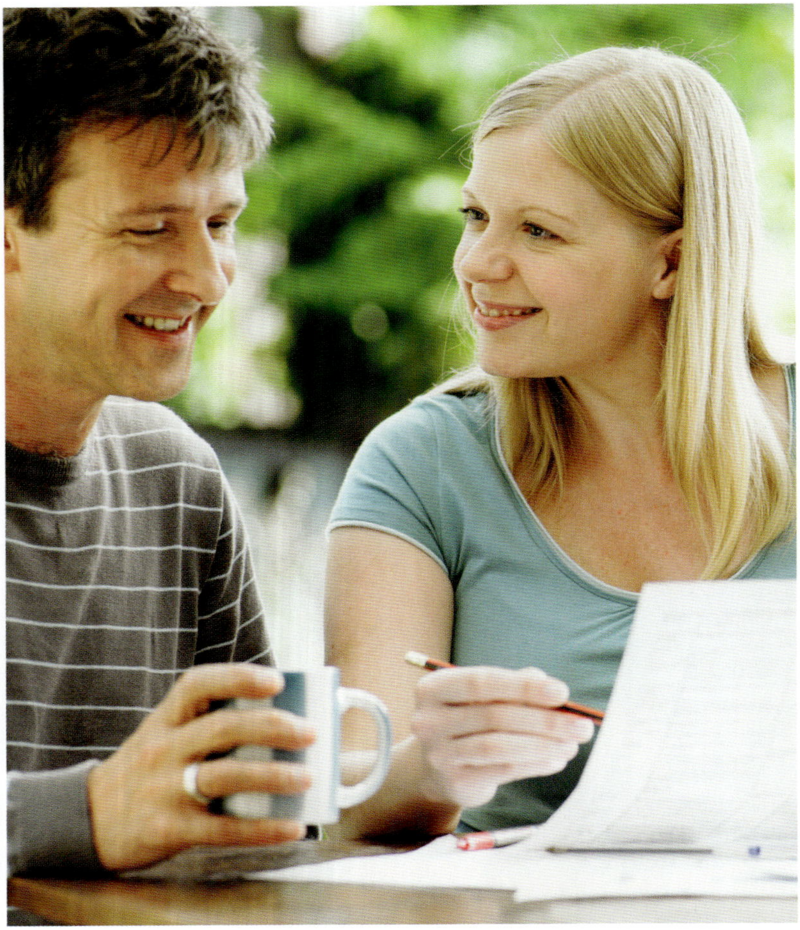

Der Geburtsplan Seien Sie bei der Planung der Geburt nicht zu idealistisch. Stellen Sie mit Ihrem Partner eine Liste mit Ihren Prioritäten auf. Bedenken Sie, dass im Kreißsaal nicht immer alles nach Plan geht, also bleiben Sie flexibel in Ihren Entscheidungen.

Den Geburtsplan aufstellen

Setzen Sie alles auf die Liste, was das Geburtserlebnis so schön wie möglich für Sie, Ihren Partner und Ihr Baby macht. Hier ein paar Vorschläge:

- ★ Die Umgebung: Gedämpftes Licht, Musik, ein Sitzball zum Schaukeln des Beckens, ein abgeschirmter Raum, die Kleidung, die Sie tragen wollen.
- ★ Einleitung oder Beschleunigung der Wehen.
- ★ Wer soll während der Wehen dabei sein?
- ★ Aktivitäten – umherlaufen, Pilates, Yoga oder eine Geburtswanne.
- ★ Wie sollen die Herztöne des Babys überwacht werden?
- ★ Methoden zur Schmerzlinderung.
- ★ Welche medizinischen Eingriffe sind akzeptabel und unter welchen Umständen? Bedenken Sie aber, dass bei einem Notfall die Entscheidung beim Arzt liegt.
- ★ Die Stellung, in der Sie Ihr Baby zur Welt bringen wollen.
- ★ Wenn nötig, soll ein Dammschnitt gemacht werden.
- ★ Das Baby soll noch vor dem Säubern direkt auf Ihren Bauch gelegt werden.
- ★ Was soll mit der Plazenta geschehen?
- ★ Der ideale Krankenhaus-Aufenthalt.

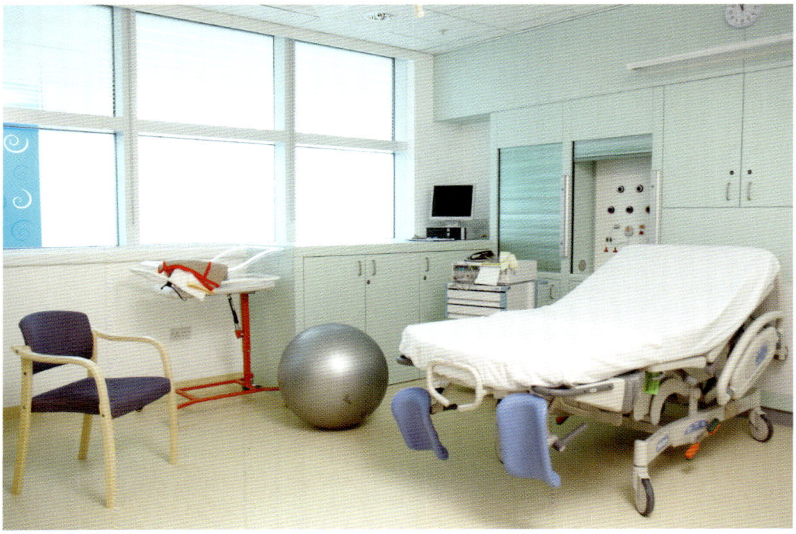

Die Geburt im Krankenhaus Sie wird von vielen Frauen bevorzugt, weil im Notfall sofort ärztliche Hilfe zur Hand ist. Andere Frauen wählen die Hausgeburt und möchten so wenig Intervention wie möglich. Fragen Sie Ihre Hebamme, zu welcher Art von Geburt sie Ihnen in Ihrem Fall und in Ihrer Umgebung raten würde.

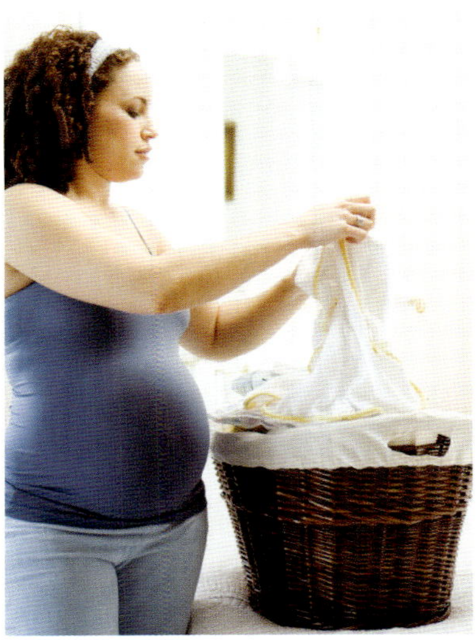

Die Hausgeburt Frauen mit komplikationsloser Schwangerschaft wünschen sich manchmal eine Hausgeburt, die tatsächlich häufig schneller und schmerzärmer vonstatten geht. Doch auch dafür müssen einige Vorbereitungen getroffen werden.

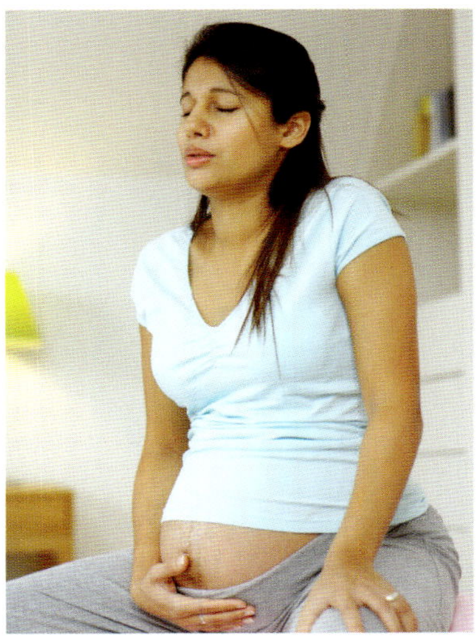

Das Geburtshaus ist ein Kompromiss zwischen Krankenhaus- und Hausgeburt. Sie befinden sich dort in den Händen erfahrener Hebammen und können schon wenige Stunden nach der Geburt wieder nach Hause gehen.

Wozu ein Geburtsplan?

Der Geburtsplan ermöglicht es, sich auf die verschiedenen Aspekte Ihrer Versorgung während der Wehen zu konzentrieren. Er kann so detailliert sein, wie Sie möchten.

Flexibel bleiben Bedenken Sie bitte, dass der Geburtsplan nur ein Leitfaden ist und sich die Umstände während der Geburt schnell ändern können. Das Wichtigste ist, dass Sie am Ende ein gesundes Baby zur Welt bringen.

Um Rat fragen Zeigen Sie Ihren Plan der Hebamme. Sie wird Sie gerne mit Ratschlägen und Informationen versorgen und Ihnen andere Möglichkeiten aufzeigen, falls Ihr Plan an manchen Stellen zu unrealistisch ist.

Kopien verteilen Geben Sie Ihrem Partner und Ihrer Hebamme eine Kopie Ihres Plans.

Naturheilmittel? Falls Sie den Einsatz von Naturheilmitteln planen, sollten Sie dies vorher mit Ihren Geburtshelfern besprechen. Notieren Sie alle Heilmittel und schreiben Sie auf, wann Sie Ihnen verabreicht werden sollen.

Unterstreichen Sie alles Wichtige Falls Ihnen etwas besonders am Herzen liegt, sollten Ihre Geburtshelfer darüber Bescheid wissen.

Eine Liste machen Schreiben Sie alles auf, was Sie in jedem Fall gerne hätten, sodass die Geburtshelfer ein paar Optionen zur Auswahl haben.

Vorbereitungen treffen

Erstaunlich, wie schnell neun Monate vorübergehen. Damit die ersten Wehen Sie nicht völlig unvorbereitet treffen, sollten Sie frühzeitig alle wichtigen organisatorischen Fragen regeln.

Das ist vor der Geburt zu erledigen

★ **Die Krankenhaustasche packen.** So müssen Sie nicht in der letzten Minute hektisch alles zusammensuchen.

★ **Eine Kontaktliste erstellen.** Darauf stehen alle Personen, die nach der Geburt informiert werden sollen.

★ **Die Babykleidung nach Größe sortieren.** Das erspart lästiges Suchen.

★ **Die Verkündung der Geburt planen** – Umschläge adressieren und frankieren oder eine Internetbotschaft entwerfen, in die in letzter Minute Details und Fotos vom Baby eingefügt werden.

★ **Die Finanzen regeln** – Offene Rechnungen bezahlen und das Budget für die kommenden Monate planen.

★ **Ihre Arbeit organisieren,** sodass Ihre Vertretung sich leicht zurechtfindet.

EXTRATIPP

Warum nicht mal kreativ sein? Legen Sie ein Erinnerungsbuch an oder schreiben Sie einen Brief an Ihr Baby, den Sie in eine Andenkenschachtel legen.

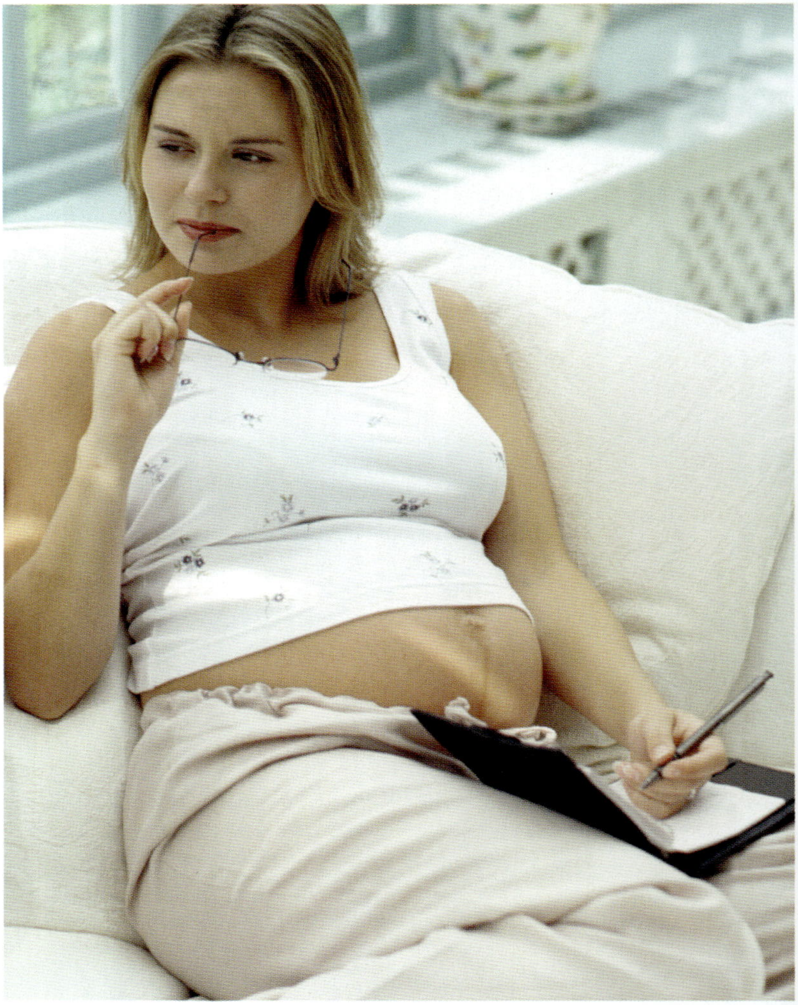

Notizbuch Schreiben Sie alles, was noch zu erledigen und zu regeln ist, in ein Notizbuch: die Finanzen, die Elternzeit, die Babykleidung und -ausstattung, der Geburtsplan, die Krankenhaustasche und so weiter. Versuchen Sie, jeden Tag ein paar Punkte abzuhaken.

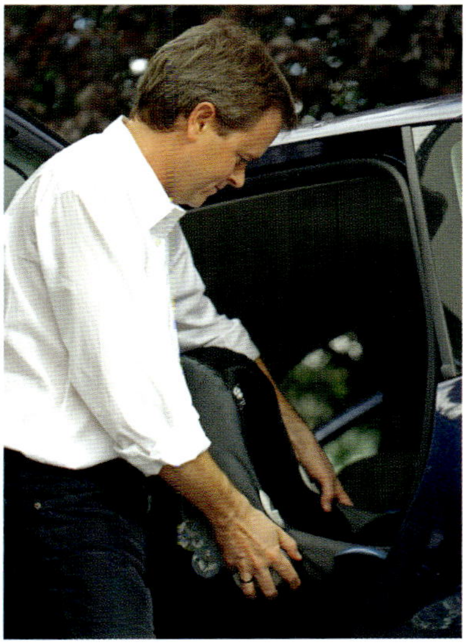

Das Nötigste kaufen Neugeborene brauchen noch nicht viel Ausstattung. Kaufen Sie Bettchen, Autositz und Kinderwagen und probieren Sie alle Dinge aus, damit Sie wissen, wie sie funktionieren.

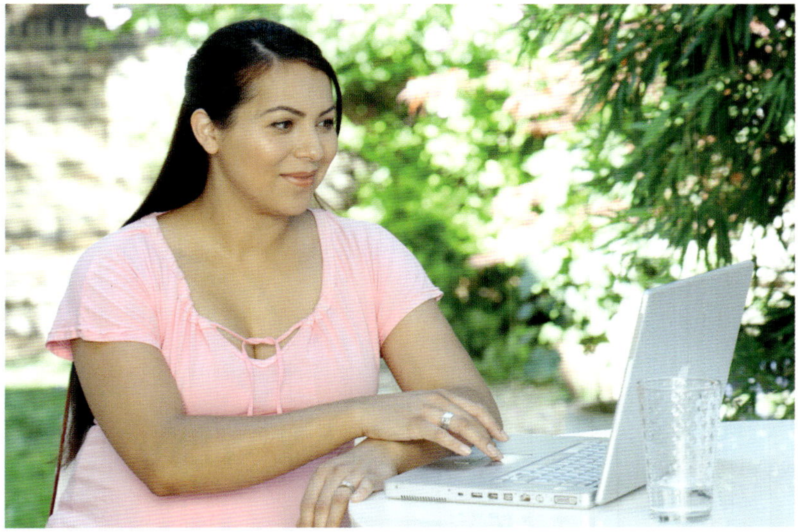

Einkaufen leicht gemacht Gehen Sie im Internet auf die Suche nach Babyartikeln wie Windeln, Stilleinlagen, Cremes und Puder, die Sie regelmäßig von einem Online-Shop beziehen können. Eventuell besteht in Ihrer Region auch die Möglichkeit, eine Lebensmittelbestellung übers Internet aufzugeben. Sie können sich eine Liste mit benötigten Dingen anlegen und speichern, sodass Sie sie bei Bedarf nur aufrufen müssen.

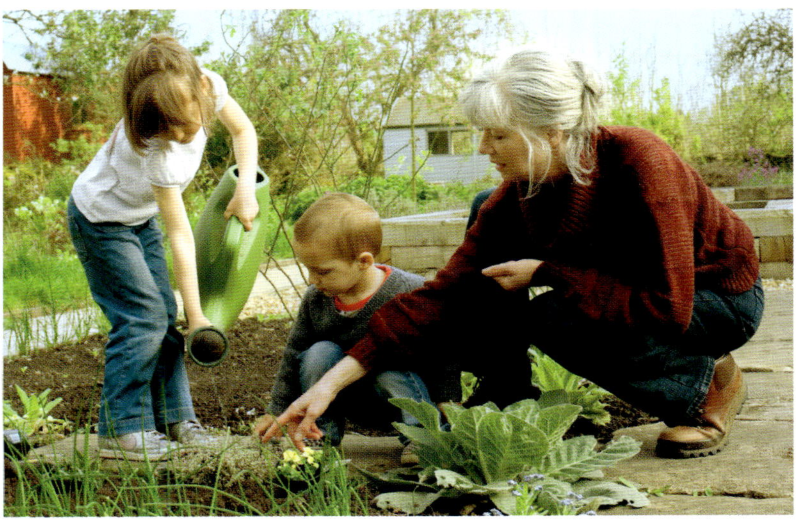

Die anderen Kinder versorgen Ein Neugeborenes kann für Ihre Kinder verwirrend sein, insbesondere, wenn Sie für einen oder mehrere Tage im Krankenhaus sind. Erklären Sie ihnen, was vor sich geht und wie alles ablaufen wird. Sie könnten Ihre Kinder probehalber auch schon mal den Großeltern oder guten Freunden anvertrauen, damit alle wissen, was auf sie zukommt.

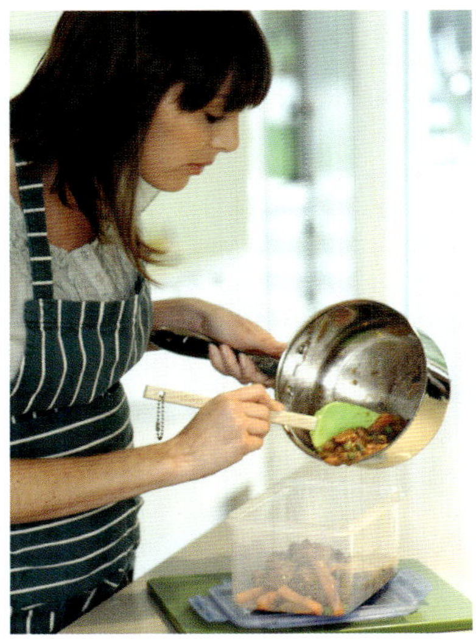

Auf Vorrat kochen ist in den Wochen vor der Geburt unerlässlich. Bereiten Sie von jeder Mahlzeit etwas mehr zu und frieren Sie die Reste ein. Sie werden froh sein, später darauf zurückgreifen zu können.

Die Krankenhaustasche

Babys kommen selten genau am errechneten Termin zur Welt, daher sollten Sie bereit sein, wenn Ihr Baby es ist. Auch wenn Sie eine Hausgeburt planen, sollte eine gepackte Tasche fürs Krankenhaus bereitstehen, falls die Dinge nicht nach Plan laufen.

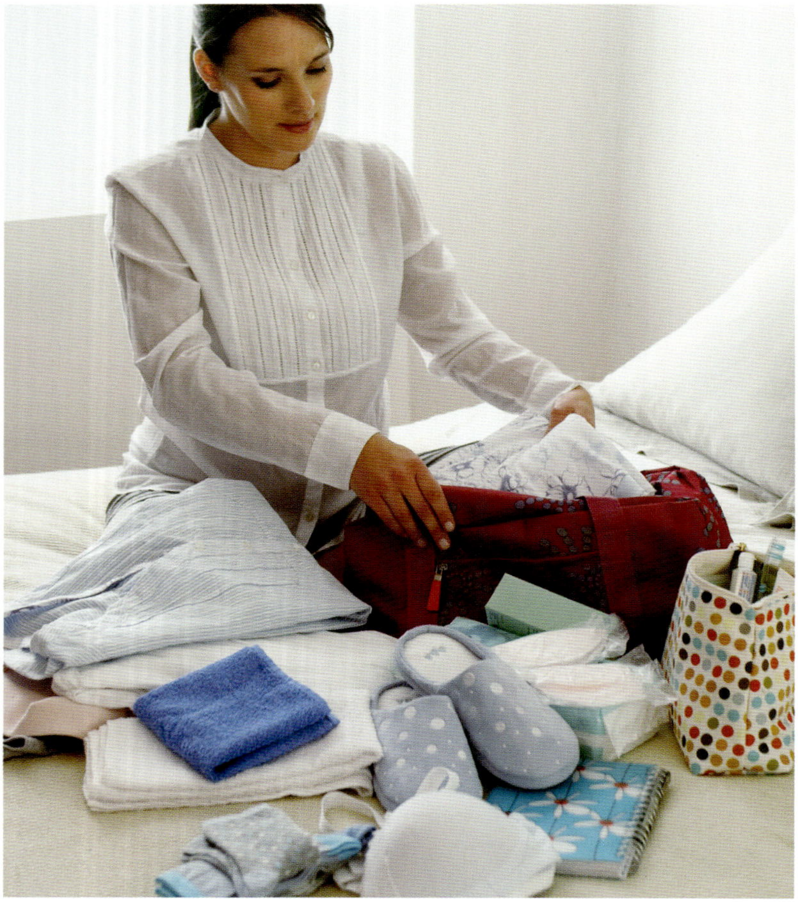

Auf alles vorbereitet Die Krankenhaustasche sollte alles enthalten, was Sie und Ihr Baby für ein paar Tage Aufenthalt in der Klinik benötigen, aber auch die Dinge, die Sie während der Wehen bei sich haben möchten. Packen Sie die Tasche wenn möglich zusammen mit Ihrem Partner, sodass er auch weiß, was Sie mitnehmen und warum.

Nicht vergessen!

Fragen Sie nach, was das Krankenhaus Ihnen empfiehlt mitzubringen. Sicher ist vieles dabei, was Sie selbst schon auf der Liste hatten. Hier einige Hinweise:

- ★ Von allem ein wenig mehr, für den Fall, dass Sie länger bleiben müssen.
- ★ Private Gegenstände, wie Kissen oder Handtücher, die Ihre Umgebung etwas persönlicher machen.
- ★ Alle Medikamente, die Sie regelmäßig einnehmen müssen. Falls Sie stillen wollen, fragen Sie vorher Ihren Arzt.
- ★ Schmerzmittel, wie homöopathische Mittel oder ein TENS-Gerät. Die transkutane elektrische Nervenstimulation (TENS) kann helfen, den Wehenschmerz besser zu bewältigen (s. S. 94).
- ★ Die gepackte Babytasche, inklusive Windeln und Babypflege (s. S. 74–75).
- ★ Dinge zur Entspannung: Bücher oder Zeitschriften.
- ★ Weite Kleidung für den Heimweg: Die alten engen Kleider werden Ihnen direkt nach der Geburt noch nicht passen.
- ★ Der Autositz fürs Baby. Erstaunlich viele Paare vergessen, dass sie Ihren Neuankömmling ja schließlich nach Hause transportieren müssen!

EXTRATIPP

Auch wenn meist noch viel Zeit bleibt, um ins Krankenhaus zu fahren, sollten Sie die Hebamme bzw. die Klinik informieren, sobald die Wehen einsetzen.

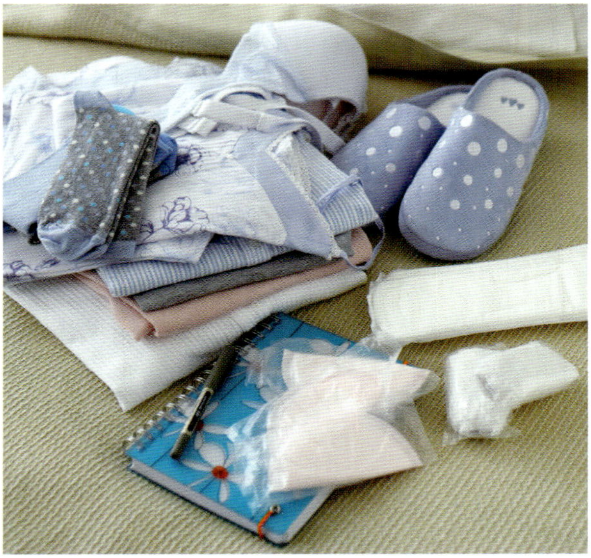

Dinge für die Geburt und danach Dazu zählen der Geburtsplan, ein Morgenmantel, Hausschuhe und Socken, ein Nachthemd oder weites T-Shirt für die Zeit der Wehen, ein Nachthemd oder Pyjama für danach, alte oder Einwegslips, Monatsbinden, ein Still-BH und ein paar Stilleinlagen.

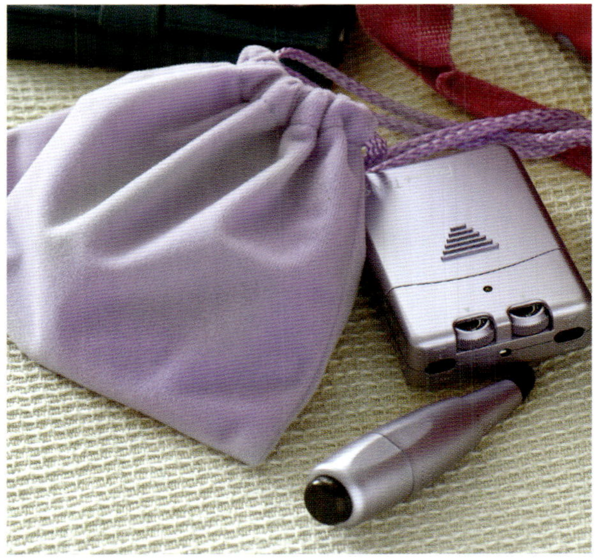

Handy, Geldbörse und TENS-Gerät Vergessen Sie die Kleinigkeiten nicht. Die Geburt wird eine Zeitlang dauern und eventuell müssen Sie länger als vorgesehen in der Klinik bleiben. Mittel zur Schmerzlinderung, etwas Geld, ein Handy sind nützliche Dinge, egal, welche Art von Geburt Sie geplant haben.

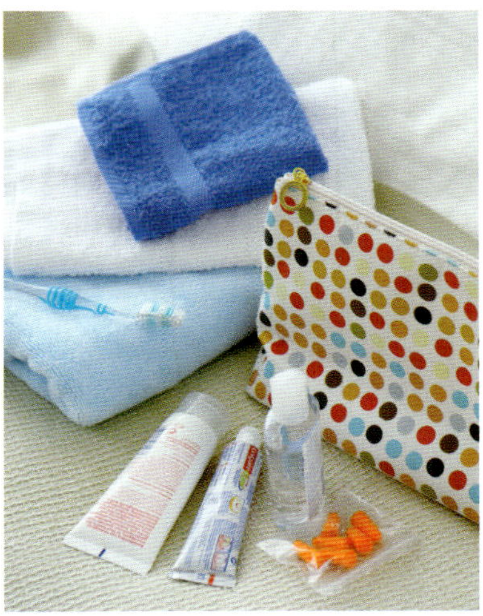

Toilettenartikel Denken Sie an Zahnbürste, Zahnpasta, Waschlappen und Handtuch. Seife, Shampoo und Duschgel erfrischen Sie nach der Geburt. Auch ein paar Ohrstöpsel können hilfreich sein.

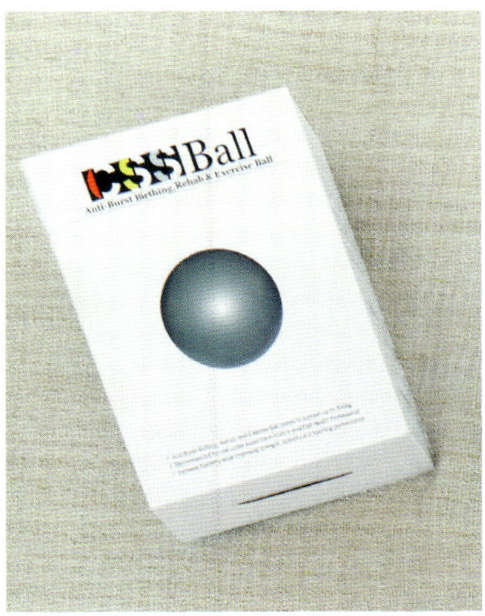

Für mehr Komfort bei den Wehen können Sie einen Geburtsball mitnehmen, falls es in der Klinik keinen gibt.

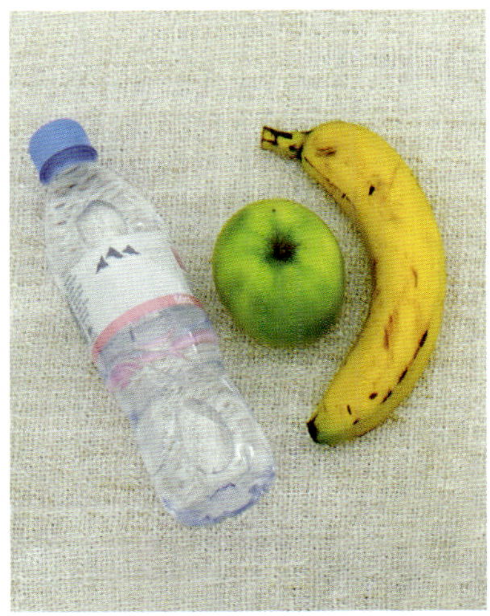

Kleine Snacks und Wasser in Flaschen stärken Sie während der Wehen.

Die Tasche fürs Baby

Sie werden sich wundern, was Ihr Baby alles braucht, sobald es auf der Welt ist. Fragen Sie Ihre Hebamme oder Ihren Arzt, wie schwer es bei der Geburt ungefähr sein wird, sodass Sie seine Erstausstattung in der richtigen Größe kaufen können.

EXTRATIPP
Fragen Sie in der Klinik nach, was dort für das Neugeborene bereitgestellt wird. Meist wird es mit Wäsche, Kleidung und Windeln versorgt.

Nützliche Tipps

★ **Ein Erstausstattungs-Set** beinhaltet alle grundlegenden Kleidungsstücke, die das Baby braucht, außerdem Windeln, Pflegeartikel und Decken. Damit kommt Ihr Baby prima durch die ersten Tage.

★ **Einwegartikel** Besonders praktisch sind in den ersten Tagen Windeln, Lätzchen oder auch Unterlagen zum Wegwerfen. Sie erfüllen ihren Zweck mit einem Minimum an Aufwand und sie ersparen Ihnen einen Berg Wäsche.

★ **Naturfasern** Wählen Sie Kleidung aus Naturfasern, wie etwa Baumwolle, die in der Waschmaschine gewaschen werden kann, denn sie ist atmungsaktiv und sanft zur Babyhaut.

★ **Eine Erstausstattung ganz in Weiß** mag langweilig klingen, kann jedoch leicht und oft mit natürlichen Produkten gereinigt und von Flecken befreit werden.

★ **Produkte zur Babypflege** sollten immer speziell für Babys sein und wenn möglich parfümfrei. Verwenden Sie sie sparsam, Babyhaut ist sehr empfindlich.

★ **Neue Sachen waschen.** Neu gekaufte Babykleidung (und Handtücher) sollten vor dem ersten Tragen gewaschen werden. Sie sind dann weicher und frei von Chemikalien, die die Haut reizen können.

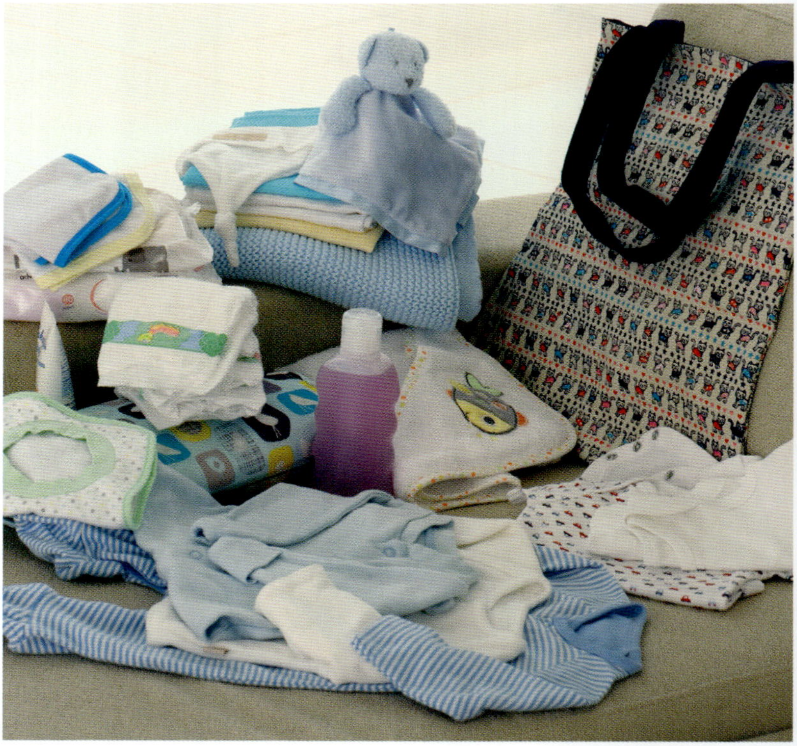

Erstausstattung Ihr Baby braucht in den ersten Lebenstagen 3–4 einteilige Schlafanzüge, 4–6 Bodys, 4–6 Oberteile (Langarmshirts), 4 Strampler, 2–3 Paar Söckchen, 1 weiches Stubenhäubchen, 1 Jäckchen, 1 Mütze, eine faltbare Wickelunterlage, Windeln, Babypflegeartikel, ein Badehandtuch mit Kapuze, Waschlappen sowie eine weiche Decke zum Einwickeln. Ein weiches »Schmusetier« kann später zum vertrauten und beruhigenden Freund werden.

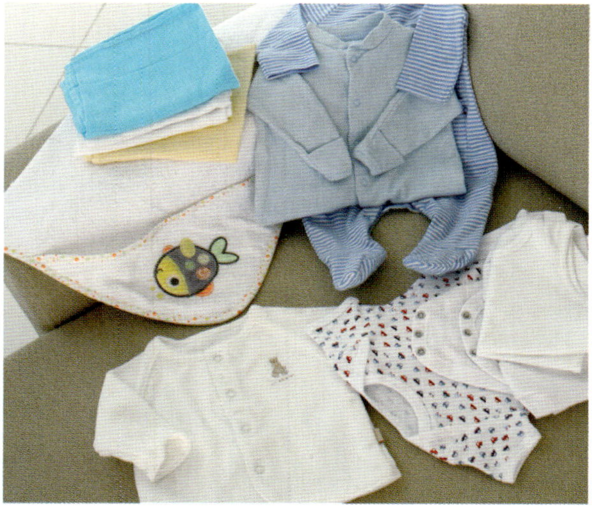

Ausstattung für die Klinik Für gewöhnlich hält die Klinik alles bereit, was das Baby für seine ersten Lebenstage braucht. Sie müssen daher nicht viel selbst mitbringen. Strampler und Bodys mit Druckknöpfen sind bequem zu tragen und zu wechseln. Ein Jäckchen und ein Mützchen sollten dabei sein, falls es mal kühl wird. Mulltücher und Lätzchen schützen Babys Kleidung (und auch Ihre!) vor Milch und allen anderen Flecken.

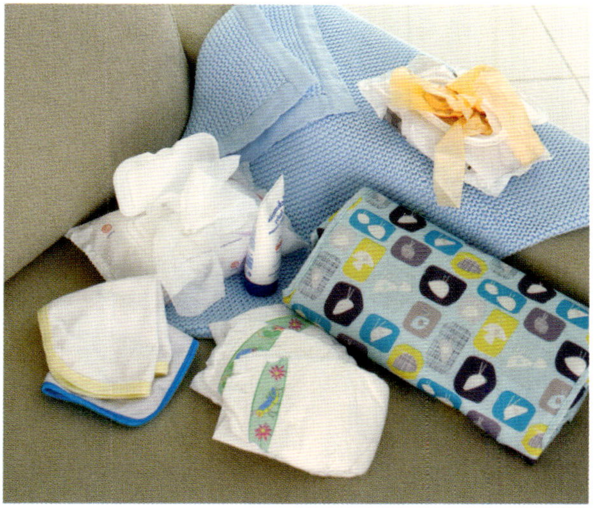

Windelwechsel Hier liegt alles bereit, was Sie zum mobilen Windelwechseln benötigen: Windeln, eine faltbare Unterlage, parfümfreie Reinigungstücher, eine gute Creme und eventuell Plastiktüten zum Entsorgen der benutzten Windeln. Die Windelgröße für Neugeborene passt zwar meistens, trotzdem sollten Sie vor der Geburt die Hebamme nach dem zu erwartenden Gewicht des Babys fragen.

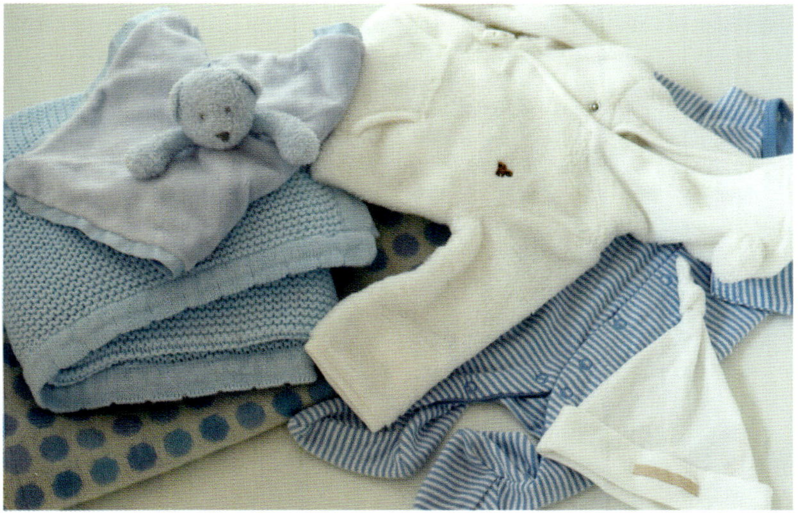

Der Weg nach Hause Für den Transport nach Hause werden eine leichte Decke, das neue »Schmusetier« und natürlich der Autositz benötigt. In den ersten Wochen sollten Babys im Freien immer eine Mütze tragen, sonst kühlen sie schnell aus. Achten Sie aber darauf, dass es dem Baby im Auto nicht zu warm wird.

Gut vobereitet

Packen Sie etwas mehr ein, als Sie brauchen. Bei Komplikationen müssen Sie vielleicht länger in der Klinik bleiben, als Sie dachten.

Kleine Malheurs Der Umgang mit Babys ist keine saubere Angelegenheit. Aus- und überlaufende Windeln und das Aufstoßen von Milch sind vor allem in den ersten Wochen an der Tagesordnung. Der Verbrauch von Wegwerfwindeln und Reinigungstüchern ist enorm. Wählen Sie daher für sich und das Baby bequeme, leicht zu reinigende Kleidung. Niemand erwartet jetzt von Ihnen, dass Sie aussehen, wie aus dem Ei gepellt.

Bald kommt das Baby

Sie sollten jetzt alles im Haus vorbereiten und die Lebensmittelvorräte aufstocken. Nach der Geburt des Babys werden Sie einige Wochen lang nicht viel Zeit für diese Dinge haben.

EXTRATIPP

Falls Sie noch keinen Namen fürs Baby wissen, hängen Sie Ihre Favoritenliste dort auf, wo Sie sich häufig aufhalten. Einer wird Ihnen als der Richtige ins Auge springen.

Babysicher

Nach der Geburt wird es nur wenige Monate dauern, bis das Baby mobil wird. Es ist also Zeit für folgende Maßnahmen:

★ **Heiße Getränke** sollten nur noch in der Küche eingenommen werden. Auch kleine Spritzer verbrühen das Baby.

★ **Ein weicher Teppich** unter dem Wickeltisch mildert Stürze ab.

★ **Stolperfallen beseitigen,** denn ein Sturz mit dem Baby auf dem Arm kann böse enden.

★ **Schnüre, Kabel** und alles, woran das Baby sich strangulieren könnte, aus der Nähe des Babybetts entfernen.

★ **Ein Feuer- oder Rauchmelder** hat schon vielen Personen das Leben gerettet.

★ **Kleine oder scharfe Gegenstände** gehören nicht in Reichweite des Babys.

★ **Medikamente,** Alkohol, Putz- und Waschmittel in einem kindersicheren Schrank wegschließen.

★ **Regale** und Schubladenschränke an der Wand festdübeln. Viele Babys fangen schon früh an zu klettern.

★ **Türgitter** oben und unten an den Treppen anbringen.

★ **Auf Händen und Knien** durch die Wohnlung kriechen und Gefahren aus der Perspektive des Babys erkennen.

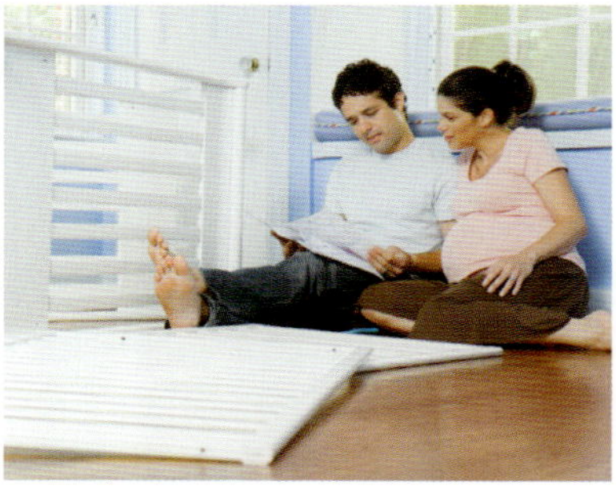

Das Bettchen aufstellen Egal, ob Sie ein Bett, eine Wiege oder einen Stubenwagen für Ihr Baby haben, Sie sollten den Schlafplatz vorbereiten und noch vor der Geburt mit Matratze und Bettzeug ausgestattet haben.

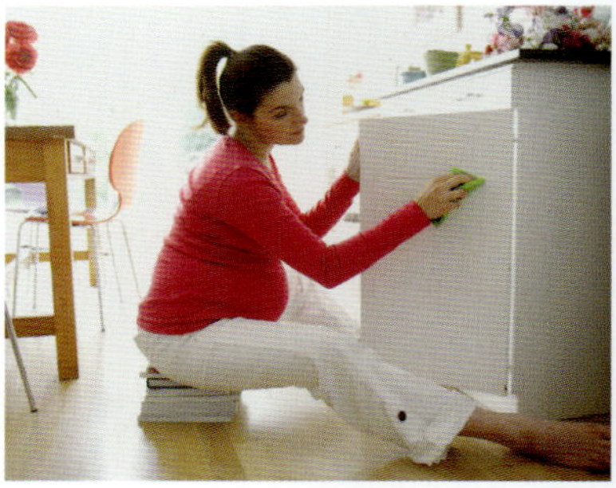

Putzen Viele Frauen haben kurz vor der Geburt den Drang, alles zu säubern und zu putzen. Man nennt dies den »Nesttrieb«. So ist das Heim für das Baby hygienischer und Sie fühlen sich entspannter.

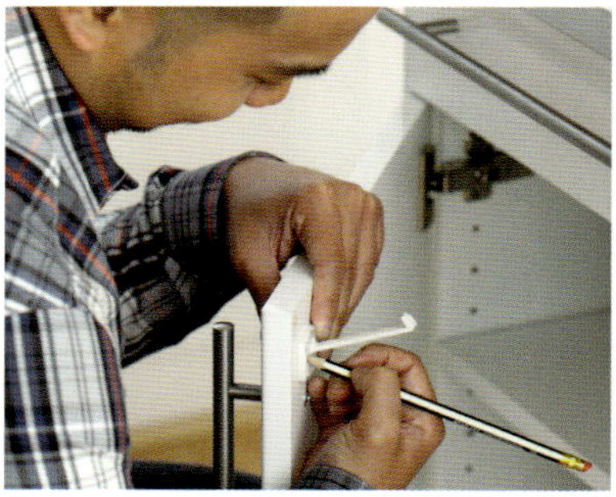

Sicherheit Machen Sie alles in Ihrem Haus babysicher. Kaum vorstellbar, aber schon bald wird Ihr Baby mobil sein und das Haus birgt eine Menge potentieller Gefahren und Verletzungsmöglichkeiten.

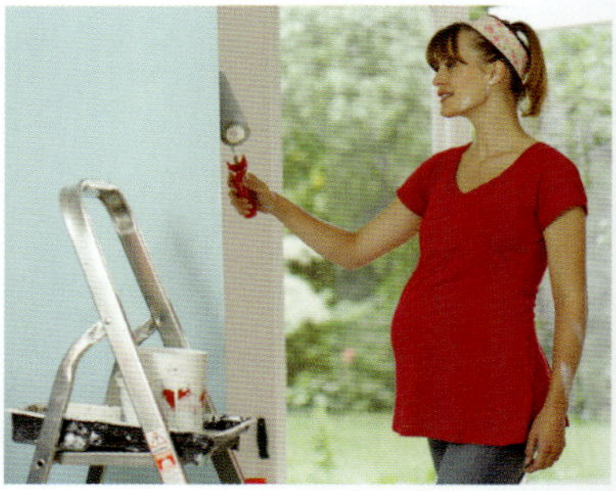

Dekorieren Benutzen Sie zum Streichen der Wände umweltfreundliche Farben ohne organische Lösungsmittel (VOC), die nachweislich eine Reihe von Gesundheitsschäden verursachen können.

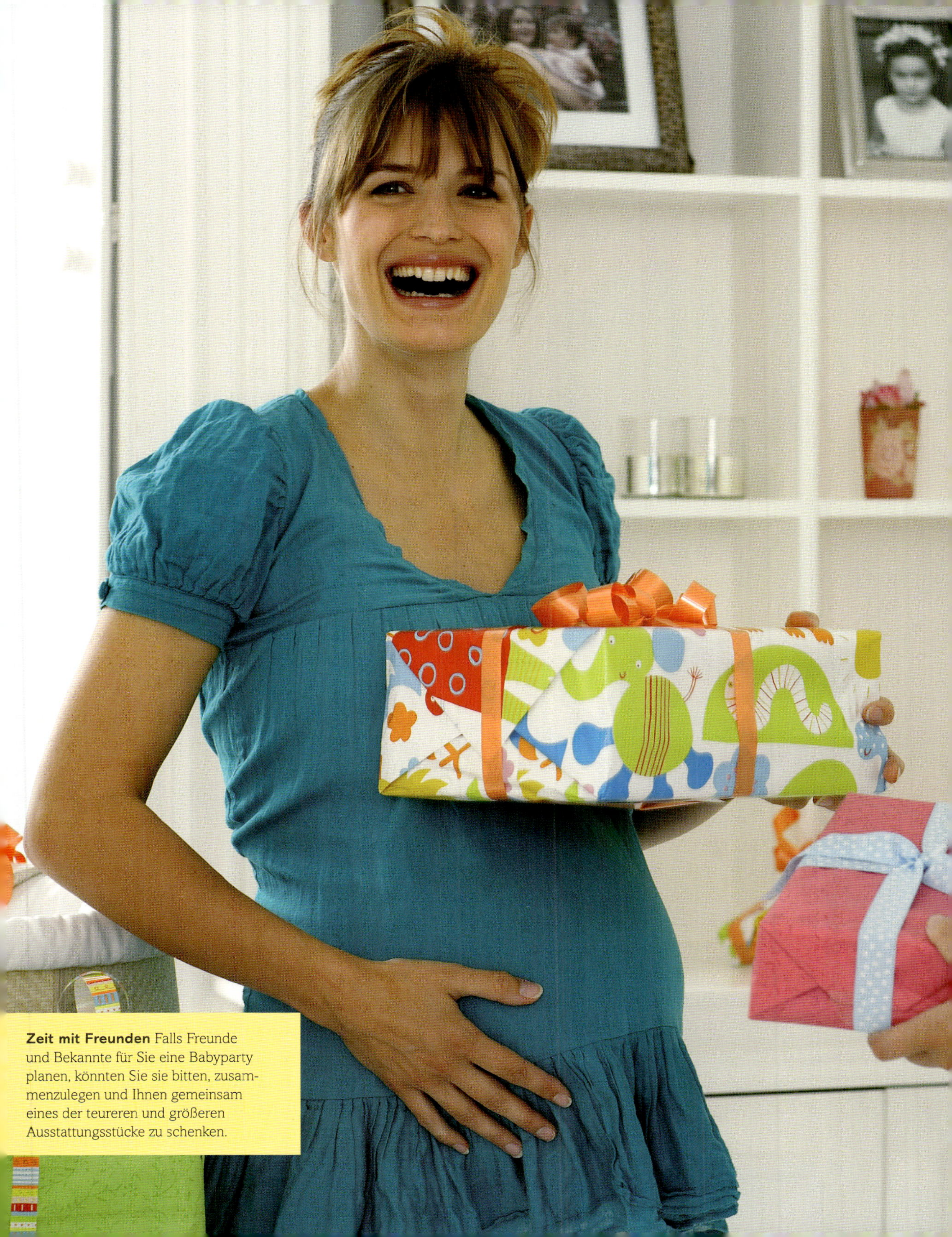

Zeit mit Freunden Falls Freunde und Bekannte für Sie eine Babyparty planen, könnten Sie sie bitten, zusammenzulegen und Ihnen gemeinsam eines der teureren und größeren Ausstattungsstücke zu schenken.

Was das Baby braucht

Es kann eine Zeit lang dauern, bis man alles zusammen hat, was das Baby in den ersten Wochen und Monaten braucht. Mit »vererbter« oder Second-Hand-Kleidung kann man viel Geld sparen, denn das Baby wächst sehr schnell.

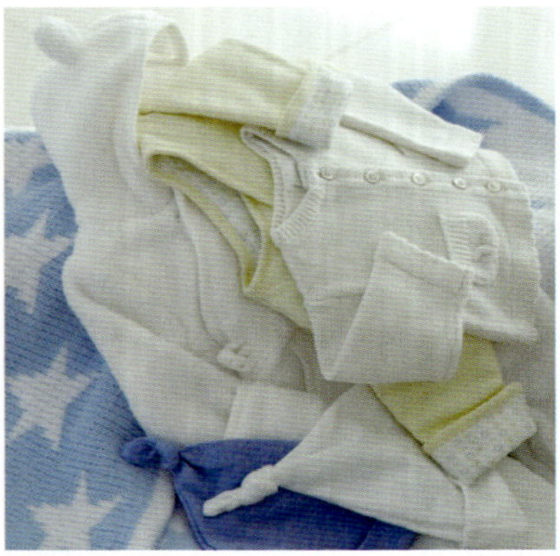

Warme Kleidung Je nach Jahreszeit und Klima braucht Ihr Baby etwas zum Überziehen, wenn Sie mit ihm nach draußen gehen. Ein leichtes, nicht zu warmes Mützchen ist in den ersten Tagen unerlässlich.

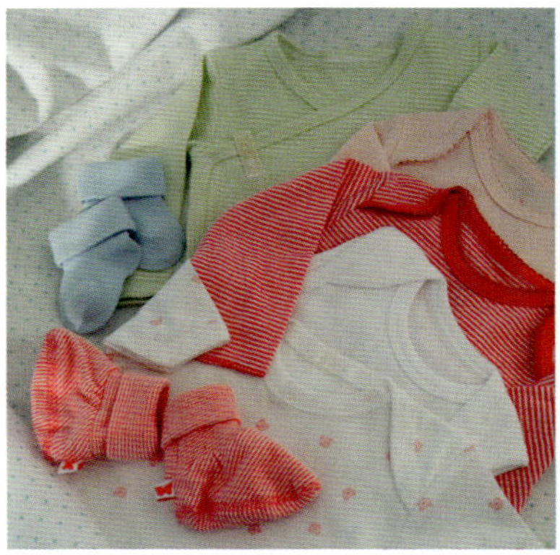

Bodys Kaufen Sie mindestens sechs Bodys aus Baumwolle mit Druckknöpfen im Schritt. Socken und ein paar dünne Fäustlinge, damit es sich nicht kratzen kann, sind ebenfalls sehr nützlich.

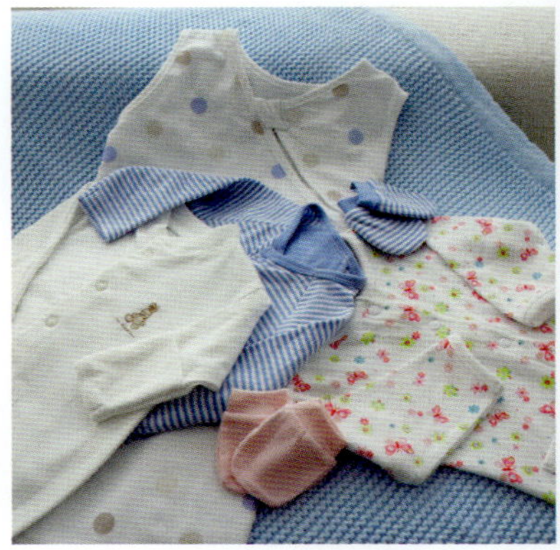

Strampler und Schlafanzüge sollten ebenfalls aus Naturfasern sein, damit es dem Baby nicht zu warm wird. Ein Schlafsack verhindert, dass das Baby sich nachts aufdeckt.

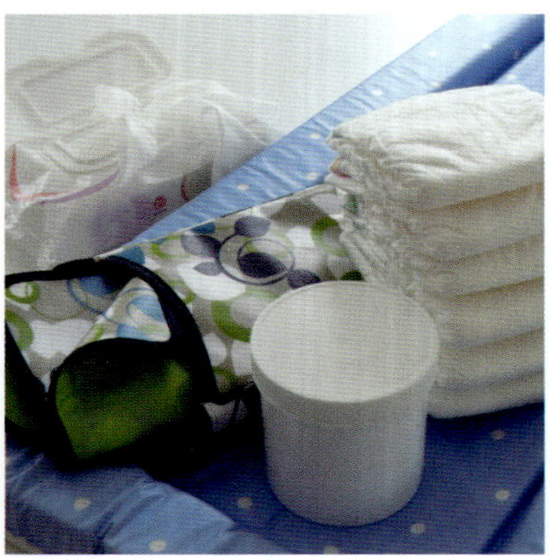

Wickelstation. Sie brauchen eine Wickelunterlage, Reinigungstücher für Babys oder eine Schüssel für warmes Wasser, etwas Watte oder einen Waschlappen (s. S. 161), Windelcreme und jede Menge Windeln.

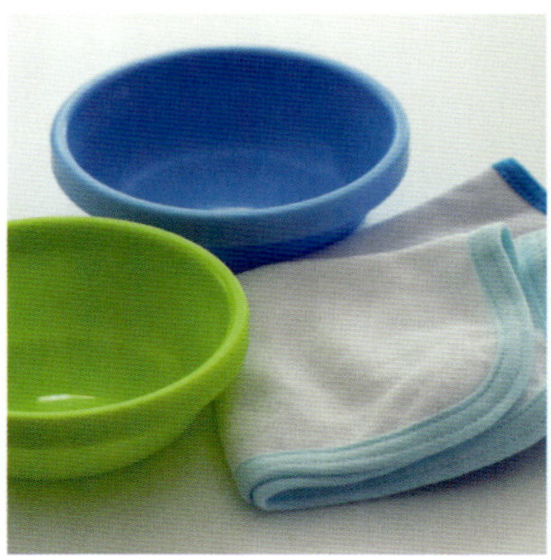

Tägliche Wäsche Sie brauchen zwei Plastikschüsseln und zwei dünne, kochbare Waschlappen. Eine Schüssel und ein Waschlappen ist nur für das Gesicht, die anderen sind nur für den Körper.

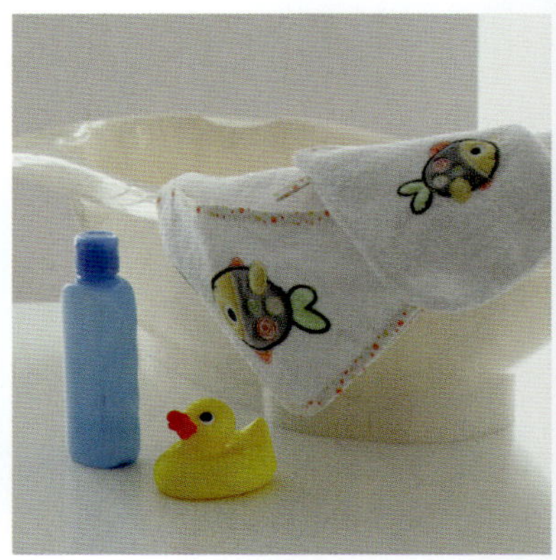

Badezeit Die Babywanne sollte stabil und leicht zu tragen sein. Außerdem brauchen Sie ein Thermometer (s. S. 160–161), mildes Babyshampoo oder -badezusatz sowie ein Kapuzenhandtuch.

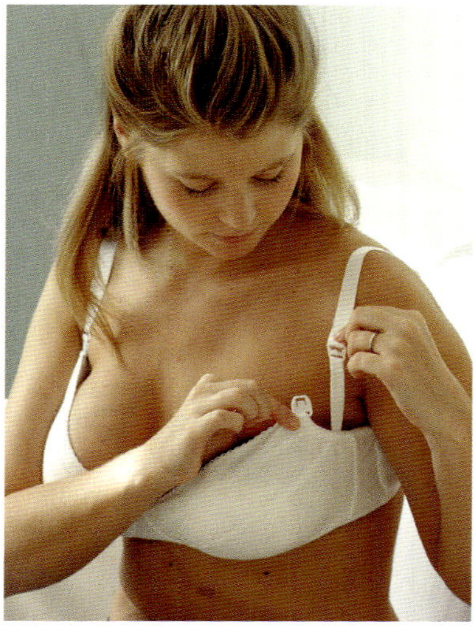

Still-BHs Kaufen Sie sich mindestens drei bequeme Still-BHs, die sich leicht (vorzugsweise mit einer Hand) öffnen lassen. Sie brauchen sie, sobald das Baby auf der Welt ist.

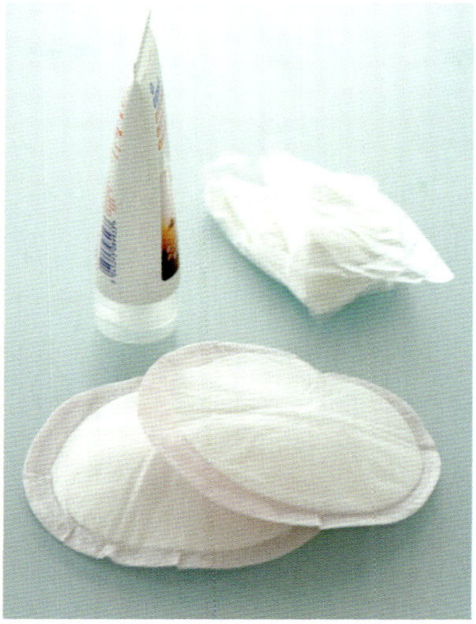

Stillen Wenn Sie Ihr Baby stillen, können Stilleinlagen unschöne Flecken auf der Kleidung verhindern. Außerdem werden Sie vermutlich eine Pflegecreme mit Lanolin oder Kamille für die Brustwarzen benötigen.

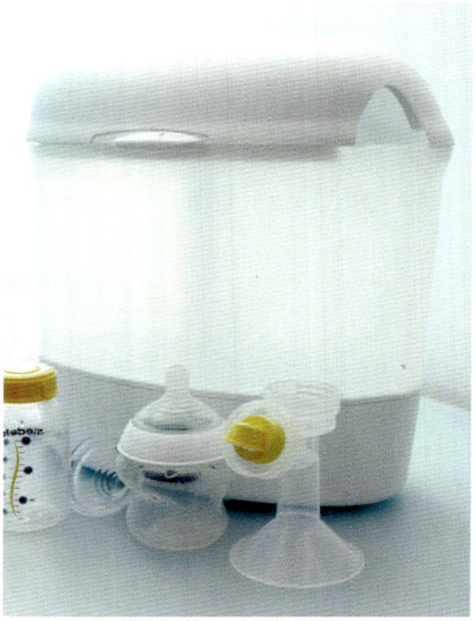

Fläschchen Für die Fläschchenfütterung benötigen Sie Flaschen, Sauger, ein Sterilisiergerät und eine Flaschenbürste. Wenn Sie Muttermilch abpumpen möchten, brauchen Sie dafür eine Milchpumpe.

Windeln

Sie können zwischen Stoffwindeln und Wegwerfwindeln wählen. Beide haben ihre Vor- und Nachteile. Ihr Baby wird täglich zwischen sechs und zehn Windeln benötigen. Kaufen Sie jedoch nicht zu viele von einer Größe, da Neugeborene sehr schnell wachsen.

Welche Windeln? Wegwerfwindeln sind am bequemsten, doch auch wiederverwendbare Windeln kommen wieder in Mode. Ein guter Kompromiss wäre, Stoffwindeln am Tag und die etwas saugfähigeren Wegwerfwindeln in der Nacht zu verwenden.

Stoffwindeln:
★ Sicherheitsnadeln sind nicht mehr nötig, die moderne Version hat Klettverschlüsse und ist leicht zu waschen.
Vorteile
★ Das Baby trägt weiche Naturfasern auf der Haut.
★ Abgesehen von den Anschaffungskosten sind sie auf Dauer preisgünstiger.
★ Stoffwindeln verursachen weniger Müll und der Materialbedarf bei der Herstellung ist geringer.
Nachteile
★ Das Waschen produziert Abwasser und benötigt Waschmittel.
★ Waschen ist zeitintensiv (es gibt jedoch auch professionelle Reinigungsdienste, die das übernehmen).
★ Sie müssen öfter gewechselt werden, da sie nicht so saugfähig sind.
★ Es kann dauern, bis sie getrocknet sind (sofern Sie keinen Trockner besitzen).
★ Sie benötigen Zubehör, wie Überhosen aus Plastik oder Wolle.
★ Sie müssen schmutzige Windeln von unterwegs mit nach Hause nehmen.

Wegwerfwindeln:
Viele sind heute biologisch abbaubar, aus Naturprodukten und schadstofffrei. Lesen Sie sorgfältig das Kleingedruckte!
Vorteile
★ Sie sind bequem in der Anwendung und ohne Zubehör zu benutzen.
★ Weil sie saugstark sind, müssen sie nicht so oft gewechselt werden und verursachen seltener Windeldermatitis.
★ Sie passen besser, laufen seltener aus.
Nachteile
★ Sie sind teurer.
★ Sie verursachen mehr Müll.
★ Sie müssen korrekt entsorgt werden.
★ Manche Wegwerfwindeln enthalten chemische Schadstoffe.

Das Babyzimmer

Es macht Spaß, das Zimmer für Ihr Baby zu planen, zu dekorieren und Möbel dafür zu kaufen, doch es gibt einiges dabei zu beachten. Sicherheit hat immer Vorrang! Denken Sie auch daran, dass Babys sehr schnell wachsen und manche Dinge für ein Babyzimmer nicht geeignet sind.

Grundausstattung

- ★ Babybett, Wiege, Tragetasche oder Stubenwagen.
- ★ Wickeltisch (mit Rand, der das Baby vor dem Herunterfallen schützt).
- ★ Wickelunterlage – möglichst leicht zu reinigen.
- ★ Babyphon.
- ★ Pflegeartikel (s. S. 78).
- ★ Windeln (s. S. 78–79).
- ★ Ausstattung zum Wickeln, Waschen und Kleidung wechseln. (s. S. 78).
- ★ Mobile über dem Babybett.
- ★ Weicher Teppich aus Naturfasern zum Spielen und für das Üben der Bauchlage (Kleben Sie ihn fest, damit Sie nicht darüber stolpern).
- ★ Schaukelstuhl und/oder bequemer Sessel zum Stillen oder für die Nachtwache.
- ★ Nachtlicht.
- ★ Nicht zu helle, dimmbare Lampe.

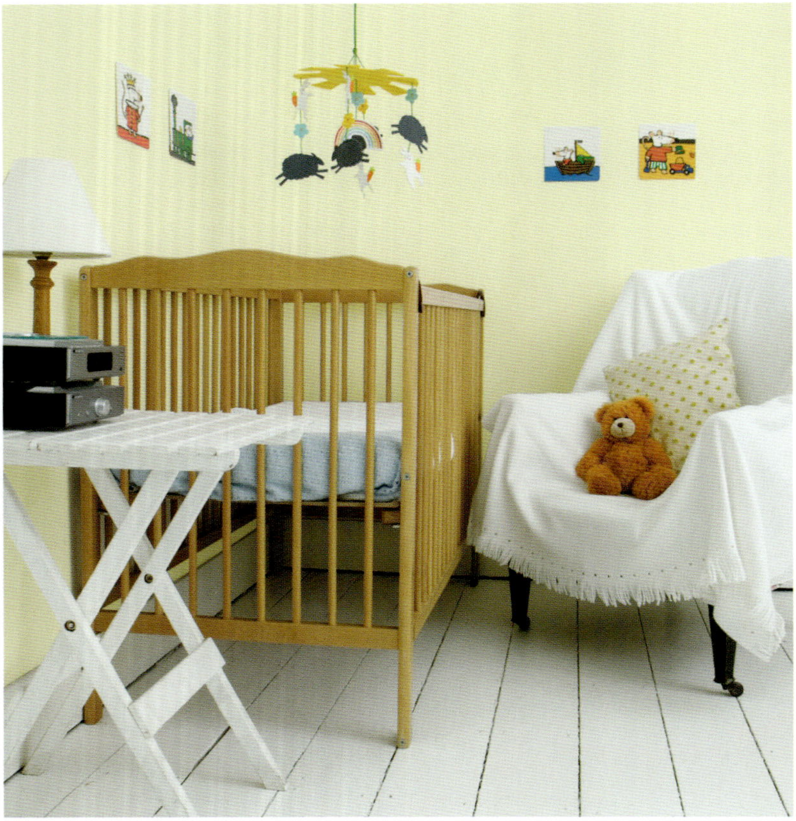

Babybett Kaufen Sie eines, dessen Lattenrost in der Höhe verstellbar ist und bei dem man das Gitter seitlich herunterlassen kann. So belastet das Herausheben des Babys Ihren Rücken nicht so stark. Auch wenn das Bett »secondhand« ist, sollte die Matratze unbedingt neu gekauft werden, mit Naturfasern gefüllt sein und keine schädlichen feuerhemmenden PBDE-Stoffe (polybromierte Diphenylether) enthalten.

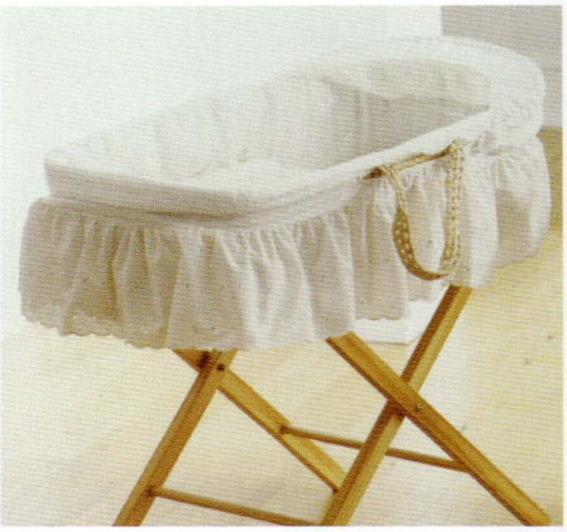

Körbchen Viele Neugeborene fühlen sich in kleineren Bettchen, etwa Tragetasche, Wiege oder Stubenwagen, wohler. Sie werden jedoch schnell herauswachsen, also geben Sie kein Vermögen dafür aus.

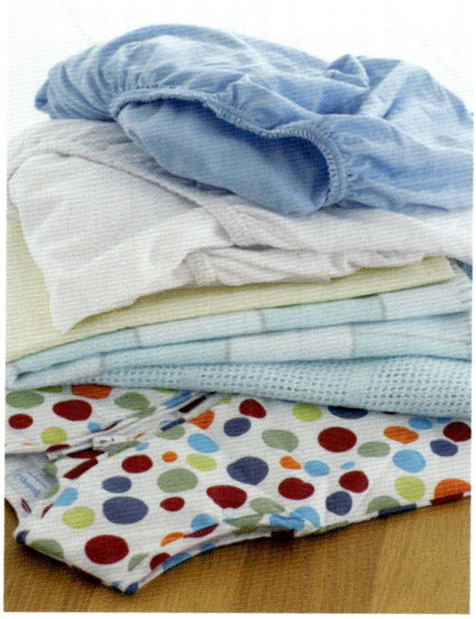

Bettwäsche Sie brauchen einen Schonbezug für die Matratze, Spannbetttücher und einen Babyschlafsack oder Betttücher und mehrere leichte Decken.

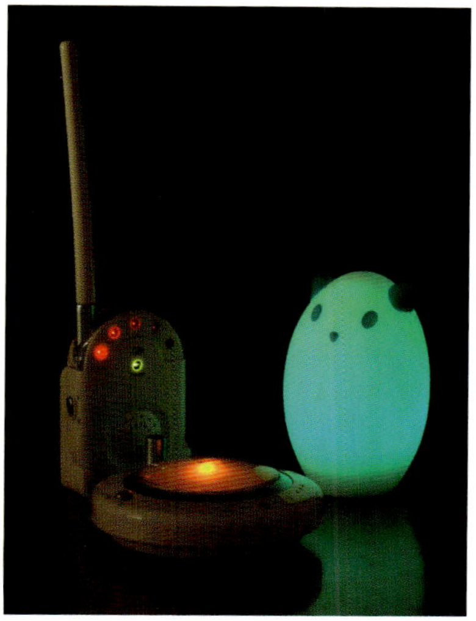

Babyphon Ein nützliches Gerät, wenn das Baby ein eigenes Zimmer bekommt. Bis sechs Monate sollte es jedoch unbedingt bei Ihnen schlafen dürfen.

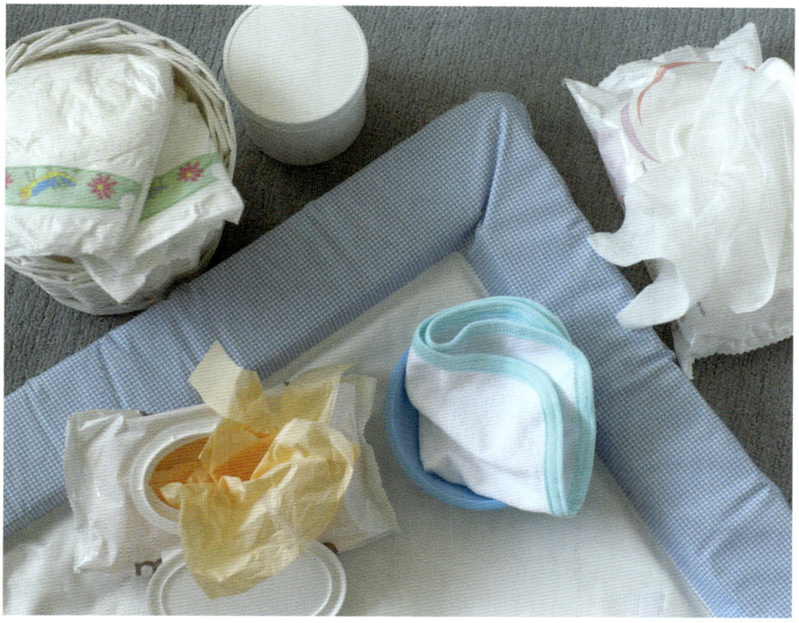

Wickelstation Ein Wickeltisch ist nicht unbedingt nötig. Sie können Ihre Wickelunterlage auch auf den Fußboden legen. Richten Sie im Haus ein oder zwei Stationen für schnellen Windelwechsel mit Windeln, Windeltüten, Reinigungstüchern und Windelcreme ein.

Ein gesundes und sicheres Babyzimmer

Die Dekoration ist nicht das Wichtigste im Babyzimmer. Sie müssen eine sichere und gesunde Umgebung schaffen, in der das Baby wachsen und gedeihen kann.

★ Federbetten sind zu warm und es besteht Erstickungsgefahr. Mehrere Baumwolldecken oder ein Schlafsack sorgen für die richtige Temperatur.
★ Teppichböden beherbergen Staubmilben und Schmutz und sondern Schadstoffe ab. Am besten eignet sich ein Hartholzfußboden mit einem Teppich aus Naturfasern, den Sie zweimal die Woche saugen sollten.
★ Kaufen Sie, wenn möglich, nur schadstofffreie Vollholzmöbel. Furniere oder Spanplatten können schädliche Gase wie Formaldehyd absondern.
★ Die Bettwäsche sollte aus Baumwolle bestehen und kein feuerhemmendes PBDE enthalten (siehe links).
★ In Babys Reichweite dürfen sich keine Schnüre, Kabel, Steckdosen oder andere Dinge befinden, von denen Erstickungs- oder Stranguliergefahr ausgeht.
★ Legen Sie keine dicken Kissen oder Bettdecken und keine elektrischen Geräte in das Babybett.
★ Die Matratze muss genau ins Bett passen, damit das Baby nicht zwischen sie und den Rahmen rutscht.
★ Der Abstand der Gitterstäbe sollte bei 4,5–6 cm liegen.
★ Ziehen Sie alle Schrauben am Babybett fest an, sodass es nicht zusammenbricht und das Baby sich nicht daran kratzen kann.

Mit dem Baby unterwegs

Schnell kommt der Tag, an dem Sie mit Ihrem Baby ausfahren möchten. Informieren Sie sich schon vorher über alle Optionen. Gute Kinderwagen, Tragehilfen und Buggys sind teuer, doch die Anschaffung lohnt sich.

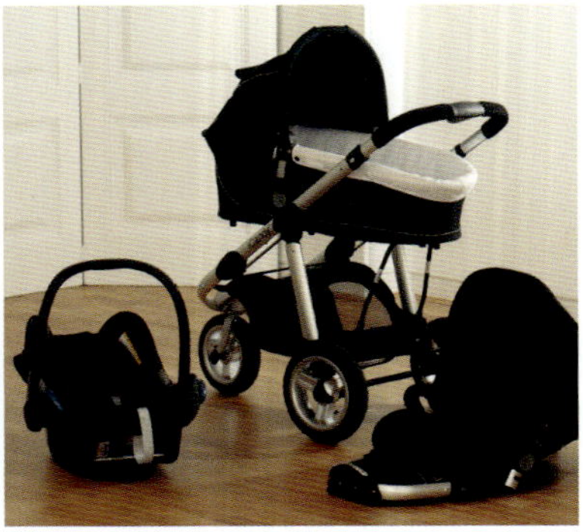

Kombi-System Es besteht aus einem Untergestell, auf das verschiedene Aufsätze von der Tragetasche bis zur Autoschale montiert werden können. Ein Kombikinderwagen kann billiger sein, als alle Teile einzeln zu kaufen.

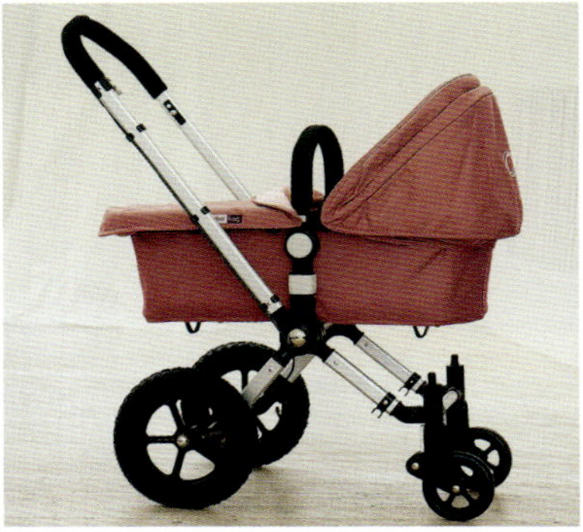

Kinderwagen Er ist nicht unerlässlich, kann aber für das Baby bequemer sein. Außerdem eignet er sich auch für kleine Schläfchen im Haus. Häufig lässt sich das Oberteil abnehmen und als Tragetasche verwenden.

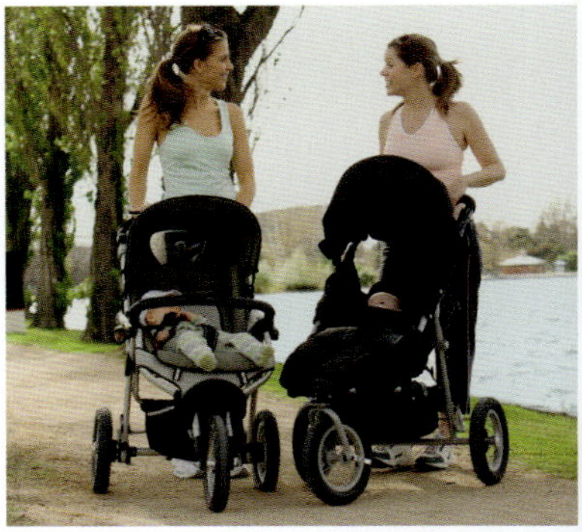

Sportwagen Viele aktive Mütter schätzen einen Sportwagen, mit dem sie joggen oder walken können. Er muss wegen der oft holperigen Strecken sehr gut gefedert sein und über hohe Haltegriffe verfügen, um Rückenschmerzen vorzubeugen.

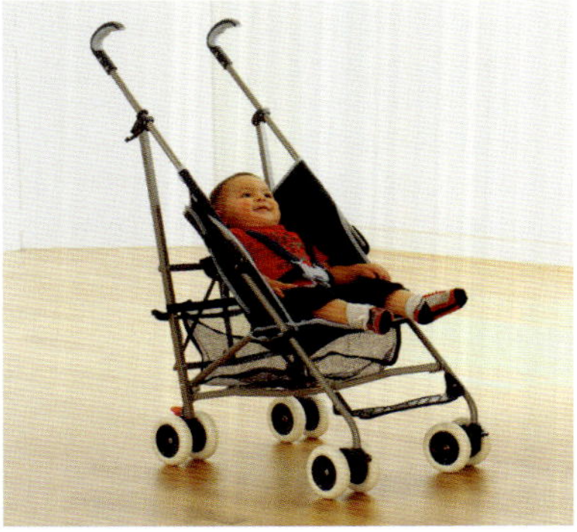

Buggy Er ist zwar praktisch, aber erst für Babys ab frühestens sechs Monaten geeignet, weil er nur sehr wenig Halt bietet. Die Liegefläche sollte sich so weit nach hinten klappen lassen, dass das Baby völlig flach liegen kann.

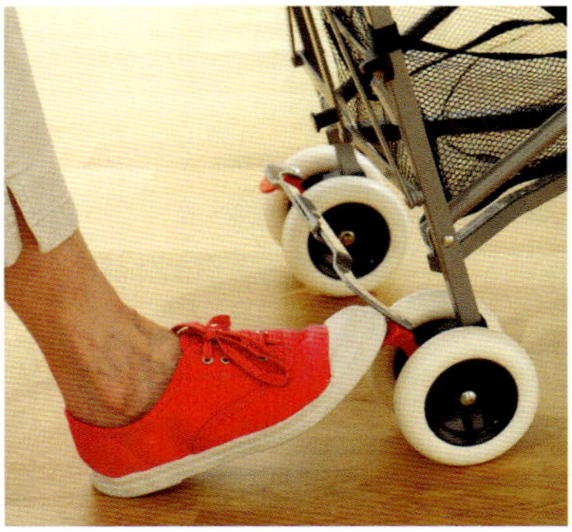

Die Bremse ist ein wichtiges Bestandteil und Sie sollten genau wissen, wie sie funktioniert. Gewöhnen Sie sich an, auch bei kurzem Halt die Bremse zu bedienen, weil schon die kleinste Neigung dazu führen kann, dass der Buggy davonrollt.

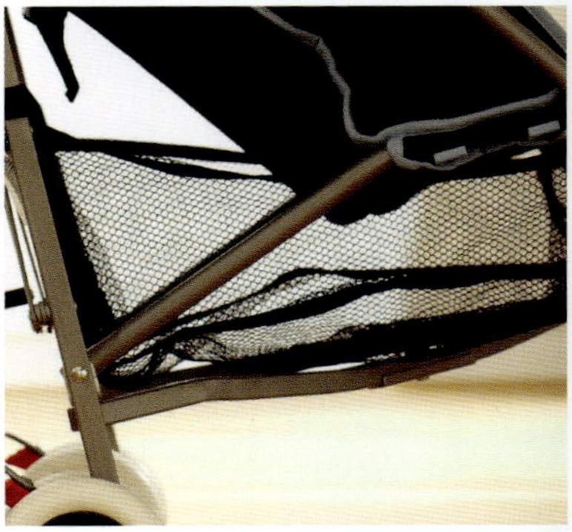

Stauraum Wählen Sie einen Kinderwagen mit ausreichend eingebautem Stauraum für Wickelsachen, Spielzeug und natürlich Ihre Einkäufe. Bedenken Sie, dass schwere Taschen an den Haltegriffen den Kinderwagen zum Kippen bringen können.

Die Sicherheit von Tragehilfen und Kinderwagen

Tragehilfen und Kinderwagen müssen nach dem Gesetz strengen Sicherheitsvorschriften genügen. Sie gehören für alle frisch gebackenen Eltern zur Grundausstattung und sind absolut sicher, wenn Sie ein paar einfache Richtlinien beachten, die hier aufgeführt sind:

Die Sicherheit von Tragehilfen Achten Sie stets darauf, dass das Gesicht Ihres Babys immer sichtbar ist. Wenn Sie Ihr Baby in einem Tragetuch stillen, wechseln Sie danach seine Position, sodass es mit dem Gesicht nach oben schaut und dieses weder vom Tuch noch von Ihrem Körper verdeckt wird. Sehen Sie häufig nach Ihrem Baby, wenn es in einem Tragetuch liegt. Tragehilfen müssen vom TÜV nach der europäischen Norm 13209-2:2005 geprüft worden sein und das GS-Siegel für geprüfte Sicherheit tragen. Achten Sie beim Kauf auf die entsprechenden Gütesiegel und Etiketten.

Gute Passform Die Tragehilfe sollte gut passen und Rücken und Nacken des Babys angemessen stützen. Ist sie zu groß, kann das Baby herausfallen. Ist sie zu klein, kann sich das Baby darin überhitzen oder sogar ersticken.

Die Sicherheit von Kinderwagen Alle Kinderwagen müssen mit der europäischen Normnummer 1888 gekennzeichnet sein. Die Bremse muss einwandfrei funktionieren, Sportwagen und Buggys müssen mit einem Fünf-Punkt-Sicherheitsgurt ausgestattet sein, den Sie Ihrem Baby auch unbedingt anlegen sollten.

Buggys sicher benutzen Der Klappmechanismus von faltbaren Buggys sollte immer von zwei Schlössern gesichert werden. Wird das erste versehentlich geöffnet, muss das zweite automatisch aktiv werden, damit der Wagen nicht zusammenklappt. Die Finger Ihres Babys dürfen *nirgendwo* auch nur in die Nähe des Faltmechanismus kommen. Lassen Sie sich vor dem Kauf genau zeigen, wie der Wagen zusammengeklappt und wieder aufgefaltet wird. Wählen Sie einen Buggy mit Zwei-Stufen-Faltsystem, der nicht unvorhergesehen zusammenklappen kann.

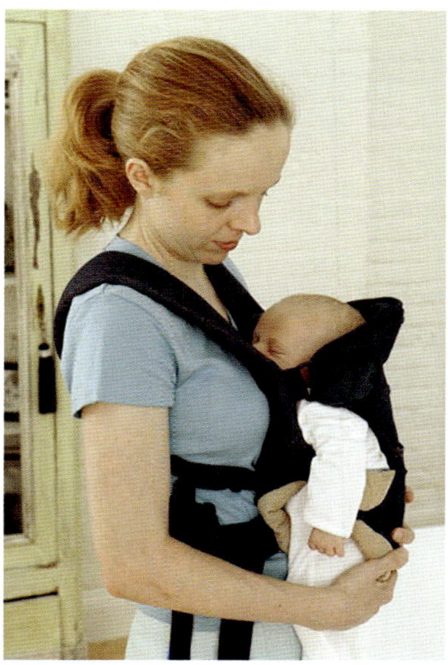

Bauchtrage Mit dem Baby in der Bauchtrage haben Sie im Haus die Hände frei und das Baby kann trotzdem in Ihrer Nähe sein. Achten Sie darauf, dass der Rücken des Babys gut gestützt wird und der Kopf nicht unkontrolliert umherwackelt.

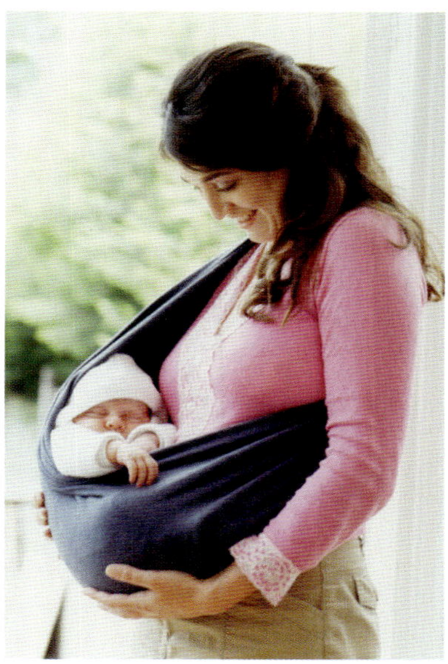

Tragetuch Es hält Ihr Baby in einer natürlichen Position, in der es auch ganz leicht gestillt werden kann. Babys Gesicht muss jedoch immer nach oben schauen und darf nicht vom Tuch oder von Ihrem Körper bedeckt werden (siehe oben).

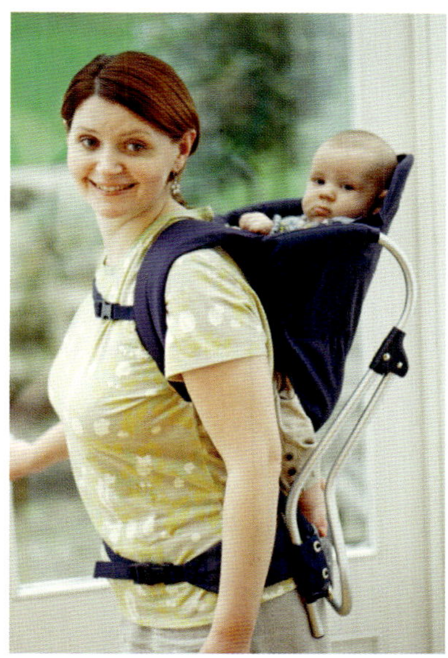

Rückentrage Sie eignet sich für ältere Babys, die nicht mehr an Kopf und Rücken gestützt werden müssen. Gepolsterte breite Träger sind auch dann noch bequem, wenn das Baby schwerer wird. Probieren Sie aus, welche Größe Ihnen am besten passt.

Der richtige Autositz

Schon wenn Sie Ihr Baby von der Klinik nach Hause fahren, benötigen Sie bereits einen Autositz. Sie sollten sich daher frühzeitig auf die Suche nach der richtigen Babyschale machen. Sie muss nicht nur bequem und sicher für Ihr Baby sein, sondern auch Hals und Kopf perfekt stützen.

Der richtige Autositz

Die meisten Babyschalen erfüllen mehrere Zwecke. Sie dienen unterwegs als Tragekorb oder Sitz und bieten dem Baby im Auto einen kuscheligen Ruheplatz zum Schlafen.

★ Der Autositz sollte leicht und bequem zu tragen sein und daher einen stabilen Tragegriff besitzen.

★ Zugelassen sind Autositze mit den Nummern ECE 44-03 und 44-04. Seit Juli 2013 gibt es außerdem eine neue Kindersitznorm, die UN R129, bei der Kinder bis zu einem Alter von 15 Monaten in speziellen, i-Size zertifizierten Auto-Kindersitzen (Reboarder) rückwärts gerichtet gefahren werden. Im Moment sind noch beide Systeme erlaubt.

★ Der Gurt sollte einfach zu befestigen und zu lösen sein, damit Sie Ihr Baby mit minimalem Aufwand in den Sitz packen und schnell wieder herausheben können.

WICHTIG

Egal, wie sehr Ihr Baby schreit: Nehmen Sie es im Auto niemals auf den Schoß. Bei einem Unfall würde es schwer verletzt werden, auch wenn Sie selbst angeschnallt sind.

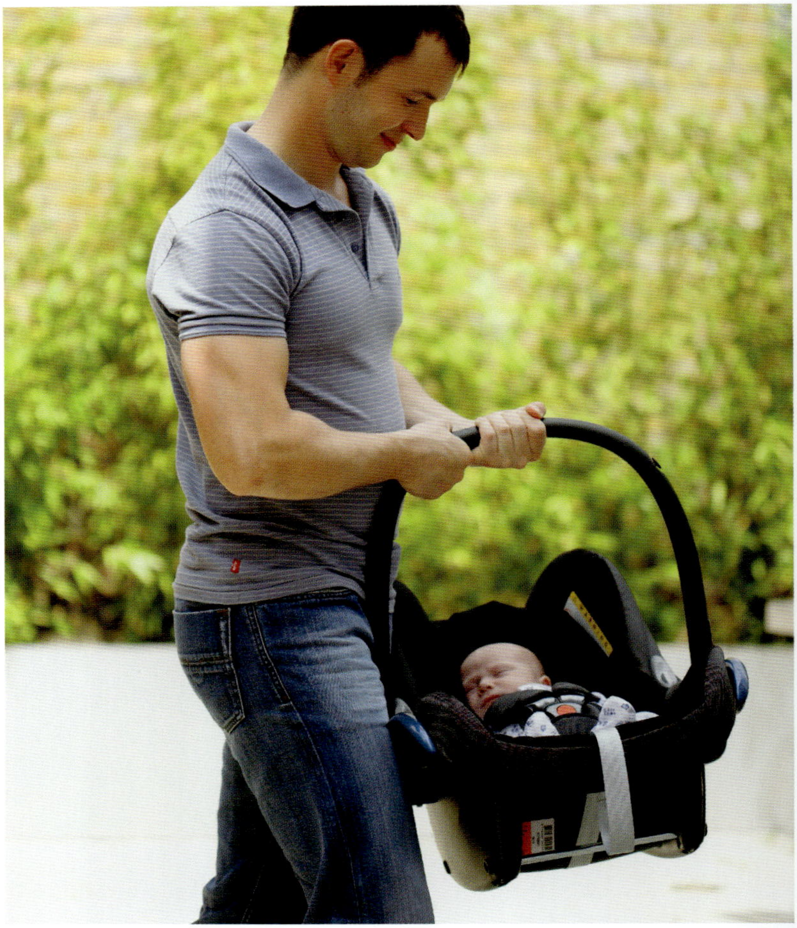

Sicher festgeschnallt Der Autositz Ihres Babys sollte über ein Fünf-Punkt-Gurtsystem verfügen, das leicht zu lösen ist und nahe an seiner Brust sitzt. Zwischen Gurt und Baby sollte lediglich ein Fingerbreit Platz sein. Die Gurte sollten in der Mitte seiner Schultern verlaufen, aber nicht so eng sein, dass es sich unwohl fühlt. Eine Babyschale, die mitsamt dem angegurteten Baby einfach aus dem Auto gehoben werden kann, ist ideal.

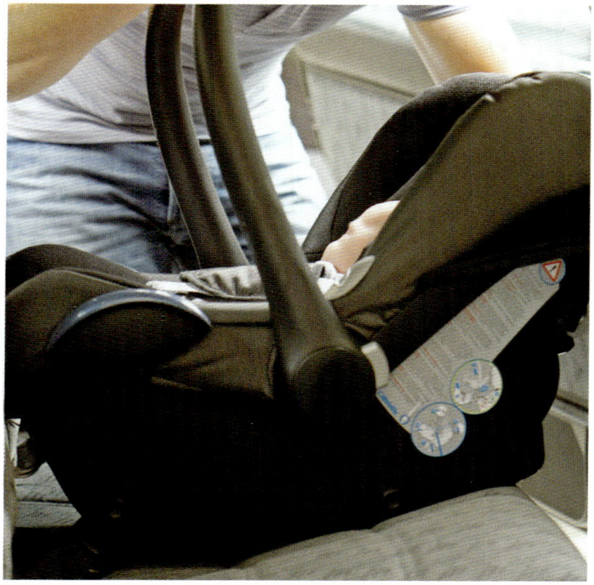

Rückwärts gerichtet Kinder unter 15 Monaten sollten in rückwärts gerichteten Schalen und auf dem Rücksitz befördert werden. Ist Ihr Auto mit Schalensitzen ausgestattet, bietet ein Stück Styropor einen soliden Untergrund und verhindert, dass die Schale wackelt. Fragen Sie Ihren Autohersteller nach näheren Einzelheiten.

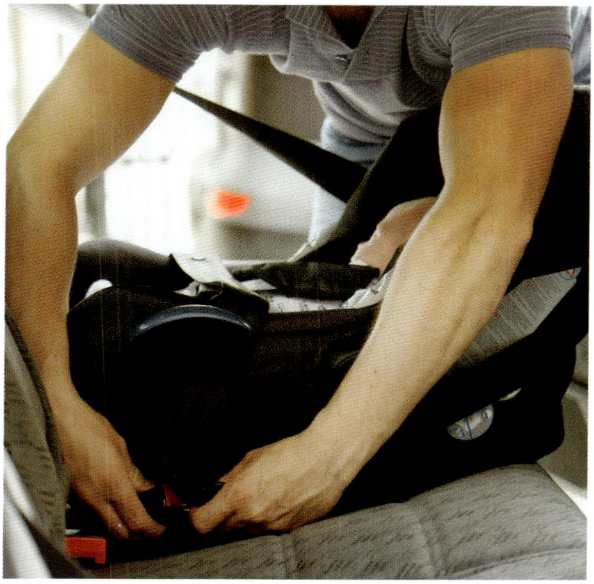

Den Sicherheitsgurt befestigen Der Sicherheitsgurt des Autos muss nach Anweisung des Herstellers um die Babyschale geführt und gegebenenfalls durch Befestigungen an der Schale gezogen werden. Lassen Sie sich die Vorgehensweise zeigen, bevor Sie den Sitz zum ersten Mal mit dem Baby an Bord benutzen.

Sichere Autositze

Ihr Baby wird vermutlich viel Zeit in seinem Autositz verbringen. Deshalb muss er nicht nur bequem, sondern vor allem auch sicher sein. Außerdem muss der Sitz natürlich in Ihr Auto passen. Folgende Richtlininen können Ihnen beim Kauf eines Autositzes als Anhaltspunkte dienen:

- ★ Der Autositz muss der europäischen Sicherheitsnorm entsprechen.
- ★ Vom Kauf oder Ausleihen eines bereits benutzten Kindersitzes ist wegen etwaiger Vorschäden abzuraten.
- ★ Befestigen Sie den Gurt stets nach Vorschrift, auch wenn Sie nur ein Stück laufen. Er wird leicht vergessen, vor allem, wenn das Baby zugedeckt ist.
- ★ Stecken Sie Decken unter den Armen des Babys fest, sodass es sie sich nicht versehentlich während der Fahrt über den Kopf ziehen kann.
- ★ Befestigen Sie nichts am Babysitz, da Ihr Baby sich versehentlich strangulieren könnte. Verwenden Sie nur das für den Sitz vorgesehene Zubehör.
- ★ Ein Autositz, der Teil eines Kombi-Systems ist, kann nach der Fahrt direkt auf dem Kinderwagengestell befestigt werden.
- ★ In einem guten Fachgeschäft finden Sie kompetente Beratung zu der Frage, welcher Kindersitz in Ihr Auto passt. Achten Sie auch darauf, dass der Sicherheitsgurt lang genug ist. Bei manchen Autos ist dies nicht der Fall und die Gurte passen nicht um die Babyschale herum.
- ★ Der Verschluss des Sicherheitsgurtes sollte nicht auf dem Autositz liegen. Er kann bei einem Unfall beschädigt werden oder sich von selbst öffnen. Nur der Stoffteil des Gurtes sollte den Sitz berühren.
- ★ Der Babysitz muss sicher stehen und darf sich unter Druck nicht verschieben. Ungenügend befestigte Sitze schützen Ihr Baby bei einer plötzlichen Bremsung oder bei einem Unfall nicht ausreichend.
- ★ Kindersitze mit ISOFIX-System werden direkt an der Karosserie verankert. Prüfen Sie vor dem Kauf, ob der Sitz in Ihrem Auto eingesetzt werden darf.

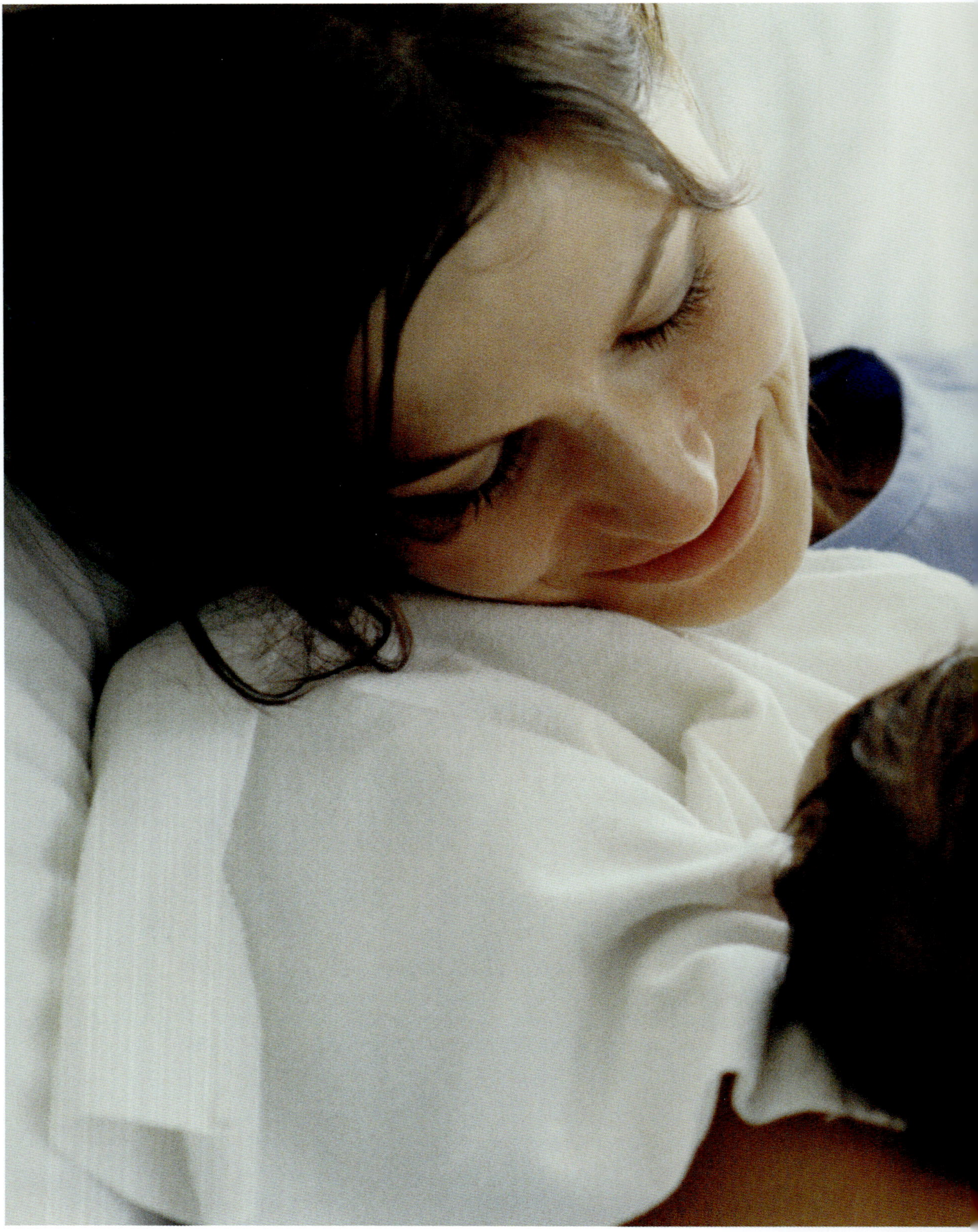

Wehen und Geburt

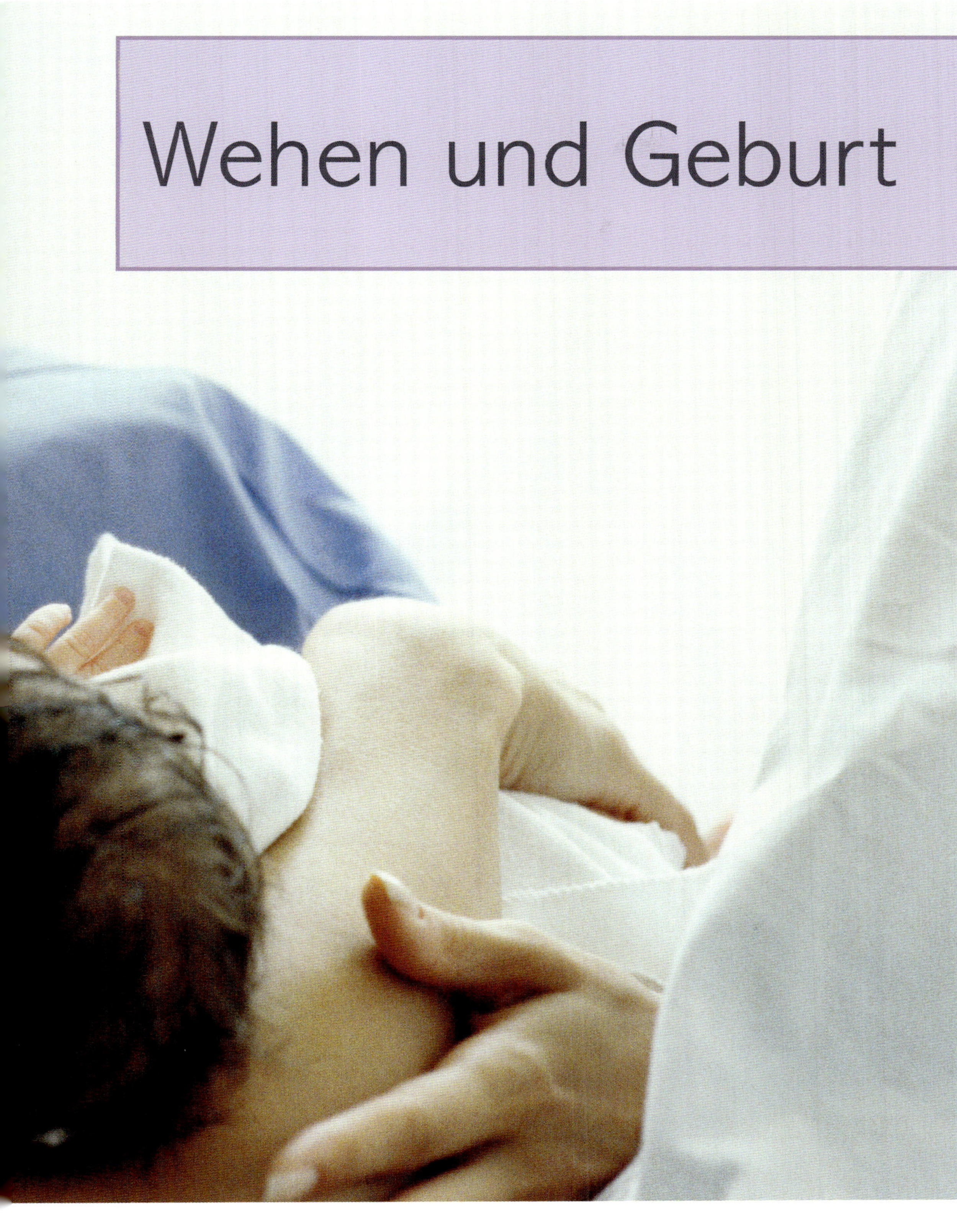

DIE GEBURT

Die Geburt ist ein natürlicher Vorgang mit einem spektakulären Endresultat. Sie werden diesem Ereignis zuversichtlicher entgegensehen, wenn Sie wissen, was in den einzelnen Phasen passiert und welche Hilfen Ihnen zur Verfügung stehen.

IHRE ENTSCHEIDUNGSFREIHEIT

Sie sollten stets daran denken, dass die Geburt Ihr großer Moment ist und Sie ein Recht darauf haben, dieses Erlebnis so positiv, produktiv und erinnerungswürdig wie möglich zu gestalten. Es beginnt bereits mit dem Erstellen eines Geburtsplans, in dem Sie festhalten, wie Sie die Geburt Ihres Babys erleben möchten. Sie können wählen, wo Sie Ihr Baby zur Welt bringen wollen, und eine Atmosphäre schaffen, die Ihnen für die Zeit der Wehen und der Geburt am angenehmsten erscheint.

GRUNDSÄTZLICHES

Wie die Schwangerschaft ist auch die Geburt in drei Phasen unterteilt, von denen jede einen bestimmten Zweck erfüllt. Noch ehe Sie in die erste Phase eintreten, werden Sie »Vorwehen« spüren, zu denen auch die Übungswehen gehören können. Wenn sich der Schleimpfropf löst, der die Zervix (Muttermund) während der Schwangerschaft verschlossen hat, nennt man dies »zeichnen«. Das Atmen fällt plötzlich wieder leichter, weil sich das Baby auf dem Weg ins Becken macht und Ihr Bauch sich nach unten senkt. Die Vorwehen können Stunden, ja sogar Wochen dauern.

DIE PHASEN DER GEBURT

Setzen dann die eigentlichen Wehen ein, befinden Sie sich offiziell in der ersten Geburtsphase. Die Wehen kommen in immer kürzer werdenden Abständen und nehmen an Intensität zu, denn das Baby rutscht nun immer tiefer ins Becken und in den Geburtskanal. Die Kontraktionen drücken das Baby gegen den Muttermund, der sich dadurch erweitert, sodass das Baby schließlich hindurchschlüpfen kann. Diese Phase kann unterschiedlich lang sein, ist aber immer die längste der drei Geburtsphasen. Bleiben Sie so aktiv, positiv und entspannt wie möglich, um die Dinge voranzutreiben. Es gibt viele Optionen, um die Unannehmlichkeiten und Schmerzen in dieser Zeit zu lindern.

Wenn Sie schließlich glauben, die Wehen keine Sekunde länger aushalten zu können – ein Zeichen dafür, dass Sie sich in der sogenannten Übergangsphase befinden –, treten Sie in die zweite Geburtsphase ein. Ihr Muttermund ist nun vollständig geöffnet und Sie werden den Drang verspüren zu pressen. Die Hebamme überwacht diese Phase sehr genau und hilft Ihnen, im richtigen Moment zu pressen, sodass Ihr Baby gesund und munter das Licht der Welt erblickt. Mit dem Abklemmen und Durchschneiden der Nabelschnur endet die zweite Geburtsphase.

In der letzten Geburtsphase wird unter anderem die Plazenta ausgeschieden, die Ihr Baby in Ihrem Bauch so viele Monate lang ernährt hat.

IM VORAUS PLANEN

Viele Entscheidungen, die die Geburt betreffen, können Sie schon im Voraus fällen, deshalb ist es wichtig, dass Sie sich über alle Optionen und deren Vor- und Nachteile informieren. Dennoch sollten Sie flexibel bleiben und im Kopf behalten, dass nicht immer alles nach Plan läuft.

Konzentrieren Sie sich darauf, die Zeit der Wehen und der Geburt so angenehm und positiv wie möglich zu machen, etwa indem Sie Entspannungs- und Atemtechniken erlernen. Ihre Hebamme und Ihr Partner werden Sie nach Kräften unterstützen und ehe Sie sich versehen, werden Sie Ihr wunderschönes Baby gesund in den Armen halten.

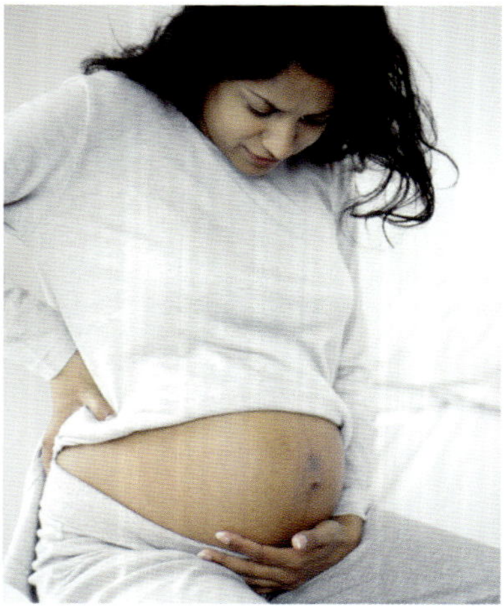

Schmerzen lindern Es gibt viele Möglichkeiten, den Schmerz zu lindern, von Atemtechniken bis hin zur Epiduralanästhesie.

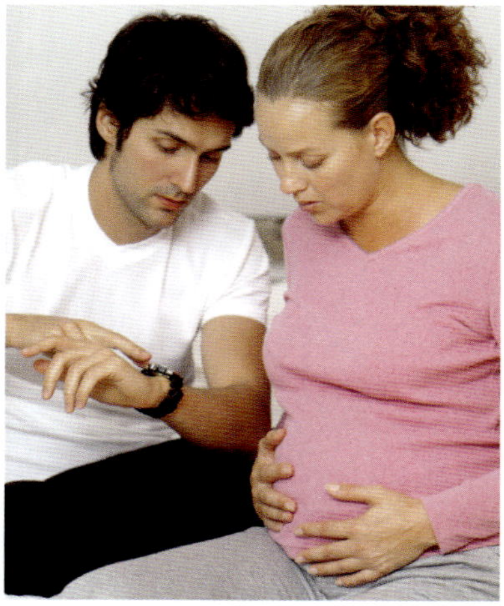

Die Zeit messen Bitten Sie Ihren Partner, die Dauer der Wehen und die Abstände dazwischen zu messen.

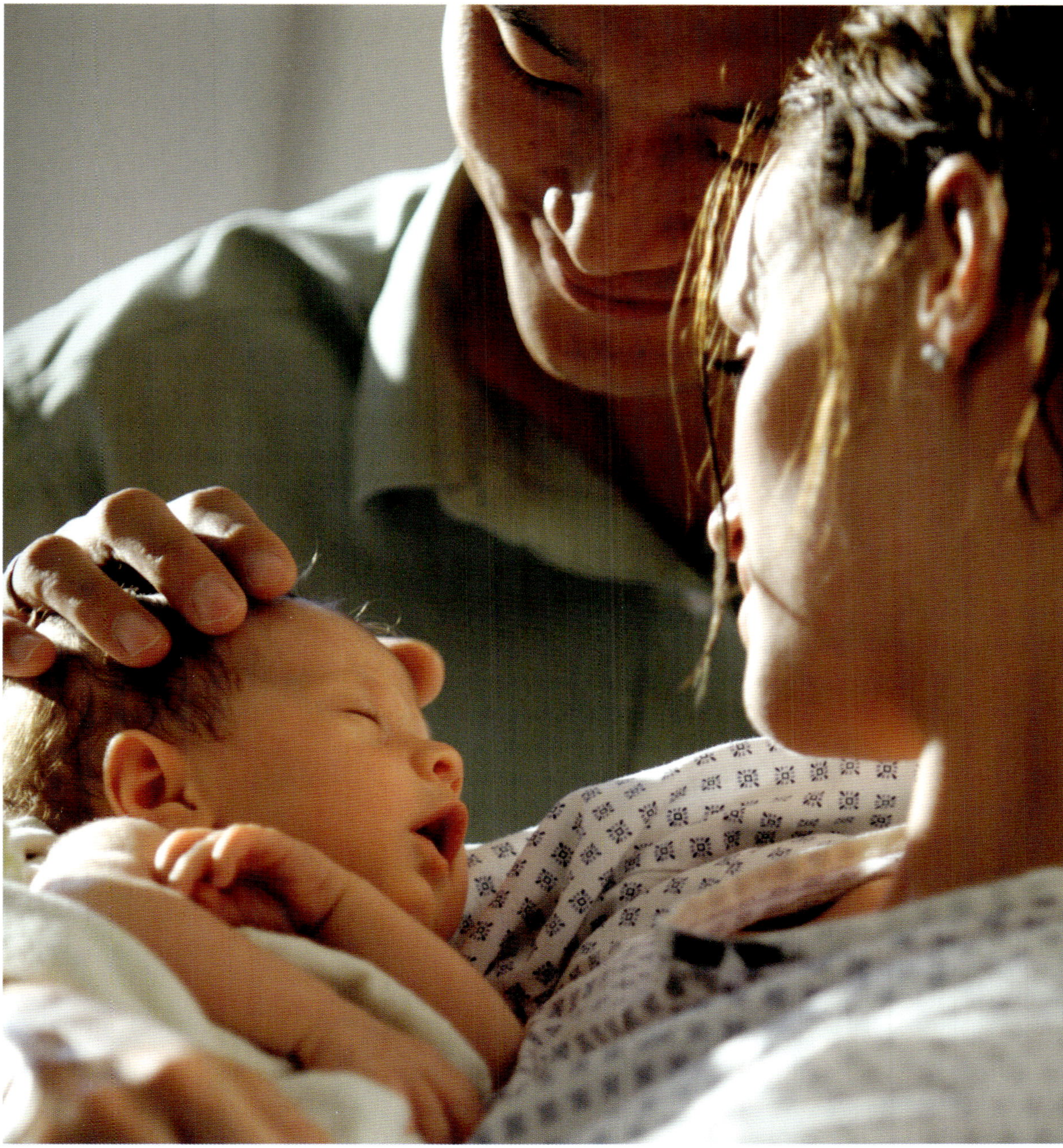

Willkommen auf der Welt Endlich ist die Geburt vorbei und Sie halten Ihr Baby in den Armen. Genießen Sie Ihr Glück und heißen Sie Ihr Baby willkommen. Diese ersten Momente mit Ihrem Kind können ein überwältigendes Erlebnis sein, bei dem Sie eine ganze Palette an Emotionen durchleben, von großer Erleichterung und Erschöpfung bis hin zu ungläubigem Staunen und grenzenloser Freude.

Die richtige Umgebung

Die Umgebung, in der Sie Ihr Kind zur Welt bringen, ist wichtig, denn sie trägt viel zu einem positiven Geburtserlebnis bei. Sie können wählen, ob Sie Ihr Baby im Krankenhaus, im Geburtshaus oder daheim bekommen möchten.

Klinik-Besichtigung

Nehmen Sie an einer Führung durch die Geburtsabteilung der Klinik Ihrer Wahl teil. So sehen Sie mit eigenen Augen, wo Ihr Baby zur Welt kommen soll, und Sie können vieles im Voraus klären, wie zum Beispiel:

- die Anmeldeprozedur.
- was man mitbringen darf, was nicht.
- Interventions- und Kaiserschnittraten.
- was die Klinik von Geburtsplänen hält.
- welche Schmerzmittel eingesetzt werden und ob natürliche bevorzugt werden.
- die Überwachung des Fötus.
- wer das Baby zur Welt bringen wird und wie lang die Schichten sind.
- ob es Geburtswannen gibt.
- was nach der Geburt passiert.
- ob der Partner dort übernachten kann.
- die Besuchszeiten.
- Parkmöglichkeiten und Versorgung mit Essen.

EXTRATIPP

Bei einer ambulanten Geburt erfolgt die Geburt im Krankenhaus – wenn es Mutter und Kind gut geht, dürfen sie schon wenige Stunden danach nach Hause.

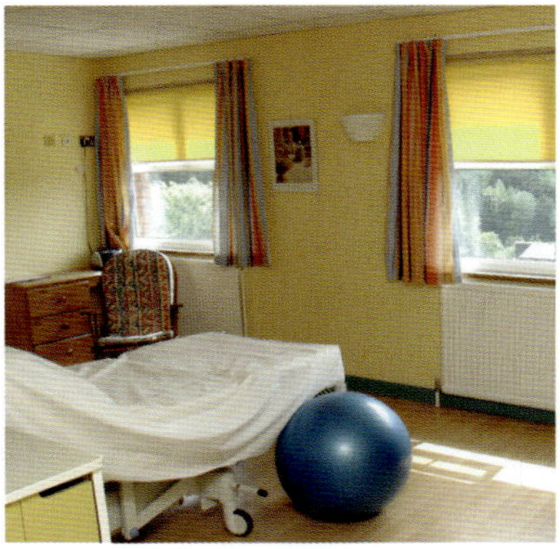

Krankenhaus Viele Frauen fühlen sich in der Klinik am sichersten. Normalerweise können Sie wählen, in welcher Klinik Sie niederkommen möchten. Die meisten bieten spezielle Führungen für werdende Eltern an.

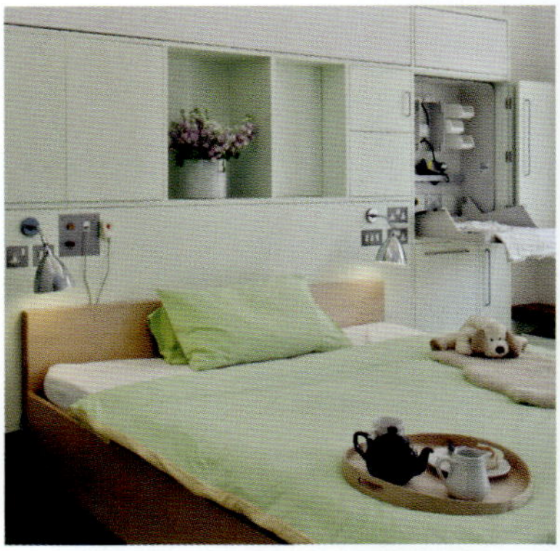

Geburtshäuser Dort wird viel Wert auf persönliche Atmosphäre und eine natürliche Geburt gelegt. Im Notfall müssen Sie jedoch damit rechnen, in eine Klinik überführt zu werden.

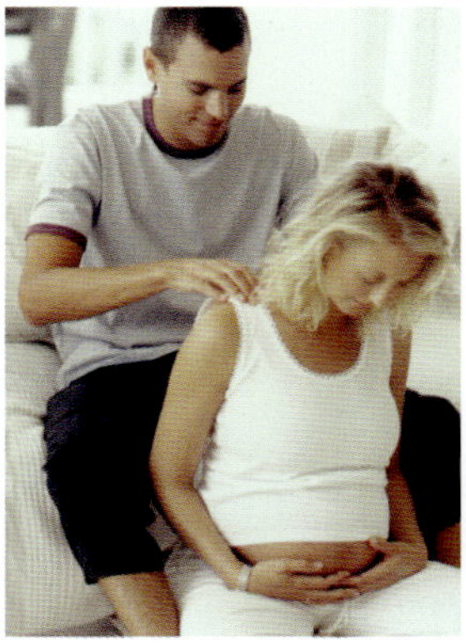

Ihr Partner Ihr Geburtspartner sollte gut auf das bevorstehende Ereignis vorbereitet sein und genau wissen, was er tun kann, um Ihnen zu helfen.

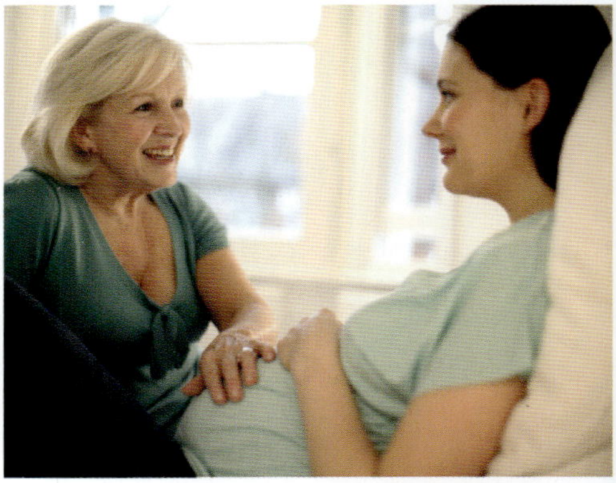

Eine Verwandte oder enge Freundin kommt ebenfalls als Geburtsbegleiter in Frage, falls Ihr Partner sich den Anforderungen einer Geburt nicht gewachsen fühlt. Er kann dann etwas später dazukommen und das Glück genießen, soeben Vater geworden zu sein.

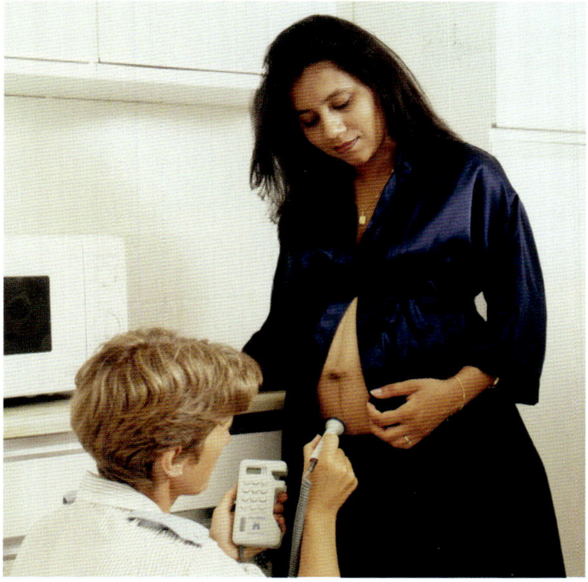

Hausgeburt Normalerweise wird eine Hausgeburt von einer Hebamme geleitet. Wenn es soweit ist, bringt sie alles mit, was benötigt wird, um Ihr Baby sicher und gesund auf die Welt zu bringen. So kann sie zum Beispiel Sie und Ihr Baby mit speziellen tragbaren Geräten überwachen.

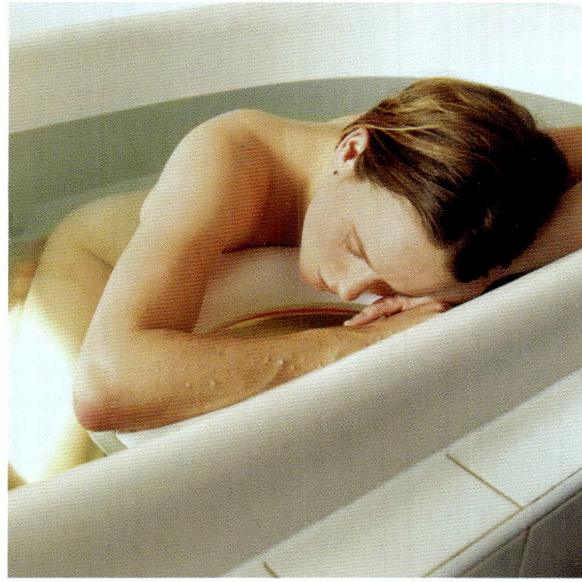

Wassergeburt Die Forschung bestätigt, dass Mutter und Baby von dieser Form der Geburt sehr profitieren. Beachten Sie, dass Geburtswannen in der Klinik oft im Voraus gebucht werden müssen. Alternativ dazu können Sie sich auch transportable Geburtsbecken für eine Hausgeburt leihen.

Die Hausgeburt

Wenn Sie Ihr Baby zu Hause zur Welt bringen, können Sie dort mit Unterstützung Ihrer Hebamme Ihre ganz persönliche Geburtsumgebung schaffen. Die Kosten für die Betreuung durch die Hebamme vor, während und nach der Geburt werden von den Krankenkassen übernommen.

Allzeit bereit Bei einer Hausgeburt benötigen Sie neben privaten Accessoires auch ein paar praktische Dinge. Und vergessen Sie nicht, für den Notfall eine Kliniktasche zu packen. Besorgen Sie mit Ihrer Hebamme:

★ wasserdichte Unterlagen.
★ alte Betttücher.
★ Mittel und Geräte zur Schmerzlinderung, wie homöopathische Globuli oder ein TENS-Gerät.
★ Wärmflasche oder Wärmepad.
★ Aromatherapie-Öle für die Badewanne (vorher prüfen, ob sie für Schwangere und Gebärende geeignet sind).
★ leichte, energiehaltige Snacks und erfrischende Getränke.
★ so viele abgekochte Handtücher wie möglich, falls Sie eine Wassergeburt planen.
★ Müllsäcke für schmutzige Bett- und Handtücher.
★ Rettungsdecke (falls Sie das Baby im Notfall bis zum Eintreffen der Hebamme warm halten müssen).
★ Behälter für die Plazenta.
★ einen Eimer (falls Ihnen schlecht wird).
★ ein sauberes, vorne zu öffnendes Oberteil, das den Hautkontakt und das Stillen nach der Geburt erleichtert.
★ Ihren Geburtsplan, falls sich unvorhergesehenerweise eine fremde Hebamme um Sie kümmert.
★ eine warme Decke, in die Sie sich nach der Geburt kuscheln können.
★ Hebammen haben eine Hausgeburt-Ausrüstung dabei, aber falls die Aussicht besteht, dass das Baby schneller eintrifft als die Hebamme und Sie ins Krankenhaus fahren müssen, sollten Sie Ihre Kliniktasche parat haben. Falls Sie es nicht mehr in die Klinik schaffen sollten, werden Sie saubere Handtücher und eine abgekochte Küchenschere zum Durchtrennen der Nabelschnur benötigen.

Wehenschmerz

Eine Geburt ist zwar ein völlig natürlicher, aber leider nicht ganz schmerzfreier Vorgang. Es gibt jedoch keinen Grund, warum Sie auf die vielen Optionen, die heutzutage zur Schmerzlinderung zur Verfügung stehen, verzichten sollten. Alles, was zählt, ist, dass Ihr Baby gesund zur Welt kommt.

Positives Visualisieren

Nehmen Sie sich die Zeit, ein paar Übungen zur postiven Visualisierung zu erlernen. Sie helfen erwiesenermaßen im Umgang mit Schmerzen und stärken die seelische Verfassung.

★ Stellen Sie sich die Wehen als Meereswellen vor, die Ihr Baby aus Ihrem Leib spülen.

★ Stellen Sie sich die Schmerzen als Stimulation für Ihr Baby vor, durch die es zum Atmen angeregt wird.

★ Stellen Sie sich vor, dass Ihre Atemzüge das Baby mit dem Sauerstoff des Lebens versorgen.

★ Stellen Sie sich vor, wie sich Ihr Körper ganz leicht und weit öffnet, um das Baby ins Leben zu entlassen.

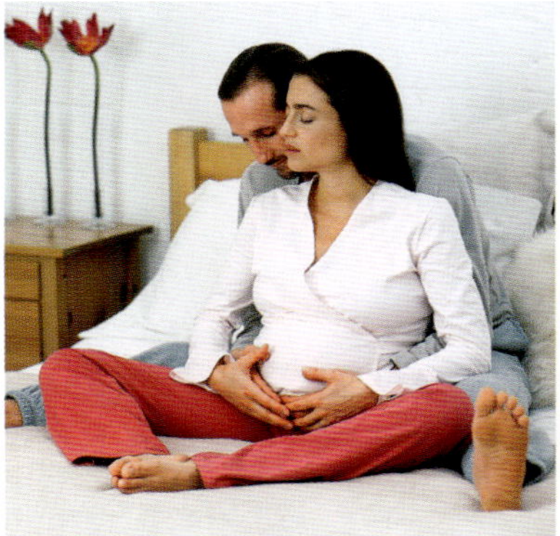

Anfangsphase Atmen Sie bei jeder Wehe langsam durch die Nase ein und durch den Mund aus. Atmen Sie schneller und flacher, wenn sie stärker werden. Auf dem Gipfel jeder Wehe atmen Sie nur durch den Mund.

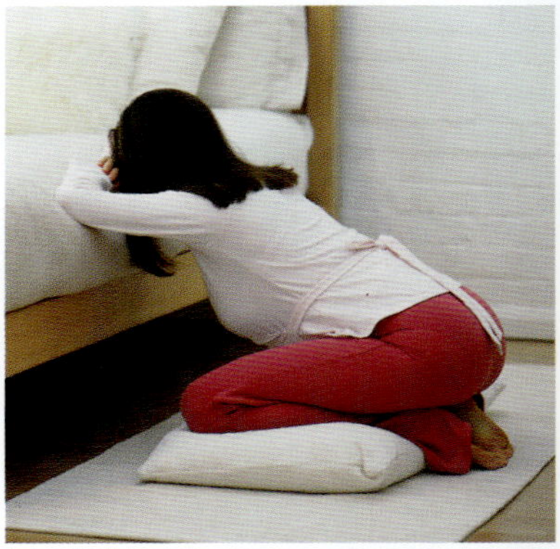

Stellung wechseln Ein Stellungswechsel kann in der ersten Wehenphase die Form des Beckens verändern, sodass das Baby leichter in Position rutscht. In der zweiten Phase unterstützt er die Wehentätigkeit.

EXTRATIPP

Erlernen Sie natürliche Techniken zur Schmerzlinderung, auch wenn Sie eine Periduralanästhesie haben möchten. Richtiges Atmen erleichtert die Wehen enorm.

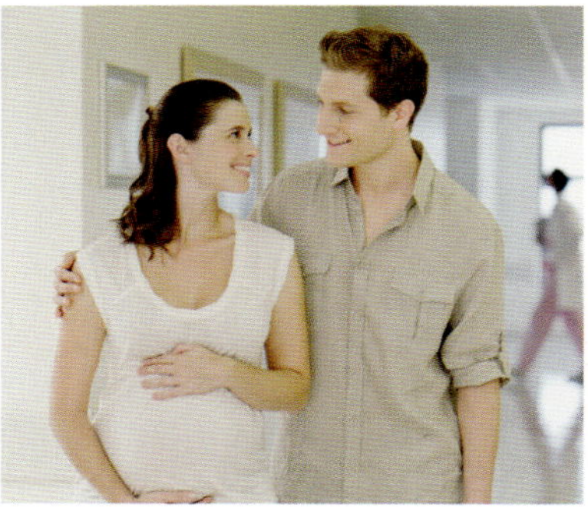

In Bewegung bleiben Dies beschleunigt die Wehen und lässt den Kopf des Babys schneller hinabsinken. Es setzt auch Endorphine frei, die wie natürliche Schmerzmittel wirken und die Stimmung heben.

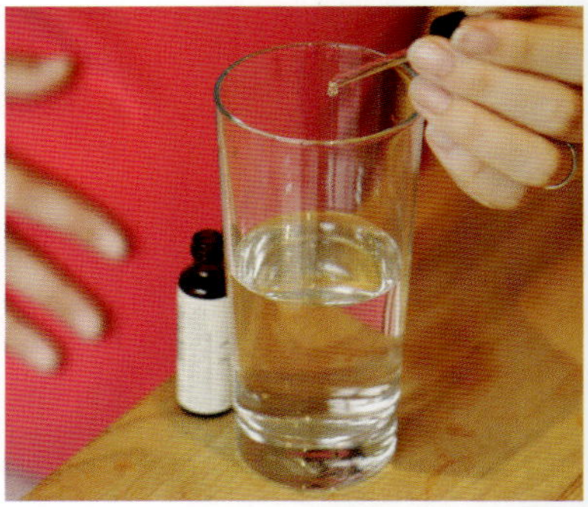

Natürliche Schmerzmittel können sinnvoll sein, sollten aber nur nach Anweisung eingenommen werden. Fragen Sie bei allem, was Sie während der Wehen einnehmen möchten, Arzt oder Hebamme um Rat.

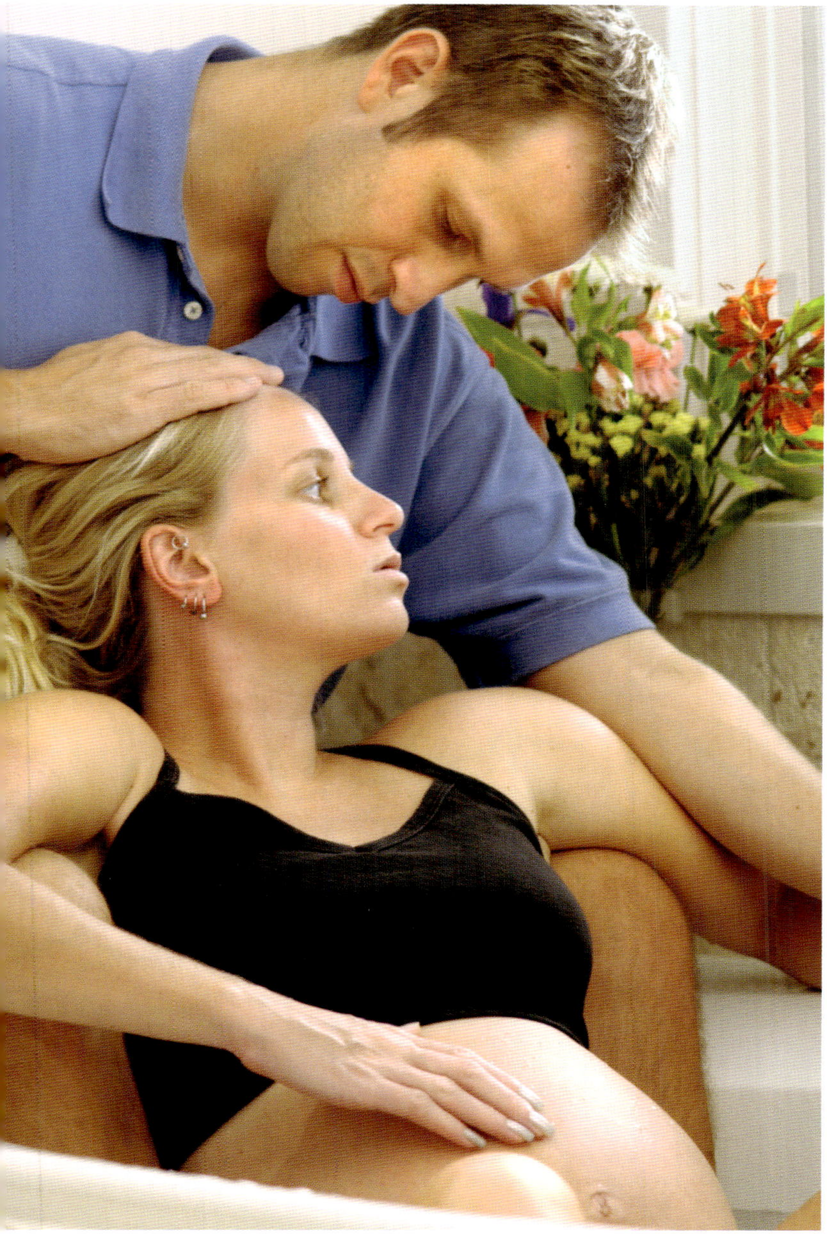

Die wichtigste Stütze Der Beitrag, den Ihr Partner bei den Wehen leistet, ist nicht zu unterschätzen. Ob er nun mit in die Badewanne steigt, eine Massage anbietet, auf Ihre Atemtechnik achtet oder Sie einfach nur anfeuert: Er sollte unbedingt immer mit einbezogen werden. Allerdings sollte er wissen, was Sie in jeder Phase brauchen und auch erkennen, wann Sie mehr Unterstützung oder Hilfen wie Schmerzmittel benötigen.

Die Aufgabe des Partners

Ihr Geburtspartner hat die Ehre, bei diesem bedeutsamen Ereignis anwesend sein zu dürfen. Doch dazu muss er auch ein paar Aufgaben übernehmen.

Den Partner einbeziehen Sprechen Sie mit Ihrem Partner alles durch, damit er in jeder Geburtsphase weiß, was er zu tun hat. Eine Geburt verläuft nur selten nach Plan, doch eine gründliche Vorbereitung fördert die positive Einstellung.

Das sollte Ihr Partner tun:

- ★ Wenigstens einmal mit zum Arzt oder zur Hebamme gehen, um dort eigene Fragen stellen zu können.
- ★ An der Klinik-Führung teilnehmen.
- ★ Den schnellsten Weg zur Klinik herausfinden.
- ★ Den Geburtsplan durchlesen und nach Bereichen absuchen, in denen Kompromisse möglich sind.
- ★ Wenigstens einmal am Geburtsvorbereitungskurs teilnehmen und die Stellungen und Atemtechniken während der Wehen kennenlernen.
- ★ Eine Tasche mit Snacks, Ablenkungen, Massageöl und anderen schönen Dingen für Sie packen.
- ★ Wissen, wo Ihre Kliniktasche steht und was in letzter Sekunde noch dort hineinmuss.
- ★ Massagetechniken lernen (s. S. 109).
- ★ Wissen, was an Schmerzmitteln zur Verfügung steht und welche natürlichen Mittel Sie einsetzen wollen.
- ★ Wissen, dass es in den Wehen auch Momente geben wird, in denen er zurücktreten muss, weil Sie nicht angefasst werden möchten.

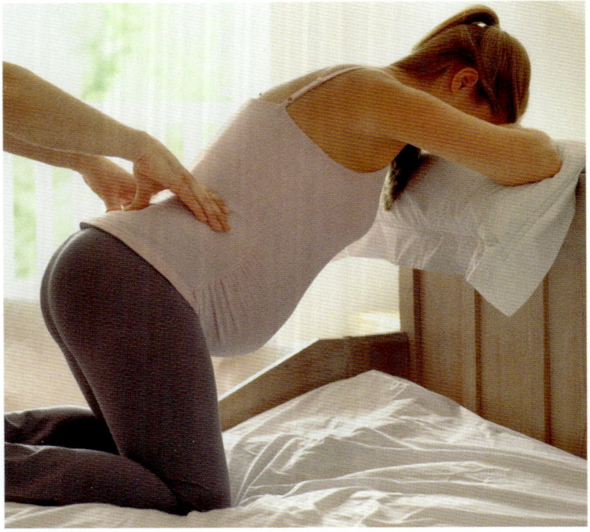

Natürliche Schmerzlinderung Dazu gehören Massagen (vom Geburtspartner), Entspannungs- und Atemübungen (die Sie im Geburtsvorbereitungskurs lernen sollten), warmes Wasser (in einer Wanne, als Dusche oder im Geburtsbecken) sowie sanfte körperliche Übungen. Sie sind vor allem zu Beginn der Wehen sehr effektiv.

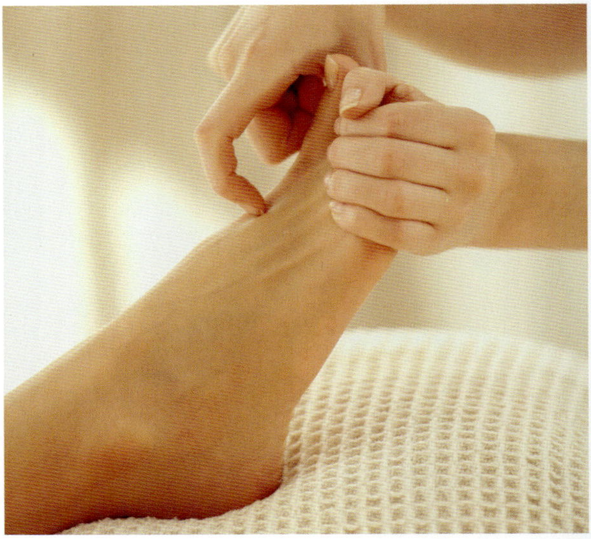

Reflexzonenmassage Die Stimulation bestimmter Energiepunkte an Händen und Füßen kann Wehenschmerzen lindern, beruhigend wirken und die Kontraktionen fördern. Sie sollte nur vom Fachmann ausgeführt werden, den Sie rechtzeitig buchen müssen. Ihr Partner kann jedoch ein paar Grundtechniken lernen (s. S. 109).

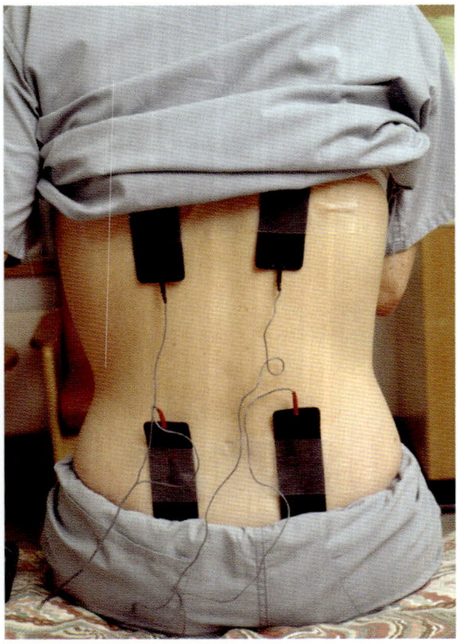

Strom TENS (transkutane elektrische Nervenstimulation) sendet elektrische Impulse, die den Körper dazu bringen, schmerzlindernde Substanzen zu produzieren.

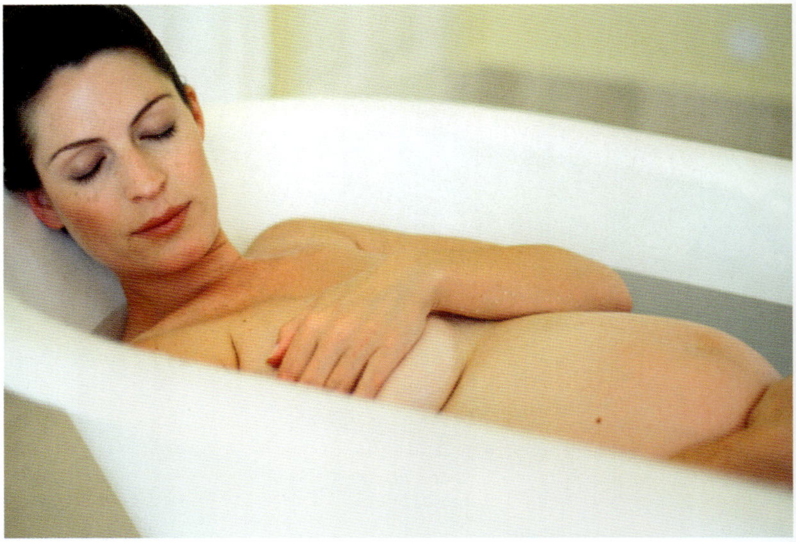

Wasser Warmes Wasser kann während der Wehen sehr wohltuend sein. Achten Sie darauf, dass Ihnen am Geburtsort Ihrer Wahl eine Wanne oder ein Geburtsbecken zur Verfügung steht. Eine Tasse Meersalz verhindert, dass Ihre Haut sich mit Wasser vollsaugt. Aromaöle (aufgelöst in einer Tasse Milch) verstärken das positive Erlebnis.

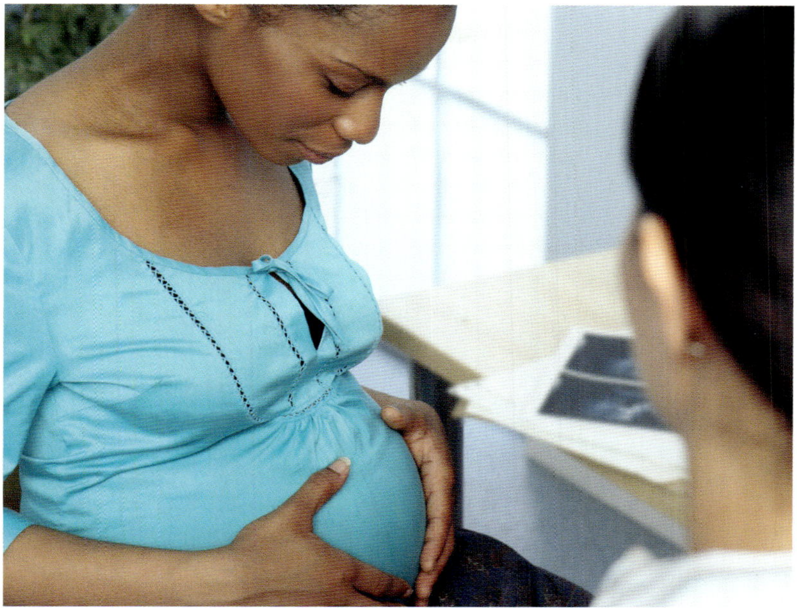

Kommunikation Gespräche mit der Hebamme und dem Partner helfen Ihnen, besser mit Schmerzen und Ängsten umzugehen. Manche Frauen möchten engen Körperkontakt, andere wollen lieber allein gelassen werden. Scheuen Sie sich nicht, Ihre Bedürfnisse und Gefühle auszusprechen. Ihr Team ist allein dafür da, Ihnen zu helfen.

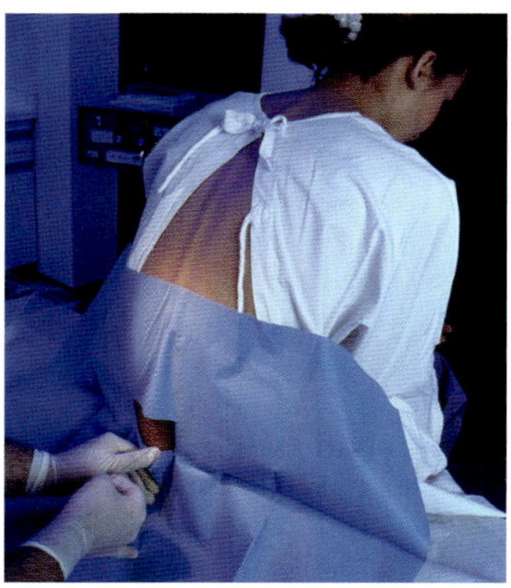

Periduralanästhesie (PDA) Die Nerven am unteren Rücken zwischen Uterus und Geburtskanal werden lokal betäubt. Sie haben danach vielleicht Kopfschmerzen und einen niedrigen Bluttdurck, aber Ihr Baby sollte davon nicht betroffen sein.

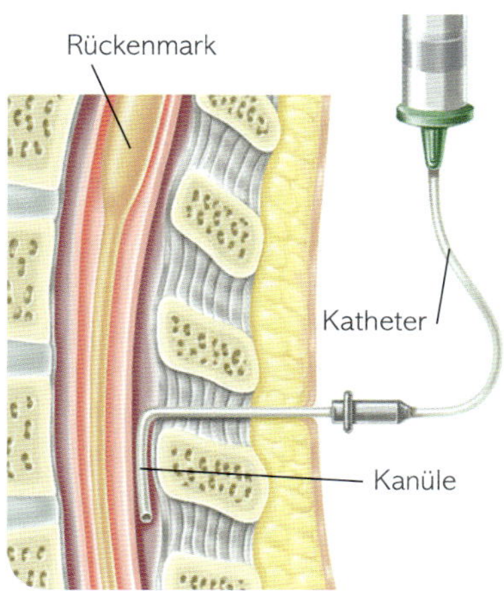

Ausführung Eine Kanüle wird in den Bereich der Nerven eingeführt (das Rückenmark bleibt unangetastet), durch die das Betäubungsmittel injiziert wird. Je nach Dosis können Sie Ihre Beine noch mehr oder weniger stark bewegen.

Weitere Optionen

Zur Bekämpfung des Wehenschmerzes steht Ihnen eine Vielzahl von Möglichkeiten offen. Dazu gehörten unter anderem:

Schmerzstillende Medikamente Diese Form der Schmerzbekämpfung darf nur von Hebamme oder Arzt durchgeführt werden. Es handelt sich dabei um krampflösende Mittel (wie Buscopan), die meist in Form von Zäpfchen verabreicht werden, oder Opiate (wie Tramadol), die als Spritze in Oberschenkel oder Hüfte gegeben werden.

Natürliche Methoden Es sind viele verschiedene Heilmittel und Methoden verfügbar, um die Wehen zu fördern, den Schmerz zu lindern und den Geburtsprozess zu unterstützen. Informieren Sie sich im Voraus genau über alle Möglichkeiten und ob diese in der Klinik Ihrer Wahl auch angeboten werden. Viele Frauen berichten zum Beispiel, dass ihnen Akupunktur während der Wehen sehr geholfen habe. Üblicherweise suchen Sie den Akupunkteur schon in der Schwangerschaft auf und vereinbaren mit ihm, dass er Sie während der Geburt behandeln wird.

Gas Entonox ist eine Mischung aus Sauerstoff und Lachgas. Es wirkt schmerzlindernd, ohne zu ermüden. Die Wirkung setzt in weniger als einer Minute ein und es kann in jeder Geburtsphase eingesetzt werden, ohne Auswirkungen auf das Baby zu haben. Bei manchen Frauen löst es Desorientierung und Übelkeit aus und erschwert das Bonding. Deshalb wird es nur noch selten verwendet.

Die Lage des Babys

Ihr Baby nimmt in Ihrem Bauch die ganze Schwangerschaft über viele unterschiedliche Lagen und Stellungen ein und verändert sie sehr häufig. Für die Geburt sind nur Lage und Stellung am Ende der Schwangerschaft entscheidend, doch manchmal verändern sie sich auch noch während der Wehen.

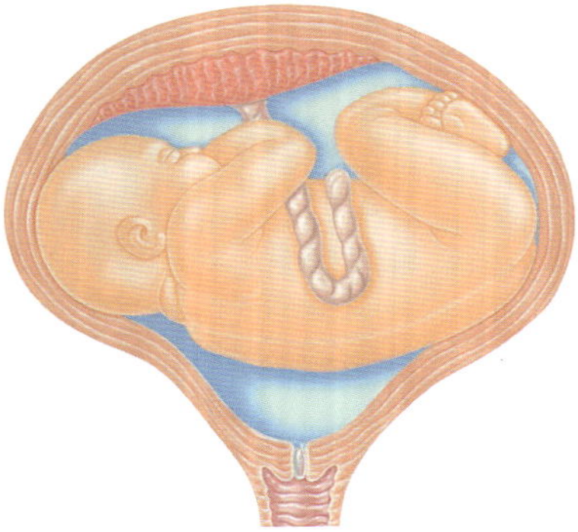

Querlage Das Baby liegt quer im Becken der Mutter. Wenn es sich zu Beginn der Wehen nicht gedreht hat, wird ein Kaiserschnitt nötig sein.

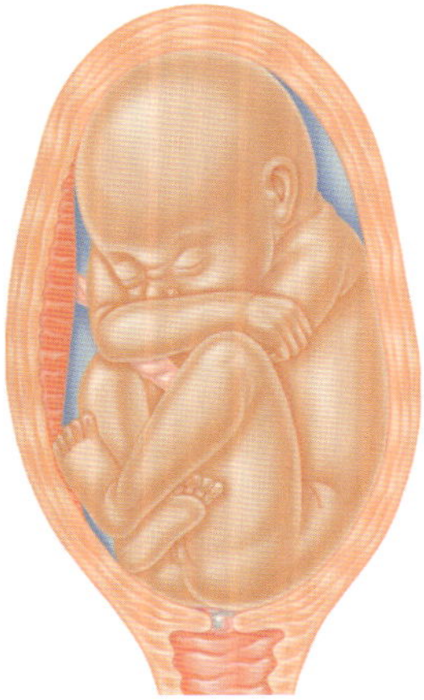

Beckenendlage Das Baby liegt mit dem Steiß voran im Becken. Es kann diese Lage am Ende der Schwangerschaft einnehmen und sich kurz vor den Wehen noch drehen.

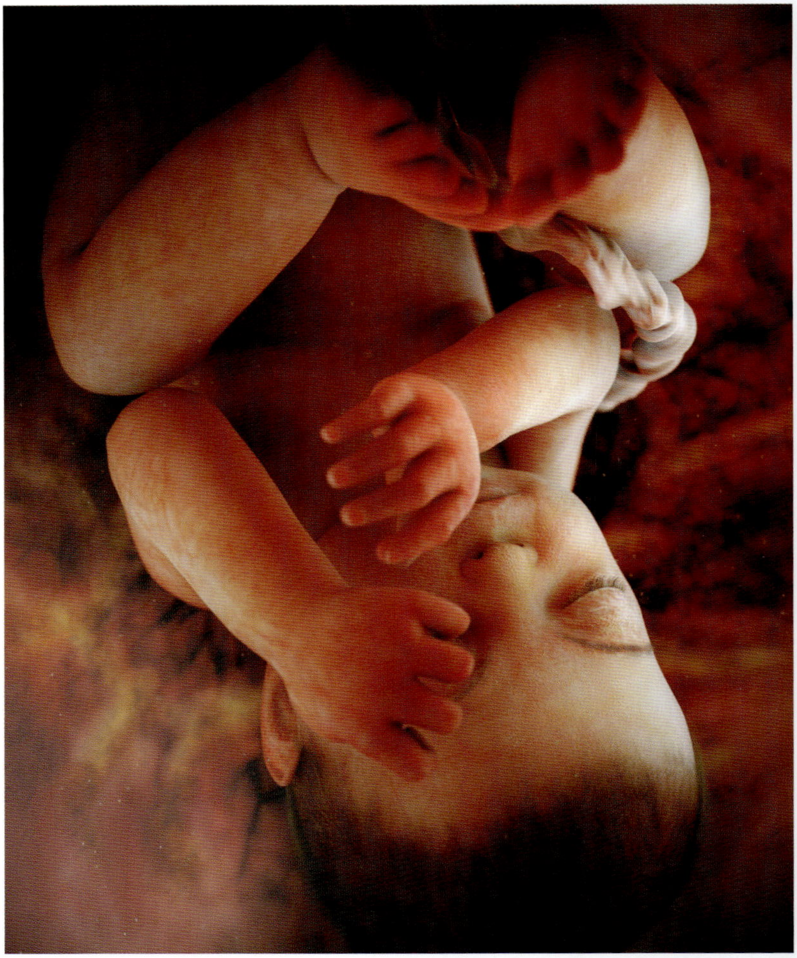

Kopfunter Das Baby liegt in der vorteilhaftesten Geburtsposition, der vorderen Hinterhauptslage, mit dem Kopf im Becken der Mutter und dem Kinn auf der Brust. Manche Babys drehen sich kurz vor Beginn der Wehen in diese Lage, andere erst während der Wehen. Viele Babys haben diese Lage jedoch schon vor dem großen Tag eingenommen.

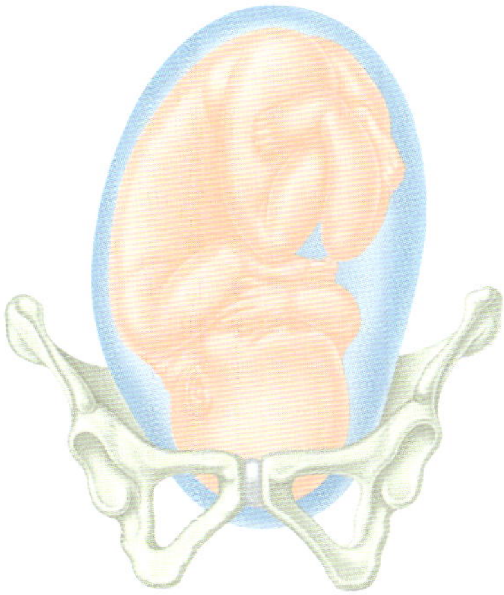

2b-Stellung Das Baby liegt mit dem Gesicht nach vorne und mit dem Rücken nach hinten und nach rechts gedreht. In dieser Stellung kann es sein, dass das Baby nicht ins Becken absinkt und die Wehen daher auf natürlichem Weg nicht richtig in Gang kommen.

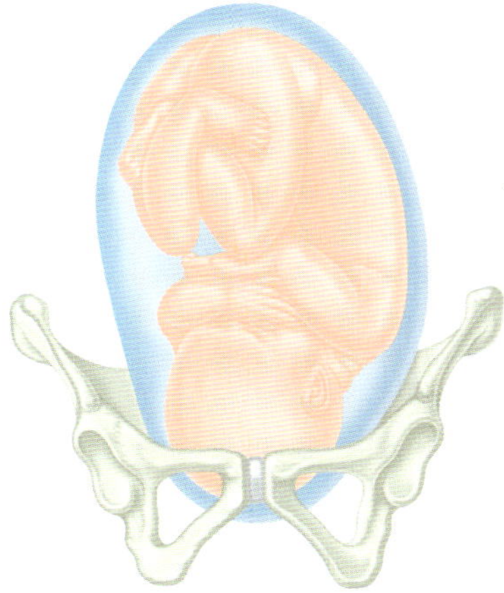

1b-Stellung Das Baby liegt mit dem Gesicht nach vorne und mit dem Rücken nach hinten und nach links gedreht. Diese Stellung kann die Wehen verlängern und Rückenschmerzen verursachen. Die Geburt kann schwieriger sein und das Baby wird mit dem Gesicht nach oben geboren.

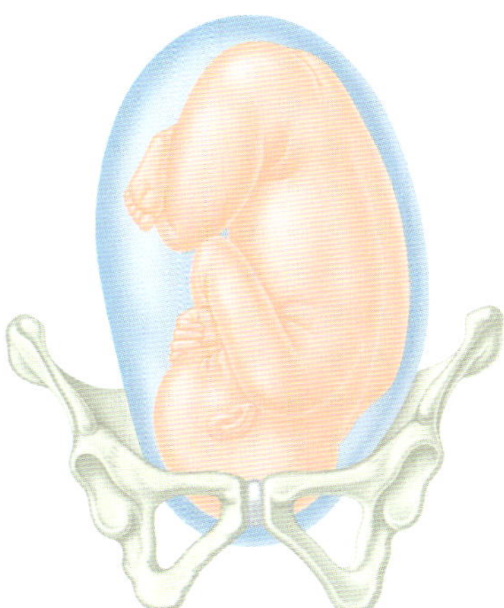

1a-Stellung Das Baby liegt mit dem Gesicht nach hinten und mit dem Rücken nach vorne und nach links gedreht. Sie fühlen seine Wirbelsäule hart, glatt und leicht gewölbt auf der linken Seite Ihres Bauches. Seine Tritte sind unter den Rippen spürbar. Der Bereich rund um Ihren Bauchnabel fühlt sich fest an.

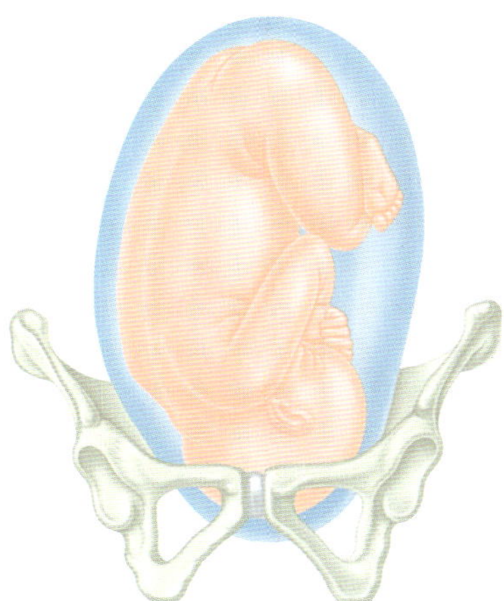

2a-Stellung Das Baby liegt mit dem Gesicht nach hinten und mit dem Rücken nach vorne und nach rechts gedreht. Sein Kopf ist leicht geneigt und das Kinn ist gegen die Brust gedrückt. Dies ist die ideale Geburtsstellung, denn auf diese Weise wird der schmalste Teil des Kopfes als erstes durch den Muttermund gepresst.

Ihr Baby während der Wehen

Die Geburt ist ein natürlicher Vorgang, bei dem Ihr Baby keine Schmerzen leidet. Lange Wehen oder eine schwierige Geburtslage können das Baby jedoch anstrengen und ermüden.

Die Geburtsstellung einnehmen Wenn der Kopf des Babys während der Wehen gegen den Muttermund gedrückt wird, nimmt es normalerweise die Stellung ein, in der es mit der schmalsten Stelle des Kopfes zuerst hindurchtritt. Manchmal kommt es aber auch vor, dass das Baby mit dem Gesicht nach oben oder zur Seite gewandt in den Geburtskanal rutscht.

Der Kopf Während der Geburt verändert sich die Kopfform des Babys. Die Schädelknochen sind noch beweglich, sodass sich der Kopf der Größe und Form der Beckenöffnung anpassen kann.

Atmung Das Baby erhält noch Sauerstoff durch die Nabelschnur, doch während der Geburt wird Fruchtwasser aus der Lunge gepresst, sodass sie sich ausdehnen und Luft atmen kann, sobald die Nabelschnur durchgeschnitten wird.

Temperatur Die Schilddrüse hilft dem Baby, sich von der Wärme des Mutterleibs auf den kühleren Kreißsaal einzustellen.

Überwachung Hebamme oder Arzt überwachen Ihr Baby ständig (s. S. 110–111), um möglichst schnell eingreifen zu können, falls es zu angestrengt oder zu müde wird.

Das Baby ist überfällig

Manchmal hat ein Baby es nicht eilig, geboren zu werden. Sollten Arzt oder Hebamme beschließen, die Geburt einzuleiten, werden einfach nur die Wehen in Gang gebracht. Danach sollte alles so normal wie möglich verlaufen.

Das Baby kommt nicht

Kein Grund zur Panik. Auch wenn eine Einleitung mit Medikamenten unnatürlich erscheint, ist dies oft die beste Option, wenn die Geburt zu lange auf sich warten lässt.

Geduld haben Babys werden selten termingerecht geboren. Solange es Ihnen und dem Baby gut geht, wird die Hebamme nichts unternehmen und der Natur ihren Lauf lassen. Erst nach etwa 14 Tagen über dem Geburtstermin könnte eine Einleitung (Induktion) nötig werden.

Auf Nummer sicher Für eine Geburtseinleitung spricht, dass eine »Übertragung« (eine Schwangerschaft nach der 41. Woche) gewisse Risiken birgt. Eine kleine Anzahl von Babys stirbt ganz plötzlich in der 42. Woche, in der 43. Woche liegt die Zahl höher. Es passiert nur sehr selten, doch viele Ärzte und werdende Mütter sehen die Einleitung der Geburt als Vorsichtsmaßnahme. Dazu kommt noch, dass bei einer Übertragung die Plazenta nicht mehr so effizient arbeitet. Manche Mütter erhalten das Signal zum Start der Geburt einfach nicht, sodass eine Einleitung durchaus Sinn macht.

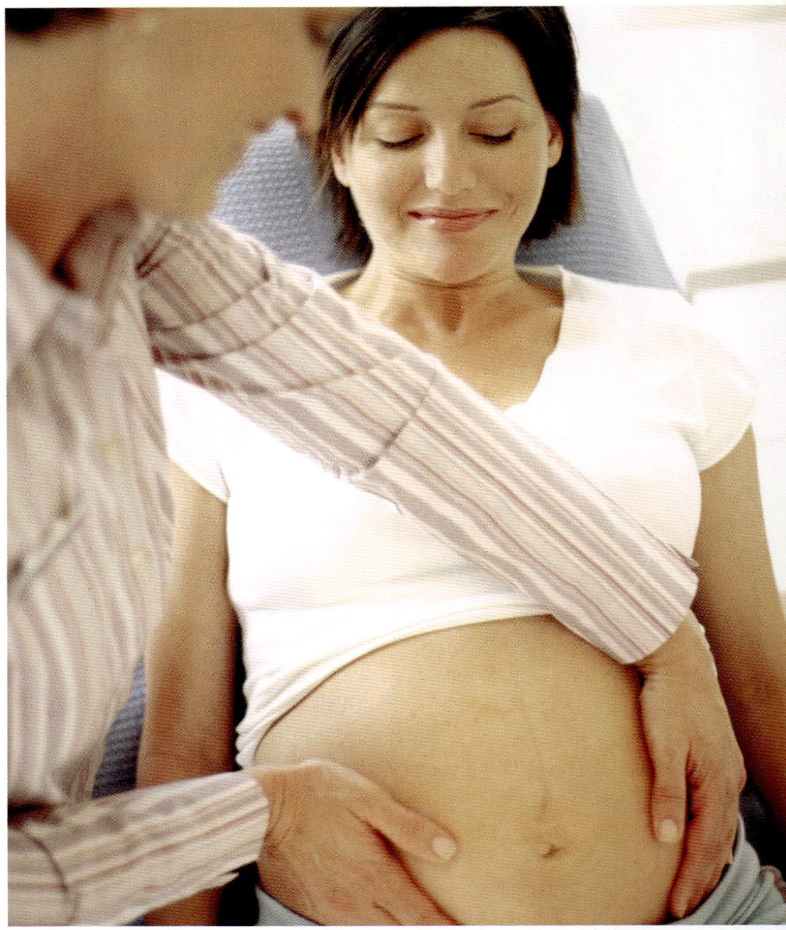

40. Woche Wird der Geburtstermin überschritten, müssen Sie sich alle zwei Tage bei Arzt oder Hebamme vorstellen. Gibt es keine Anzeichen von Wehen, kann eine Einleitung nötig werden. Möglicherweise wird die Hebamme als Erstes eine Eipollösung versuchen, das heißt, sie wird mit dem Finger die Fruchtblase vom Muttermund lösen. Die Prozedur kann etwas unangenehm sein, doch oft beginnen danach innerhalb von 48 Stunden die Wehen.

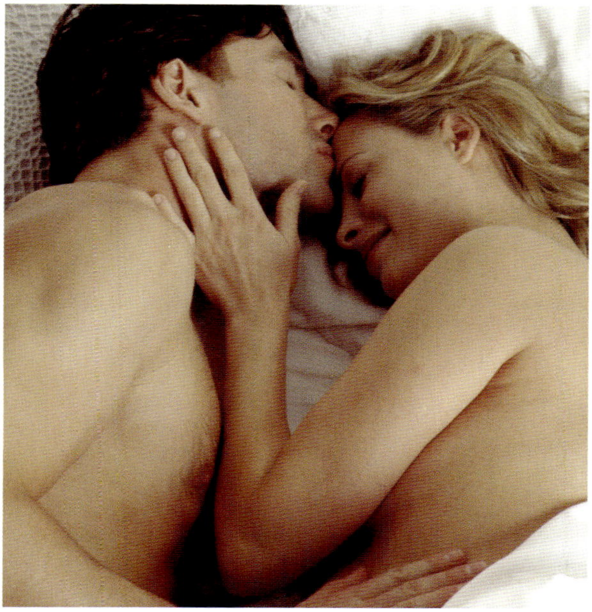

Natürlicher Start Sex kann helfen, die Geburt in Gang zu bringen. Bevor Sie einer Induktion zustimmen, könnten Sie es mit dieser Methode versuchen. Ein Orgasmus stimuliert den Uterus und Sex bewirkt die Ausschüttung des Hormons Oxytocin, das auch Wehen auslöst. Sperma enthält Prostaglandine, die die Zervix weicher machen. Sex ist erlaubt, solange die Fruchtblase intakt ist.

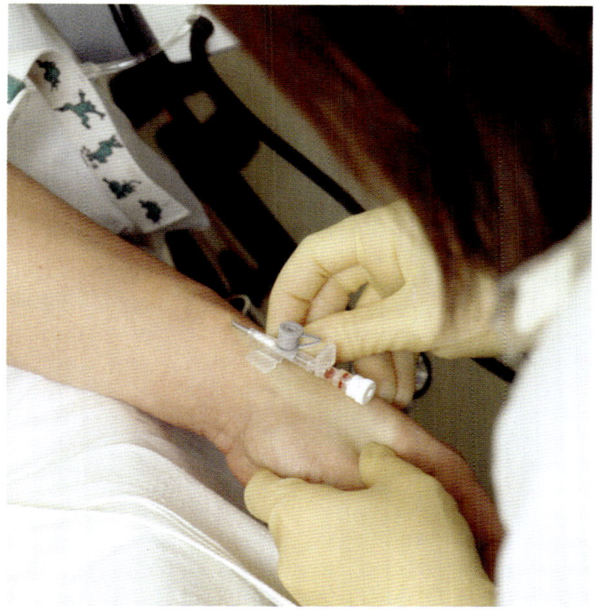

Induktion Schlägt die Eipollösung fehl, kann eine Geburtseinleitung mit synthetischen Hormonen nötig werden (siehe unten). Ebenfalls denkbar wäre eine Amniotomie, bei der die Fruchtblase beispielsweise mit einem speziellen hakenförmigen Instrument (Amnihook) oder einem Fingerling, der an der Spitze mit einem Häkchen versehen ist (Amnicots), geöffnet wird,

Synthetische Hormone zur Geburtseinleitung

Sollten weder die Eipollösung noch die Eröffnung der Fruchtblase noch alle anderen natürlichen Methoden zur Geburtseinleitung den gewünschten Erfolg zeigen, wird wahrscheinlich eine medikamentöse Einleitung mit synthetischen Hormonen nötig werden.

Prostaglandin Dieses Hormon wird in der Medizin zur Zervixreifung eingesetzt und kann oral als Tablette oder vaginal als Gel oder in Form eines Pessars (kleine, zäpfchenartige Tablette auf Ölbasis, die das Hormon enthält) angewendet werden. Normalerweise erhalten Sie auf der Entbindungsstation als Erstes das Pessar und, wenn sich nach sechs Stunden noch nichts getan hat, ein weiteres. Prostaglandin-Gels und -Pessare können unangenehm sein und zu starken Krämpfen führen.

Oxytocin Dieses Hormon löst Wehenkontraktionen aus. Es wird entweder gleichzeitig mit Prostaglandin oder danach gegeben. Sie erhalten es in Form einer intravenösen Dauerinjektion. Ihr Uterus und das Baby werden dabei ständig überwacht. Die Dosis wird so lange erhöht, bis die Geburt in Gang kommt.

Nachlassende oder schwache Wehen Oxytocin wird auch eingesetzt, wenn die Wehen plötzlich zum Stillstand kommen oder nicht effektiv genug sind. Das Hormon bewirkt stärkere und häufigere Kontraktionen, die viele Frauen als sehr unangenehm empfinden, weil sie sich nicht langsam aufgebaut haben. Denken Sie an Ihre Atemtechnik und lassen Sie sich, wenn nötig, etwas zur Schmerzlinderung geben. Auch ein warmes Bad kann hilfreich sein.

Überwachung Eine Induktion wird elektronisch überwacht, um sicher zu gehen, dass sie wirkt und dass es Ihnen und Ihrem Baby gut geht.

Was geschieht in den Wehen?

Der Vorgang ist bei allen Gebärenden derselbe. Allerdings können Wehen unterschiedlich schnell voranschreiten und vielleicht brauchen Sie Hilfe.

WICHTIG

In der Übergangsphase am Ende der ersten Phase rutscht der Kopf des Babys tief ins Becken, der Muttermund ist vollständig geöffnet. Bald beginnen die Presswehen!

Ankunft in der Klinik

Die meisten Frauen warten so lange wie möglich, ehe sie in die Klinik fahren. Sie erleben die ersten Stunden der Eröffnungsphase lieber im gemütlichen Zuhause.

Anruf Bevor Sie losfahren, rufen Sie die Entbindungsstation an (die Nummer sollte neben dem Telefon bereit liegen). Man wird prüfen, ob Sie tatsächlich Wehen haben, und alles für Ihre Ankunft vorbereiten.

Ankunft Nach Ihrer Ankunft wird eine Hebamme Sie nach Ihrem Entbindungstermin fragen, ob das Kind schon »gezeichnet« hat (s. S. 103), ob die Fruchtblase noch intakt ist sowie nach Art, Länge und Intensität der Kontraktionen.

Untersuchung Die Hebamme prüft Temperatur, Puls, Atmung, Blutdruck und Urin. Sie wird Ihren Bauch nach der Lage des Kindes abtasten und durch die Vagina prüfen, ob sich der Muttermund schon etwas geweitet hat. Außerdem wird sie nach einer Wehe die Herztöne des Babys abhören.

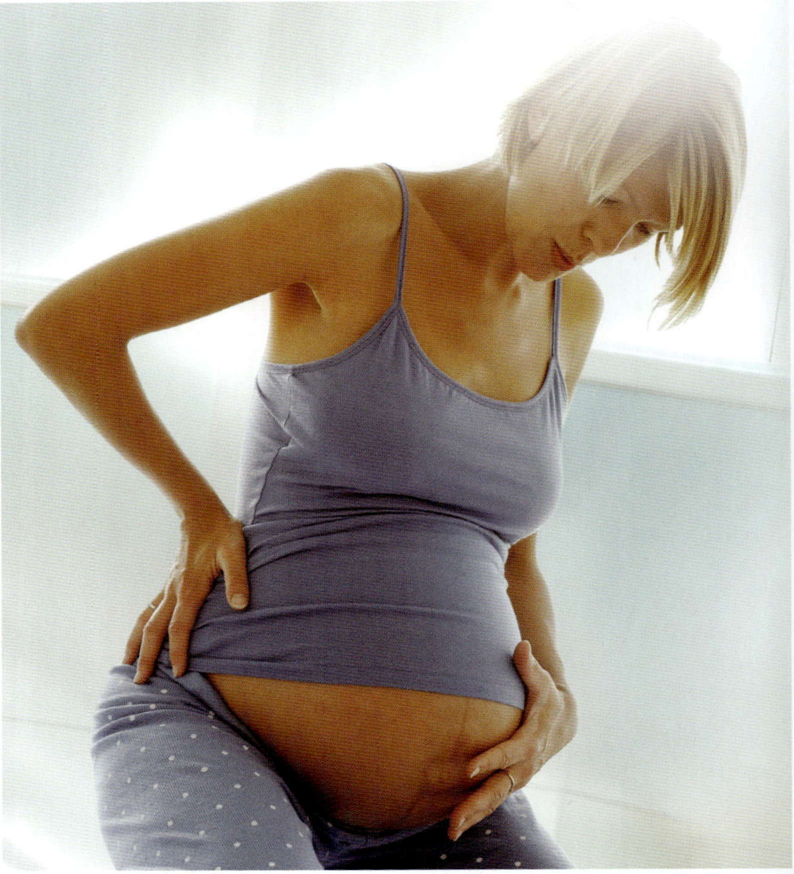

Vor der Geburt Wenn der Gebärmutterhals weicher wird und sich verkürzt, nennt man das »verstreichen«. Ein Anzeichen für die beginnende Geburt können der Abgang des Schleimpfropfes (s. S. 103), Rücken- oder Bauchschmerzen oder ein flaues Gefühl im Magen sein. Dieser Zustand kann tagelang anhalten, Sie brauchen nicht sofort in die Klinik fahren.

Das Öffnen der Zervix und der Beginn der Wehen

Während der Schwangerschaft ist der Muttermund (die Zervix) mit einem Schleimpfropf verschlossen. In der ersten Geburtsphase muss er sich öffnen, damit das Baby hindurch kann. Deshalb fängt er schon Tage oder sogar Wochen vor der Geburt an, weicher und kürzer zu werden.

Der Beginn Man weiß nicht genau, was die Geburt auslöst, doch es ist ein Zusammenspiel von Hormonen des Babys und der Mutter, das schließlich zu den Kontraktionen führt. Bei einer Induktion werden ebenfalls Hormone zum Auslösen der Wehen eingesetzt (s. S. 99). Sie öffnen den Muttermund und helfen, das Baby in den Geburtskanal (Vagina) zu schieben. Je weiter sich der Muttermund öffnet, desto häufiger und länger kommen die Wehen. Der Muttermund braucht somit länger, um sich von 2 cm auf 5 cm zu weiten als von 5 cm bis zur vollständigen Eröffnung (etwa 10 cm).

Das Absinken Das langsame Öffnen des Muttermundes verursacht Schmerzen. Manchen Frauen hilft es, in Bewegung zu bleiben, was zugleich das Absinken des Babys fördert.

Die Lage des Babys beeinflusst die Effektivität, mit der sich die Zervix öffnet. Bei einer Hinterhauptslage drückt es nicht mit dem Scheitel gegen die Zervix, was den Prozess verlangsamen kann.

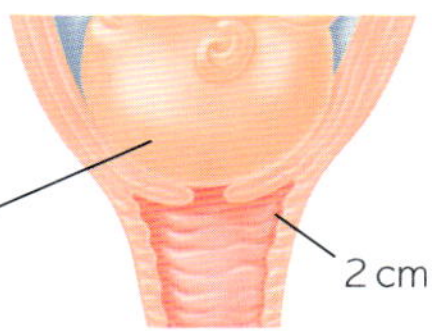

1 **Zu Beginn der Wehen** verkürzt sich der Muttermund und beginnt sich zu öffnen. Die Wehen kommen noch unregelmäßig.

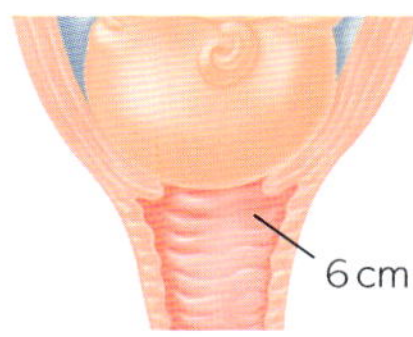

2 **In den folgenden 8 bis 18** Stunden (im Durchschnitt) eröffnet sich der Muttermund vollständig, sodass Kopf und Körper des Babys absinken.

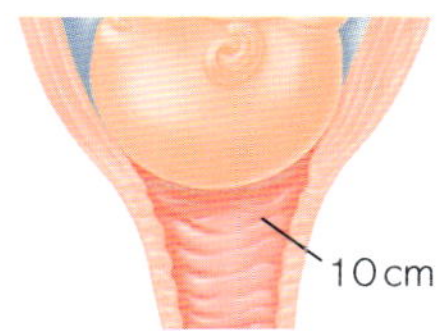

3 **Am Ende von Phase 1** ist die Zervix vollständig eröffnet, es gibt kaum noch Wehenpausen. Bald setzen die ersten Presswehen ein.

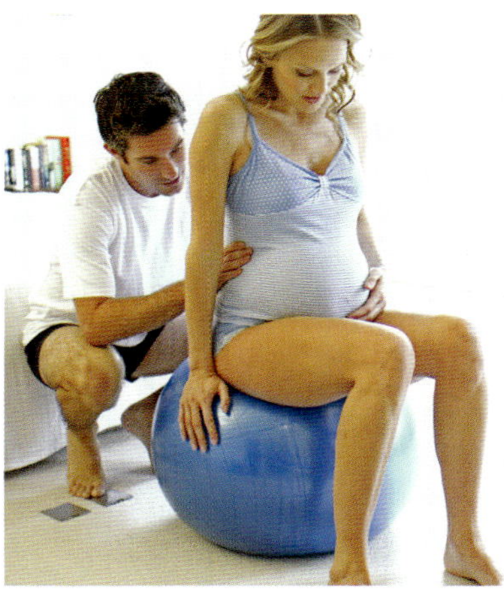

Phase 1 Die Eröffnungsphase dauert bei Erstgebärenden 14 bis 18 Stunden, ansonsten etwa 8 bis 14 Stunden. Die Wehen werden stärker und folgen schneller aufeinander, wenn das Baby nach unten sinkt.

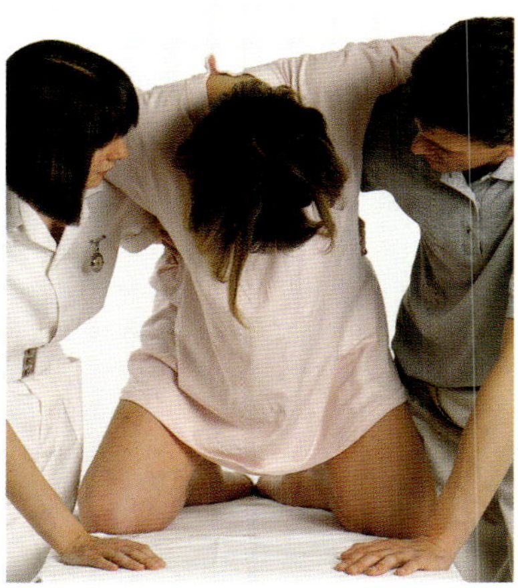

Phase 2 In der Austreibungsphase pressen Sie das Baby durch den Geburtskanal nach draußen. Die Hebamme leitet Sie im Einklang mit Ihren Instinkten, um das Risiko des Einreißens des Damms zu senken.

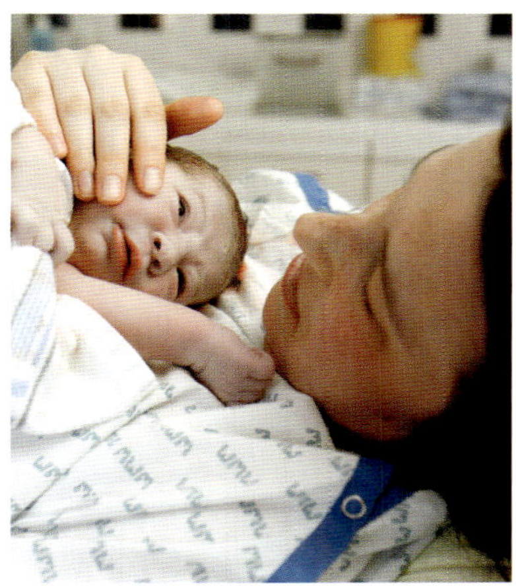

Phase 3 Während Sie Ihr Baby im Arm halten, wird die Plazenta ausgestoßen. Mit Ihrem Einverständnis erhalten Sie eine Oxytocin-Spritze, die den Vorgang beschleunigt und starke Blutungen verhindert.

Geht es schon los?

Die Vorwehen (Senkwehen) am Ende der Schwangerschaft können leicht mit Geburtswehen verwechselt werden. Achten Sie erst noch auf andere Anzeichen, ehe Sie zur Klinik fahren.

Wann Sie Hilfe benötigen

Meistens dauern die Wehen bei Erstgebärenden mindestens ein paar Stunden (oft viel, viel länger), doch manchmal geht auch alles rasend schnell.

Keine Panik! Versuchen Sie ruhig zu bleiben, egal wie Sie sich fühlen, und rufen Sie sofort die Entbindungsstation an,

★ wenn die Wehen heftig und schnell kommen oder Sie einen starken Pressdrang verspüren.
★ wenn das Fruchtwasser abgeht, was in einem Schwall oder auch leise tröpfelnd geschehen kann.
★ wenn Sie das Gefühl haben, dass Ihr Baby sich deutlich weniger als sonst bewegt.
★ bei vaginaler Blutung, die nichts mit dem Abgang des Schleimpfropfs zu tun hat (blutig gefärbter Schleim).
★ bei Fieber, Sehstörungen, starken Kopfschmerzen sowie Schmerzen im Bauch- oder Zwerchfellbereich.
★ bei stechenden, scharfen, ungewöhnlichen oder plötzlich auftretenden Schmerzen jeder Art.
★ bei Schwindel und Kreislaufstörungen.
★ Wenn Sie aus irgendeinem Grund das Gefühl haben, dass der Kopf Ihres Babys bereits herauskommt, rufen Sie sofort den Notarzt.

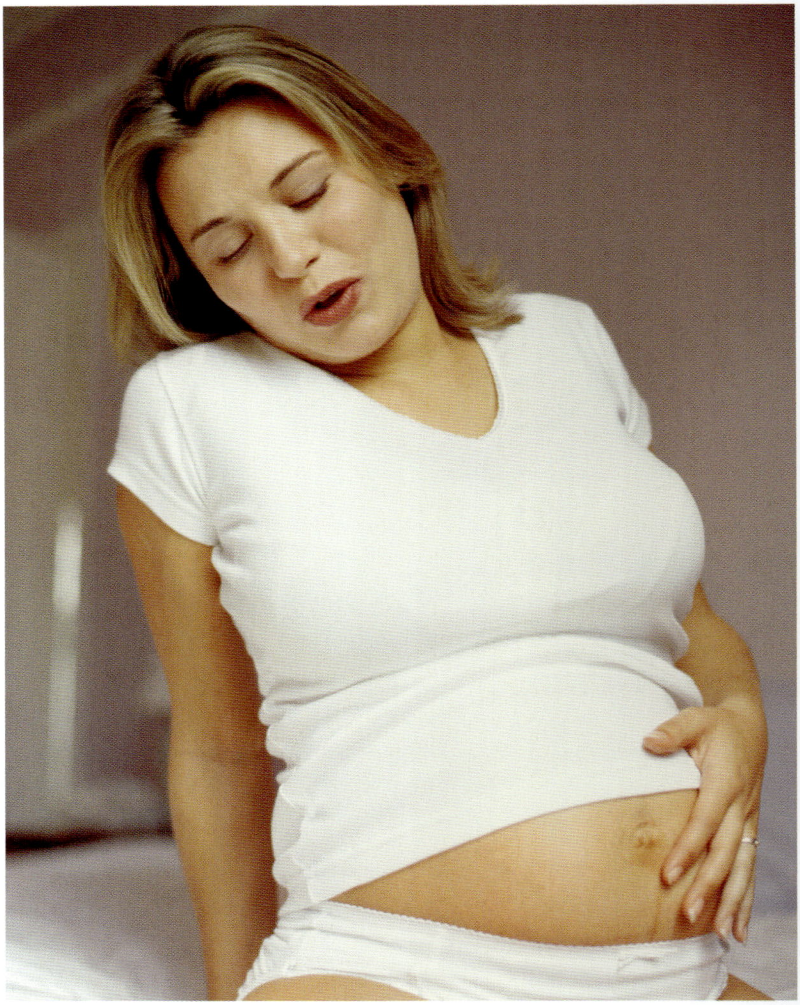

Die Latenzphase Sie gehört zur Eröffnungsphase der Geburt, doch die Wehen fühlen sich noch an wie Menstruationskrämpfe. Vielleicht spüren Sie auch Rücken- oder Bauchschmerzen. Es ist nicht ungewöhnlich, wenn die Pausen dazwischen sehr lang sind.

Anzeichen für die bevorstehende Geburt

In Verbindung mit anderen Symptomen kann ein starker »Nesttrieb« eines der ersten Anzeichen sein. Versuchen Sie, ihm zu widerstehen, auch wenn der Drang, die Kissenbezüge zu bügeln, noch so stark ist. Sammeln Sie Ihre Kräfte lieber für die kommenden Stunden und Tage.

Bereit sein Zu denken, dass die Wehen eingesetzt haben und dann von der Klinik wieder nach Hause geschickt zu werden, kann extrem frustrierend sein. Doch die Anzahl von Fehlalarmen ist unwichtig. Es zählt nur, dass Sie und Ihr Baby in Sicherheit sind. Die meisten Frauen erkennen an sich einige der hier aufgelisteten Symptome, wenn die Geburt beginnt. Denken Sie daran, dass die ersten Wehen nicht regelmäßig kommen. Auf eine Phase mit starken Kontraktionen kann eine Phase völliger Inaktivität folgen. Nutzen Sie diese Intervalle für eine Ruhepause.

Zu den häufigsten Anzeichen zählen:

★ Ihr Körper hat das Bedürfnis, Darm und Magen zu entleeren, was sich als Durchfall oder Erbrechen äußert.

★ Schmerzen im Lendenbereich.

★ Regelmäßige Wehen, die immer schneller aufeinander folgen und schmerzhafter werden (es ist normal, wenn sie zwischendurch auch aufhören).

★ Das Kind »zeichnet« (der Schleimpfropf, der den Muttermund verschlossen hat, löst sich).

★ Das Fruchtwasser geht ab, entweder tröpfelnd oder in einem Schwall. (Nicht über die Menge erschrecken!)

★ Wenn die Kontraktionen lange Zeit nur kommen und gehen, sind es wahrscheinlich noch keine Geburtswehen. Diese sind an einem bestimmten Muster erkennbar. Wird das Kommen und Gehen von anderen Symptomen begleitet, ist es ratsam, die Hebamme anzurufen und um Rat zu fragen.

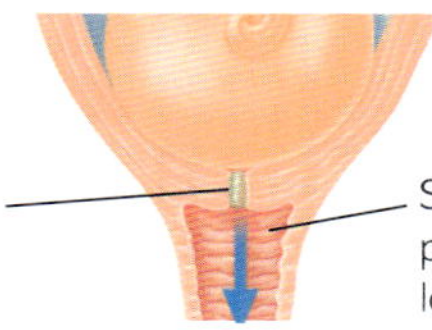

1 **Kurz vor der Geburt** wird die Zervix durch die Prostaglandin-Hormone, die jetzt ins Blut ausgeschüttet werden, immer weicher.

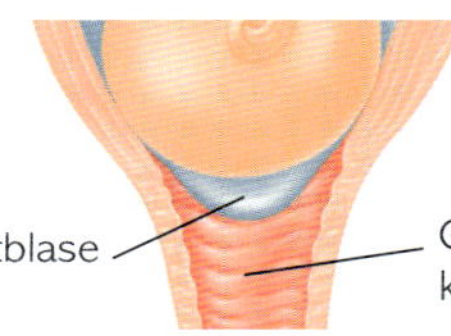

2 **Die Fruchtblase** wird durch die Zervix gedrückt und bald platzen. Die Wehen stehen bevor oder haben schon eingesetzt. Das Fruchtwasser geht tröpfelnd oder in einem Schwall ab.

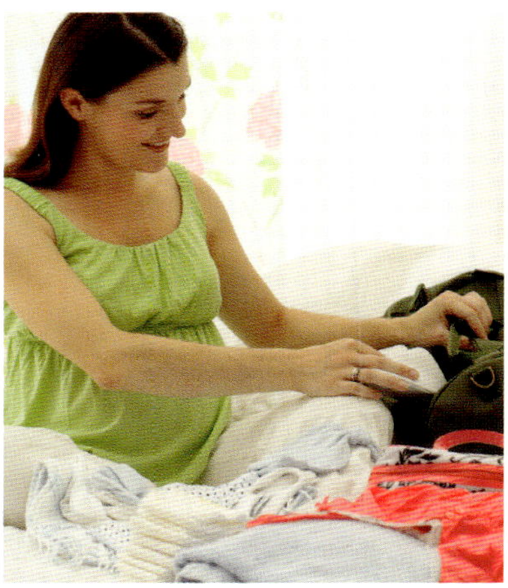

Alles bereit Wenn die Wehen regelmäßig sind, packen Sie die letzten Dinge, etwa Essen und Trinken, in Ihre Kliniktasche und entspannen Sie sich. Bei Erstgebärenden dauert es lange, bis die Geburt beginnt.

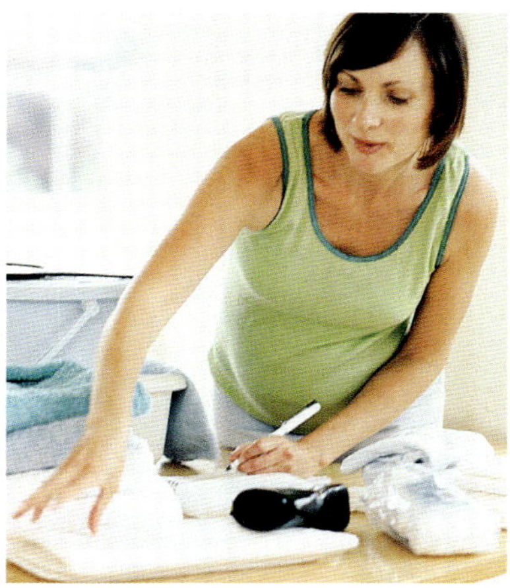

Zu Hause bleiben Wenn Sie eine Hausgeburt planen und denken, dass die Wehen eingesetzt haben, bereiten Sie alles für die Ankunft der Hebamme vor (s. S. 91). Bleiben Sie ruhig und essen Sie einen Happen.

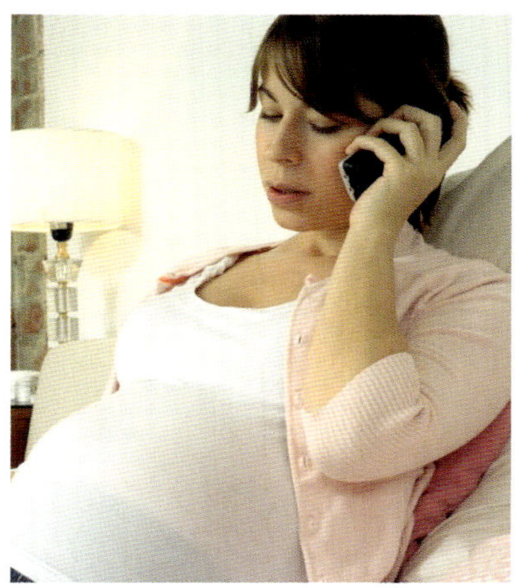

Wichtige Anrufe Rufen Sie Ihren Partner, die Entbindungsstation oder die Hebamme an, wenn die Wehen regelmäßig kommen. Die Geburtshelfer müssen sich auf das Ereignis vorbereiten.

Die erste Geburtsphase

In der ersten Phase, auch Eröffnungsphase genannt, unterscheidet man zwischen Latenzwehen und aktiven Eröffnungswehen.

EXTRATIPP

Bei vielen Frauen setzen die Wehen nachts ein. Versuchen Sie in diesem Fall, noch etwas zu schlafen. Es dauert eine Zeitlang, bis die aktiven Wehen beginnen.

Vorgänge im Körper

- ★ Zuerst wird der Muttermund weicher und kürzer. Dies kann schon Tage oder Wochen vor der Geburt geschehen.
- ★ Wehen setzen ein, die das Baby allmählich aus dem Uterus in den Geburtskanal schieben sollen.
- ★ Die Kontraktionen folgen immer schneller aufeinander. Sie nehmen an Dauer und Intensität zu.
- ★ Der Muttermund (Zervix) erweitert sich. Bei etwa 10 cm gilt er als vollständig eröffnet.
- ★ Trotz Abgang des Schleimpfropfs, Kontraktionen und eventuell geplatzter Fruchtblase spricht man vom offiziellen Geburtsbeginn erst, wenn der Muttermund mindestens 3 cm geöffnet ist.
- ★ Es kann 14 Stunden (oder länger) dauern, bis der Muttermund vollständig eröffnet ist.
- ★ Zu Beginn werden die Wehen vermutlich im Abstand von 10 Minuten kommen. Die Pausen verkürzen sich bis auf 30 Sekunden. Am Anfang dauert eine Wehe etwa 40 bis 50 Sekunden, am Ende der ersten Phase über eine Minute. Sie dienen allein dazu, Ihr Baby auf die Welt zu bringen.
- ★ Das Ende der ersten Phase nennt man »Übergangsphase«. Sie dauert etwa eine Stunde und ist der unangenehmste Teil der Geburt, weil die Wehen sehr stark sind.

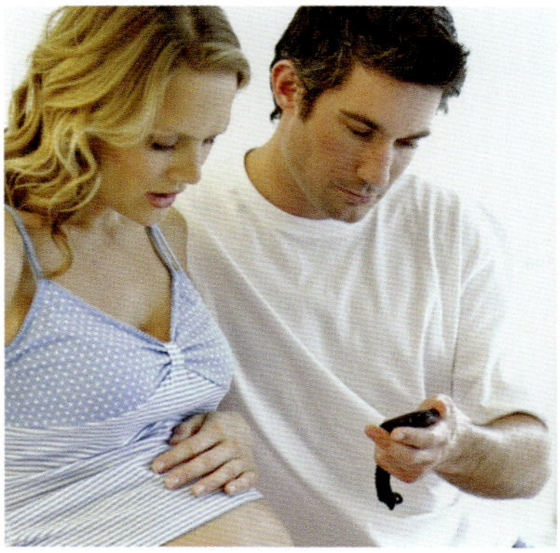

Zeit messen Messen Sie mit der Uhr, wie lange die Wehen dauern. Werden sie regelmäßiger und häufiger, befinden Sie sich ziemlich sicher in der ersten Geburtsphase.

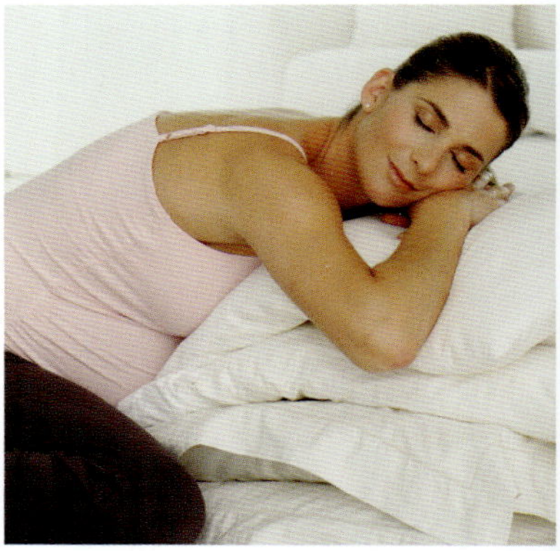

Ruhe Versuchen Sie zu ruhen, auch wenn Sie wegen der bevorstehenden Geburt aufgeregt sind. Eine möglichst aufrechte Position treibt die Dinge voran.

Der Höhenstand

Vielleicht erwähnt die Hebamme den Begriff »Höhenstand«.

Nullpunkt Der Höhenstand bezeichnet die Position des Babykopfes im Becken. Wenn der Scheitel (oder ein anderes Körperteil, je nach Lage des Babys) auf Höhe der Interspinalebene (einer gedachten Linie zwischen den Sitzbeinstacheln) angekommen ist, hat es den »Nullpunkt« erreicht. Die Geburtswehen setzen meist erst ein, wenn der Kopf auf -1, 0 oder +1 abgesunken ist.

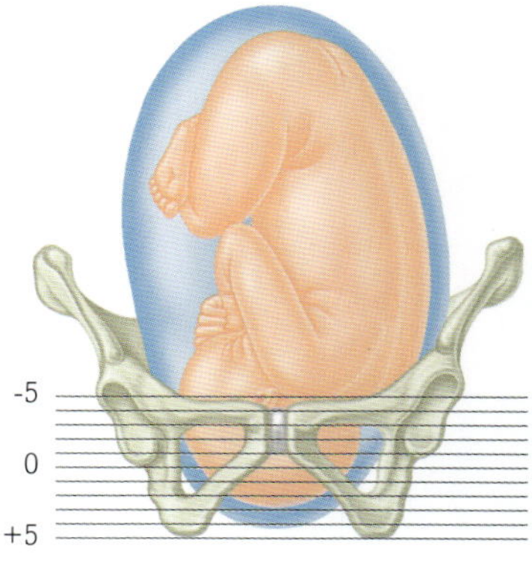

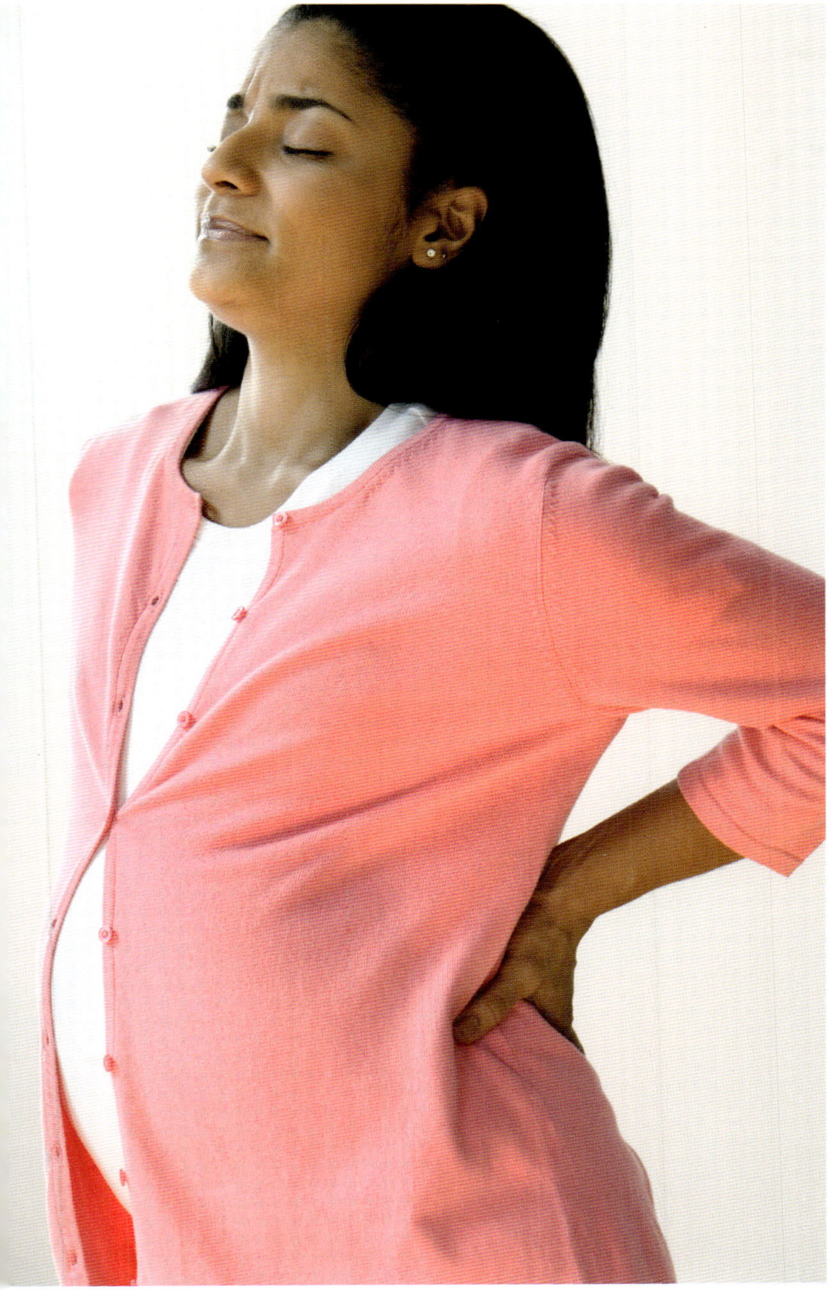

In Bewegung bleiben Die ersten Wehen können unangenehm sein. Da sie sich langsam zu häufigeren und intensiveren Kontraktionen steigern, haben Sie Zeit, sich daran zu gewöhnen. Laufen Sie umher, sodass das Baby durch die Schwerkraft schnell tiefer sinkt.

Ihr Gemütszustand

Während der Wehen werden Sie dramatische Emotionen erleben, die die ganze Bandbreite der Gefühlsskala abdecken.

Ruhig bleiben Jede Geburtsphase stellt eigene Anforderungen an Körper und Seele. Wichtig ist, nicht den Kopf zu verlieren. Zu Beginn sollten Sie sich in einer ruhigen und bequemen Umgebung entspannen. Holen Sie sich so viel Unterstützung wie möglich von Ihrem Geburtspartner und lenken Sie sich ab, bis Ihre ganze Konzentration erforderlich wird.

Sich konzentrieren Wenn die aktive Phase beginnt, erschrecken viele Frauen und fühlen sich ausgeliefert. Vergessen Sie nicht, dass Ihnen Ihre Atemtechnik durch die Wehen hilft und dass es Möglichkeiten zur Schmerzlinderung gibt. Wenn Sie das Gefühl haben, nicht mehr weitermachen zu können, stellen Sie sich vor, wie Sie Ihr Baby in den Armen halten, und konzentrieren Sie sich auf diesen wundervollen Ausgang der Geburt. Das Beherrschen von Entspannungs- und Visualisierungstechniken kann in dieser Phase unschätzbar wertvoll sein.

Keine Sorge Es ist nicht ungewöhnlich, dass Frauen während der Wehen wütend und gereizt sind. Dies kommt vom Stress, den Hormonen und dem außerordentlichen emotionalen Zustand. Manche Frauen fluchen oder brüllen Ihre Partner an. Bedenken Sie beide in diesem Fall, dass Sie unter immensem physischen und psychischen Druck stehen und dass alles kurz nach der Geburt vergessen sein wird.

Positionen für die ersten Wehen

EXTRATIPP

Aktive Bewegung treibt die Wehen voran. Passive Positionen (hier gezeigt) reduzieren Schmerzen und helfen Ihnen, zwischen den Wehen zu entspannen.

In Bewegung bleiben und eine bequeme Position einnehmen, kann lange Zeit helfen, die Dinge in Gang zu bringen und Schmerzen zu lindern.

Sie schaffen das!

Eine Geburt kann ein langer, langsamer Prozess sein. Beziehen Sie Ihren Partner und Ihre Hebamme mit ein und vergessen Sie diese drei Dinge nicht:

Entspannung Gehen Sie mit dem Rhythmus Ihrer Kontraktionen. Stellen Sie sich vor, wie das Baby in Ihr Becken rutscht und sein Kopf gegen Ihren Muttermund stößt.

Atmung Atmen Sie zwischen den Wehen tief und langsam und während der Wehen gleichmäßig und entspannt. Wenn es zu hektisch wird, atmen Sie fünf Sekunden lang durch die Nase ein und sieben Sekunden durch den Mund wieder aus. Wenn die Wehen voranschreiten, werden Sie Ihre Atemtechnik ändern (s. S. 92).

Selbstvertrauen Ihr Körper hat sich neun Monate lang auf dieses Ereignis vorbereitet. Das Hormon Relaxin hat die Bänder in Ihrem Becken weich und dehnbar gemacht und der Babykopf kann seine Form ändern, sodass er auf jeden Fall durch Ihr Becken hindurchpasst.

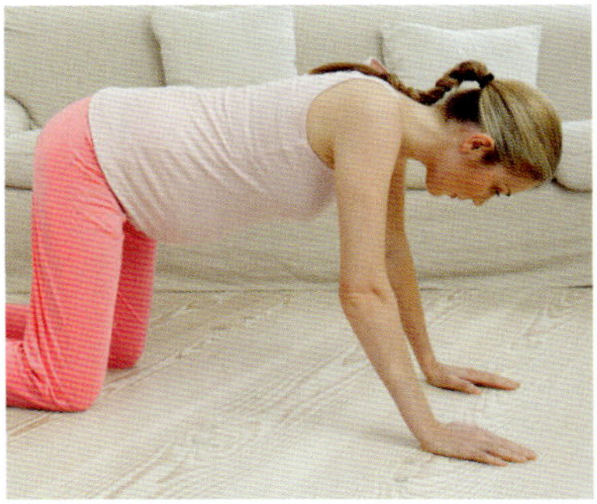

Auf allen Vieren Diese Stellung hilft bei Erschöpfung und Rückenschmerzen. Liegt Ihr Baby in der Hinterhauptslage, verlagert sich sein Gewicht weg von Ihrer Wirbelsäule. Sie ist auch geeignet, wenn Sie eine Pause von intensiven Wehen brauchen.

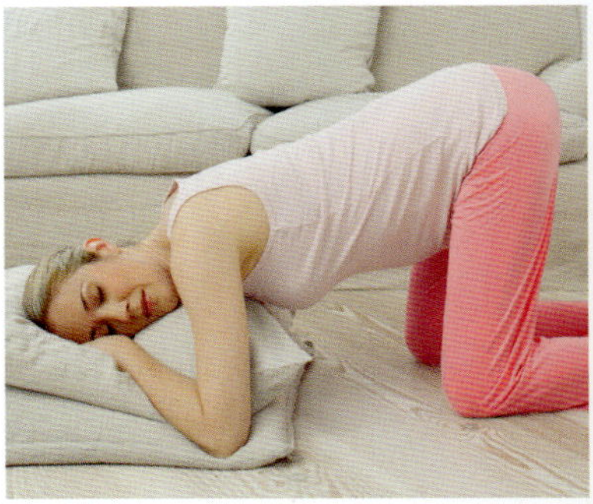

Weiche Stütze Diese Stellung eignet sich ebenfalls bei Rückenschmerzen und wenn das Kind in der Hinterhauptslage liegt. Sie hilft auch während der Übergangsphase, wenn Sie dem Drang zu pressen widerstehen müssen.

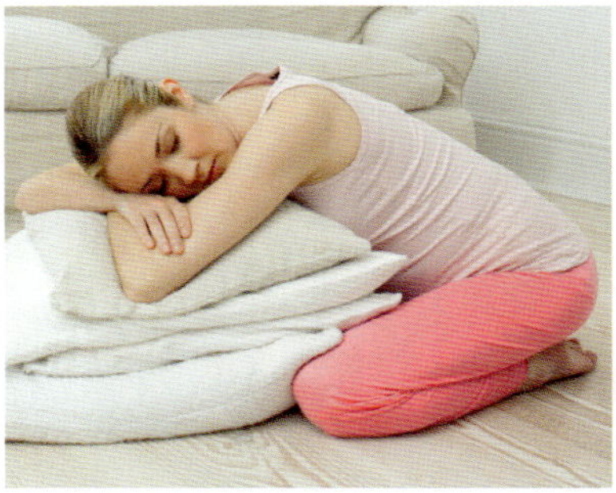

Aufrecht Die relativ aufrechte Position fördert das Absinken des Babys. Sie können dabei die Hüften vorwärts und rückwärts bewegen, um sich zu lockern und zu entspannen.

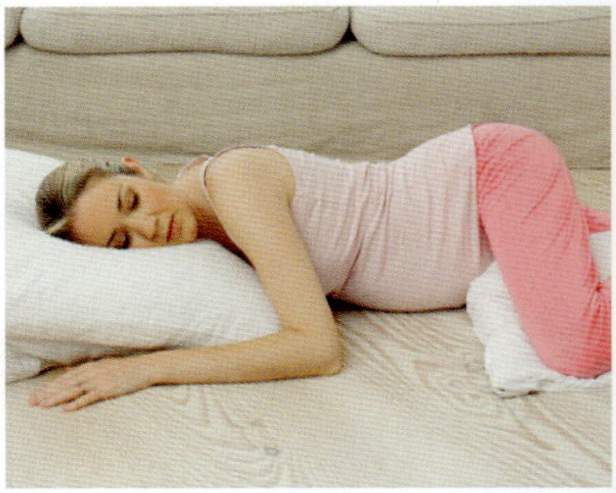

Aufladen Zwischen den Wehen können Sie sich mit angezogenem Knie und untergelegtem Kissen seitlich hinlegen. Aktivität beschleunigt die Geburt, doch Sie werden sich zwischendurch auch ausruhen müssen.

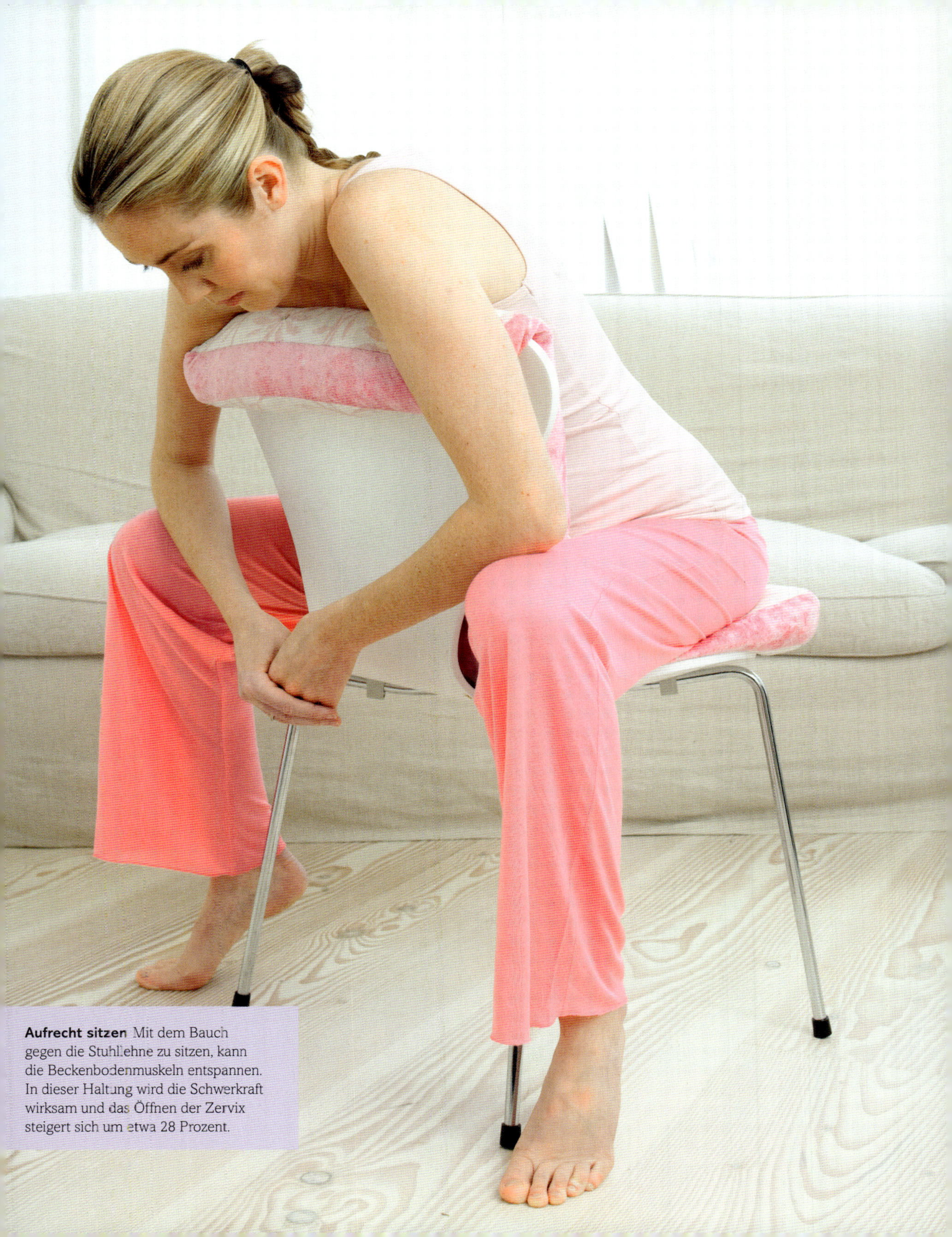

Aufrecht sitzen Mit dem Bauch gegen die Stuhllehne zu sitzen, kann die Beckenbodenmuskeln entspannen. In dieser Haltung wird die Schwerkraft wirksam und das Öffnen der Zervix steigert sich um etwa 28 Prozent.

Optimistisch bleiben

Eine Geburt kann so anstrengend sein wie ein Marathonlauf. Bleiben Sie dennoch zuversichtlich und verlieren Sie nie das lohnende Ziel für all die Schmerzen und Mühen aus den Augen: einem Kind das Leben zu schenken.

Positiver Schmerz

Normalerweise gilt Schmerz als Signal, dass etwas nicht in Ordnung ist. Doch Wehenschmerz ist ein positiver Schmerz mit positivem Ausgang. Geben Sie sich ihm so entspannt wie möglich hin.

Keine Panik Nervosität und Ängstlichkeit bewirken die Ausschüttung von Adrenalin ins Blut und das kann wiederum den Schmerz steigern. Panik kann die Atmung beeinflussen, sodass Ihr Körper nicht mehr genug Sauerstoff für effektives Arbeiten erhält.

Es ist auszuhalten Eine Studie ergab, dass nur 20 Prozent der Frauen die Wehen als »qualvoll« empfanden. 20 Prozent gaben an, kaum Schmerzen gehabt zu haben, der Rest lag irgendwo in der Mitte. Bemerkenswert ist auch, dass die am positivsten bewerteten Geburtserlebnisse nicht zwingenderweise die schmerzlosesten waren.

Kämpfen Sie sich durch Wenden Sie während der Wehen alle erlernten Techniken an und sehen Sie jede Kontraktion als einen weiteren Schritt auf dem Weg zu Ihrem Ziel: Ihr lang ersehntes Baby endlich in den Armen zu halten.

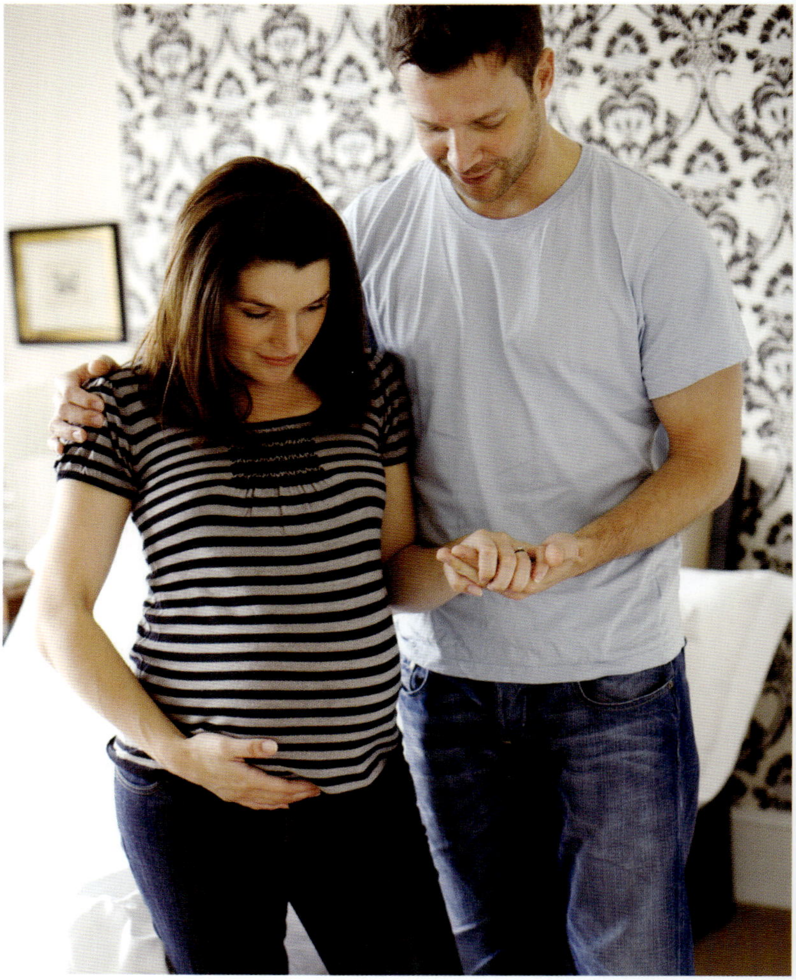

Hilfe annehmen Das Erlebnis zu teilen und immer wieder ermutigt zu werden macht die Dinge viel einfacher. Bleiben Sie vor allem in der Eröffnungsphase so lange auf den Beinen wie möglich. Das wird Ihre Stimmung heben und je aktiver Sie sind, desto schneller werden Sie Ihr Baby in den Armen halten.

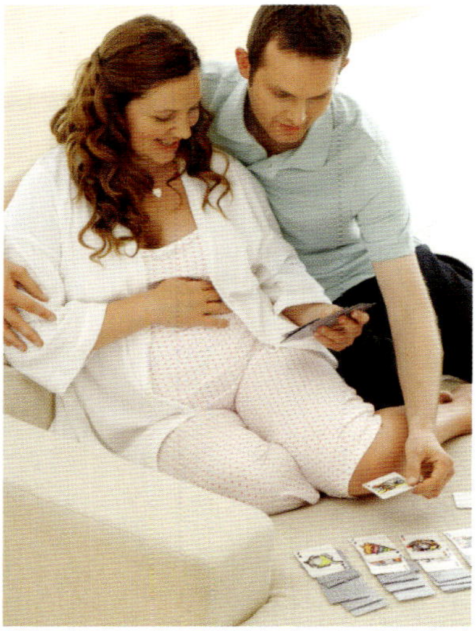

Zweisamkeit Verbringen Sie Zeit mit Ihrem Partner. Lenken Sie sich zu Beginn der Geburt mit einem Spaziergang, einem Film oder einem Brettspiel ab. Oder machen Sie gemeinsam noch ein Nickerchen, Sie beide haben schließlich eine lange Nacht vor sich!

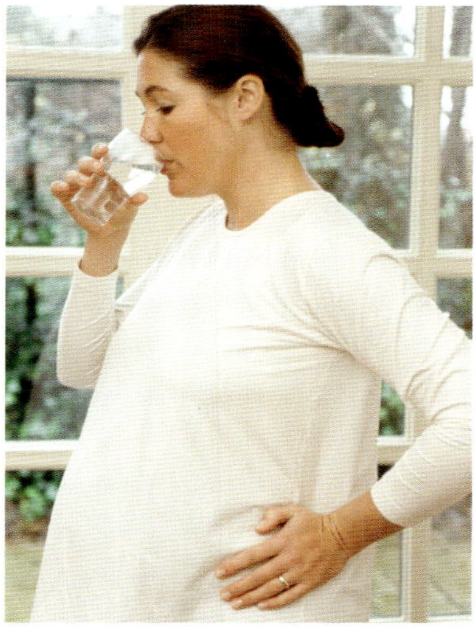

Viel trinken Nehmen Sie ausreichend Wasser zu sich. Es gibt Hinweise darauf, dass die Wehenkrämpfe schlimmer werden, wenn der Körper anfängt zu dehydrieren. Auch eine leichte, nahrhafte Mahlzeit hilft Ihnen durch die bevorstehende Geburt.

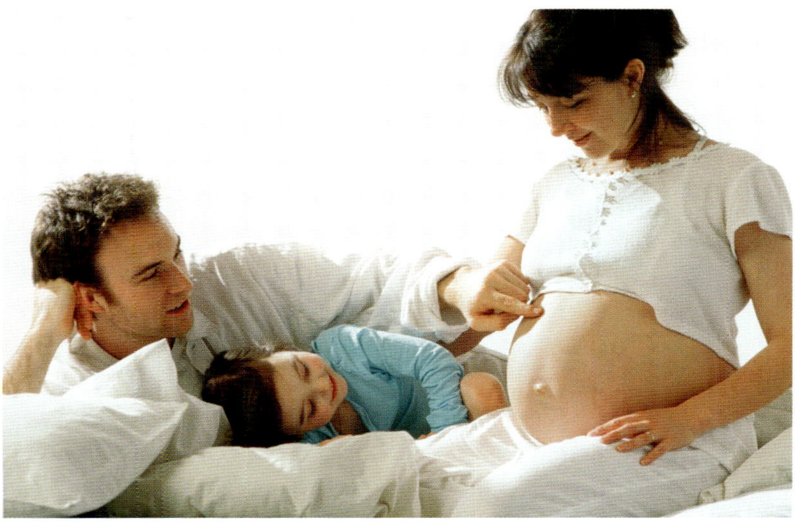

Entspannen mit der Familie Vielleicht fühlen Sie sich weniger angespannt, wenn Sie so lange wie möglich zu Hause bleiben. Wenn die Schmerzen intensiver werden, sollte sich jemand um Ihre anderen Kinder kümmern, damit sie nicht erschrecken. Solange Sie sich jedoch gut fühlen, können Sie sie mit einbeziehen. Sie finden es sicher aufregend zu erfahren, dass ihr neues Geschwisterchen sich jetzt endlich auf den Weg macht!

Tipps zur Beschleunigung

Manchmal hören die Wehen wieder auf, gerade wenn Sie denken, dass es jetzt endlich losgeht. Seien Sie nicht enttäuscht, sondern visualisieren Sie die Geburt Ihres Babys und probieren Sie folgende Tipps:

Ein flotter Spaziergang Auch wenn Sie sich nicht gerade danach fühlen: Ein kleiner Marsch in flottem Tempo kann das Baby nach unten ziehen und die Wehen auslösen.

Reflexzonenmassage Bitten Sie Ihren Partner, Ihre zweite und dritte Zehe (die erste ist der Große Zeh) wiederholt fest zu drücken und wieder loszulassen. Dies soll sich direkt auf den Uterus auswirken.

Massage Entspannung kann die Wehen wieder in Gang bringen und die ist mittels Massage ganz leicht zu erreichen. Verwenden Sie dazu Lavendel-Aromaöl. Es ist ein Adaptogen, das heißt, es wirkt entspannend oder aufputschend, gerade so, wie Sie es brauchen.

Positiv denken Gegen Angst hilft es, sich folgende Sätze immer wieder vorzusagen: »Ich schaffe das. Mein gesundes Baby ist unterwegs. Ich bin stark und werde die Wehen überstehen.«

Eine Freundin fragen Reden Sie mit einer Freundin, die ein schönes Geburtserlebnis hatte. Sie wird Ihnen das Selbstvertrauen geben, dass Sie das ebenfalls schaffen werden. Zuversicht und positives Denken verhelfen Ihnen zu einer weniger schmerzhaften Geburt.

Überwachung

Wenn die Geburtswehen begonnen haben, werden Arzt oder Hebamme regelmäßig überprüfen, ob alles nach Plan läuft, und dafür sorgen, dass Sie und Ihr Baby den langwierigen Vorgang unbeschadet überstehen.

WICHTIG

Wenn es Bedenken gibt, ob es dem Baby gut geht, nehmen Arzt oder Hebamme manchmal eine Blutprobe vom Oberkopf des Babys und testen die Sauerstoffwerte.

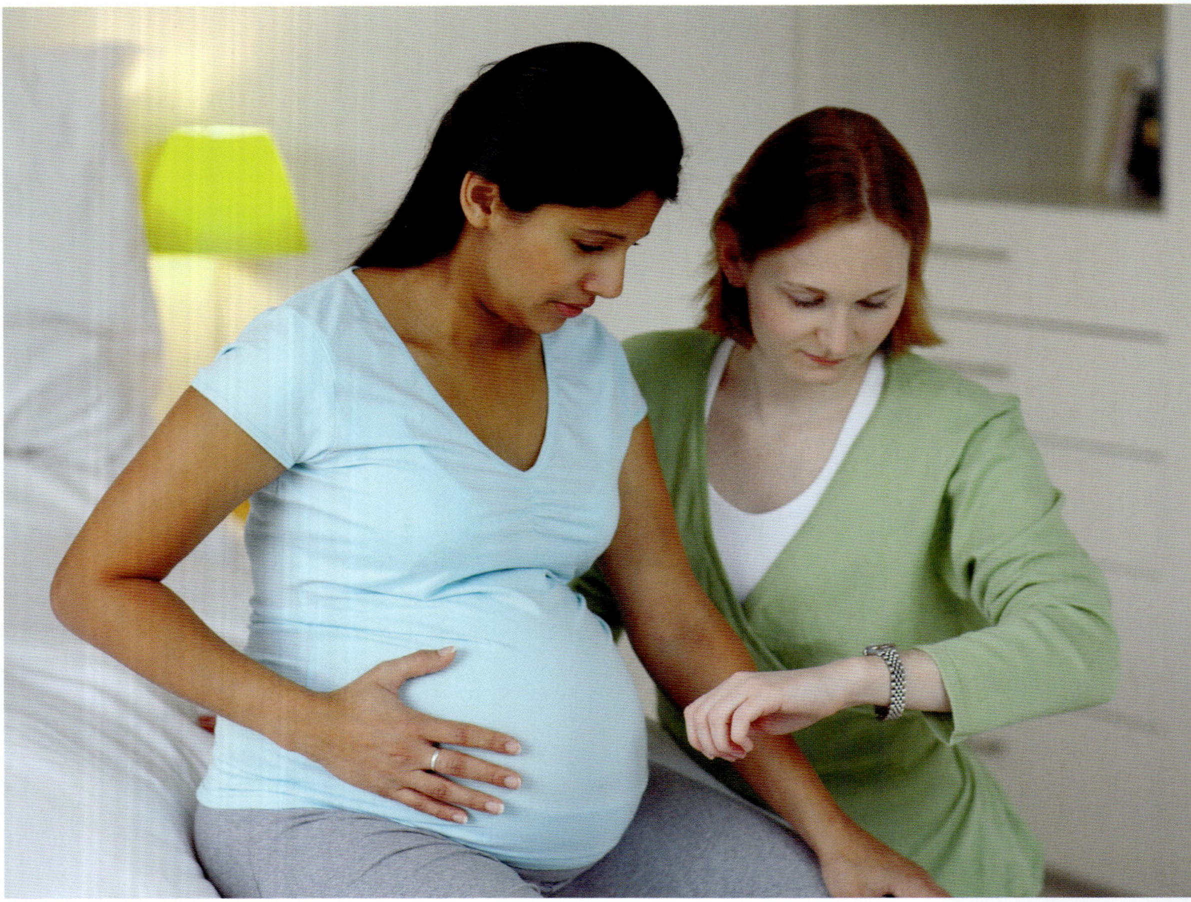

Die Zeit zwischen den Wehen messen Wenn sich der Muttermund allmählich öffnet und das Baby in den Geburtskanal absinkt, folgen die Wehen dichter aufeinander und nehmen an Intensität zu. Manchmal kommt es vor, dass die Kontraktionen immer wieder aufhören und einsetzen. Wenn das bei Ihnen der Fall sein sollte, erhalten Sie vielleicht eine Oxytocin-Infusion, damit die Wehen in Gang kommen und die Geburt vorangeht (s. S. 99). Übermäßig lange Wehen sind weder für Sie noch für das Baby gut.

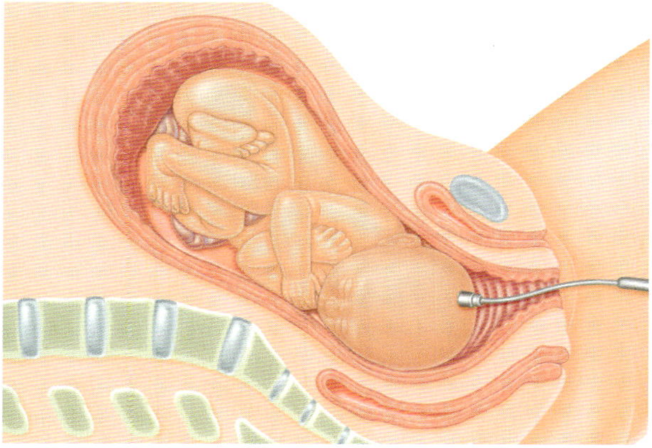

Fetales Elektrokardiogramm (EKG) Bei einer Risikoschwangerschaft können mit Hilfe einer kleinen, an der Kopfhaut des Babys befestigten Elektrode die kindlichen Herzaktionen überwacht werden (siehe unten). Nicht jede Veränderung ist dabei Grund zur Sorge.

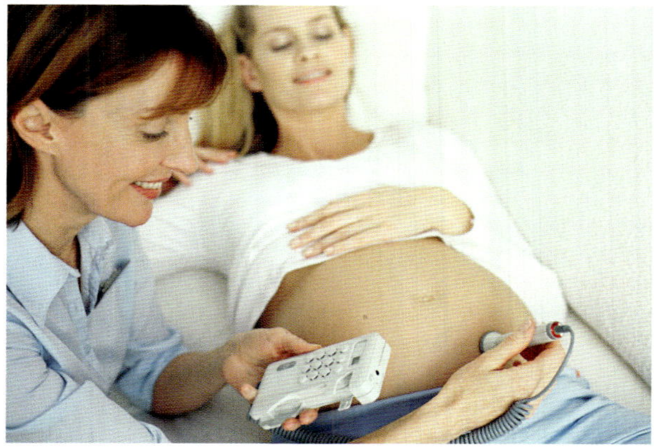

Tragbares CTG Wenn bei Ihnen keine Risiken bestehen und Sie nicht an ein CTG-Gerät angeschlossen werden möchten, kann die Hebamme die Herztöne des Babys auch mit einem tragbaren CTG prüfen. Dies geschieht in der ersten Phase nach jeder Wehe etwa alle 15 Minuten, in der zweiten Phase etwa alle 5 Minuten.

Der externe Herzton-Wehenschreiber (CTG)

Während der Wehen werden die Herztöne des Babys und Ihre Wehen aufgezeichnet. Dies geschieht mithilfe elektronischer Sensoren, die auf Ihrem Bauch, über dem Herzen des Babys platziert werden, und einem externen Kardiotokografie-Gerät (CTG).

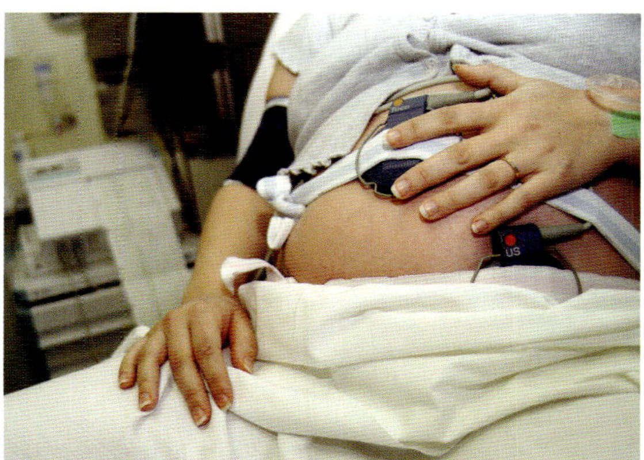

Herztöne Als Ausgangsbasis für die Messung der Herztöne Ihres Babys dient eine »Grundlinie« von 140 Schlägen pro Minute (siehe rechts oben). Es ist völlig normal, dass sich der Herzschlag während einer Wehe verändert. Die Hebamme sucht nur nach Abweichungen, die Anzeichen für Stress sein könnten.

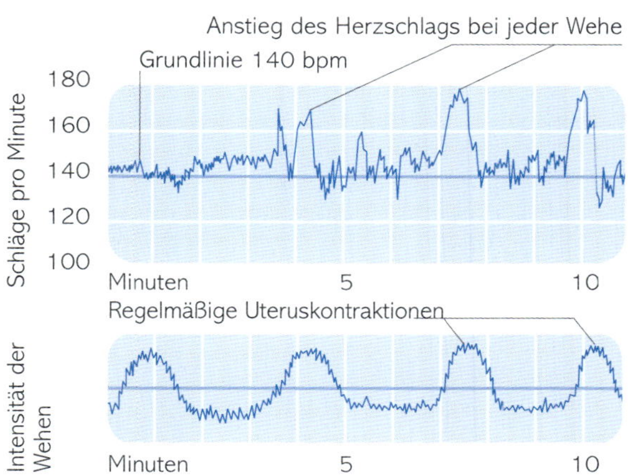

Wehen Das CTG zeichnet auf, wie lange sie dauern und wie oft sie auftreten. Öffnet sich der Muttermund nicht, wird man versuchen, die Wehen zu verstärken (s. S. 99). Als Risikoschwangere oder bei einer Periduralanästhesie werden Sie dauerhaft an das CTG angeschlossen, bei einer normalen Geburt ab und zu.

Tipps für die Wehen

Es gibt viele Hilfsmittel, Tipps und Techniken, um die Wehen so lange wie möglich erträglich zu gestalten. Viele Frauen empfinden Aktivität als äußerst effektive Methode, um sich von den Schmerzen abzulenken.

Homöopathische Mittel für die Wehen

Homöopathie ist nicht nur während der Schwangerschaft und der Stillzeit völlig unbedenklich, sie kann auch die Geburt verkürzen. Ein erfahrener Homöopath wird Ihnen genau das Mittel geben, das für Sie passt. Hier ein kleiner Überblick:

★ Aconitum bei Panik, Unruhe und Angst.

★ Arnica gegen Schmerzen und bei ermüdenden Wehen. Sie können es in der Dosierung C30 nach Beginn der Geburt einmal stündlich einnehmen. Nach der Geburt beschleunigt es die Heilung und hilft bei schmerzhaften Nachwehen.

★ Calendula beschleunigt die Heilung nach einem Kaiserschnitt, einem Dammschnitt oder Dammriss.

★ Caulophyllum wenn die Wehen aufhören, nicht voranschreiten, uneffektiv sind oder wenn sich die Zervix nicht öffnet.

★ Chamomilla bei Wut, Ungeduld oder unerträglichen Schmerzen, die Sie glauben lassen, Sie müssten aufgeben.

★ Gelsemium bei großer Anspannung mit Zittern und Sehstörungen.

★ Kalium carbonicum bei Rückenschmerzen während der Wehen oder wenn sich das Baby in der Hinterhauptslage befindet (s. S. 97).

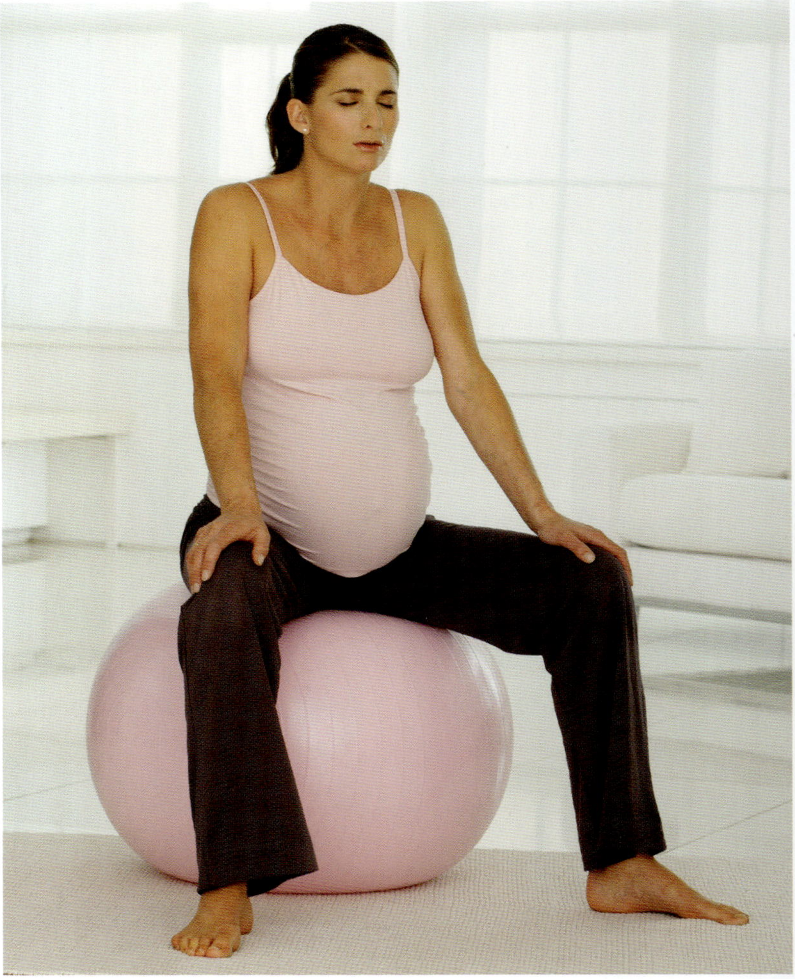

Ein Sitzball ist während Schwangerschaft und Geburt ein ideales Hilfsmittel gegen Schmerzen. Er bietet eine feste, aber dennoch bequeme Sitzfläche und fördert eine gute Haltung. Bewegen Sie während der Wehen sanft Hüfte und Becken hin und her (als Lehne kann die Wand dienen). Dies bewirkt, dass Ihr Baby leichter in den Geburtskanal rutscht.

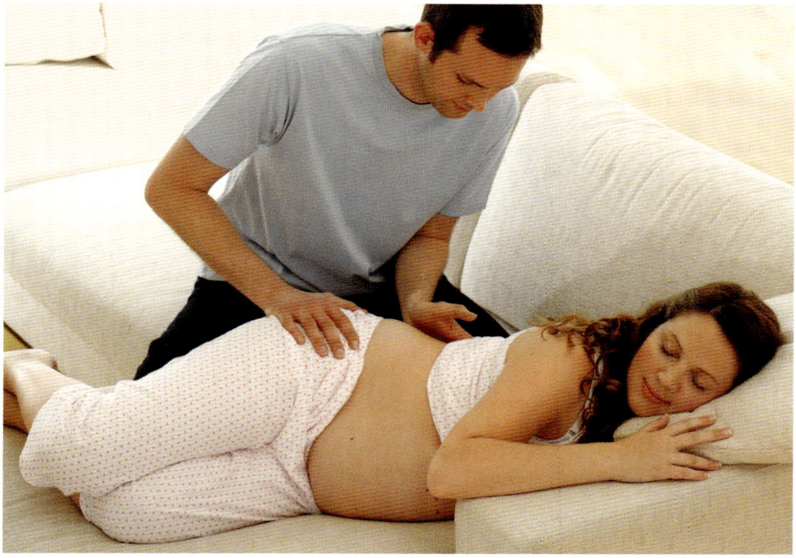

Massage kann während der Wehen ein wunderbares Mittel gegen Schmerzen und Anspannung sein. Die positive Wirkung lässt sich noch durch die Anwendung von Aromaölen steigern. Am besten geeignet sind Lavendel (schmerzlindernd, stimmungsaufhellend, entspannend) und Römische Kamille (entzündungshemmend und beruhigend).

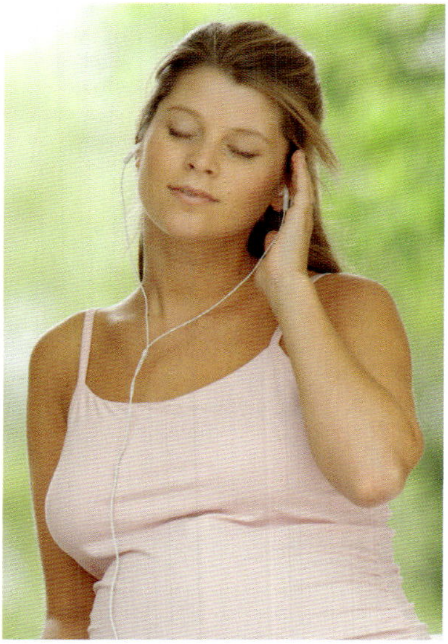

Musik kann während der Wehen eine Wohltat sein. Vielleicht mögen Sie am Anfang etwas Beruhigendes und später ein paar schnelle Tanznummern hören.

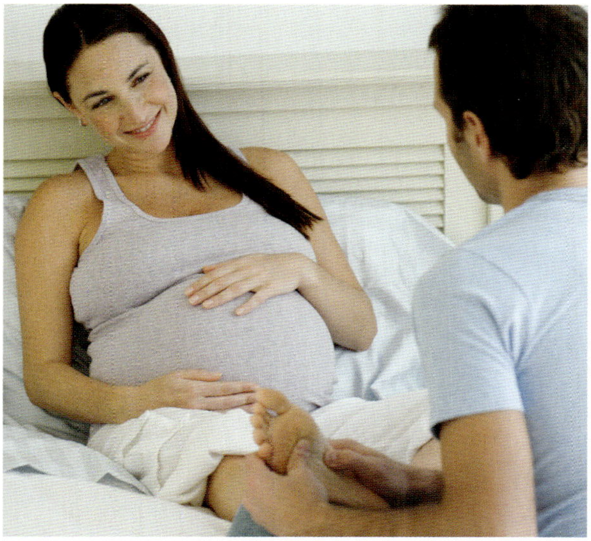

Fußmassage Zu Beginn der Wehen fördern ein paar einfache Techniken die Entspannung und helfen gegen den Schmerz. Idealerweise sollte sich Ihr Geburtspartner rechtzeitig bei einem anerkannten Reflexzonenmasseur Tipps und Anleitungen holen.

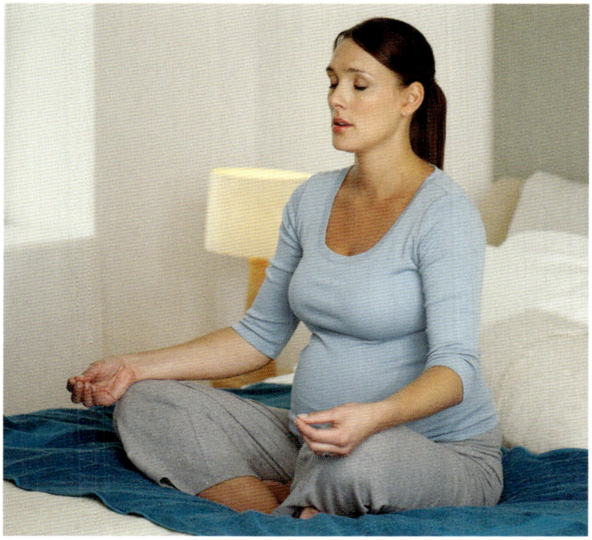

HypnoGeburt Diese Methode umfasst einfache Selbsthypnose sowie Entspannungs- und Atemtechniken. Sie befinden sich während der Wehen und der Geburt nicht in Trance, doch die tiefe Entspannung soll Schmerzen, Angst und Verkrampfung reduzieren.

Die zweite Geburtsphase

Die zweite oder Austreibungsphase beginnt, wenn die Zervix vollständig geöffnet ist. Endlich dürfen Sie aktiv werden und Ihr Baby herauspressen.

WICHTIG
In der Austreibungsphase wird der Kopf des Babys in der Geburtsöffnung sichtbar. Sie können nach unten fassen und Ihr Baby zum ersten Mal berühren!

Wassergeburt

Wenn Sie eine Hebamme haben, die Erfahrung mit Wassergeburten hat, sollten Sie diese Möglichkeit nutzen.

Sichere Geburt Ob Sie nun in einem Geburtsbecken oder einer großen Badewanne liegen, Ihr Baby wird nicht ertrinken, wenn es zur Welt kommt. Durch die Nabelschnur wird es nach wie vor über die Plazenta mit Sauerstoff versorgt.

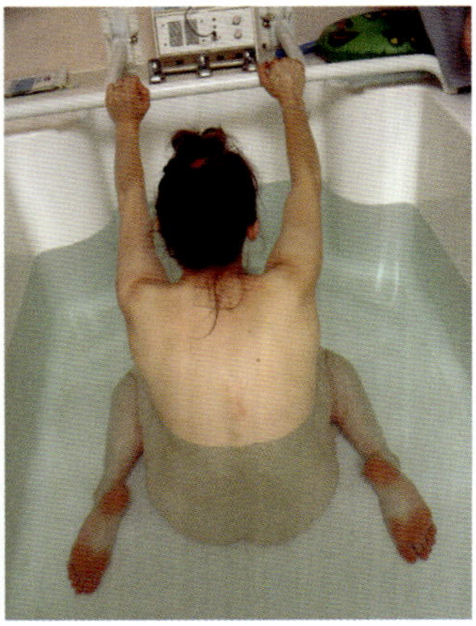

Wohltat Viele Frauen berichten, dass die Geburt im Wasser leichter und weniger schmerzhaft ist.

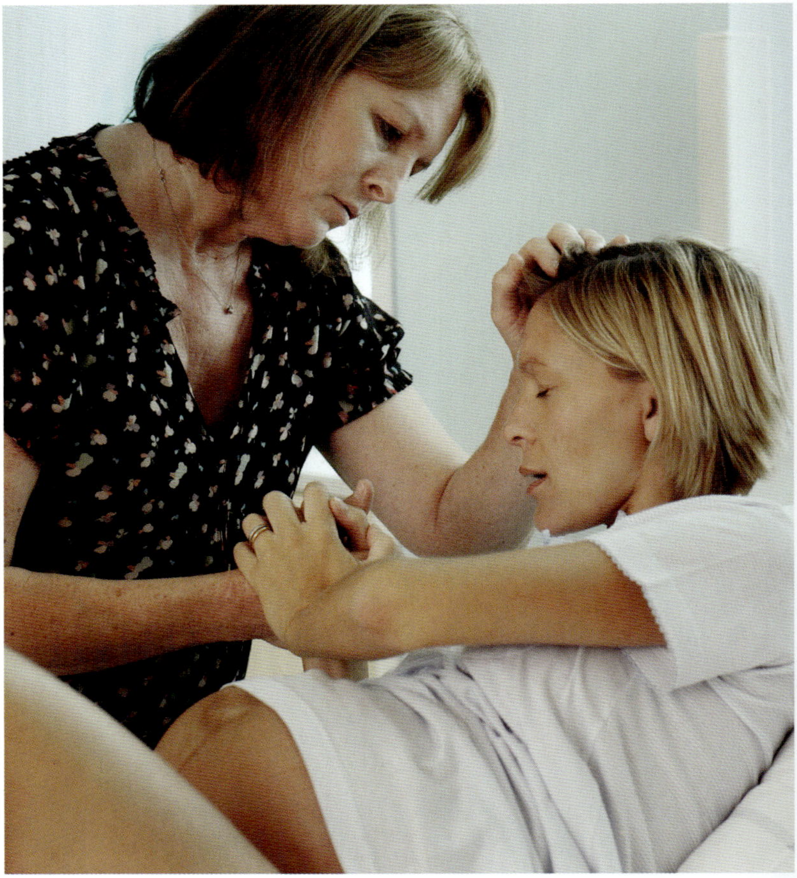

Aktiv werden Die Austreibungsphase kann etwa 30 Minuten bis zu 2 Stunden oder länger dauern und (insbesondere nach einer langen ersten Phase) sehr anstrengend sein. Die Hebamme wird Sie ermuntern, Ihrem natürlichen Pressdrang zu folgen. Die Unterstützung Ihres Partners ist jetzt sehr wichtig, denn Sie sind dabei, Ihr Baby auf die Welt zu bringen.

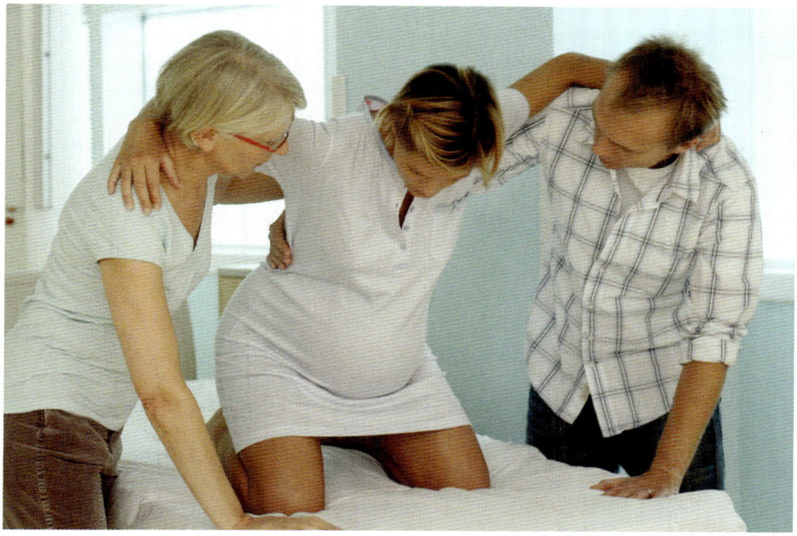

Gebärhaltung Suchen Sie mit Hilfe der Hebamme und Ihres Partners eine Position, in der Sie sich wohl fühlen. In aufrechter Haltung kommt Ihnen die Schwerkraft zu Hilfe, aber sie kann auch sehr anstrengend sein. Lehnen Sie sich an Ihre Helfer, wenn Sie müde werden.

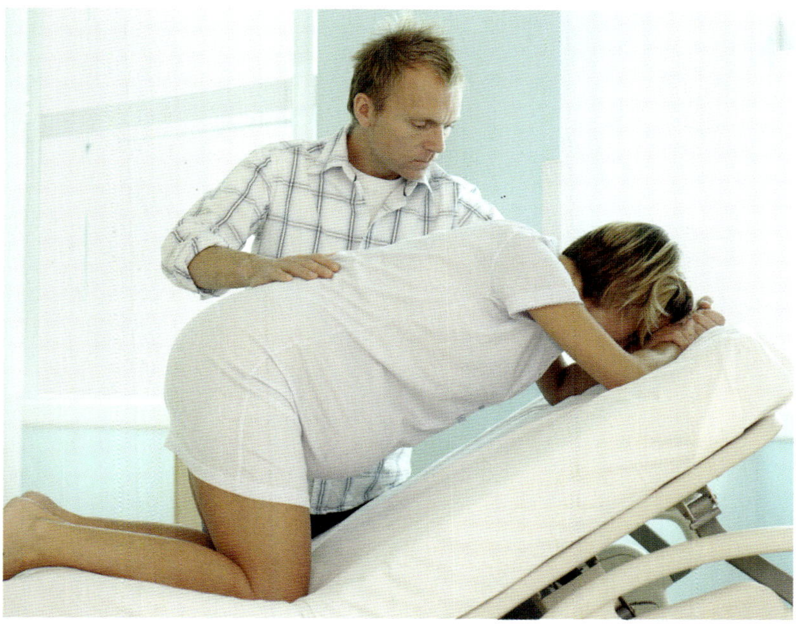

Aufrecht bleiben Studien zeigen, dass Frauen, die aufrecht oder auf allen Vieren gebären, weniger Schmerzen und eine kürzere Pressphase haben. Auch die Gefahr eines Dammrisses und einer Schulterdystokie (die Schulter des Babys verklemmt sich im Becken) ist geringer.

Das kann Ihr Partner tun

Die Rolle Ihres Geburtspartners ist in der zweiten Phase, in der Sie sich abmühen, Ihr Baby den Geburtskanal hinabzuschieben, nicht zu unterschätzen.

Ihr Partner sollte

★ wissen, was in Ihrem Geburtsplan steht, damit Sie und Ihr Baby nach Ihren Wünschen behandelt werden.
★ Sie mental unterstützen und ermuntern. Idealerweise hält Ihr Partner mit Ihnen Augenkontakt.
★ Sie zwischen den Wehen mit Massagen und anderen Methoden ablenken und entspannen.
★ Ihnen natürliche Hilfsmittel anbieten, die Ihnen durch die Wehen helfen, und stets Ihr Schmerzmanagement im Auge behalten.
★ Ihnen helfen, eine bequeme Haltung zu finden, und Vorschläge machen, wenn Sie nicht mehr weiterwissen.
★ Sie auffordern, beim Pressen tief einzuatmen.
★ Sie ablenken, wenn Sie nicht pressen dürfen.
★ um Hilfe bitten oder für Sie das Wort ergreifen, wenn Sie mit der Situation nicht mehr klarkommen.
★ dafür sorgen, dass Sie genug essen und vor allem trinken. Kleine Schlucke oder das Lutschen von Eiswürfeln kann helfen.
★ Ihnen Traubenzucker oder ein isotonisches Sportgetränk anbieten, wenn Sie erschöpft sind und keine Kraft mehr haben.
★ Ihnen vielleicht mit einem Spiegel zeigen, wie das Köpfchen des Babys sichtbar wird.
★ die Nabelschnur durchschneiden.
★ Ihnen Liebe, Unterstützung und Ermutigung bieten.

Die letzten Presswehen

In der zweiten Geburtsphase spüren Sie wahrscheinlich den unwiderstehlichen Drang zu pressen. Mit jeder Presswehe schiebt sich Ihr Baby ein Stück weiter den Geburtskanal hinab und dem Licht der Welt entgegen.

Tipps für die zweite Geburtsphase

★ Leeren Sie Ihre Blase. Dies macht das Pressen wesentlich leichter.

★ Versuchen Sie, aufrecht zu bleiben, dann kommt Ihnen beim Pressen die Schwerkraft zu Hilfe.

★ Halten Sie nicht den Atem an. Beim Pressen benötigt Ihr Körper ausreichend Sauerstoff.

★ Wenn Sie müde werden oder nach einer Periduralanästhesie legen Sie sich auf die linke Seite. Das verbessert die Blutzirkulation, lindert Rückenschmerzen und hilft, das Becken zu öffnen.

★ Hören Sie auf die Anweisungen der Hebamme. Sie hilft Ihnen, gleichzeitig mit den Kontraktionen zu pressen.

★ Wechseln Sie oft die Stellung. Dies hilft, das Baby voranzuschieben.

★ Atmen Sie zwischen den Kontraktionen, wie Sie es geübt haben.

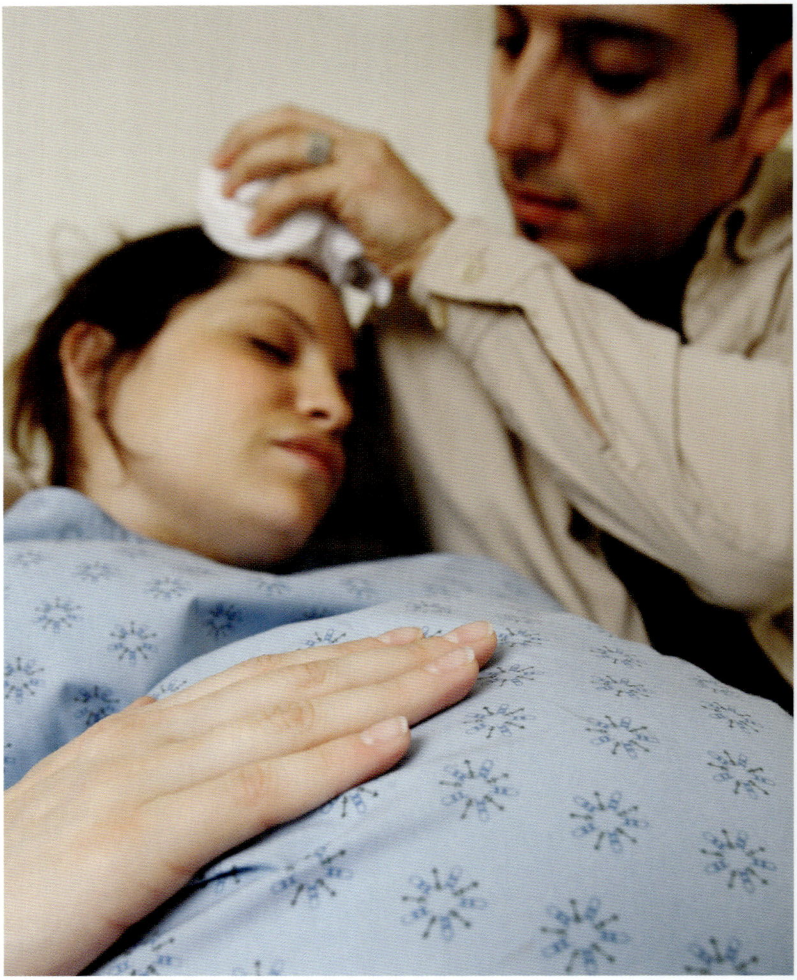

Der Umgang mit den Wehen Die Wehen kommen jetzt in einem Abstand von zwei bis drei Minuten (oder noch häufiger) und dauern etwa eine Minute. Das kann eine lange Zeit sein, wenn man bereits erschöpft ist. Versuchen Sie, im Einklang mit Ihren natürlichen Instinkten zu arbeiten, und nutzen Sie jeden Funken Energie zum Pressen.

EXTRATIPP

Die Hebamme überwacht die Lage des Babys. Sie wird Sie manchmal bitten zu hecheln, statt zu pressen, damit sich Ihr Körper nicht zu schnell öffnet.

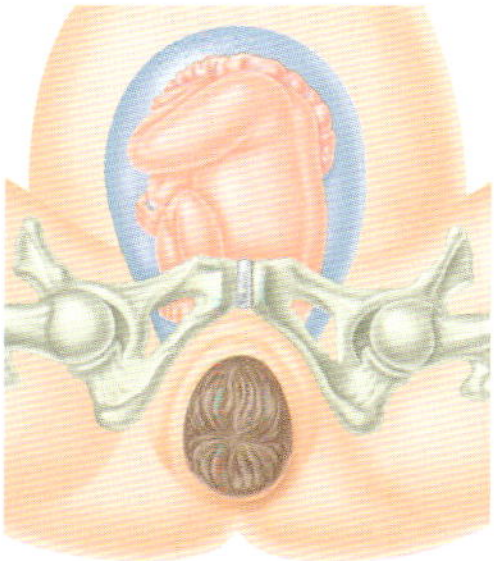

Durchschneiden Wenn der Kopf des Babys auch ohne Wehe sichtbar ist, nennt man das »durchschneiden«. Der Druck des kindlichen Kopfes auf den Beckenboden löst einen starken Pressdrang aus.

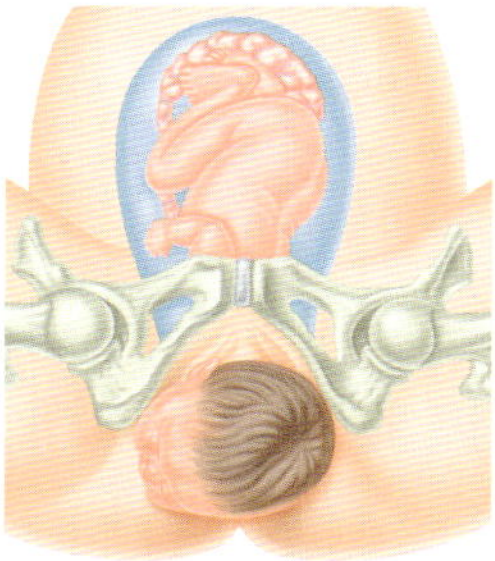

Kopfgeburt Mit den nächsten Presswehen tritt der Kopf des Kindes durch. Die Hebamme prüft, ob die Nabelschnur um Hals oder Körper des Kindes gewickelt ist und befreit es notfalls davon.

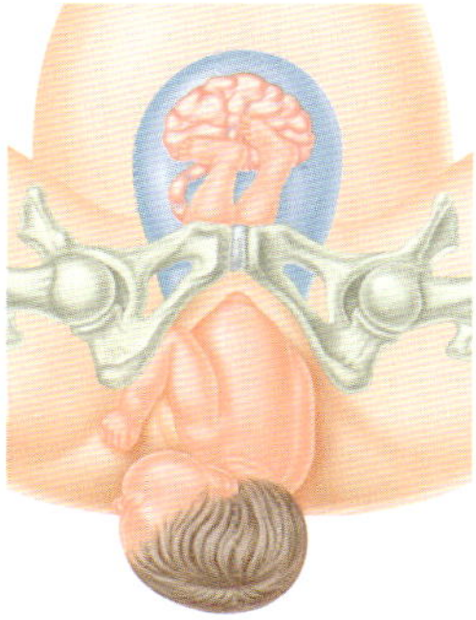

Geburt des Körpers Auf den Kopf folgt der restliche Körper meist sehr schnell. Vielleicht dreht die Hebamme das Baby leicht, damit es nicht mit den Schultern stecken bleibt.

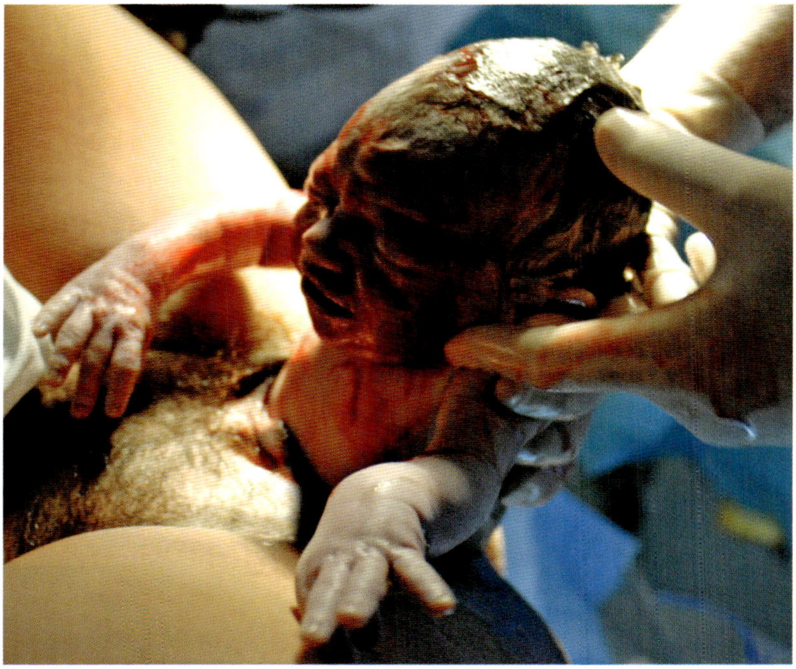

Die Geburt Eine bequeme, aufrechte Position kann die Geburt erleichtern, weil die Schwerkraft die Wehen effektiv unterstützt. Auch Bewegung kann die Dinge vorantreiben. Aber übernehmen Sie sich nicht: Diese Phase kann bis zu drei Stunden dauern. Vielleicht möchten Sie aber in der letzten Phase liegen, um Ihr Baby zu entbinden, Ihre Hebamme wird Ihnen in die Position helfen. Am wichtigsten ist, dass Sie sich entspannen und auf Ihren Körper hören.

Dammschnitt und Dammriss

Etwa zwei Drittel aller Frauen müssen nach der Geburt genäht werden.

Wann wird geschnitten? Nach dem Durchschneiden des Babys kann es vorkommen, dass die vaginale Öffnung zur Erleichterung der Geburt erweitert werden muss, etwa weil das Baby in Gefahr ist und schnell geholt werden soll oder Ihnen ein schwerer Dammriss droht. Wenn das der Fall ist, wird man mit Ihrem Einverständnis eine Episiotomie durchführen, also einen kleinen Schnitt in das Dammgewebe machen. Episiotomien und große Risse müssen genäht werden, kleine Risse heilen von selbst. Das Nähen geschieht unter örtlicher Betäubung, Sie sollten also keine Schmerzen verspüren.

Heilung Ein verheilender Schnitt kann einige Wochen unangenehm sein. Es hilft, wenn Sie beim Urinieren warmes Wasser über den Damm gießen, kalte Umschläge machen oder vom Arzt erlaubte Schmerztabletten einnehmen.

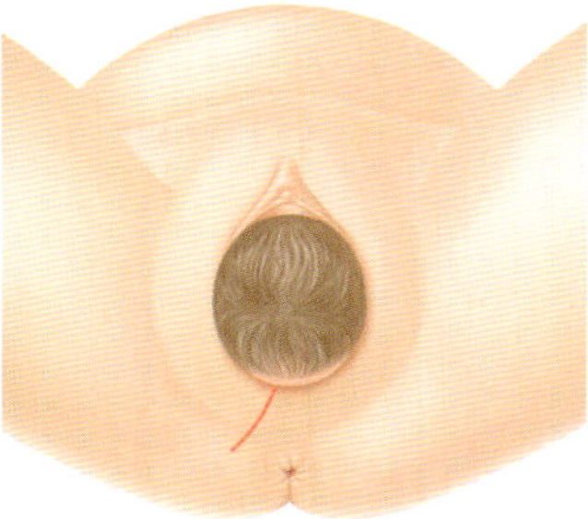

Episiotomie Ein kleiner, seitlich versetzter Schnitt in das Muskelgewebe zwischen Vagina und Anus.

Das Baby ist da

Von dem Moment an, wo man Ihnen Ihr Baby auf die Brust legt, ändert sich Ihr Leben und die Erinnerung an die Schmerzen der letzten Stunden verblasst.

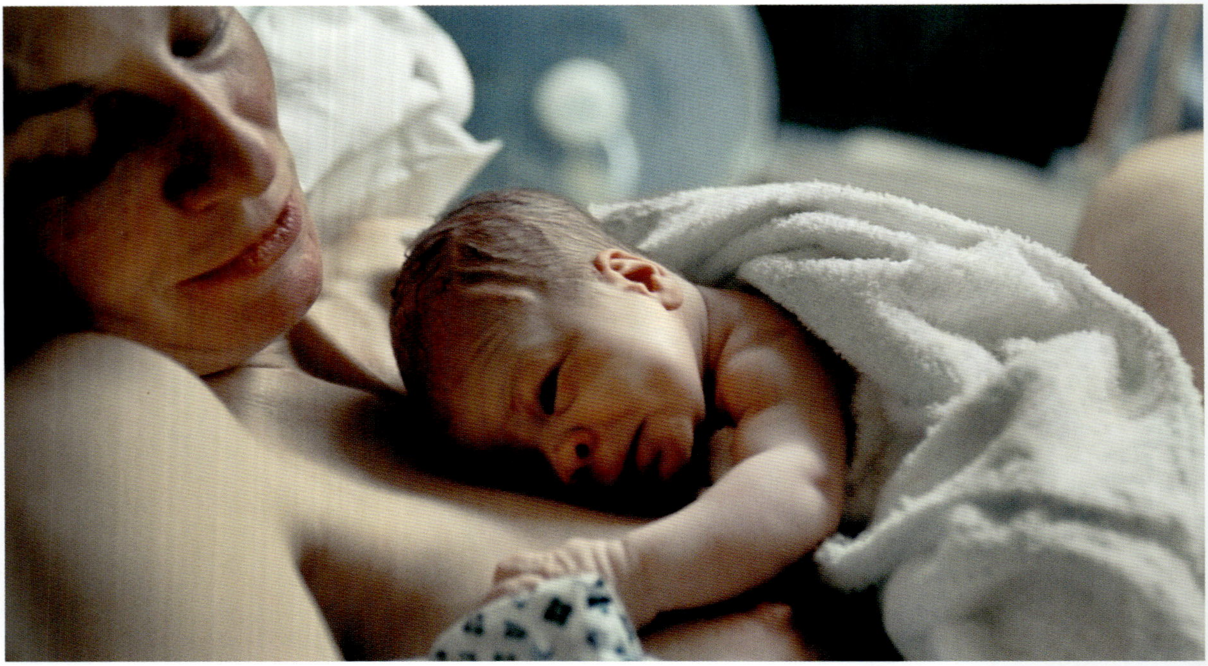

Erster Kontakt Man wird Ihnen Ihr Neugeborenes nach der Geburt so schnell wie möglich auf die Brust legen – idealerweise Haut auf Haut –, um die Bindung zu fördern und den Stillprozess in Gang zu bringen. Es wird bald nach Ihrer Brustwarze suchen und daran saugen. Genießen Sie diesen Moment der Ruhe und denken Sie noch einmal an die großartige Leistung, die Sie soeben vollbracht haben.

Wie sieht das Neugeborene aus?

Vielleicht sieht Ihr Baby noch nicht ganz so aus wie erwartet. Keine Sorge, wenn sein Kopf länglich oder eingedrückt ist, seine Augen und Genitalien verschwollen sind und seine Nase platt erscheint. Innerhalb von 24 Stunden sind diese sichtbaren Zeichen der Geburt verschwunden.

Haut Das Neugeborene ist mit einer weißen Substanz überzogen (Käseschmiere), die seine Haut im Uterus geschützt hat. Es kann auch noch mit Blut, Fruchtwasser oder Mekonium (Kindspech) beschmutzt sein. Frühgeburten sind oft von einem Haarflaum (Lanugo) bedeckt. Viele Babys haben rote Flecken auf den Lidern und im Nacken (»Storchenbiss«), die bald verschwinden.

Haar Manche Babys werden mit Haaren, andere ohne geboren. Die Farbe ist zu diesem Zeitpunkt noch nicht relevant.

Augen Die Augenfarbe ändert sich in den Monaten nach der Geburt.

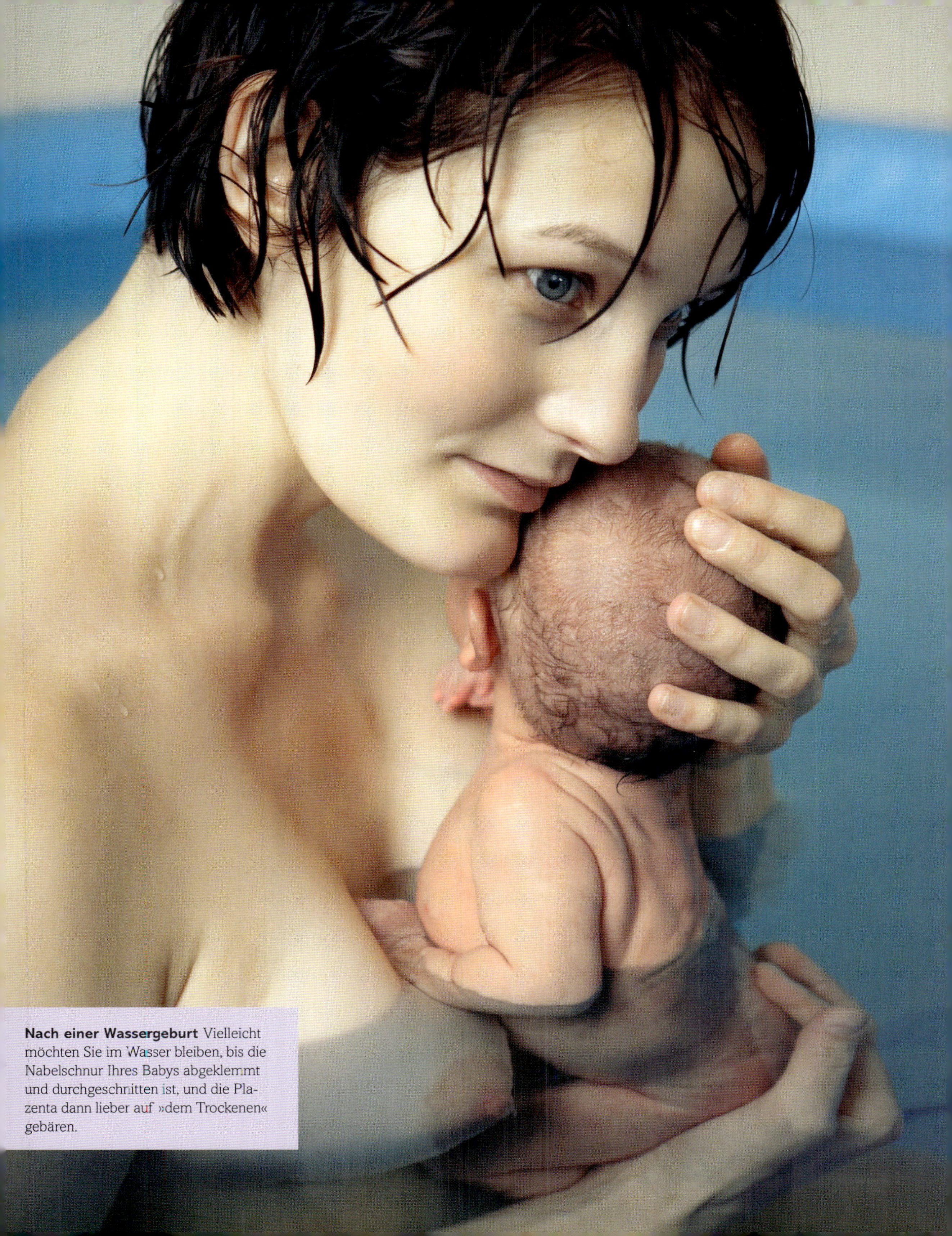

Nach einer Wassergeburt Vielleicht möchten Sie im Wasser bleiben, bis die Nabelschnur Ihres Babys abgeklemmt und durchgeschnitten ist, und die Plazenta dann lieber auf »dem Trockenen« gebären.

Zange und Saugglocke

Manche Geburten verlaufen nicht nach Plan. Wenn Sie zu erschöpft sind oder das Baby in Gefahr ist, werden Arzt oder Hebamme Sie mit medizinischen Instrumenten bei Ihrer Arbeit unterstützen. Zur Wahl stehen Zange und Saugglocke, wobei beide ihre Vor- und Nachteile haben.

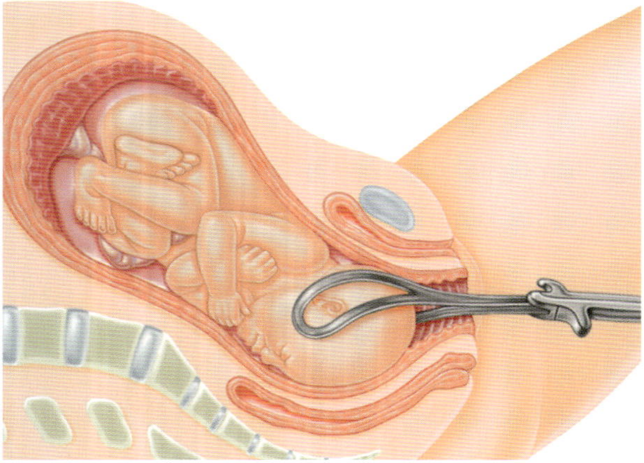

Zange Das Baby wird mit einer großen Zange aus Edelstahl mit gewölbten Schlaufen, die sich um den Kopf des Babys legen, herausgezogen. Die Erfolgsrate ist hoch und die Risiken sind gering. Allerdings kann das Baby blaue Flecke erleiden und für Sie besteht die Gefahr eines Dammrisses (s. S. 117) .

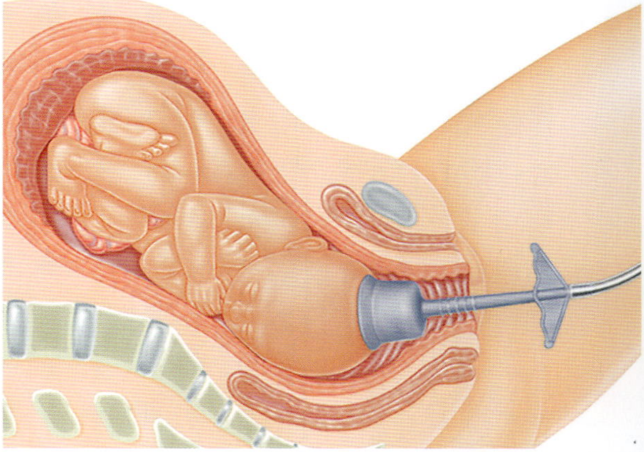

Saugglocke Eine Art Kappe aus Silikon wird auf dem Kopf des Babys mit Hilfe eines Vakuums befestigt. Wenn eine Wehe kommt, bittet man Sie zu pressen, während der Arzt gleichzeitig zieht. Diese Art der Geburt ist nicht so traumatisch wie die Zangengeburt, doch sie kann eine Episiotomie nötig machen.

Brauche ich Hilfe bei der Geburt?

Obwohl viele Frauen ganz oben auf den Geburtsplan den Vermerk »keine Zange« setzen, sollten Sie sich mit dem Gedanken befassen, dass Hilfe nötig werden könnte. Fragen Sie vor der Geburt Ihre Hebamme, ob Sie die Methode selbst bestimmen können. In diesen Fällen ist Hilfe nötig:

- ★ Die Presswehen sind zu schwach.
- ★ Es besteht Gefahr für das Baby, weil seine Herztöne unregelmäßig werden.
- ★ Das Baby wird zu früh geboren.
- ★ Das Baby liegt in Steißlage oder in einer anderen schwierigen Lage.
- ★ Ihr Becken ist zu klein oder hat eine Form, die eine normale Geburt erschwert.
- ★ Sie sind völlig erschöpft (etwa wenn die Wehen schon sehr lange andauern) und Sie sind nicht mehr in der Lage, zu pressen.
- ★ Das Baby liegt extrem ungünstig.
- ★ Sie hatten eine Periduralanästhesie und verspüren keinen natürlichen Drang zum Pressen.
- ★ Ihr Baby ist außergewöhnlich groß.

Gebärhaltung Sie müssen sich wahrscheinlich auf das Kreißbett legen und die Beine auf Stützen positionieren, damit Ihr Baby so schnell wie möglich auf die Welt geholt werden kann. Vielleicht wird durch eine Episiotomie (s. S. 117) Platz für die Zange oder die Glocke geschaffen. In fast allen Fällen erhalten Sie eine örtliche Betäubung oder eine Periduralanästhesie.

Kurz nach der Geburt

Ein paar Minuten nach der Geburt wird die Nabelschnur abgeklemmt und durchgeschnitten. Wenn alles in Ordnung ist, legt man Ihnen das Baby auf die Brust. Sie werden überrascht sein von dem Rausch an Gefühlen, der Sie in diesen ersten Momenten als Mutter überwältigt.

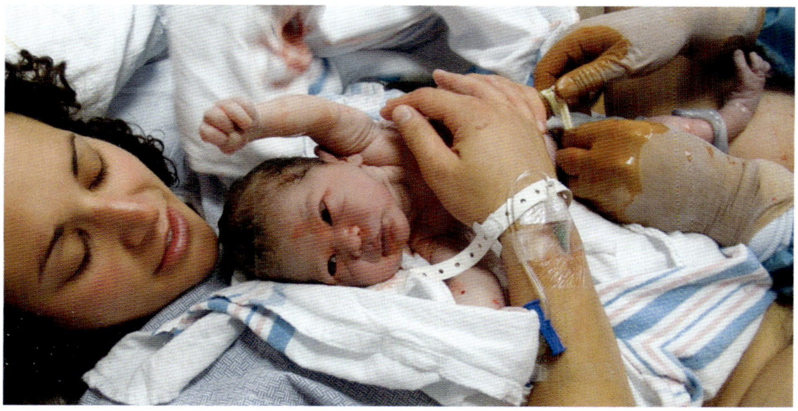

Abklemmen Nach der Geburt darf die Nabelschnur noch etwas auspulsieren, so erhält das Baby zusätzlich Blut und Sauerstoff von der Plazenta. Sie wird abgeklemmt, wenn das Baby auf Ihrer Brust liegt. Dies stimuliert seine Vitalzeichen und die Ausstoßung der Plazenta.

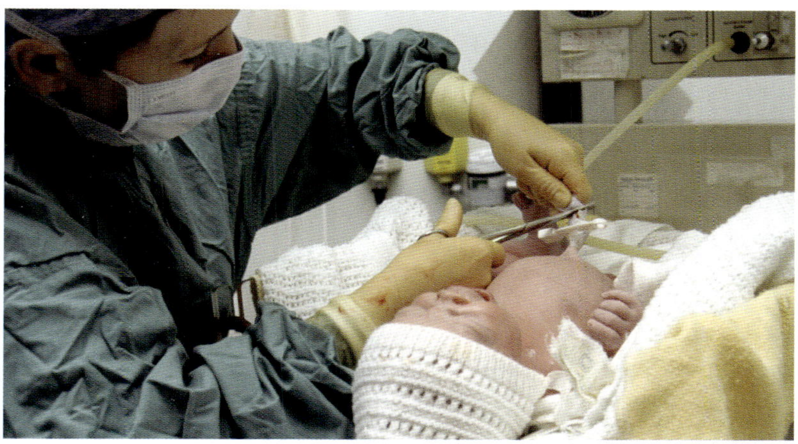

Durchschneiden Die Nabelschnur wird zweimal abgeklemmt, etwa 1 cm und 4 cm vom Bauch des Babys entfernt, und zwischen den Klammern von Ihrem Partner oder der Hebamme durchgeschnitten. Nun kommt die dritte Geburtsphase: die Nachgeburtsphase.

Wie Sie sich fühlen

Frischgebackene Mütter durchleben eine Vielzahl an Gefühlen – Liebe, Stolz, Erstaunen, Schock, Erleichterung – und manchmal alle auf einmal!

Müde und emotional Je nachdem, wie lange die Geburt gedauert hat und welche Medikamente Sie erhielten, sind Sie jetzt vor allem erschöpft. Es ist normal, wenn Sie in den ersten Stunden und Tagen nach der Geburt starke Stimmungsschwankungen erleben.

Ein Gefühl der »Leere« Neun lange Monate haben Sie einen kleinen Menschen in sich getragen. Viele Frauen merken, dass sie ihren Bauch und die Nähe vermissen, die sich zwischen ihnen und dem Ungeborenen eingestellt hat.

Das andere Geschlecht Wenn Ihr Baby nicht das Geschlecht hat, das Sie sich gewünscht haben, geben Sie sich etwas Zeit, Ihre Enttäuschung zu verarbeiten. Konzentrieren Sie sich darauf, dass Ihr Baby gesund und munter ist. Schon bald werden die Gefühle der Liebe überwiegen und alle Ängste und Befürchtungen verschwunden sein.

Die dritte Geburtsphase

Nach der eigentlichen Geburt folgt eine letzte Phase, in der die Plazenta ausgestoßen wird. Die meisten Frauen empfinden dies nicht als schmerzhaft. Viele sind so mit ihrem Baby beschäftigt, dass sie es überhaupt nicht merken.

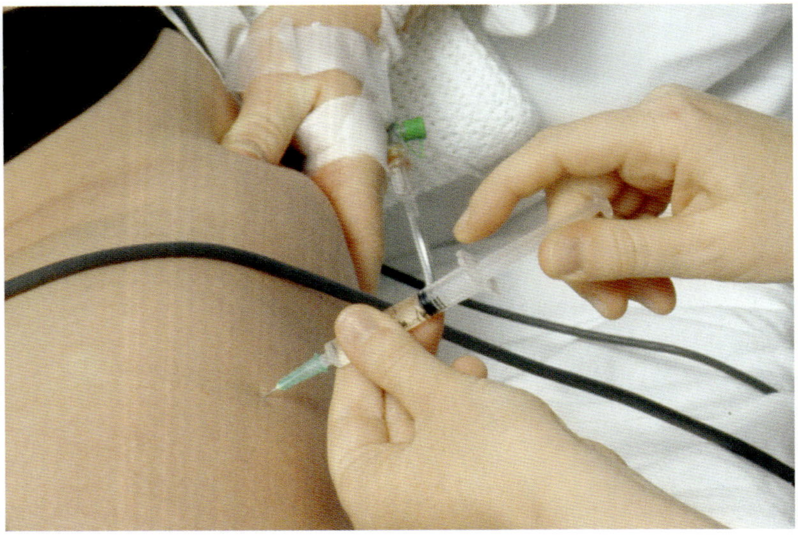

Nachhelfen Wenn sich die Plazenta nicht von selbst löst, kann eine Injektion den Uterus dazu anregen, sie auszustoßen. Die Spritze enthält Oxytocin oder Syntometrin, eine Kombination des Hormons Oxytocin mit Ergometrin.

Nachgeburtliche Blutung

Dauert die dritte Geburtsphase länger als 30 Minuten, steigt das Risiko einer schweren Blutung.

Primär Wenn sich der Uterus nach der Geburt nicht zusammenzieht, kann der Blutdruck fallen, der Puls steigen und ein Schockzustand ausgelöst werden.

Sekundär Bleiben Teile der Plazenta oder der Eihäute zurück, kann es zu starken Blutungen und/oder einer Infektion kommen. Deshalb wird in diesem Fall medikamentös oder operativ eingegriffen.

Eingeleitet oder natürlich?

Wenn das Baby da ist, wird die Nabelschnur abgeklemmt und nach dem Auspulsieren durchgeschnitten. Wenn Stammzellen gewonnen werden sollen, kommt es noch zu einer kleinen Verzögerung. Danach können Sie entscheiden, ob die Nachgeburt eingeleitet werden soll oder nicht.

Eingeleitet Sie erhalten vermutlich eine Syntometrin-Spritze (siehe oben). Das heißt, Sie müssen danach nicht mehr pressen, um die Plazenta zu gebären. Der Blutverlust ist minimal, das Risiko schwerer Nachblutungen verringert sich. Die dritte Phase dauert in diesem Fall meist nur 15 Minuten. Allerdings kann Ergometrin Übelkeit, Schwindel und Kopfschmerzen verursachen. Daher wird häufig nur Oxytocin allein eingesetzt.

Natürlich Manche Frauen möchten die Plazenta auf natürliche Weise gebären. Der Vorgang dauert zwischen 20 und 60 Minuten und kann leicht schmerzhaft sein. Der Blutverlust liegt im Durschnitt meist etwas höher, doch die Hebamme kann im Notfall jederzeit mit Medikamenten eingreifen. Ging eine sehr lange oder schwierige Geburt voraus oder kam es in der Schwangerschaft zu Komplikationen, ist von einem »natürlichen« Ausstoßen der Nachgeburt abzuraten.

Stammzellentechnologie

Das Blut der Nabelschnur ist reich an sogenannten Stammzellen. Sie haben die Fähigkeit, sich zu jeder Art von Zelle zu entwickeln und können daher zur Behandlung vieler Krankheiten eingesetzt werden.

Stammzellen Sie wandern kurz nach der Geburt ins Knochenmark und werden dort zu Blut bildenden Zellen. Besonders nützlich sind sie bei der Behandlung von Krankheiten, wo Zellen zerstört oder in ihrer Funktion beeinträchtigt werden. Solche Krankheiten, z.B. Leukämie, können durch das Einschleusen frischer Stammzellen möglicherweise geheilt werden.

Entnahme Sie können das Blut von der Nabelschnur Ihres Babys entnehmen und in einer Blutbank aufbewahren lassen, sodass damit im Krankheitsfall Ihr eigenes Baby oder andere Menschen behandelt werden können. Dafür sollte so früh wie möglich die Nabelschnur abgeklemmt und das Blut entnommen werden. Gegner dieser Praxis mahnen, dass das Baby in diesem Fall nicht so viel von diesem Blut erhält, als wenn die Nabelschnur auspulsieren dürfte. Wenn Sie eine Stammzellenentnahme wünschen, müssen Sie dies schon frühzeitig mit Ihrem Frauenarzt besprechen und sich über die Möglichkeiten vor Ort informieren.

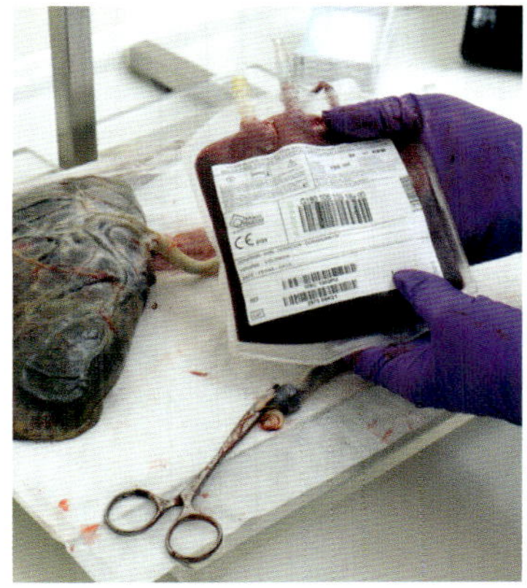

Zellen für die Zukunft Nabelschnurblut kann sofort nach der Geburt entnommen und eingelagert werden.

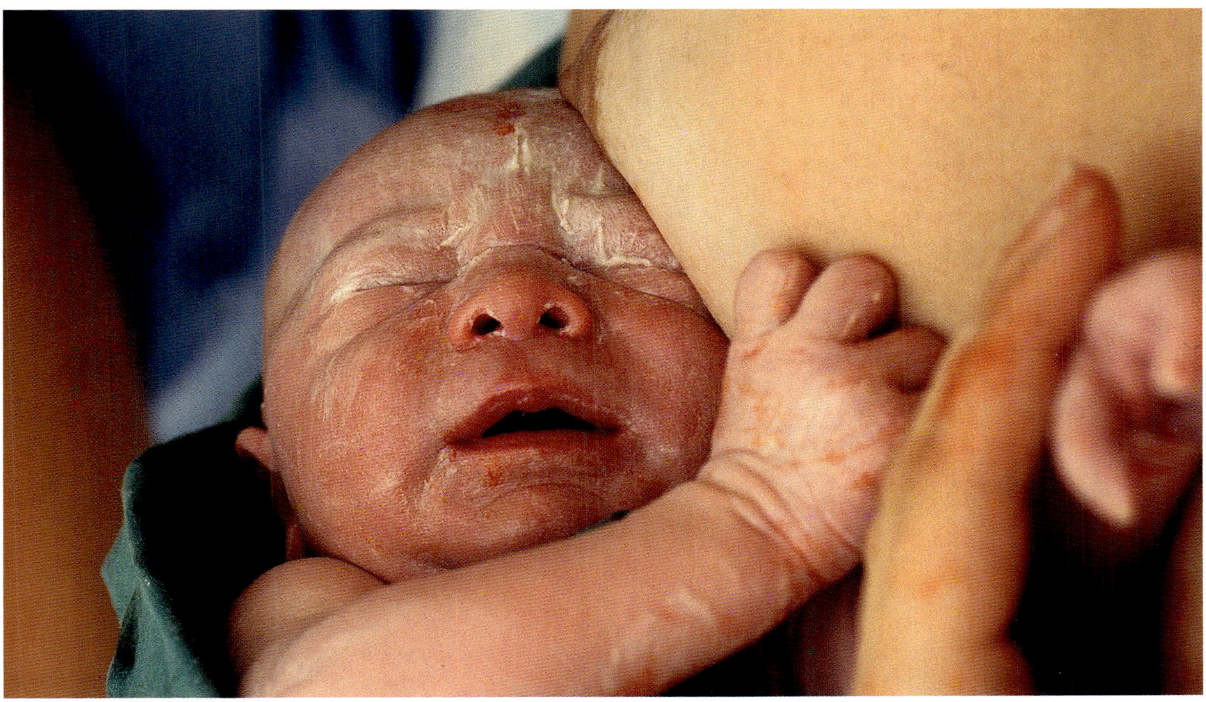

Eine leichte dritte Phase Das Anlegen des Babys an die Brust trägt dazu bei, die dritte Geburtsphase auszulösen. Wenn Sie einer eingeleiteten Nachgeburtsphase zugestimmt haben, werden Sie vermutlich kaum merken, dass Ihre Plazenta ausgestoßen wird. Viele Frauen entscheiden sich deswegen (und natürlich wegen des kontrollierten Blutverlustes) für eine medikamentöse Unterstützung bei der Nachgeburt.

Zusätzliche Hilfe

Auch wenn Sie sehr gut vorbereitet sind, kann es passieren, dass die Geburt nicht vorangeht und eine Intervention nötig wird. Bleiben Sie flexibel, wenn die Ereignisse sich in eine Richtung entwickeln, die Sie nicht erwartet haben.

Lang andauernde Wehen

Je nach Größe und Lage des Babys, der Stärke der Kontraktionen und der Form Ihres Beckens können die Wehen länger dauern als erwartet. Hier sind ein paar Tipps, um besser damit umzugehen:

★ Entspannung Angst kann den Hormonen entgegenwirken, die die Wehen effektiv machen. In einer Umgebung, in der Sie sich wohlfühlen, können Sie leichter entspannen.

★ Essen und Trinken Selbst geringe Mengen kühler und weicher Speisen und Getränke stärken Ihre Kräfte.

★ Aromaöle Lavendel entspannt, beruhigt und gibt neue Energie. Weihrauch lindert Schmerzen, fördert eine tiefe Atmung und wirkt Energie spendend. Anzuwenden als Badezusatz oder als Massageöl.

★ Ruhe bewahren Ihre Hebamme wird Ihnen mitteilen, wenn Sie an einem Punkt angelangt sind, an dem Sie zusätzliche Hilfe benötigen.

EXTRATIPP

Bei jeder Geburt gibt es aktive und ruhige Intervalle. Nutzen Sie solche ruhigen Momente, um Atem zu schöpfen und vielleicht sogar ein wenig zu dösen.

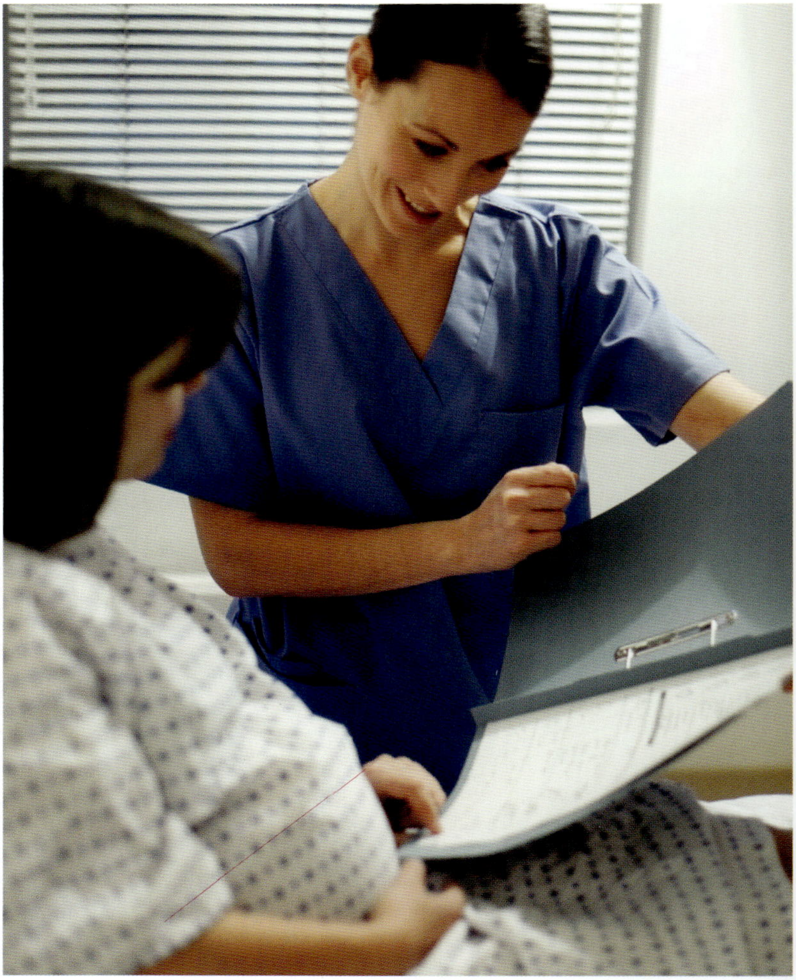

Schnelle Hilfe Wenn die Wehen immer wieder aufhören, langsamer oder ineffektiv werden, wird die Hebamme Ihnen vermutlich zu einer Syntocinon-Infusion raten. Übermäßig lang andauernde Wehen können Sie und das Baby stark erschöpfen, daher sollten Sie in diesem Fall medikamentöse Hilfsmittel in Erwägung ziehen, die die Geburt beschleunigen.

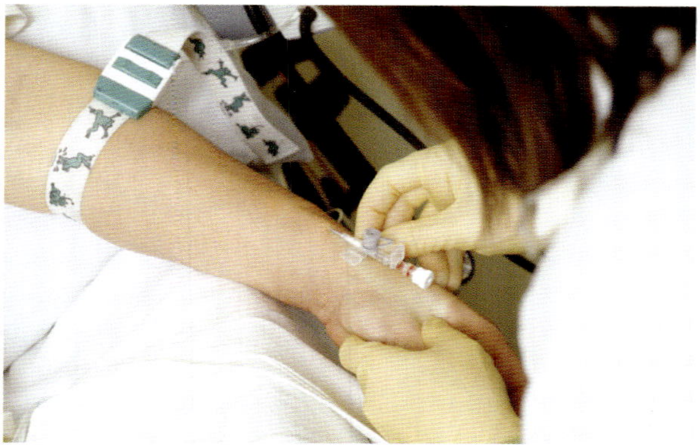

Unproduktive Wehen Drückt das Baby nicht stark genug gegen den Muttermund, sodass nicht genug wehenförderndes Oxytocin ausgeschüttet wird, rät Ihnen die Hebamme vermutlich zu einer Oxytocin-Infusion, die die Wehen effektiver macht.

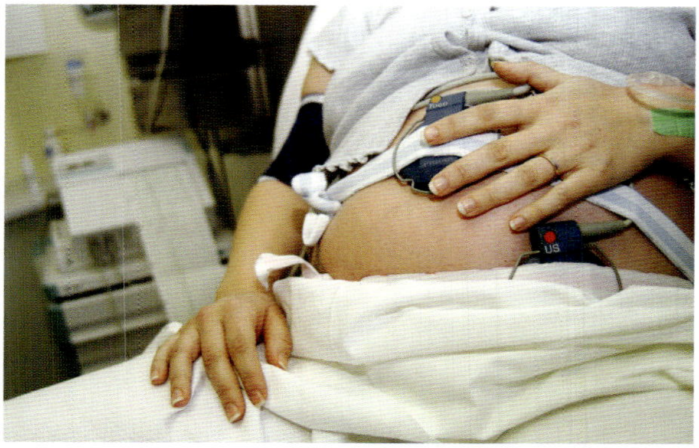

Genaue Überwachung Wenn Sie intravenös Oxytocin erhalten, werden Sie genau überwacht, damit die Wehen nicht zu schnell und zu stark werden. Eine zu intensive Stimulation kann den Uterus so erschöpfen, dass sich die Geburt unnötig in die Länge zieht.

Die Steißgeburt

Je nach Position des Babys ist auch bei einer Steiß- oder Beckenendlage eine spontane Geburt möglich. Diese erfordert jedoch die ungeteilte Aufmerksamkeit von Arzt und Hebamme. Eventuell stehen ein weiter Arzt oder eine Schwester bereit, falls eine Reanimation nötig wird.

Vor der Geburt In den meisten Fällen steht schon vor der Geburt fest, dass Ihr Baby in Steißlage liegt. Eventuell wird der Versuch einer äußeren Wendung vorgenommen, die in fünfzig Prozent der Fälle erfolgreich ist.

Stellung bei einer Steißgeburt Sie werden eine Stellung einnehmen müssen – etwa mit den Beinen auf Stützen oder auf allen Vieren –, die Arzt oder Hebamme den Zugang zum Baby ermöglicht. Seine Arme oder Beine müssen vielleicht manipuliert werden, um die Geburt zu erleichtern. Eventuell muss der Kopf mit einer Zange geholt werden.

Vorsichtsmaßnahmen Man wird Ihnen einen Venenzugang legen, falls ein Kaiserschnitt nötig wird. Bleiben Sie dennoch ruhig: Bei guten Voraussetzungen und mit erfahrenen Geburtshelfern ist eine Spontangeburt durchaus möglich.

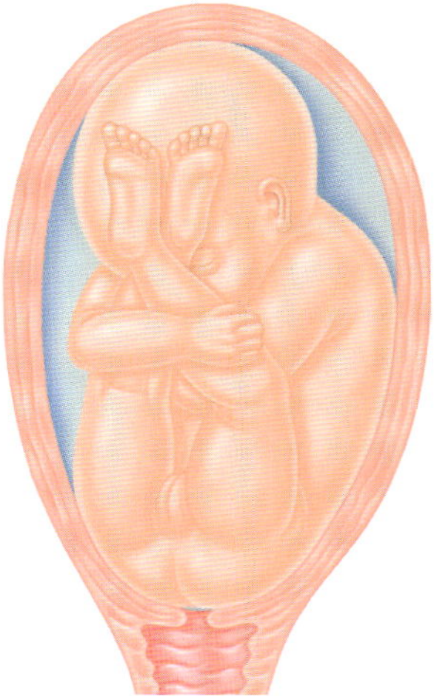

Reine Steißlage Das Baby drückt mit dem Po gegen den Muttermund. Seine Hüften sind gebeugt, die Knie gestreckt, die Füße liegen am Kopf. In dieser Position ist eine spontane Geburt möglich.

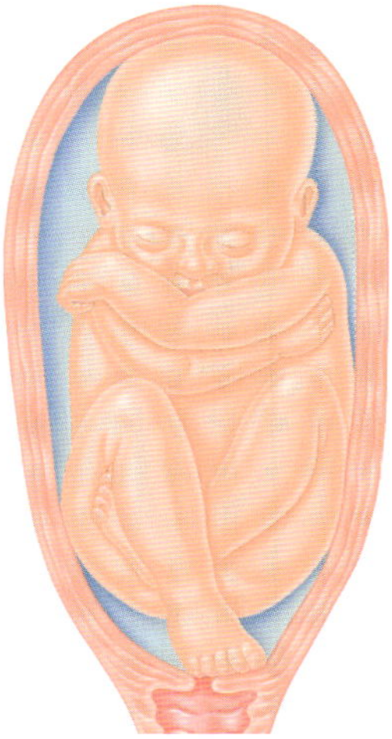

Steiß-Fuß-Lage In dieser Position ist eine spontane Geburt nicht zu empfehlen. Wird diese Lage schon während der Schwangerschaft entdeckt, wird man Sie für einen Kaiserschnitt vormerken.

Der Kaiserschnitt

Der Kaiserschnitt ist ein operativer Eingriff, bei dem Ihr Baby durch einen Schnitt in Ihre Bauchdecke und den Uterus auf die Welt geholt wird. Die Operation erfolgt entweder unter Vollnarkose oder mittels einer Spinal- oder Periduralanästhesie, sodass Sie während der Geburt Ihres Babys wach sind.

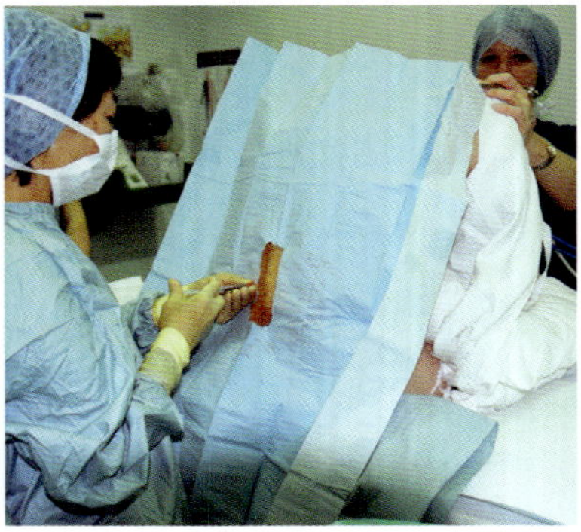

1 **Ein geplanter Kaiserschnitt** erfolgt meist nach einer Peridural- oder Spinalanästhesie. Ihr Partner kann bei der Operation dabei sein und das Baby gemeinsam mit Ihnen in Empfang nehmen.

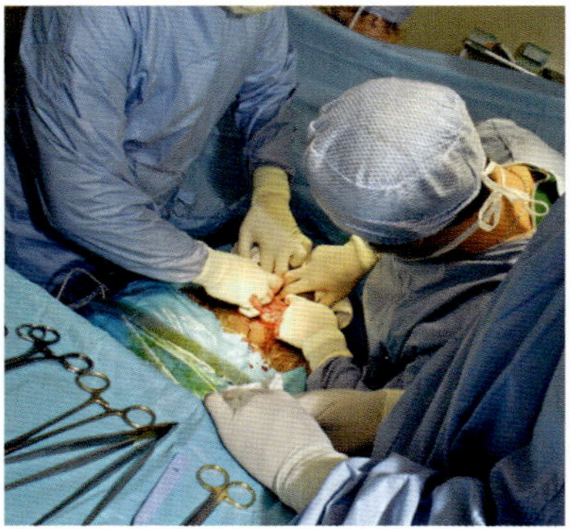

2 **Ein Schnitt** von etwa 20 cm Länge wird am Unterbauch durch die Bauchdecke und den Uterus vorgenommen. Ihre Atmung und Ihr Herzschlag werden während des gesamten Vorgangs sorgfältig überwacht.

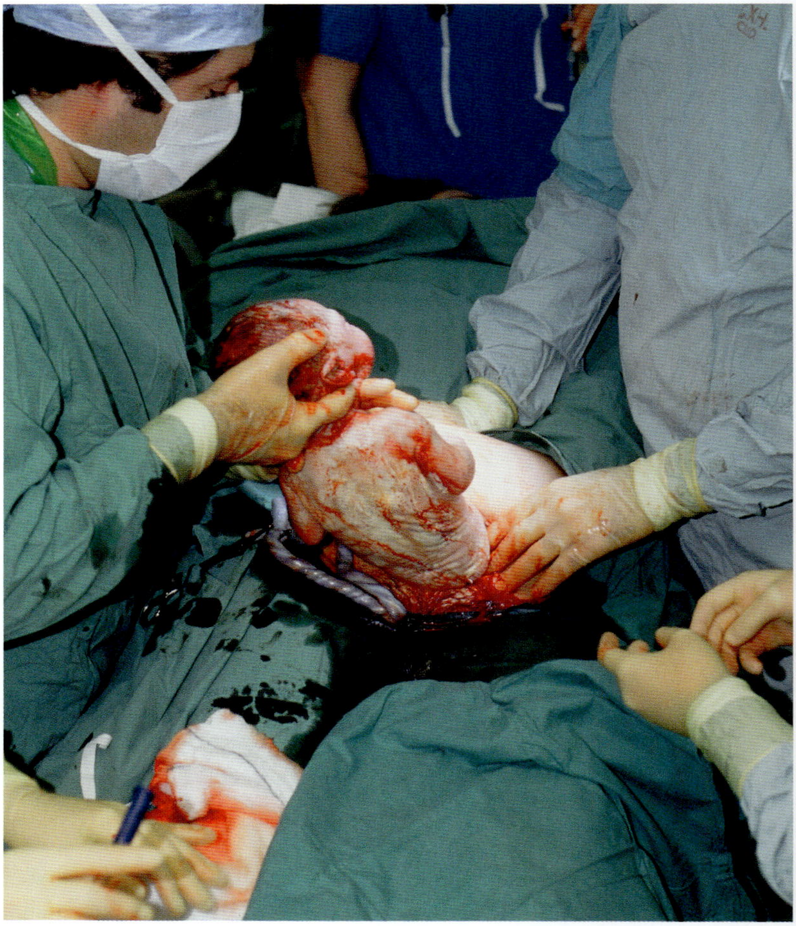

3 **Das Baby wird durch den Schnitt geholt** Die Geburt dauert nur wenige Minuten. Wenn Sie wach sind, werden Sie ein Zupfen und vielleicht etwas Druck verspüren. Sollten Sie irgendeine Form von Schmerz verspüren, wird der Anästhesist entsprechende Maßnahmen ergreifen. Bei einer Vollnarkose erwachen Sie erst, wenn das Baby auf der Welt ist und Ihr Schnitt genäht und versorgt wurde.

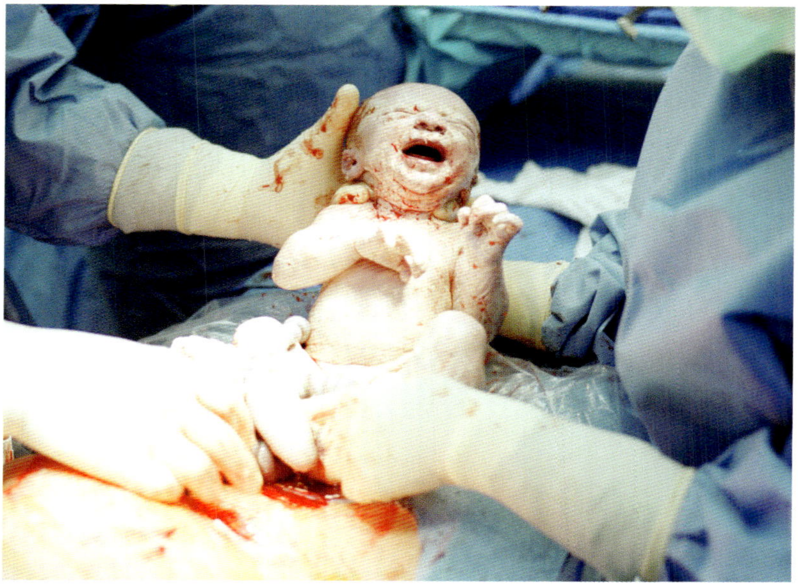

4 **Wenn das Baby da ist,** wird die Nabelschnur abgeklemmt und durchtrennt. Nach der Entnahme der Plazenta wird der Arzt den Schnitt in Schichten nähen, zuerst den Uterus, dann die Bauchmuskeln und zum Schluss die Haut. Meistens geschieht dies mit selbst auflösenden Fäden, manchmal jedoch werden für die Haut Klammern verwendet.

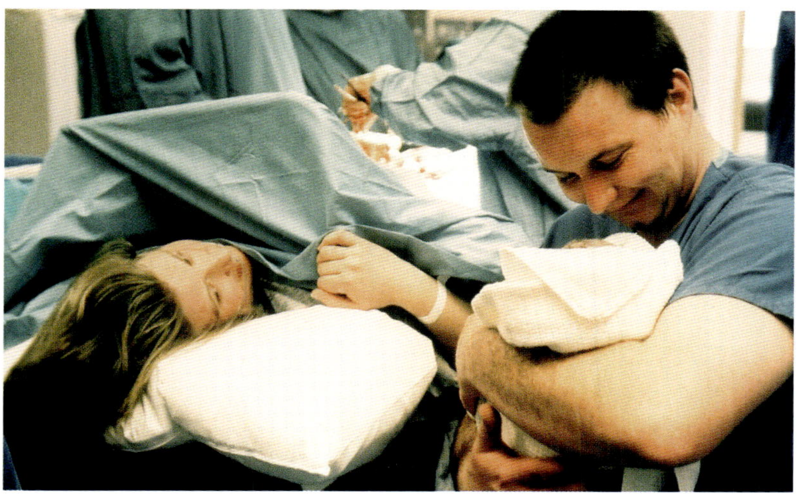

5 **Von Anfang bis Ende** dauert ein Kaiserschnitt nur 20 bis 30 Minuten. Man wird das Neugeborene zunächst in die Arme Ihres Partners legen, ehe die notwendigen Tests (s. S. 132–133) durchgeführt werden. Sie selbst werden Ihr Baby erst halten können, wenn sich Ihr Zustand stabilisiert hat. Sie werden Medikamente gegen die Schmerzen erhalten, die auftreten können, sobald die lokale Betäubung nachlässt.

Warum ein Kaiserschnitt?

Ein Kaiserschnitt kann aus verschiedenen Gründen notwendig sein:

★ Die Plazenta liegt zu tief und blockiert den Ausgang aus dem Uterus (Placenta praevia).
★ Das Baby erhält zu wenig Sauerstoff – entweder schon vor oder erst während der Geburt.
★ Bei einem Nabelschnurvorfall drohen Geburtskomplikationen.
★ Vaginale Blutungen treten auf.
★ Nach langen, unproduktiven Wehen wird klar, dass Sie das Baby nicht spontan gebären können.
★ Das Baby liegt in Steiß- oder Querlage (s. S. 96).
★ Sie leiden an Bluthochdruck oder an einer anderen Krankheit.
★ Das Baby ist zu klein oder zu schwach für eine Spontangeburt.
★ Das Baby ist so groß, dass es nicht durch Ihr Becken passt.
★ Sie erwarten Mehrlinge (s. S. 128).

Notkaiserschnitt Die Nachricht, dass Sie einen Notkaiserschnitt brauchen, ist zunächst einmal ein Schock. Sie brauchen nun die volle Unterstützung Ihres Partners und der Hebamme. Dies können mögliche Gründe für einen Notkaiserschnitt sein:
★ Die Herztöne des Babys weisen darauf hin, dass es in Gefahr ist.
★ Ihr Muttermund öffnet sich nicht oder zu langsam, was Sie und Ihr Baby zu stark erschöpfen könnte.
★ Die Plazenta beginnt sich von der Uteruswand abzulösen, was zu schweren Blutungen führen kann.
★ Das Baby rutscht nicht ins Becken hinab, etwa weil es dafür einfach zu groß ist.

Sonderfälle

Jede Geburt ist anders und kann durch verschiedene Faktoren, aber auch durch unvorhergesehene Ereignisse zu einem Sonderfall werden, der speziell betreut werden muss. Manchmal benötigt auch das Neugeborene besondere Pflege.

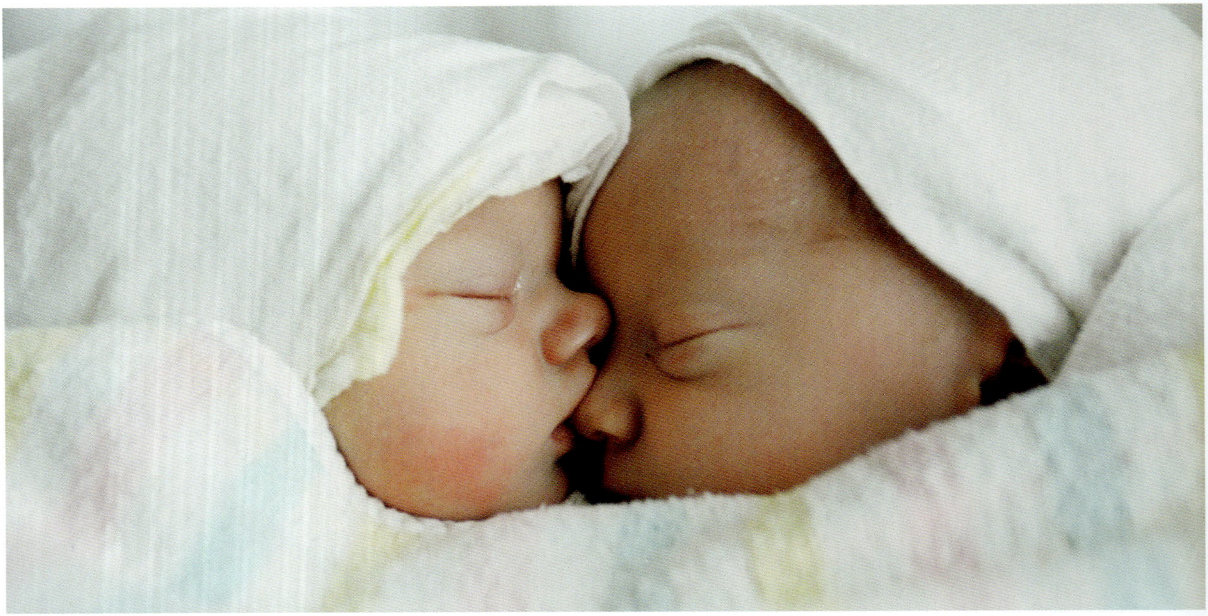

Wennn Sie mehr als ein Kind erwarten Mehrlinge werden oft schon ein paar Wochen vor dem eigentlichen Geburtstermin durch Kaiserschnitt entbunden. So kommt man einer Spontangeburt zuvor, die eine Gefahr für die Babys darstellen könnte. Falls Sie sich dennoch für diese Form der Geburt entscheiden, steht ein Operationsteam bereit, um im Notfall schnell eingreifen zu können.

Mehrlingsgeburten

Wenn Sie mehrere Babys erwarten, zählen Sie zu den Risikoschwangeren und werden genau überwacht. Je nach Lage der Babys und zu erwartenden Komplikationen wird man Ihnen zu einem Kaiserschnitt raten. Kommt es zu einer Spontangeburt, werden die Babys nacheinander geboren.

Spontangeburt Bei der Geburt des ersten Babys wird wahrscheinlich mit der Zange oder der Saugglocke nachgeholfen, damit sich der Arzt schnell um das zweite kümmern kann. Meistens wird das zweite Baby innerhalb einer Stunde nach dem ersten geboren. Mehrlinge sind kleiner als ein einzelnes Baby, was ihre Geburt sehr erleichtert. Die Plazenta wird erst nach dem letzten Baby ausgestoßen.

Spezielle Pflege Kommen die Babys termingerecht, ist meist keine spezielle Pflege nötig. Oft werden sie jedoch zu früh geboren und müssen in den Brutkasten, bis sie voll entwickelt sind.

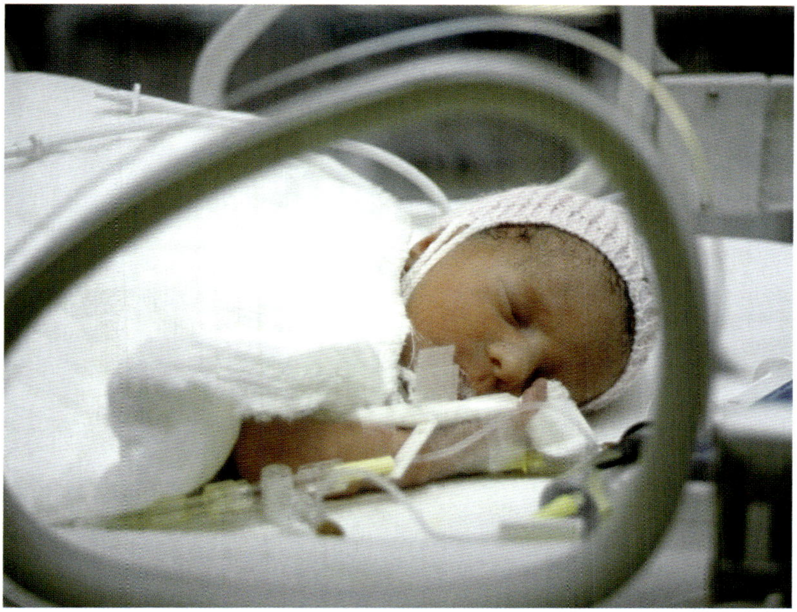

Frühchen Babys, die vor der 37. Woche geboren werden, gelten als Frühgeburten. Dank moderner Technik haben sogar Babys, die schon in der 22. Woche geboren werden, hohe Überlebenschancen. Sie müssen einige Zeit auf der Frühgeborenenstation verbringen.

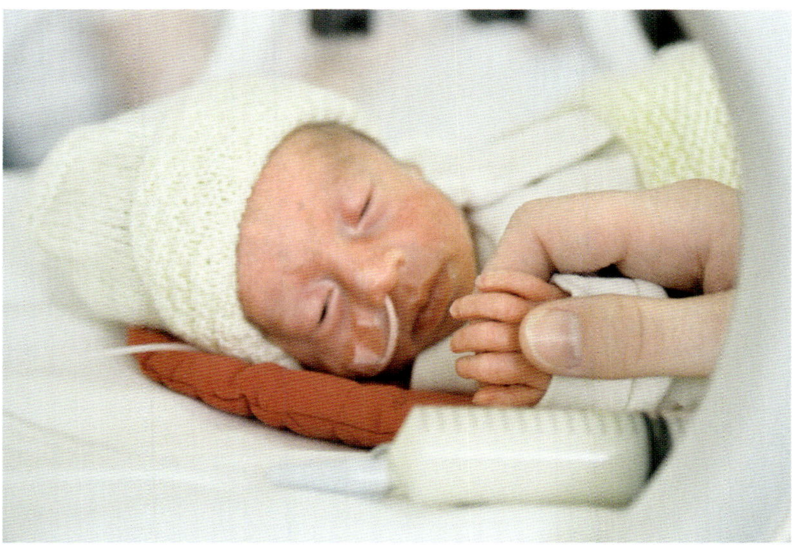

Die Ernährung Besonders kleine Babys werden über einen Plastikschlauch ernährt. Man wird Sie auffordern, Ihre Milch abzupumpen und diese dem Baby verabreichen, denn so erhält es alles, was es braucht, um schnell zu wachsen und sich gut zu entwickeln.

Die Frühgeburt

Jede Frau kann eine Frühgeburt erleiden. In vierzig Prozent der Fälle sind die Gründe dafür unbekannt.

Mögliche Ursachen Es ist bekannt, dass Mehrlingsschwangerschaften, Präeklampsie, vorgeburtliche Blutungen, Krankheiten wie Diabetes und Bluthochdruck, Zervixinsuffizienz und kindliche Fehlbildungen eine Frühgeburt vor der 37. Woche verursachen können. Auch eine Infektion kann vorzeitige Wehen auslösen.

Einsetzen der Wehen Kommen die Wehen in immer kürzeren Abständen könnte eine Frühgeburt drohen, insbesondere, wenn auch noch die Fruchtblase platzt und Sie Fruchtwasser verlieren. Wenn sich der Muttermund zu öffnen beginnt, ist es zu spät, die Geburt aufzuhalten. Sie kann jedoch mit Medikamenten verlangsamt werden, sodass dem Baby noch etwas Zeit im Mutterleib verschafft wird. Eine Steroidbehandlung lässt die Lungen des Babys schneller reifen.

Komplikationen Das Risiko ist bei Babys, die nach der 34. Woche geboren werden, geringer, weil ihre Systeme fast vollständig ausgereift sind. Babys unter 28 Wochen müssen in einer Klinik mit einer neonatalen Intensivstation entbunden werden. Frühchen können unter Atemnot (IRDS), Hypothermie (sie können ihre Körpertemperatur nicht regeln), Unterzuckerung, Gelbsucht (s. S. 134), Infektionen und Augenproblemen leiden. In vielen Fällen braucht ein Frühchen jedoch nur Liebe, Fürsorge und Zuwendung, um zu wachsen und zu gedeihen.

Willkommen im Leben

Nun ist das Warten vorüber, alle Ängste und Schmerzen längst vergessen und Ihr wunderschönes Baby liegt in Ihren Armen. Während Sie sich von der Geburt erholen, können Sie und Ihr Partner Ihr Neugeborenes begrüßen.

Ihre Versorgung

Bald nach der Geburt prüfen Arzt oder Hebamme, ob Sie alles gut überstanden haben.

Postnatale Untersuchung Arzt oder Hebamme messen Ihre Temperatur sowie Puls und Blutdruck. Sie tasten den Uterus ab, um zu prüfen, ob er beginnt, in seinen pränatalen Zustand zurückzukehren. Ihre Hebamme wird Sie fragen, ob Sie Schmerzen haben und Ihnen Tipps geben, wie Sie damit umgehen. Sie wird nachsehen, ob Dammriss oder -schnitt gut verheilen. Außerdem wird Ihnen Blut abgenommen, falls Sie vorher schon anämisch waren. Wenn Sie Rhesus-negativ und Ihr Baby Rhesus-positiv sind, wird man Ihnen innerhalb von 72 Stunden nach der Geburt eine Anti-D-Injektion (s. S. 57) anbieten. Eventuell wird auch Ihr Urin getestet, um zu sehen, ob Ihre Nieren korrekt arbeiten.

Blutung Alle Frauen bluten nach der Geburt. Man nennt dies »Wochenfluss« (Lochien). Es handelt sich dabei um Blut und Gewebe von den Uteruswänden. Zunächst können die Lochien sehr stark und rot sein. Bald werden sie jedoch bräunlich-rosa und schwächer. Etwa zehn Tage nach der Geburt ist der Wochenfluss nur noch gering und gelblich-weiß. Nach etwa vier bis sechs Wochen sind die Lochien versiegt.

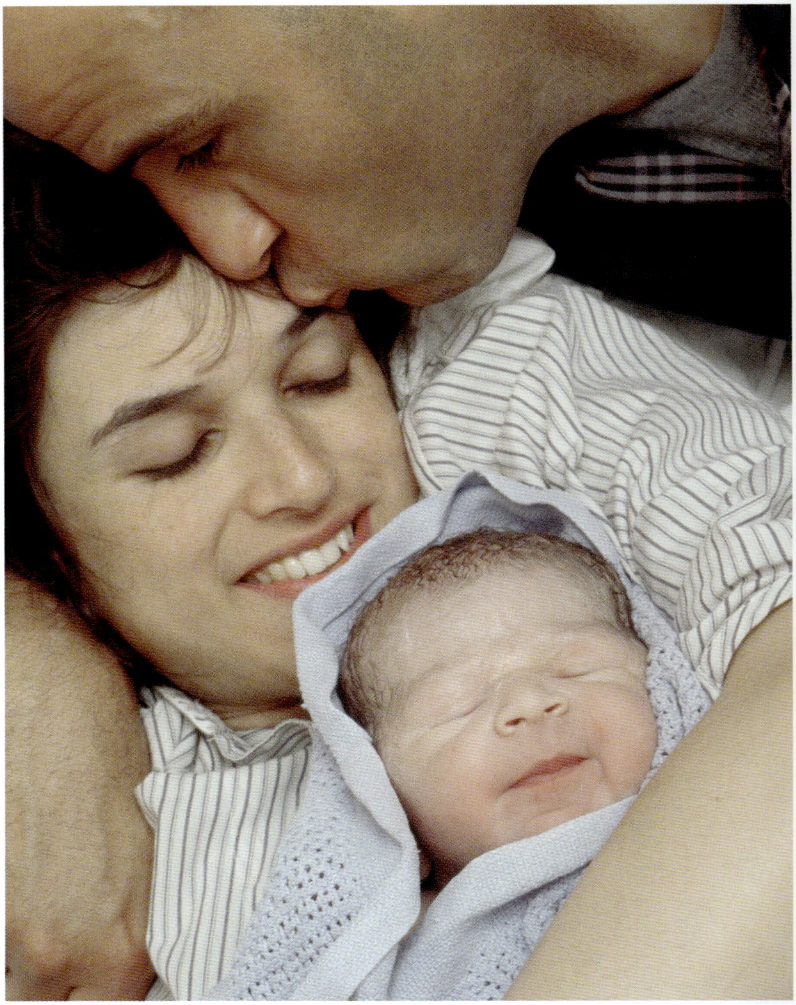

Gemeinsames Glück Frischgebackene Väter stehen nach der Geburt oft leicht unter Schock. Doch sobald das Baby da ist, beginnt Ihr gemeinsames Leben als Eltern. Genießen und feiern Sie beide dieses Ereignis. Sie können zu Recht stolz auf Ihre Leistung sein.

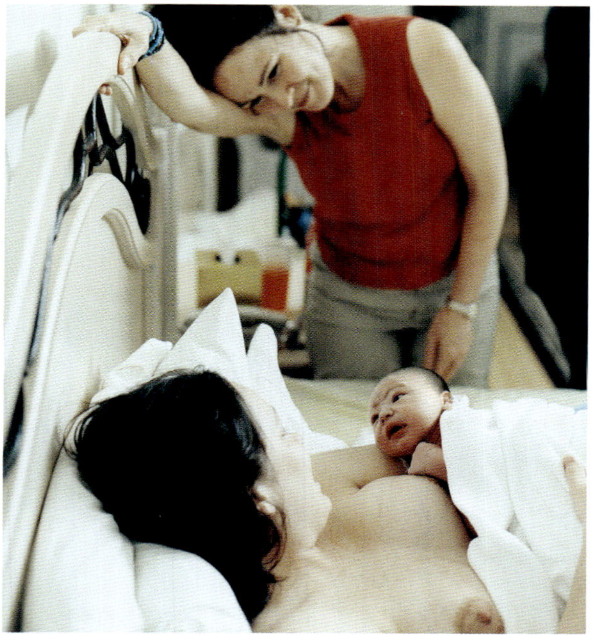

Stillen Je früher Sie Ihr Baby nach der Geburt an die Brust legen (wenn möglich Haut auf Haut), desto besser. Das Halten und Stillen des Babys stärkt die Bindung zwischen Mutter und Kind, aber es bewirkt auch, dass sich Ihre Gebärmutter schneller wieder auf ihre ursprüngliche Größe zusammenzieht.

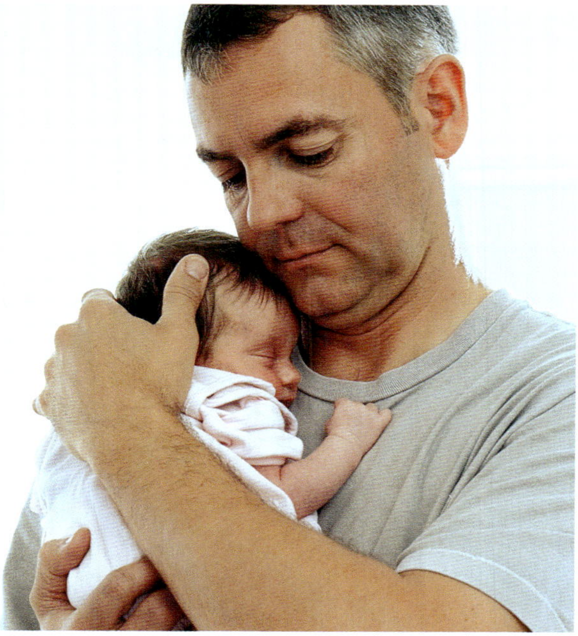

Papa ist hier Ihr Partner freut sich auf die ersten Momente allein mit seinem Sohn oder seiner Tochter. Nachdem Sie das Baby neun Monate lang getragen haben, ist es verständlich, dass sie es nicht ohne Bedenken jemand anderem anvertrauen. Nehmen Sie es als Gelegenheit für eine wohl verdiente Ruhepause.

Nach einem Kaiserschnitt

Ein Kaiserschnitt ist kein kleiner Eingriff. Auch wenn Sie sich kurz nach der Operation gut fühlen, ist es wichtig, dass Sie sich Zeit zum Ausruhen und Erholen nehmen. Sie erhalten zwar schmerzstillende Medikamente, doch sie sind so ausgewählt, dass Sie trotzdem stillen können.

Emotionen Es ist völlig normal, wenn Sie sich müde, weinerlich und geschockt fühlen – insbesondere, wenn der Kaiserschnitt nicht geplant war. Nehmen Sie jede Hilfe an, die Ihnen von der Klinik angeboten wird. Wenn Sie genauer wissen möchten, wieso der Kaiserschnitt nötig war, wird man Ihnen gerne Auskunft darüber geben.

Stillen Sie können ganz normal stillen, doch empfinden Sie es vielleicht bequemer, wenn Sie sich ein Kissen auf den Bauch legen, das das Gewicht des Babys trägt. Gegen Schmerzen hilft auch, sich beim Lachen, Husten oder wenn Sie zur Toilette gehen, ein Kissen gegen den Bauch zu drücken.

Nichts heben Die Hebamme wird Ihnen zeigen, wie Sie sich ohne Zuhilfenahme Ihrer Bauchmuskeln aus dem Bett rollen oder aufsetzen können. Heben Sie Ihr Baby nicht selbst hoch, sondern lassen Sie es sich geben. Sie sollten die ersten sechs Wochen nach einem Kaiserschnitt nichts heben, was schwerer wiegt als Ihr Baby.

Schmerzen Die Nachwehen und Blähungen können nach einem Kaiserschnitt schmerzhafter sein. Setzen Sie Ihre Atemtechnik ein und lassen Sie sich Schmerzmittel geben.

Hilfe annehmen Es kann einige Wochen dauern, bis Sie sich erholt haben. Sie brauchen mehr Ruhe und sollten jede Hilfe annehmen, die Sie bekommen.

Tests nach der Geburt

Nach neun langen Monaten in Ihrem Bauch ist es notwendig, zu prüfen, ob bei Ihrem Baby alles in Ordnung ist und ob es von selbst atmet. Deshalb werden alle Babys kurz nach der Geburt einer Reihe von Tests unterzogen. Dies dauert jedoch nicht lange und man wird Ihnen Ihr Kind schon bald wieder in die Arme legen.

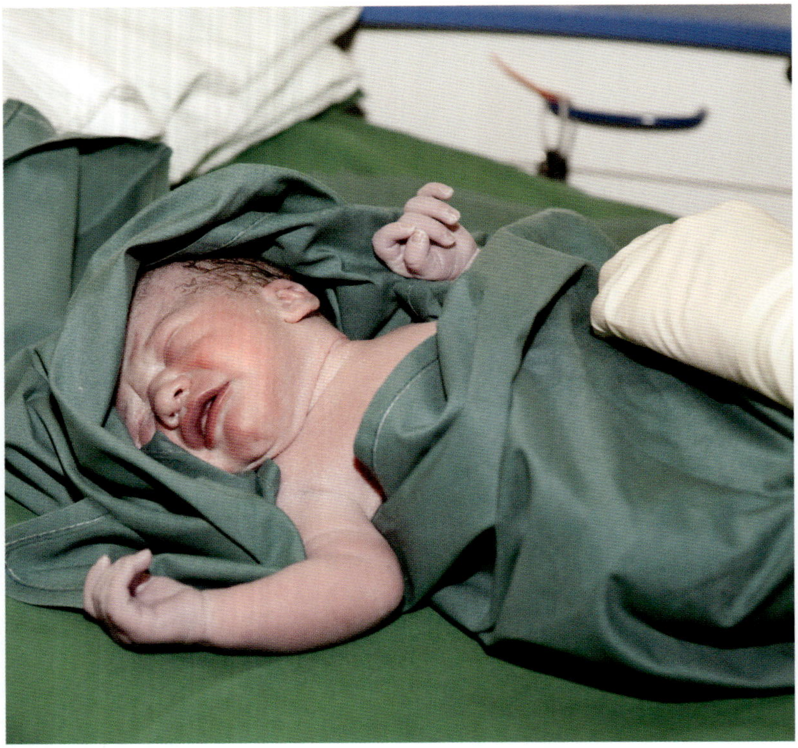

Erster Test Mit Hilfe des APGAR-Tests (siehe gegenüber) werden Hautfarbe, Verhalten, Aktivität, Herzschlag und Atmung des Babys auf einer Skala von 0 bis 10 bewertet. Er wird jeweils eine, fünf und zehn Minuten nach der Geburt durchgeführt. Im Rahmen der U1 direkt nach der Geburt werden außerdem Herz und Lunge abgehört und überprüft, ob Fehlbildungen, Gelbsucht oder Schwellungen vorliegen. Zudem werden Körperlänge, Gewicht und Kopfumfang gemessen. Sollte es Grund zur Sorge geben, werden weitere Untersuchungen durchgeführt. Doch die meisten Babys bestehen alle Tests ohne größere Beanstandungen.

Mögliche Probleme

Ihr Baby bedarf genauerer Untersuchung und Überwachung, wenn potentielle Probleme erkannt werden. Dazu zählen:

- Sechs oder weniger APGAR-Punkte.
- Niedriges Geburtsgewicht.
- Das Baby ist zu früh geboren.
- Die Geburt dauerte sehr lange und das Baby erlitt zu viel Stress.
- Das Baby hat eine Fehlbildung.
- Deutliche Gelbsucht (s. S. 134).
- Uneindeutige Genitalien.
- Atmung oder Herzschlag sind zu schnell oder zu langsam.
- Eine ungesunde Hautfarbe.
- Muskeln und Reflexe reagieren nicht wie erwartet.
- Das Baby hat erhöhte Temperatur.

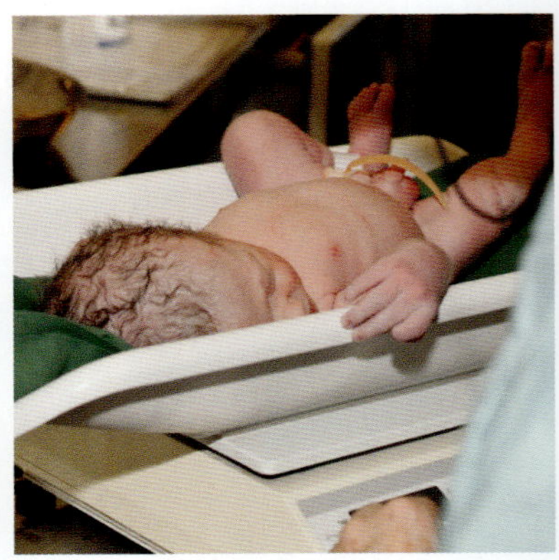

Maß nehmen Das Baby wird gewogen und gemessen. Auch sein Kopfumfang wird notiert. Sie erhalten noch in der Klinik ein »Untersuchungsheft für Kinder«, in dem alle Maße (auch bei späteren Untersuchungen durch den Kinderarzt) festgehalten werden. Beträgt das Geburtsgewicht des Babys weniger als 2,5 kg, wird es besonders sorgfältig überwacht.

Der APGAR-Test

Der APGAR-Test wird unmittelbar nach der Geburt durchgeführt. Der Zustand des Babys wird nach fünf Kriterien auf einer Skala von 0 bis 2 bewertet. Diese fünf Werte zusammengenommen ergeben den APGAR-Wert, bei dem maximal zehn Punkte erreicht werden können.

APGAR-Kriterien	2	1	0
Hautfarbe	am ganzen Körper rosig	rosig, Hände und Füße blau	blass
Herzschlag	100 und mehr Schläge pro Minute	weniger als 100 Schläge pro Minute	kein Herzschlag
Reflexe (Reaktionen beim Absaugen)	Schreien, Husten, Niesen	verzieht das Gesicht	keine Reaktion
Muskeltonus	lebhafte Bewegungen	träge Bewegungen	schlaff
Atmung	regelmäßig kräftiges Schreien	langsam, unregelmäßig schwaches Schreien	keine Atmung

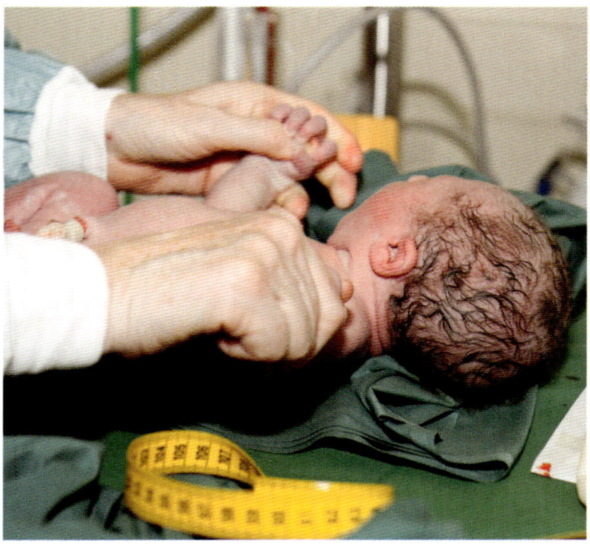

Untersuchung Kurz nach der Geburt werden die Augen Ihres Babys nach Infektionen oder anderen Problemen untersucht. Seine Atemwege werden von Schleim befreit und seine Temperatur wird gemessen. Mit Ihrem Einverständnis erhält es Vitamin K (oral oder als Injektion), um es vor Mangelblutungen zu schützen. Fünf bis acht Tage nach der Geburt wird ihm etwas Blut aus der Ferse entnommen und auf Stoffwechselkrankheiten untersucht.

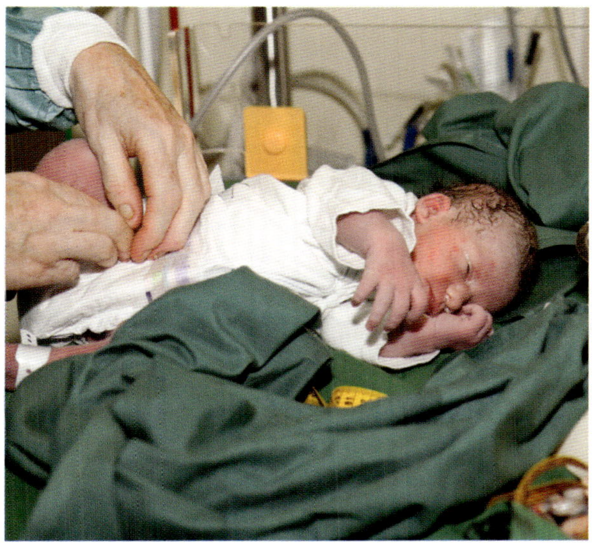

Die Genitalien Die Genitalien neugeborener Babys sind häufig geschwollen, weibliche Babys haben manchmal Ausfluss. Das kommt von dem Anstieg der mütterlichen Hormone kurz vor der Geburt und normalisiert sich schnell. Der Arzt untersucht die Genitalien des Babys und prüft, ob sie normal sind und das Baby urinieren kann. Bei einem Jungen wird nachgesehen, ob der Penis eine Öffnung hat und ob die Hoden nach unten gewandert sind.

Auf der Intensivstation

Besteht Grund zur Sorge um die Gesundheit Ihres Babys, kommt es vielleicht auf die Intensivstation für Früh- und Neugeborene, wo es überwacht und behandelt wird. Für Sie als Eltern kann das ein Schock sein, doch bleiben Sie ruhig: Ihr Baby braucht Sie jetzt und es erhält dort die bestmögliche Pflege.

Warum Intensivstation?

Es gibt einige Gründe, wieso ein Baby auf die Intensivstation für Früh- und Neugeborene gebracht wird.

Frühgeburt Babys, die vor der 34. Woche geboren werden, benötigen eventuell Hilfe beim Atmen, Trinken und dem Aufrechterhalten ihrer Körpertemperatur (s. S. 129). Mehrlinge brauchen ebenfalls oft Pflege, nicht nur weil sie früher geboren werden als »Einzelkinder«, sondern weil sie häufig auch viel kleiner sind.

Spezielle Fälle Alle sehr kleinen Babys oder solche mit lebensbedrohlichen Zuständen (meist handelt es sich um Atem-, Herz- oder Kreislaufprobleme), benötigen besondere Aufmerksamkeit. Babys von Diabetikerinnen oder nach einer schweren Entbindung werden kurze Zeit überwacht. Auch bei Neugeborenen-Gelbsucht (wenn sich das Pigment Bilirubin im Blut staut) kann spezielle Pflege nötig werden.

Postnatale Operation Manche Babys müssen kurz nach der Geburt operiert weden. In diesem Fall werden sie vor und nach der OP auf der Intensivstation überwacht und behandelt.

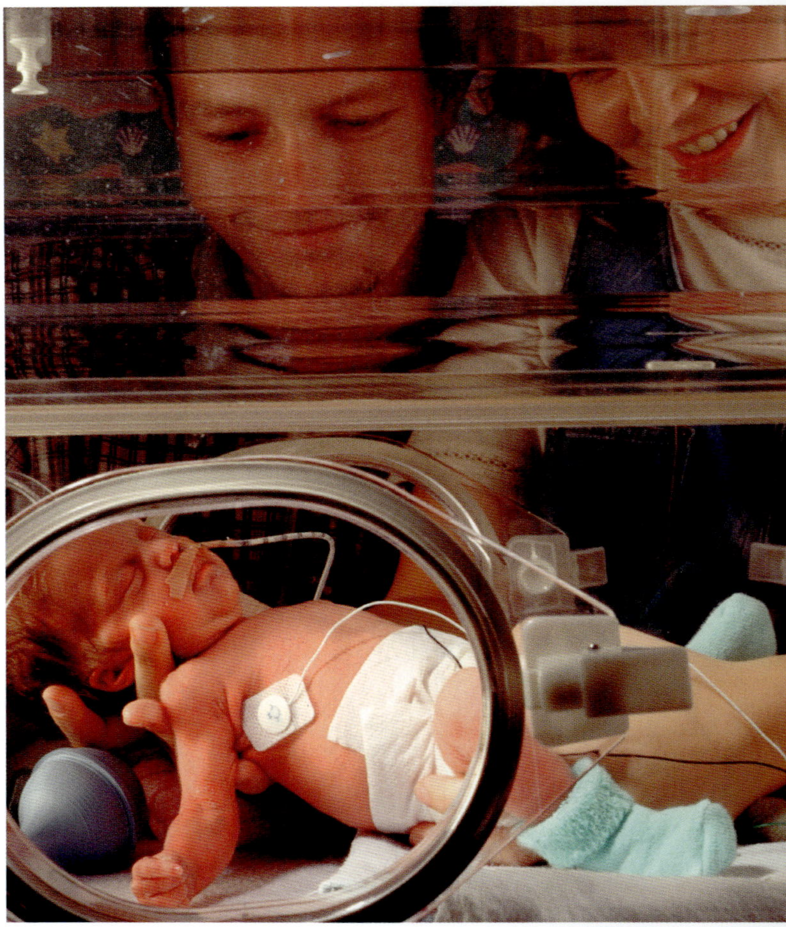

Kontakt ist wichtig Der Inkubator oder Brutkasten besitzt an beiden Seiten Öffnungen, durch die Sie Ihr Baby berühren, streicheln und sogar halten können. Unterschätzen Sie nicht die Bedeutung dieser Kontaktaufnahme zum Baby. Es stärkt die Bindung zwischen Ihnen und Ihrem Kind und es hilft ihm auch, gesund zu werden. Die Bedeutung der Berührung ist gut dokumentiert. Sie fördert Wachstum, Entwicklung und Erholung des Babys.

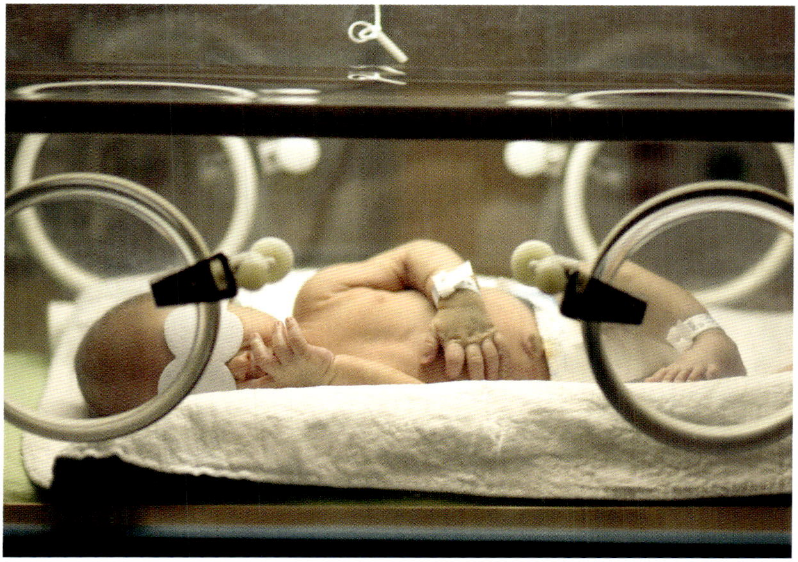

Gelbsucht Zur Behandlung der Neugeborenengelbsucht wird das Baby einige Tage lang unter ein spezielles blaues Licht oder auf fiberoptische Leuchtmatten gelegt. In jedem Fall wird man genau aufpassen, dass seine Bilirubinwerte sinken und seine Leber ihre Arbeit aufnimmt. Eventuell wird das Baby auch bei der Flüssigkeitsaufnahme unterstützt, damit es ausreichend trinkt.

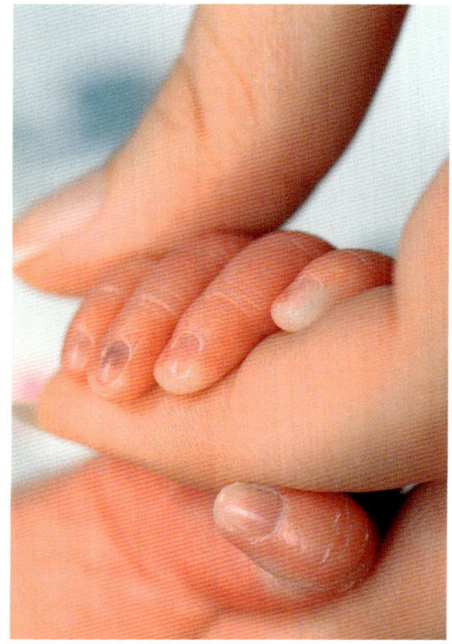

Zarte Berührung Vielleicht können Sie im Moment nicht mehr tun, als Ihre Hand sanft auf den Körper Ihres Babys zu legen. Die Wirkung dieser Berührung kann jedoch enorm sein.

Was Ihr Baby jetzt braucht

Instinktiv möchten Eltern Ihr krankes Baby halten und ihm helfen. Umso größer ist der Schock, wenn der Körperkontakt beschränkt wird, wenn Sie Ihr Baby nicht stillen dürfen und wenn Sie sehen, wie es ganz alleine in seinem Inkubator oder Wärmebettchen liegt.

Ihre Aufgabe Ihr Baby möchte Ihre vertraute Stimme hören. Es empfindet Ihre Anwesenheit als tröstlich, auch wenn sie immer nur wenige Minuten bei ihm sein können. Fragen Sie nach, ob Sie Ihr Baby kurze Zeit halten dürfen. Manche Stationen unterstützen das »Känguruhen«, bei dem das Baby längere Zeit auf Ihrer Brust liegen darf, wo es Ihre Wärme und Ihren Herzschlag spürt und Ihren Geruch riecht. Die Erfahrung zeigt, dass so behandelte Intensivpflege-Babys schneller an Gewicht zulegen als solche, die die ganze Zeit über im Brutkasten oder in ihren Bettchen liegen gelassen wurden.

Stillen Muttermilch ist nach wie vor die wichtigste Nahrungsquelle für Ihr Baby. Man wird Sie deshalb ermuntern, Ihre Milch abzupumpen, insbesondere die extrem wertvolle Vormilch (Kolostrum), deren Nährstoffe und Antikörper die Entwicklung des Babys unterstützen. Es kann die Milch durch einen Schlauch oder eine Pipette erhalten oder aber mit der Flasche trinken. Wenn Sie noch nicht genug Milch produzieren, erhält Ihr Baby ein Muttermilchersatzprodukt oder Muttermilch von einer Milchbank. Pumpen Sie dennoch weiterhin Ihre Milch ab, denn nur so wird Ihre Brust dazu angeregt, mehr Milch zu produzieren.

Aufklärung Lassen Sie sich vom Personal die medizinischen Geräte rund um Ihr Baby erklären und bitten Sie um regelmäßige Informationen über seinen Zustand. Es ist nur natürlich, dass Sie ängstlich und besorgt sind. Die speziell ausgebildeten Schwestern werden Sie beruhigen und Ihnen versichern, dass Ihr Baby die bestmögliche Pflege erhält.

Sich einsetzen Wenn Sie sich Sorgen wegen der Behandlung Ihres Babys oder einer Prozedur, der es unterzogen wird, machen, folgen Sie Ihrem Instinkt und teilen Sie Ihre Befürchtungen den Ärzten und Schwestern der Station mit.

Erste Untersuchungen

Direkt nach der Geburt findet die erste Untersuchung des Babys noch im Kreißsaal statt, die U1. Zwischen dem dritten und zehnten Lebenstag erfolgt dann eine umfassende Basisuntersuchung des Neugeborenen, die U2.

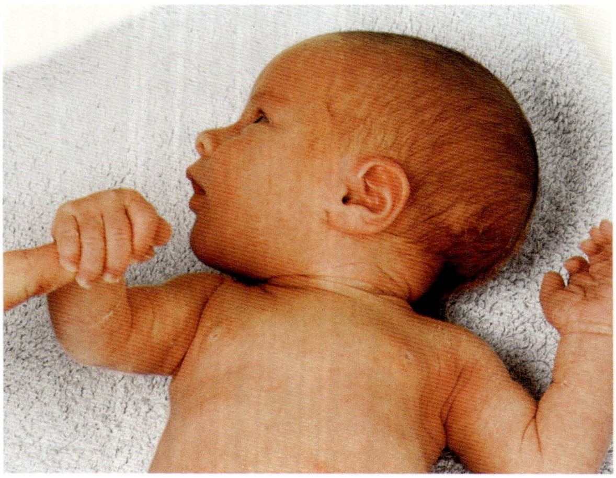

Greifreflex Ihr Baby wird mit einigen wichtigen Reflexen geboren. Der Greifreflex wird getestet, indem die Handfläche des Babys berührt wird. Seine Finger sollten sich um den Finger oder das Objekt, das für den Test benutzt wird, biegen und es festhalten. Der Reflex verschwindet mit etwa sechs Monaten.

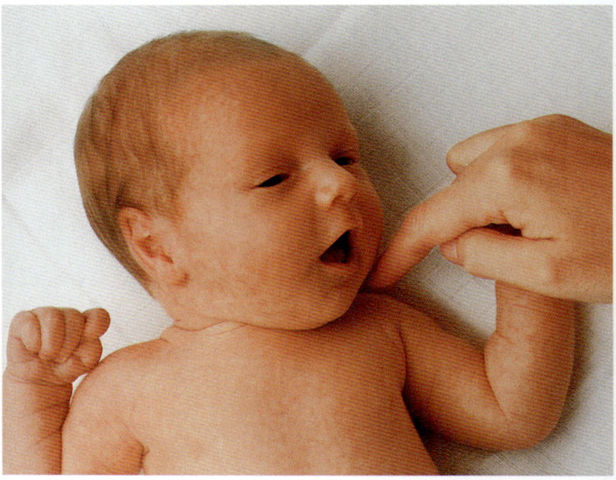

Suchreflex Bis zum Alter von etwa vier Monaten wird das Baby den Kopf drehen und seinen Mund öffnen, wenn man seine Wange berührt. Dieser Reflex hilft beim Stillen, denn wenn seine Wange gegen Ihre Brust gedrückt wird, öffnet sich automatisch sein Mund auf der Suche nach Ihrer Brustwarze.

Weitere Reflexe

Das Baby verfügt noch über einige andere Reflexe, die sein Überleben außerhalb des Mutterleibs sichern sollen. Manchmal sind sie nach der Geburt schwächer als erwartet. Der Grund dafür können sehr lang andauernde Wehen oder auch bestimmte Medikamente sein.

Moro-Reflex Fällt der Kopf des Babys zurück, streckt es beide Arme mit gespreizten Fingern aus und streckt auch die Beine durch. Dieser Reflex verschwindet mit etwa zwei Monaten.

Babinski-Reflex Er tritt auf, wenn man über die Fußsohle des Babys streicht. Seine Zehen spreizen sich und sein Fuß dreht sich leicht nach innen. Er verschwindet im Lauf der ersten zwei Lebensjahre, sobald sich das Nervensystem ausreichend entwickelt hat.

Saugreflex Wird der Gaumen des Babys mit dem Finger oder dem Sauger einer Flasche berührt, beginnt es instinktiv zu saugen. Dieser Reflex verschwindet mit zwei oder drei Monaten. Danach saugt das Baby bewusst.

Schreitreflex Hält man das Baby so, dass seine Füße eine Unterlage berühren, beginnt es, einen Fuß vor den anderen zu setzen, obwohl es körperlich noch nicht in der Lage ist zu laufen. Der Reflex verschwindet mit vier Monaten.

Was bei der U1 und der U2 untersucht wird

Sowohl bei der U1 als auch bei der U2 werden die Reflexe und die Basisfunktionen überprüft und festgestellt, wie das Baby die Geburt überstanden hat. Bei der U2 wird für bestimmte Tests Blut abgenommen.

Wenn Sie noch in der Klinik sind, wird die U2 dort durchgeführt, andernfalls in der Praxis Ihres Kinderarztes. Bei der U2 werden weitergehende körperliche Untersuchungen durchgeführt, z. B. der Hüfte, sowie das Neugeborenen-Screening (Bluttest). Arzt oder Hebamme werden Sie über jeden Test und den körperlichen Zustand Ihres Babys aufklären und mit Ihnen weitere Behandlungsmöglichkeiten besprechen, falls Anlass dazu besteht.

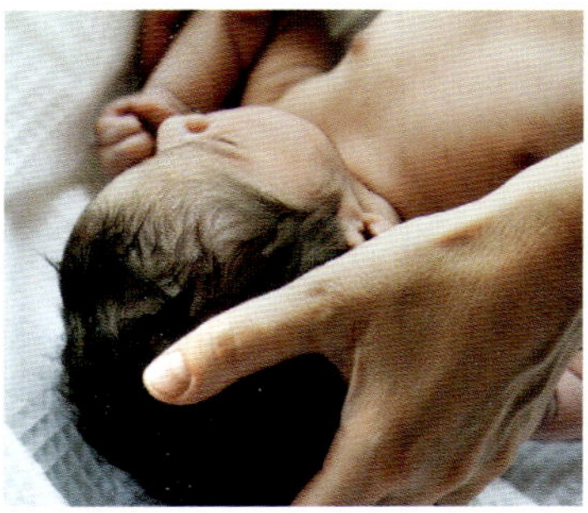

Kopf Er ist nach der Geburt oft verformt oder eingedellt, deshalb wird seine Form genau geprüft. Außerdem werden die Fontanelle (die weiche Stelle am Oberkopf des Babys) untersucht sowie Geburtsmale oder -verletzungen notiert.

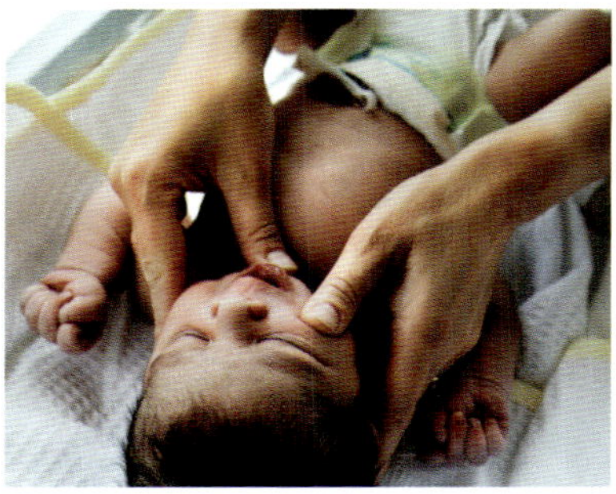

Mund Es wird untersucht, ob der Gaumen des Babys vollständig ist und die Zunge frei beweglich ist. Ist sie zu fest am Mundboden angewachsen, kann dies zu Problemen beim Stillen und später auch beim Sprechen führen.

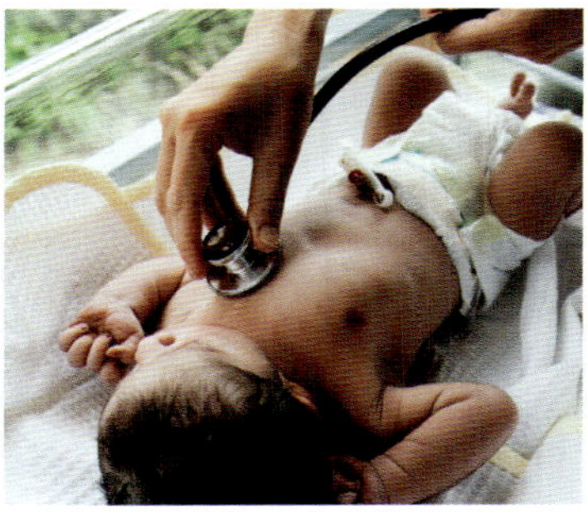

Herz und Lunge Mit dem Stethoskop wird nach außerplanmäßigen Herzgeräuschen gesucht. Der Puls wird in der Leistenregion gemessen (Femoralpuls). Die Lungen werden nach Resten von Flüssigkeiten abgehört.

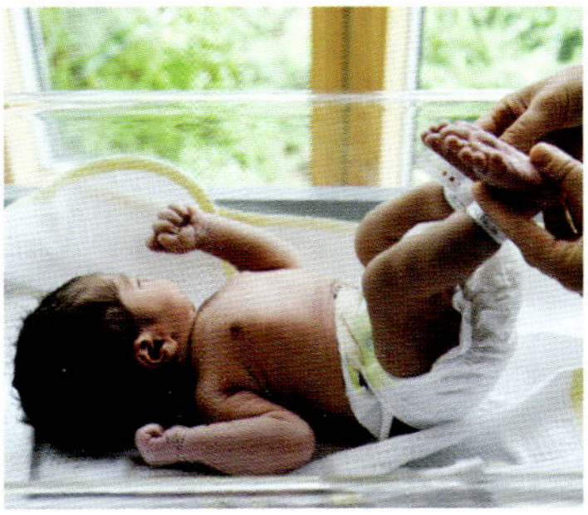

Hände, Füße, Beine und Arme Es wird geprüft, ob eventuell Finger oder Zehen zusammengewachsen sind. Wenn die Handinnenflächen keine zwei Falten aufweisen, besteht die geringe Gefahr, dass das Baby das Down-Syndrom hat.

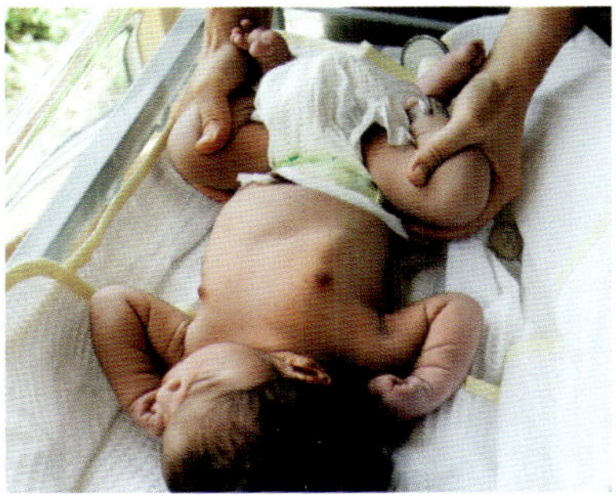

Hüfte Die Stabilität der Hüftgelenke wird geprüft, indem die Beinchen weit geöffnet, gebeugt und gestreckt werden. Ist das Hüftgelenk zu locker, kann dies zu einer »schnappenden Hüfte« (Coxa saltans) führen, die behandelt werden muss.

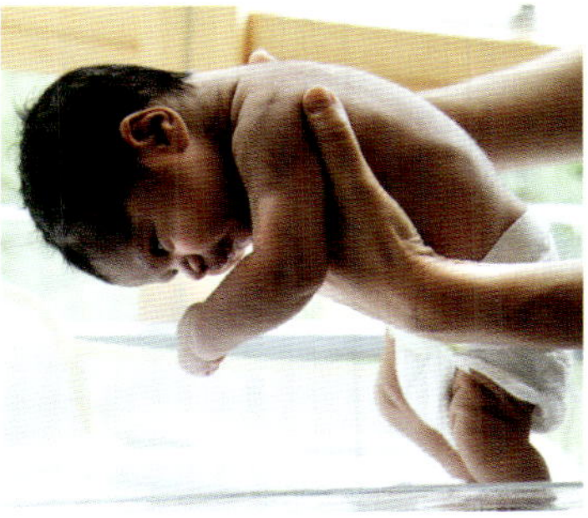

Wirbelsäule Es wird geprüft, ob sie gerade ist und auch, wie die Grübchen am Ende der Wirbelsäule aussehen. Sind sie sehr tief, kann dies ein Anzeichen für ein Problem im unteren Wirbelsäulenbereich sein.

Aller Anfang ...

Wenn das Baby alle Gesundheitschecks überstanden hat, kann der Spaß beginnen! Endlich dürfen Sie es umsorgen, baden, füttern, anziehen und ins Bett bringen. Die ersten Tage ist alles noch ungewohnt, doch schon bald werden Sie sich in Ihrer Elternrolle zurechtgefunden haben.

EXTRATIPP

Das Baby beruhigt sich sofort, wenn Sie leise »schhhh« in sein Ohr machen und es dabei sanft wiegen, weil es das an seine Zeit im Mutterleib erinnert.

Hautkontakt

Inzwischen gibt es viele Beweise für die Vorteile von Hautkontakt zwischen Mutter (und natürlich auch zwischen Vater) und Baby.

Forschung Die Auswertung von zahlreichen Studien ergab, dass früher Hautkontakt zwischen Mutter und Baby die Erfolgsrate und die Dauer des Stillens erhöht. Er hilft dem Baby, seine Körpertemperatur aufrecht zu erhalten, stabilisiert den Blutzuckerspiegel, reduziert das Schreien und verstärkt die Bindung zwischen Mutter und Kind. Eine Studie ergab, dass bei Frühgeborenen, die Hautkontakt erlebten, der Kopf schneller wuchs als bei anderen Frühgeborenen. Außerdem geht man davon aus, dass das körperliche und seelische Wohlbefinden der Mutter durch Hautkontakt ebenfalls positiv beeinflusst wird.

Das Stillen fördern Wurde Ihnen das Baby direkt nach der Geburt nicht auf die Brust gelegt, ziehen Sie das Baby aus und legen Sie es für die ersten Stillversuche nackt an die Brust.

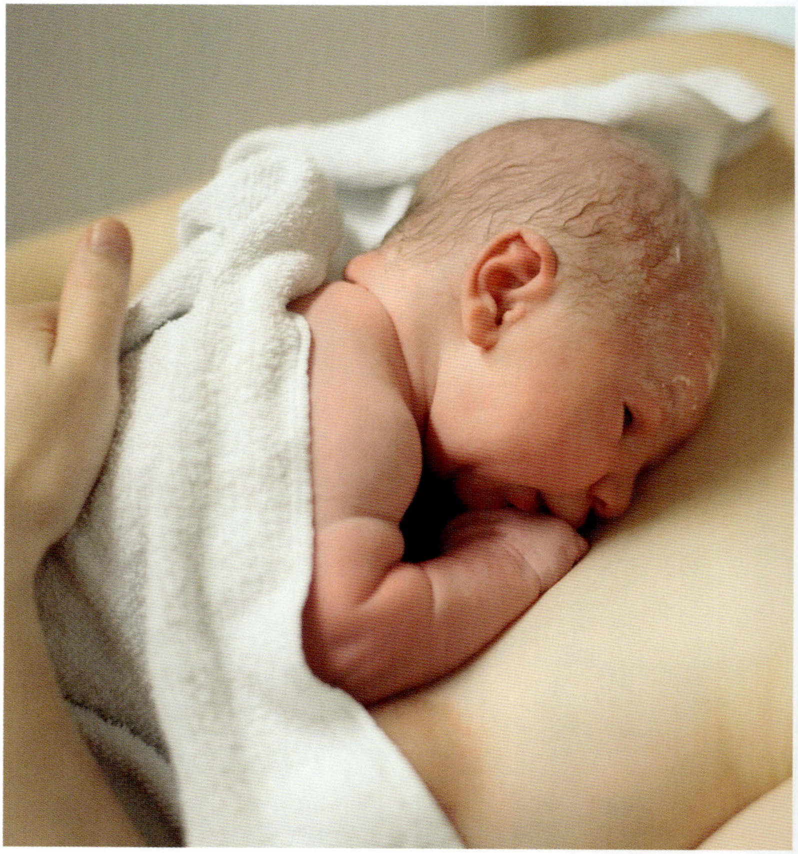

Trinken lernen Babys wissen nicht sofort, wie man an der Brust saugt, obwohl sie mit einem Suchreflex (s. S. 136) geboren werden. Die meisten lernen es dennoch innerhalb einer Stunde nach der Geburt. Liegt das Baby nackt auf Ihrer Brust, wird der Suchreflex stimuliert und es öffnet seinen Mund auf der Suche nach Nahrung.

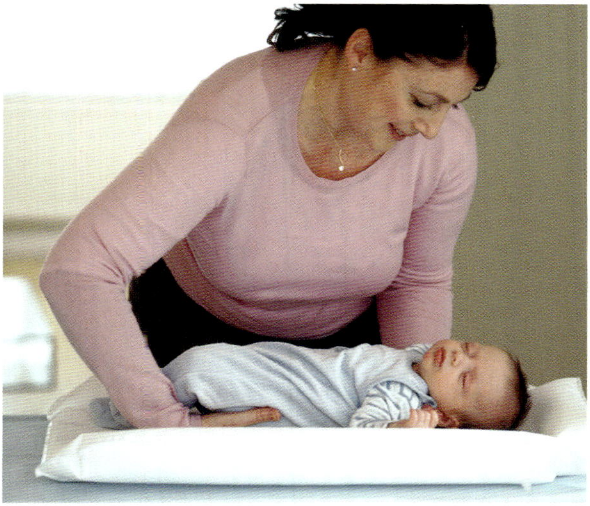

Windeln wechseln Viele Babys mögen es nicht, wenn man ihre Windeln wechselt. Vielleicht, weil sie dabei zeitweise den engen Kontakt zu Mutter oder Vater verlieren oder weil ihnen einfach kalt ist. Richten Sie Ihre Wickelstation schon im Voraus ein und gestalten Sie sie so bequem und effizient wie möglich.

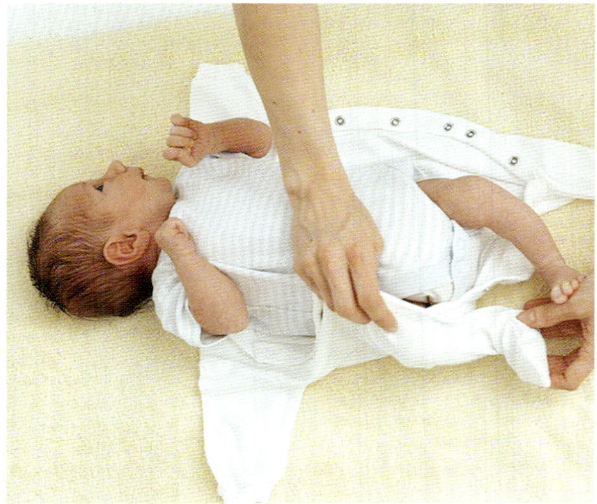

Anziehen In den ersten Lebenstagen braucht das Baby nicht viel zum Anziehen. Es fühlt sich in einem leichten Baumwollstrampler mit Druckknöpfen am wohlsten, der zudem leicht zu wechseln ist. Legen Sie das Baby dafür direkt auf den ausgebreiteten Anzug und stecken Sie zuerst die Beine, dann die Arme in die Öffnungen.

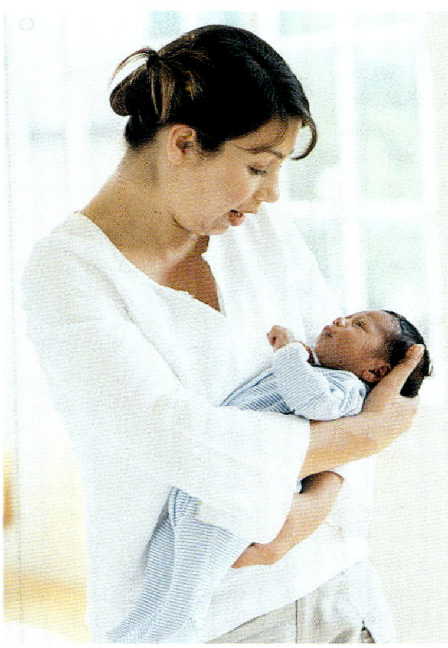

Kopfstütze Es dauert viele Monate, bis die Halsmuskeln des Babys voll entwickelt sind. Wenn Sie es hochheben, müssen Sie daher seinen Kopf immer sehr sorgfältig mit der Hand oder dem Arm stützen.

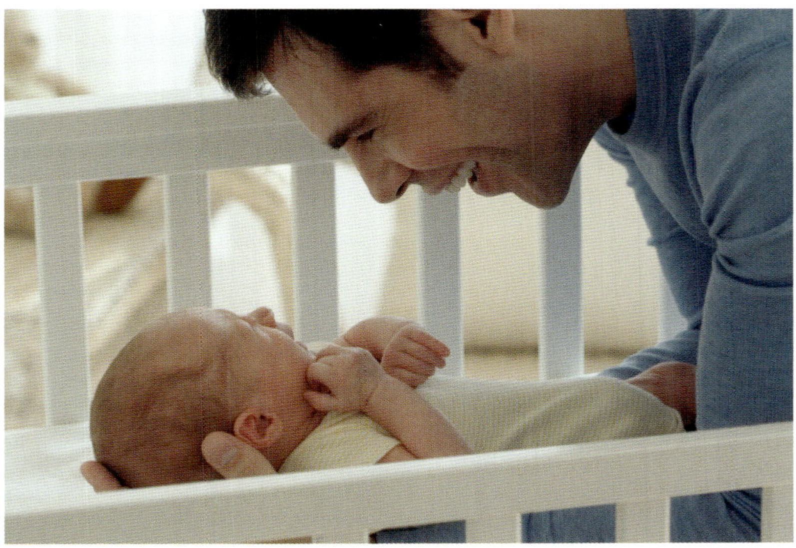

Papa einbeziehen Wechseln Sie sich von Anfang an mit der Pflege des Babys ab. So kann sich jeweils ein Partner ausruhen und das Baby gewöhnt sich daran, von Ihnen beiden umsorgt zu werden, was vor allem nachts ein unschätzbarer Vorteil ist. Wenn Sie stillen, müssen natürlich Sie ran, wenn das Baby Hunger hat. Aber oft will es auch einfach nur gehalten oder in den Schlaf gewiegt werden.

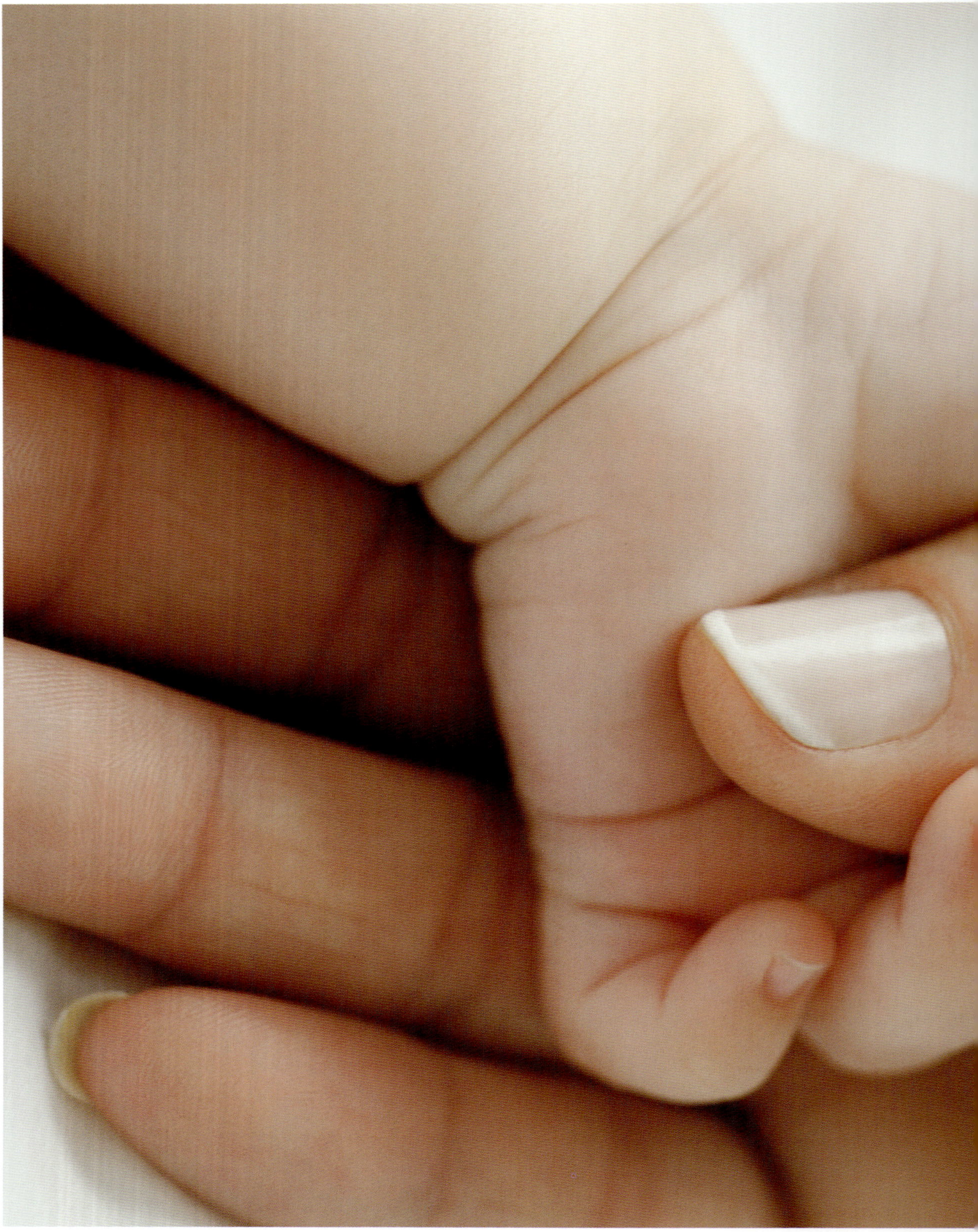

Das Neugeborene

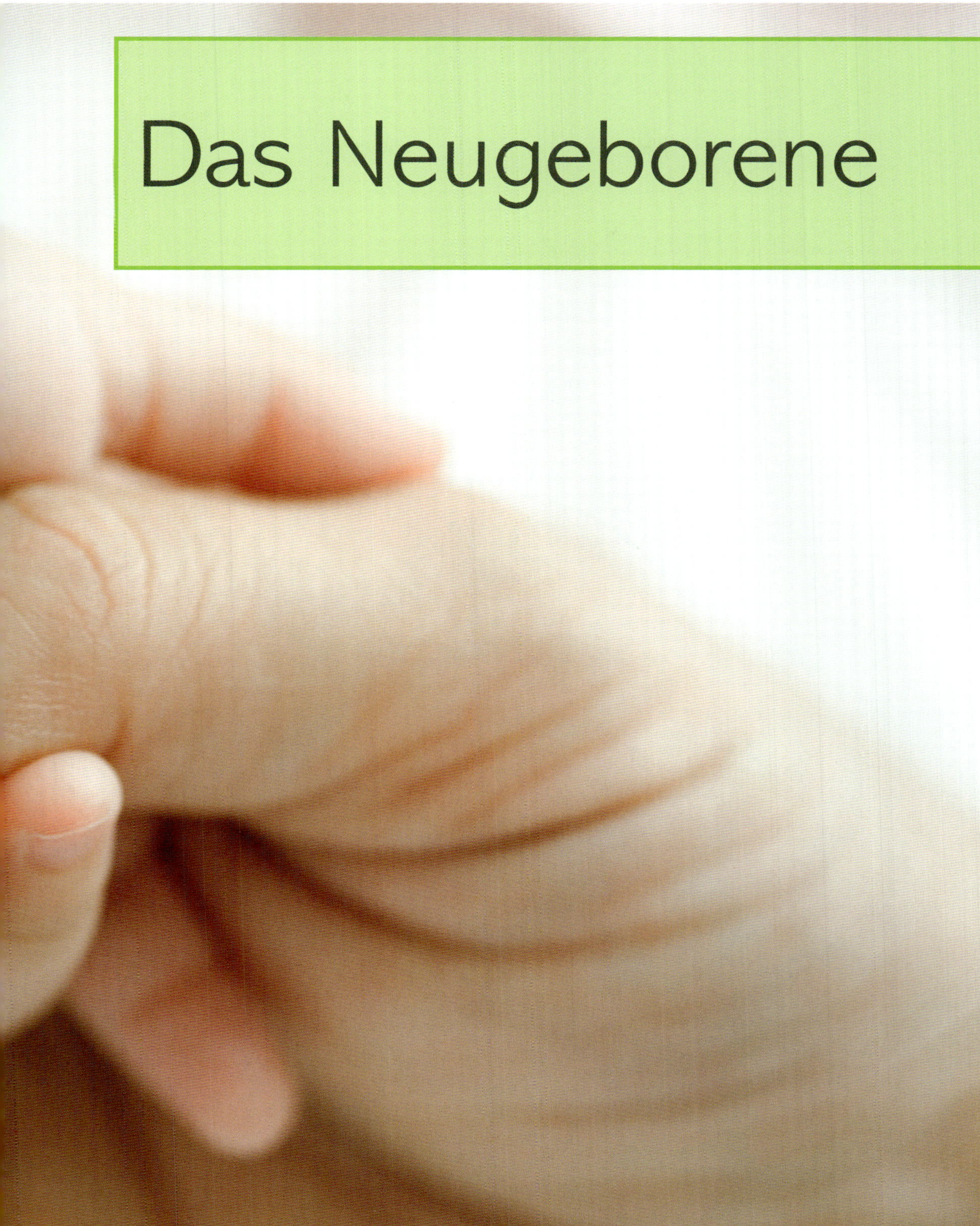

IHR NEUANKÖMMLING

Sobald Sie mit Ihrem Baby nach Hause kommen, beginnt Ihr Leben als Eltern. Sie werden schnell merken, dass Ihr Baby eine eigene Persönlichkeit hat, doch es wird eine Zeit dauern, bis Sie wissen, was es möchte und braucht. Bleiben Sie gelassen und genießen Sie die Zeit mit Ihrem Baby.

ZUFRIEDENHEIT
Alle Babys schreien, wenn sie unzufrieden sind, und es nervt ganz besonders, wenn Sie nicht wissen, was ihm fehlt. Fast immer kehrt wieder Ruhe ein, wenn Sie ihm Nahrung, eine saubere Windel, Nähe zu Mama oder Papa, ein Schlafplätzchen oder etwas Anregung anbieten. Am meisten braucht es jedoch Ihre Liebe und Zuwendung. Es wird sich bald bei Ihnen geborgen genug fühlen, um sich zu entwickeln und um schließlich die Welt um sich herum zu erkunden.

GEBORGENHEIT
Wenn Sie gelernt haben, was Ihr Baby Ihnen mit seinem Schreien sagen möchte, und auch mit der Babypflege klarkommen, werden Sie eine gewisse Routine entwickeln. Babys sind verschieden und es gibt kein Patentrezept für ihre Behandlung, aber sobald Sie wissen, wie Sie Ihr Baby am besten baden und anziehen, wie Sie es füttern und wie Sie sich um es kümmern, wenn es krank oder unzufrieden ist, wenn Sie es nach seinen individuellen Bedürfnissen trösten und unterhalten, wird der Rest ganz von selbst folgen. Besprechen Sie alles, was Sie beunruhigt, mit Ihrem Partner, dem Arzt oder der Hebamme. Es gibt viele Institutionen und Einrichtungen, in denen sich frisch gebackene Eltern Hilfe und Unterstützung holen können.

PLANUNG
Wenn Sie Ihr Baby besser kennenlernen, werden sich im Alltag bestimmte Muster herauskristallisieren: Das Baby wird immer um dieselbe Zeit müde, es möchte nach einer leckeren Mahlzeit am frühen Abend zu Bett gebracht werden, es ist nachmittags oder frühmorgens etwa eine Stunde lang munter und möchte spielen. Zu wissen, was einen ungefähr wann erwartet, macht das Leben unendlich viel leichter. Sie sollten allerdings der Versuchung widerstehen, Dinge einzuplanen, die nicht unbedingt getan werden müssen. Wenn Ihr Baby ruht, ruhen Sie auch. Organisieren Sie Ihren All-

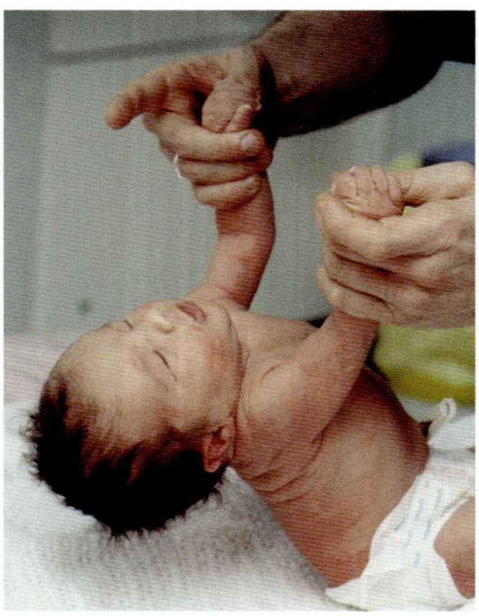

U3 Vier bis sechs Wochen nach der Geburt prüft der Kinderarzt bei der dritten Untersuchung (U3), ob Ihr Baby gesund ist und seine Entwicklung so voranschreitet wie sie sollte.

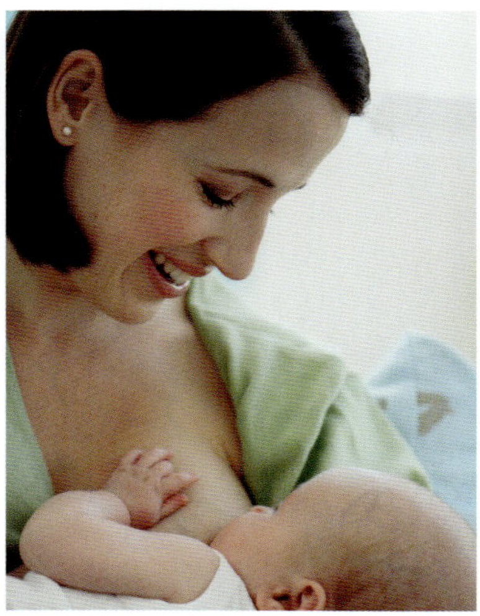

Stillen Studien belegen, dass Muttermilch für Babys signifikante gesundheitliche Vorteile bringt. Stillen Sie Ihr Baby daher noch nicht ab. Wenn Sie es beherrschen, können Sie es überall und jederzeit tun.

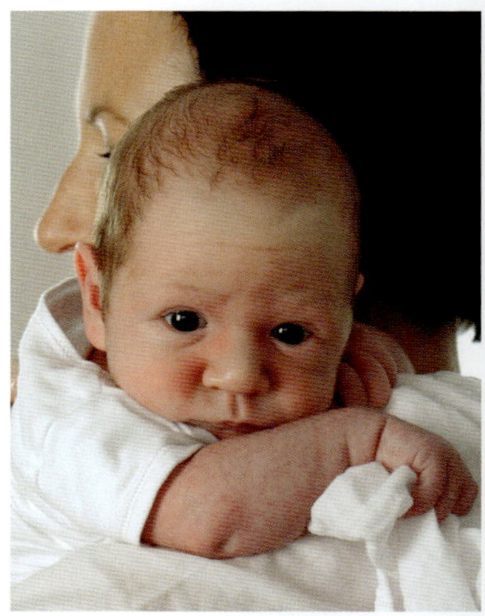

Persönlichkeit Ihr Neugeborenes wird von Anfang an zeigen, dass es Persönlichkeit besitzt. Die ersten Wochen mit Ihrem Baby können in dieser Hinsicht sehr spannend und lustig sein.

tag mit dem Neugeborenen möglichst einfach und effizient. Achten Sie darauf, dass immer genug Windeln auf dem Wickeltisch oder in der Wickeltasche bereitliegen, legen Sie Handtuch und Schlafanzug schon vor dem Bad zurecht. Nehmen Sie sich selbst etwas zu essen und zu trinken mit, wenn Sie sich hinsetzen und Ihr Baby stillen. Kleinigkeiten wie diese können helfen, dass Sie mehr Zeit haben, sich zu entspannen und Ihre Elternrolle zu genießen.

IN EIGENER SACHE

Zweifellos sind Babys anstrengend und Sie werden mehr als einmal das Gefühl haben, am Ende Ihrer Kräfte zu sein. Versuchen Sie nicht, alles allein zu bewältigen. Beziehen Sie Ihren Partner bei der Pflege des Babys und der Bewältigung des Haushalts mit ein. Zeit zum Ausruhen, gesunde Ernährung und frische Luft sind für Sie genauso wichtig wie vor der Geburt. Der Besuch von Freunden oder Familie hebt die Stimmung und gibt Ihnen die Unterstützung, die Sie jetzt brauchen. In den kommenden Wochen werden Sie viele »Premieren« erleben, wenn Sie lernen, für Ihr Baby zu sorgen. Vergessen Sie nicht, auch für sich selbst ausreichend Zeit einzuplanen, während Sie sich an all die Veränderungen anpassen, die Ihre neue Elternrolle von Ihnen fordert.

GENIESSEN SIE DIE ZEIT!

Babys wachsen und entwickeln sich in den ersten Wochen und Monaten rasend schnell. Nicht lange und Ihr winziges Baby fängt an, die ersten Anzeichen von Selbstständigkeit zu zeigen. Die ersten Tage sind kostbar und entscheidend für die seelische und körperliche Gesundheit Ihres Babys. Bewundern Sie das kleine Lebewesen, das Sie erschaffen haben, genießen Sie die traute Zweisamkeit, wenn Sie es stillen oder halten. Egal wie durchorganisiert und effizient Ihr Leben vor der Schwangerschaft war: Ihre oberste Priorität und wichtigste Aufgabe ist jetzt die Pflege Ihres Babys. Dazu zählt auch, dass Sie es glücklich und zufrieden machen und ihm ein Gefühl der Geborgenheit geben, egal wie lange Sie dafür brauchen. Sie haben ein kleines Wunder vollbracht. Klopfen Sie sich dafür selbst auf die Schulter und genießen Sie es.

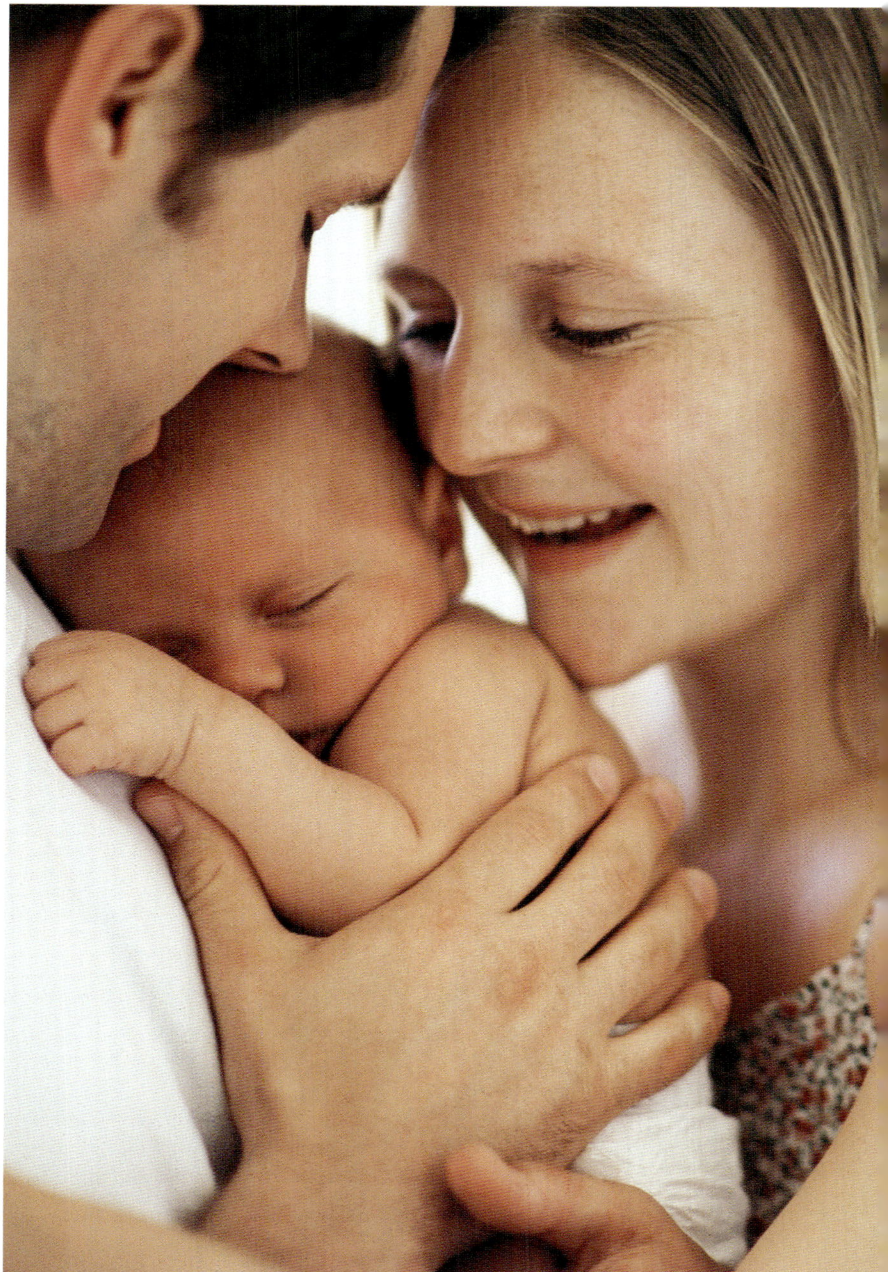

Familienzeit Es ist aufregend, wenn aus einem Paar plötzlich eine Familie wird. Wenn Sie sich gegenseitig bei Ihrer neuen Aufgabe unterstützen und gemeinsam die Höhen und Tiefen des Elternseins durchleben, wird Ihre Beziehung stärker sein denn je.

Die ersten Tage daheim

In den ersten Tagen daheim müssen Sie lernen, Ihr Baby zu baden, anzuziehen und zu füttern und sich an das Leben als Familie gewöhnen. Lassen Sie sich von der Freude an Ihrem Baby durch die kommenden Wochen leiten.

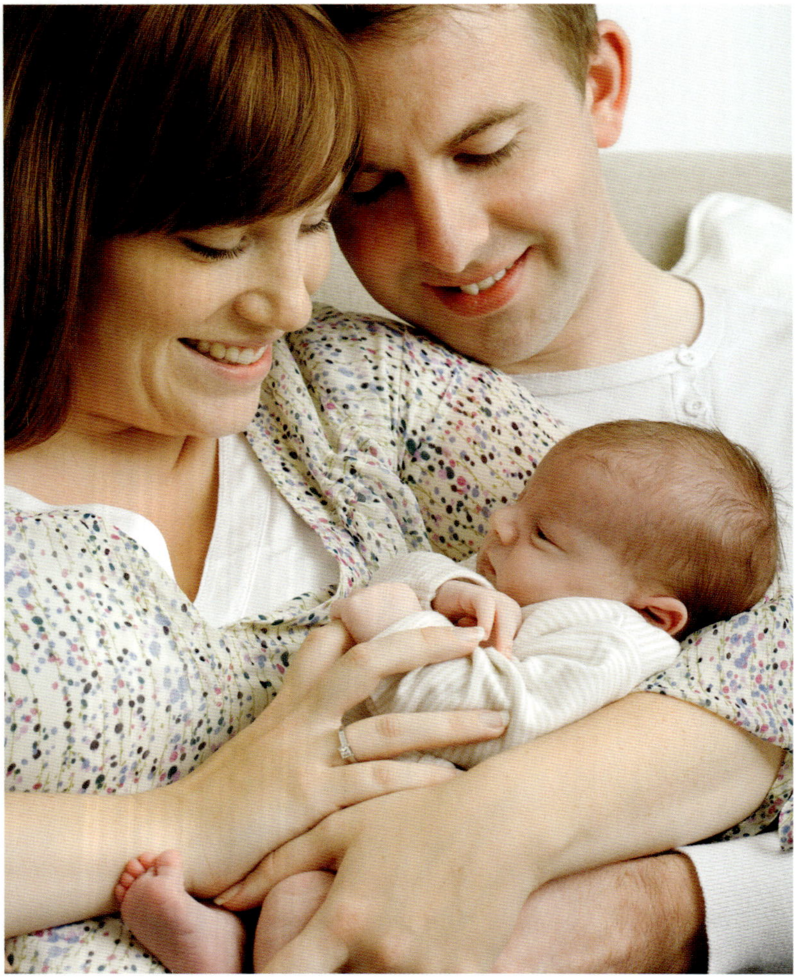

Sich kennenlernen Ihr Baby genießt es, von Ihrem vertrauten Geruch, Ihrer Stimme und Ihrer Berührung eingehüllt zu werden. Nachdem es so viele Monate in Ihrem Bauch verbracht hat, fühlt es sich umschlungen von Ihren Armen am geborgensten. Je mehr Zeit Sie mit Ihrem Baby verbringen, desto enger wird Ihre Beziehung zueinander werden.

Babyblues

Mindestens sieben von zehn Frauen erleben das Phänomen des »Babyblues«.

Die ersten Tage Etwa drei bis vier Tage nach der Geburt Ihres Babys kann es sein, dass Sie sich überfordert, weinerlich, erschöpft und unglücklich fühlen. Das hängt mit den starken hormonellen Veränderungen zusammen, aber auch damit, dass Babypflege unglaublich müde macht. Suchen Sie Hilfe bei Ihrem Partner oder Ihrer Familie und informieren Sie auch Arzt oder Hebamme, denn sie wissen, was in solchen Fällen zu tun ist.

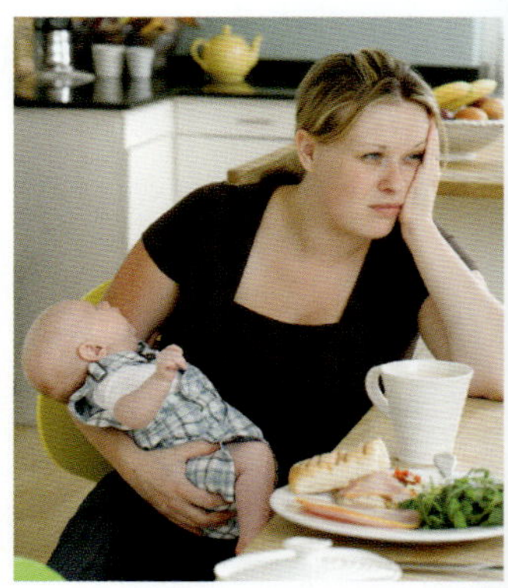

Postnatale Depression Hält der Babyblues länger als zwei Wochen an, könnte es eine postnatale Depression sein, die ärztlicher Hilfe bedarf.

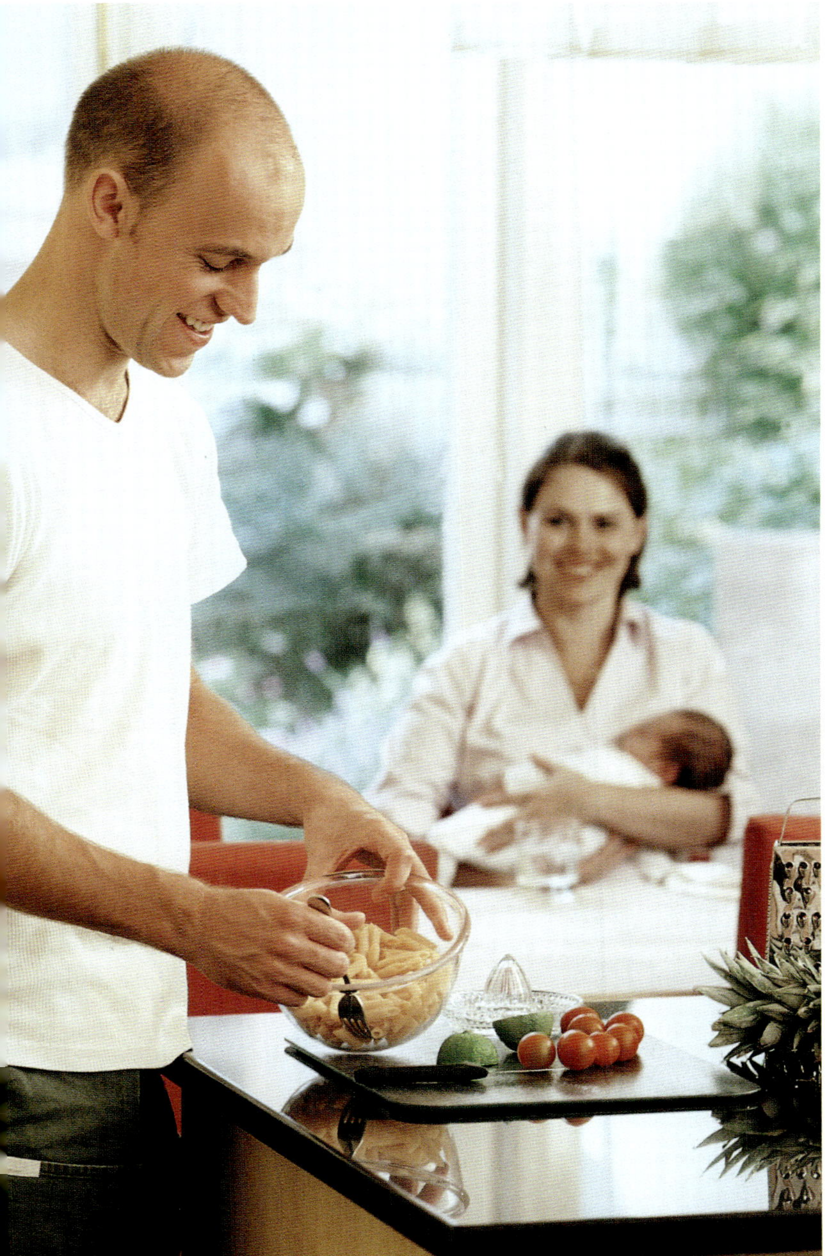

Nicht alles allein machen Frisch gebackene Eltern sollten sich im Haushalt abwechseln und ihre Arbeitsteilung neu überdenken. Gegenseitige Unterstützung wird die Beziehung zu Ihrem Partner sehr viel stärker machen.

Der Umgang mit Zwillingen

Diese Tipps werden frisch gebackenen Eltern von Zwillingen durch die ersten Tage helfen:

★ Lassen Sie die Babys nebeneinander schlafen. Sie empfinden die Nähe des anderen als tröstlich. Die Wahrscheinlichkeit, dass sie sich gegenseitig aufwecken, ist dagegen gering.
★ Organisieren Sie für die ersten drei Wochen Hilfe (vor allem für die »Stoßzeiten« wie Baden oder ins Bett bringen), bis Sie Routine entwickelt haben.
★ Vergessen Sie unwichtige Hausarbeit.
★ Ruhe bewahren. Zwei Babys zu halten, zu trösten oder zu füttern, erfordert die Fähigkeiten eines Jongleurs – die Sie aber bald erworben haben werden.
★ Sortieren Sie Wäsche, während Sie ein Fläschchen wärmen, bestellen Sie Lebensmittel online, legen Sie Handtücher zum Baden schon vorher bereit. Organisation hilft Ihnen, die Kontrolle zu behalten.

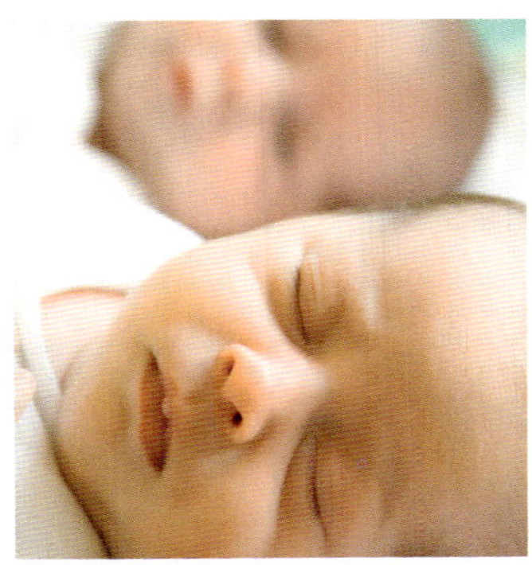

Pause Sie werden bald wissen, wie Sie Ihre Babys zur Ruhe bringen. Machen Sie dann auch eine Pause.

Pflegen Sie sich selbst

Neugeborene haben nur sehr wenige Grundbedürfnisse. So lange sie satt, zufrieden und sauber sind, können Sie Ihrem Körper etwas Erholung gönnen.

EXTRATIPP

Melden Sie ungewöhnliche Symptome dem Arzt. Anhaltende Schmerzen, Fieber sowie geschwollene oder schmerzende Beine sollten sofort untersucht werden.

Beschwerden lindern

Eine Geburt ist kein Kinderspiel. Nach den schlaflosen Nächten der letzten Schwangerschaftswochen, den erschöpfenden Wehen und eventuell vorgenommenen medizinischen Eingriffen fühlen Sie sich vielleicht wie zerschlagen. Hier ein paar Tipps gegen Schmerzen.

★ Falls Sie genäht wurden, kaufen Sie einen aufblasbaren Ring zum Sitzen. Er nimmt den Druck auf Ihren Damm.

★ Ein oder zwei Tropfen Lavendelöl im Badewasser fördert die Heilung und hilft gegen Juckreiz.

★ Ein kühles Gel-Pack kann Schmerzen und Schwellungen lindern.

★ Kühles Wasser, das beim Urinieren über die Vagina gegossen wird, lindert Schmerzen.

★ Paracetamol (in Absprache mit Ihrem Arzt oder Ihrer Hebamme) oder Atemübungen helfen gegen die Nachwehen, wenn sich der Uterus wieder auf Normalgröße zusammenzieht.

★ Bei Verdauungsproblemen oder Verstopfung sollten Sie mehr Ballaststoffe essen und mehr trinken. Der Arzt kann ein mildes Abführmittel verschreiben.

★ Leichte Bewegung fördert den Schlaf.

★ Erholung ist wichtiger als Hausarbeit. Arbeiten Sie nicht, sondern ruhen Sie sich aus, wenn das Baby schläft.

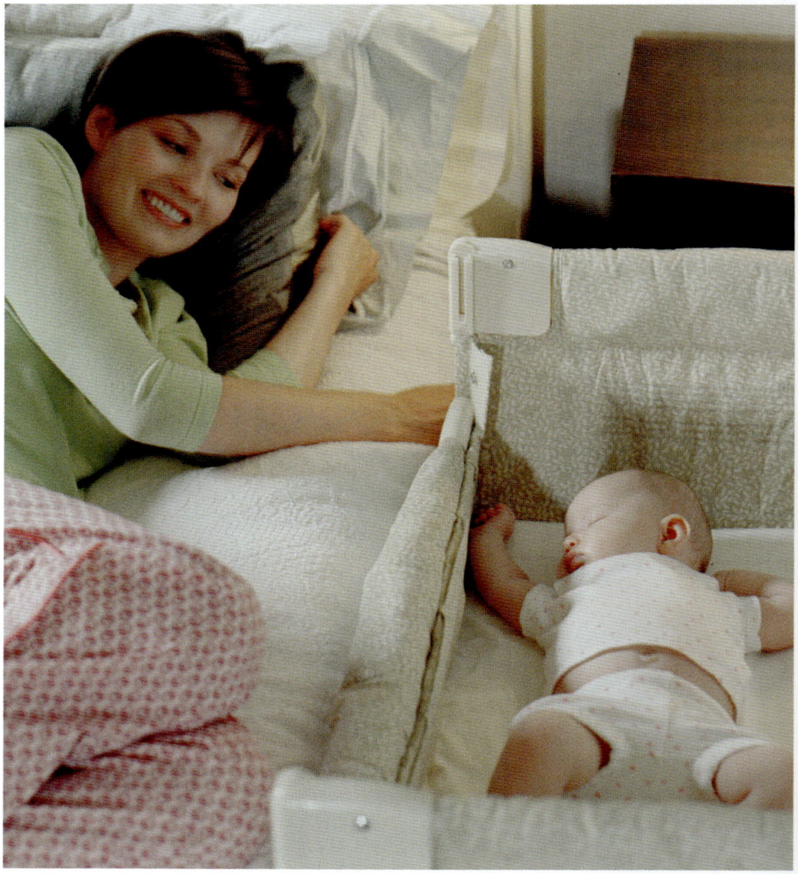

Setzen Sie sich nicht unter Druck Sie müssen keine »Supermama« sein. Lassen Sie die Hausarbeit liegen und nutzen Sie die Zeit, wenn das Baby schläft, für sich selbst. Das Baby sollte die ersten Monate immer im selben Raum sein wie Sie. Legen Sie neben ihm die Füße hoch und schlafen Sie selbst auch ein bisschen.

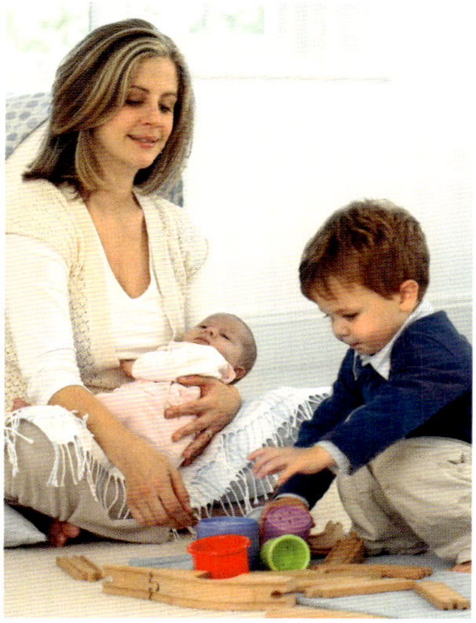

Ältere Kinder Mit dem Neugeborenen wird sich Ihr Tagesablauf etwas ändern. Planen Sie dennoch Zeit für Ihre älteren Kinder ein. Ein kleines Geschenk »vom Baby« hilft ihnen, sich mit ihm anzufreunden.

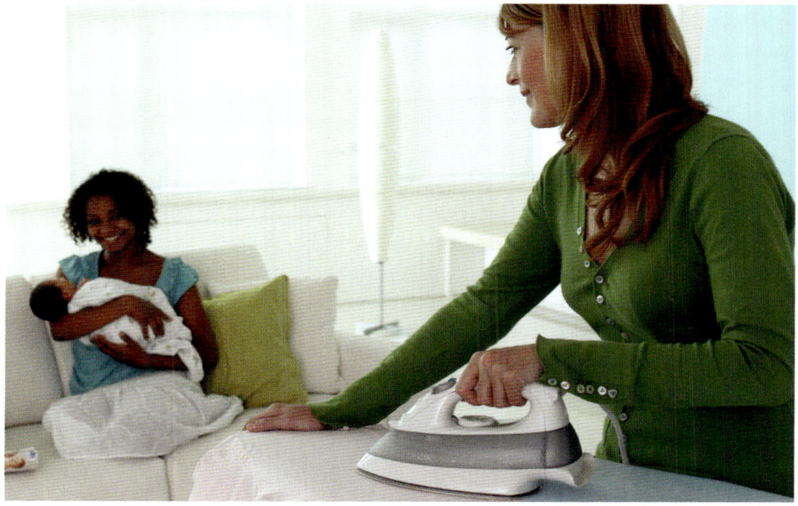

Nehmen Sie Hilfe an Schlagen Sie Hilfsangebote von Freunden und Verwandten nicht aus. Ein Baby macht viel Arbeit und Ihr Körper muss sich von der Geburt erholen. Stillen nimmt viel Zeit in Anspruch und ist ebenfalls sehr kräftezehrend. Legen Sie also die Füße hoch, plaudern Sie ein bisschen und machen Sie es sich gemütlich. Von einer gut gelaunten, entspannten Mutter profitiert auch das Baby.

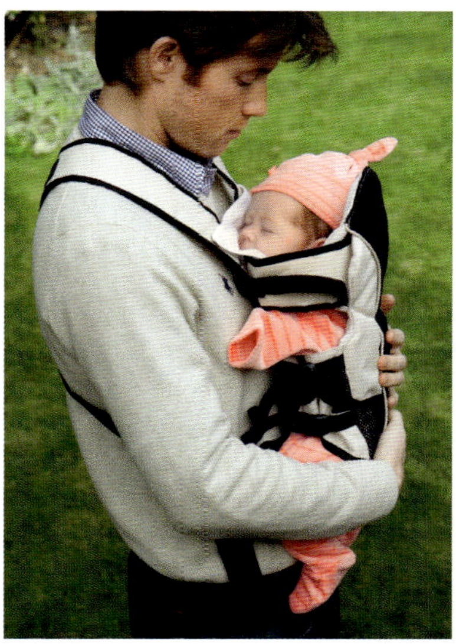

Ausflug Sie können mit dem Baby schon bald nach der Geburt nach draußen gehen. Packen Sie es warm ein und lassen Sie es mit seinem Vater einen kleinen Ausflug machen, während Sie sich ausruhen.

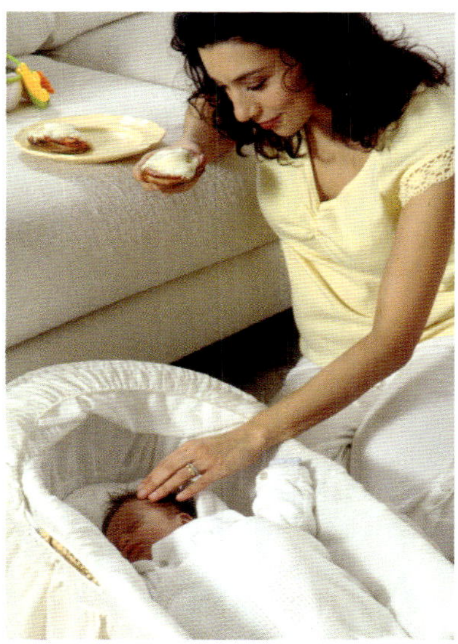

Ernährung Auch wenn kaum Zeit dafür ist: Kleine, häufige Mahlzeiten und ausreichend Flüssigkeit versorgen Sie immer wieder mit Energie und können sogar helfen, eine postnatale Depression zu verhindern.

Nach dem Kaiserschnitt

Hier sind ein paar Tipps, damit Sie sich nach einem Kaiserschnitt schneller erholen.

★ Drücken Sie beim Niesen, Husten und Urinieren mit der Hand oder einem Kissen gegen den Bauch.
★ Man neigt nach einer Operation aus Angst vor Schmerzen zu einer flachen Atmung. Atmen Sie daher bewusst tief ein und aus.
★ Bewegen Sie auch im Sitzen Ihre Fußgelenke und bleiben Sie in Bewegung, damit sich keine Thrombose in Ihren Beinen bildet.
★ Tragen Sie weite Unterwäsche, damit kein Druck auf die Dammnaht ausgeübt wird. Reinigen Sie den Bereich mit warmem Wasser.

Babypflege

Kaum zu glauben, wie viel Zeit die Pflege eines so kleinen Babys beansprucht. Denken Sie daran, dass niemand perfekt ist, und lassen Sie Ihr Handeln in den ersten Wochen allein von Ihrem Baby bestimmen.

Einen festen Tagesablauf entwickeln

★ Erzwingen Sie in den ersten Wochen keinen festen Tagesablauf. Der Rhythmus des Babys wird erst nach einer Weile erkennbar.

★ Wenn Sie wissen, wann Ihr Baby was möchte, können Sie anfangen, einen festen Tagesablauf einzuführen.

★ Ein Tagesplan kann eine Richtlinie sein, sollte aber nicht erzwungen werden. Alle Babys haben heikle Tage und manchmal kommt etwas dazwischen, sodass zeitgenaues Füttern oder Baden nicht möglich ist.

★ Zeitliche Flexibilität ist okay, solange alles bis zum Schlafengehen in etwa derselben Reihenfolge abläuft.

★ Füttern Sie nach Bedarf, aber möglichst immer an demselben Ort und mit einer vertrauten Decke. Das Baby verbindet diese Dinge bald mit Nahrung und fängt an, sich darauf zu freuen.

★ Bieten Sie Nahrung auch zu Zeiten an, die Ihnen passen. Das Baby wird sich allmählich umstellen.

★ Tägliche Ausfahrten sollten immer zur selben Zeit geschehen. Strukturieren Sie die Zeit zum Spielen, Vorlesen, Singen und Baden.

★ Versuchen Sie, einen festen Ablauf mit Baden, Vorlesen, Füttern und Ins-Bett-Legen einzuführen. Sagen Sie gute Nacht, aber kommen Sie zurück, wenn das Baby schreit. Wenn Sie das jeden Abend machen, wird es für das Baby zum normalen Abendritual.

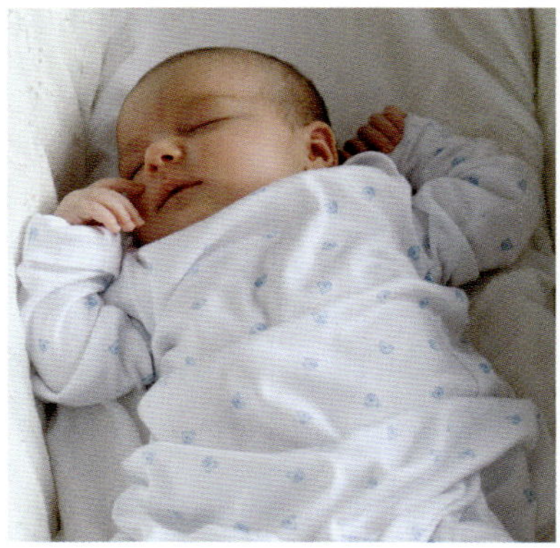

Schlafen Babys sollten auf dem Rücken schlafen, wobei die Füße das Ende des Bettes berühren. Nehmen Sie zum Zudecken kein schweres Bettzeug, dies könnte dazu führen, dass sich das Baby überhitzt.

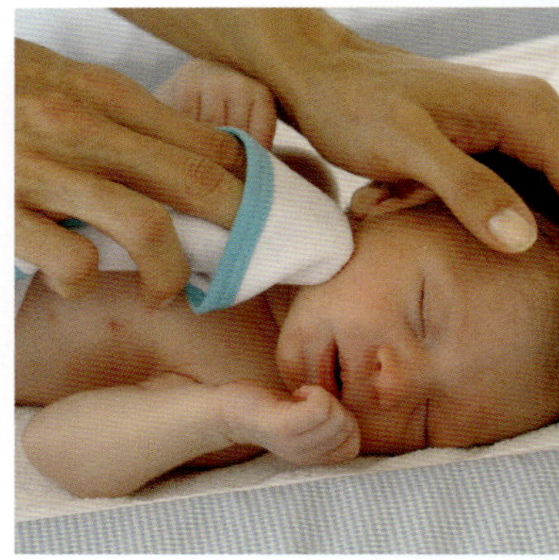

Waschen »Von Kopf bis Fuß« (s. S. 161) ist eine Alternative zum täglichen Baden. Wenn Sie in Eile sind oder das Baby gerade schön schläft, können Sie es auch kurz mit einem warmen Waschlappen säubern.

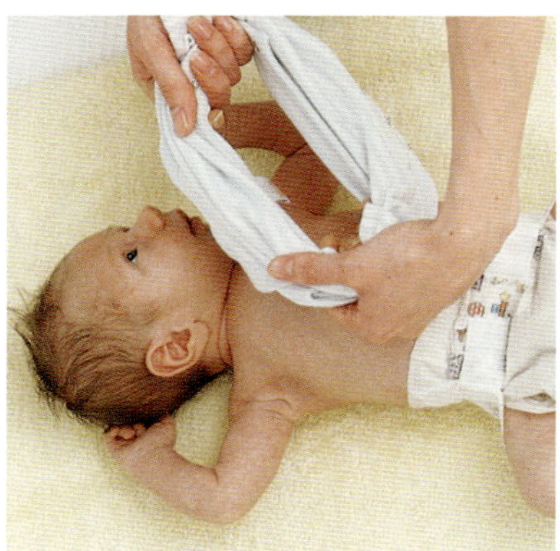

Anziehen Viele Babys lassen sich nicht gerne an- oder ausziehen. Schneiden Sie Grimassen, lachen, sprechen und singen Sie, dann wird das Baby bald Vergnügen an der Prozedur finden.

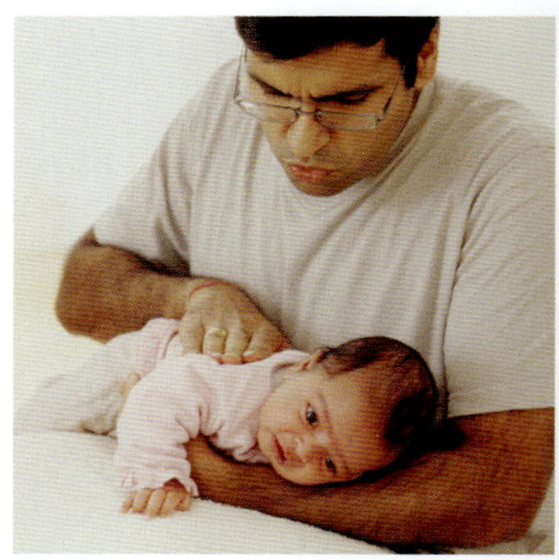

Aufstoßen lassen Luft, die durch die Nahrungsaufnahme ins Verdauungssystem gelangt, bereitet vielen Babys Probleme. Probieren Sie verschiedene Positionen aus, die dem Baby Erleichterung verschaffen.

Papa muss auch ran

Manchen Müttern fällt es schwer, in den ersten Wochen die Kontrolle abzugeben. Sie kennen die Bedürfnisse ihres Babys besser, sie haben es neun Monate ausgetragen und sie sind größtenteils für seine Ernährung zuständig. Kein Wunder, dass sich Väter manchmal außen vor gelassen fühlen.

Teamwork Bedenken Sie, dass auch Ihr Partner sich nach der Geburt unsicher fühlt und noch nicht weiß, welche Bedürfnisse das Baby hat. Vielleicht ist er auch eifersüchtig, dass sich der Neuankömmling zwischen Sie beide drängt und Ihre Prioriäten jetzt woanders liegen. Die besten Eltern sind die, die als Team arbeiten, sich die Pflichten ebenso teilen wie das Vergnügen, für ein komplett von ihnen abhängiges Kind zu sorgen. Vätern muss deshalb unbedingt genug Zeit zugestanden werden, um eine Bindung und eine ganz persönliche Beziehung zum Baby zu entwickeln.

Arbeitsteilung Auch wenn es Ihnen schwerfällt: Geben Sie etwas von Ihrer Last ab. Lassen Sie Ihren Partner das Baby hochnehmen, wenn es aufwacht oder schreit. Lassen Sie ihn es baden, wickeln oder anziehen und schicken Sie ihn mit seinem Kind zum Spazierengehen. Das bedeutet nicht, dass Sie alles aus der Hand geben müssen. Sie gewinnen lediglich etwas mehr Zeit für sich selbst und Ihr Partner fühlt sich in das Geschehen mit einbezogen. Idealerweise entwickelt Ihr Partner sogar seinen ganz eigenen festen Tagesablauf mit dem Baby, doch Sie müssen seine Bemühungen auch respektieren und schätzen. Sie beide haben noch viele gemeinsame Jahre als Eltern vor sich. Je früher Sie anfangen, als Team zu arbeiten, desto leichter wird es für alle Beteiligten werden.

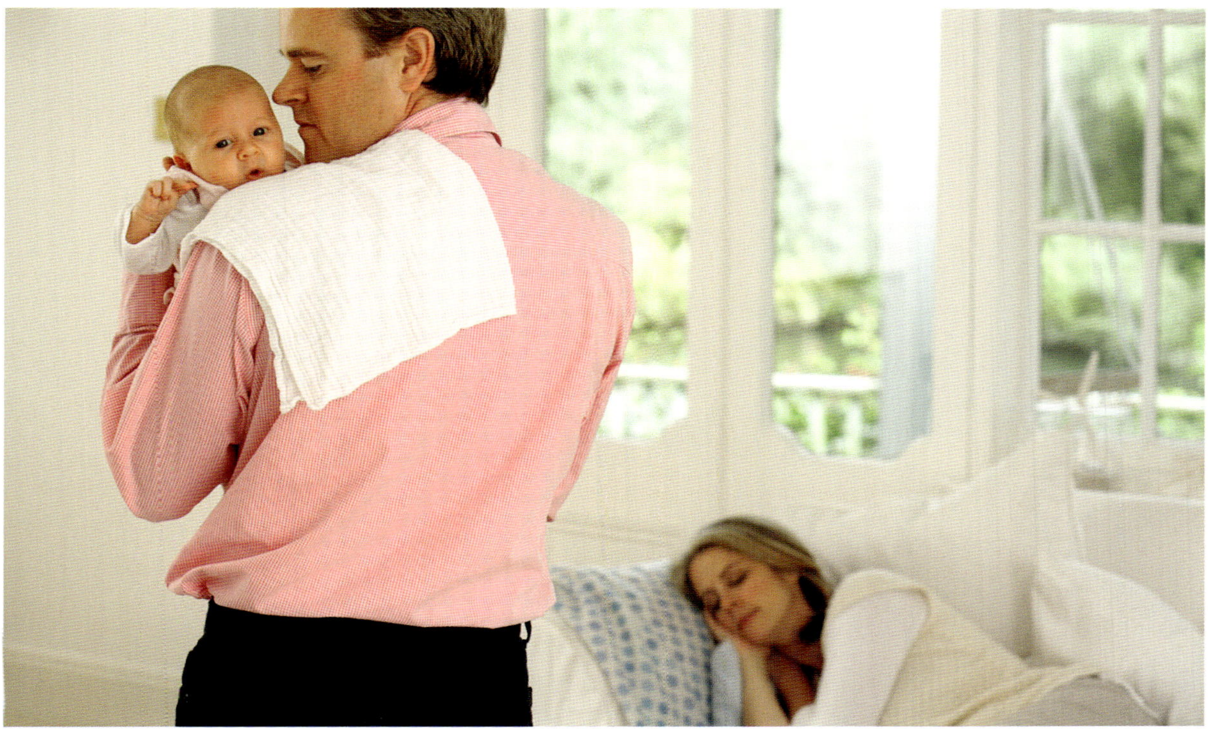

Abwechseln Es sind keine zwei Eltern nötig, um ein Baby zu beruhigen oder ihm Gesellschaft zu leisten, wenn es wach ist. Auch wenn Sie am liebsten selbst zur Stelle wären, wenn Ihr Baby Zuwendung braucht, wäre es eine gute Idee, sich dabei mit dem Partner abzuwechseln. So kann auch er eine Beziehung zu seinem Kind knüpfen und Sie erhalten wertvolle Zeit zum Ausruhen.

Stillen

Muttermilch ist die bestmögliche Nahrung für Ihr Baby. Das Stillen erfordert zwar Übung, doch mit etwas Anleitung und Geduld werden Sie bald feststellen, dass dies der einfachste Weg ist, das Baby zu ernähren.

Stillen ist ganz natürlich

Selbst wenn Sie nur ein paar Wochen oder Monate stillen können, ist dies zweifellos die beste Wahl fürs Baby.

Vorteile Die Zusammensetzung der Muttermilch ändert sich ständig und passt sich so den wechselnden Bedürfnissen des Babys an. Die Forschung zeigt, dass gestillte Kinder weniger oft an Erbrechen, Durchfall, Koliken und chronischer Verstopfung leiden. Muttermilch schützt vor Gastroenteritis, Ohr- und Atemwegsinfektionen, Lungenentzündung, Bronchitis, Nierenentzündung und Blutvergiftung. Auch das Risiko, bereits als Kind an Diabetes zu erkranken, verringert sich ebenso wie die Gefahr von Allergien, Asthma und Ekzemen.

Fett Das Fett der Muttermilch ist leichter verdaulich als das von Kuhmilch und es werden mehr fettlösliche Vitamine ins Blut aufgenommen. Gesundes Fett ist wichtig für das Wachstum und die Entwicklung des Gehirns.

SIDS Muttermilch reduziert das Risiko am plötzlichen Kindstod (SIDS) zu sterben. Empfehlenswert ist Stillen bis zum 4.–6. Lebensmonat des Babys.

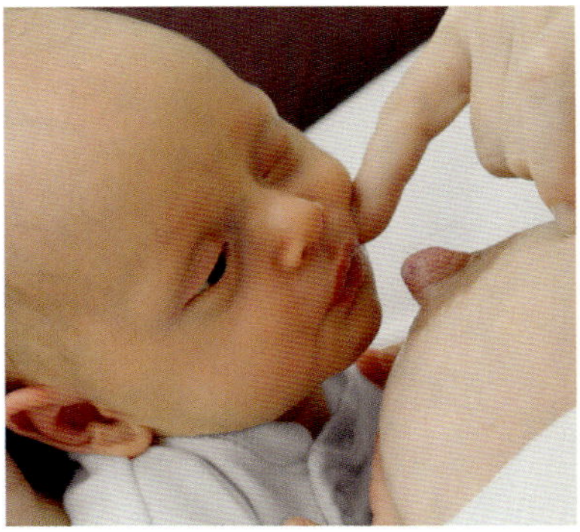

1 **Sanftes Streicheln** von Wange oder Mundwinkel stimuliert den Suchreflex. Das Baby öffnet den Mund und sucht nach Nahrung. Der nächste wichtige Schritt ist, dafür zu sorgen, dass sich das Baby richtig festsaugt.

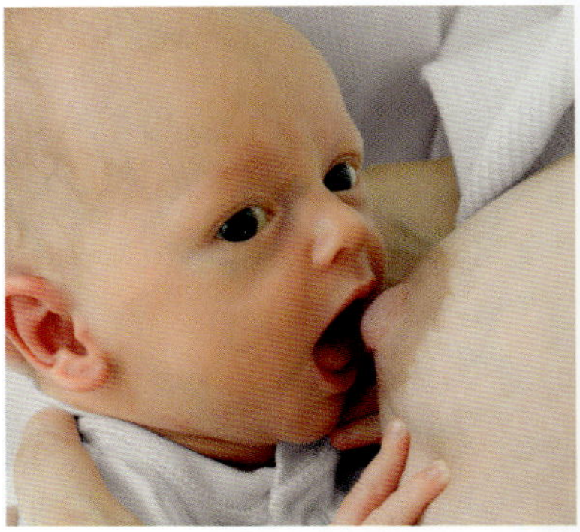

2 **Wenn das Baby** den Mund weit öffnet, legen Sie es an die Brust. Seine Zunge sollte unten liegen, die Brustwarze zum Gaumen zeigen. Die Brustwarze darf komplett im Mund des Babys verschwinden.

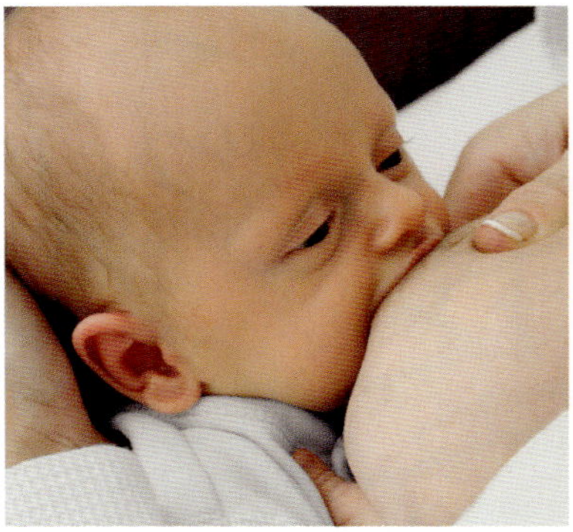

3 **Das Baby ist korrekt angelegt,** wenn sein Bauch an Ihrem liegt. Die Unterlippe ist nach außen gestülpt, das Kinn liegt an Ihrer Brust. Die Nase muss frei bleiben, damit es beim Trinken ungehindert atmen kann.

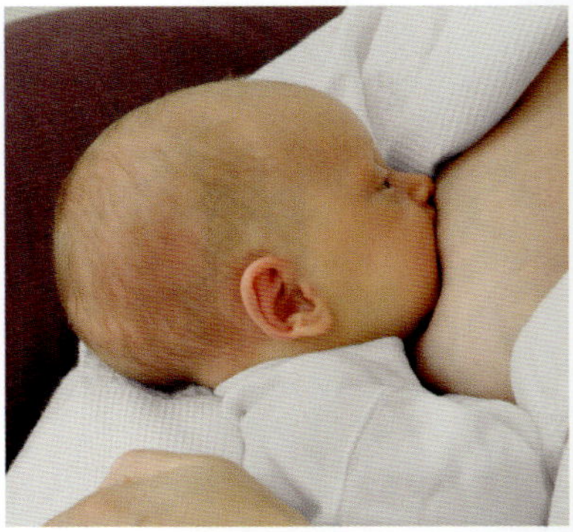

4 **Wenn alles richtig** gemacht wurde, hören Sie ein gedämpftes Schluckgeräusch, kein saugendes oder schmatzendes Geräusch. Wenn sich der Kiefer des Babys bewegt, ist das ein Zeichen, dass es zufrieden trinkt.

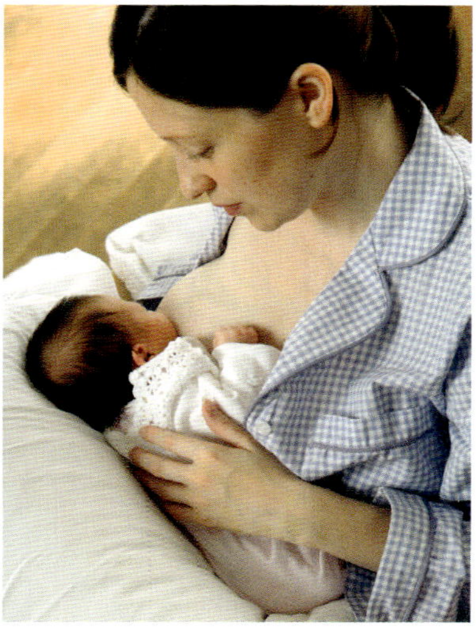

Wiegegriff Probieren Sie herum, bis Sie eine für Sie bequeme Position gefunden haben. Viele Mütter bevorzugen den Wiegegriff, weil er das Anlegen erleichtert. Sie können das Baby dabei auf ein Kissen legen, so können Sie es leichter an Ihre Brust halten.

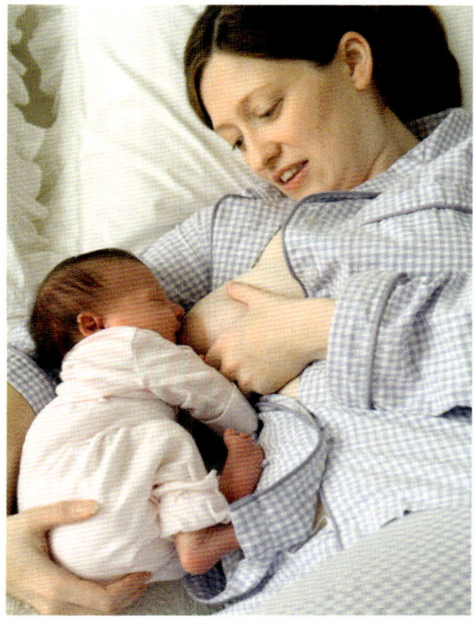

Im Liegen Stillen im Liegen kann hilfreich sein, wenn Sie einen Kaiserschnitt hatten oder andere Probleme im Bauchbereich haben, und natürlich um das Baby nachts zu stillen. Der Bauch des Babys sollte dabei an Ihrem liegen und die Brustwarze sollte komplett in seinem Mund verschwinden.

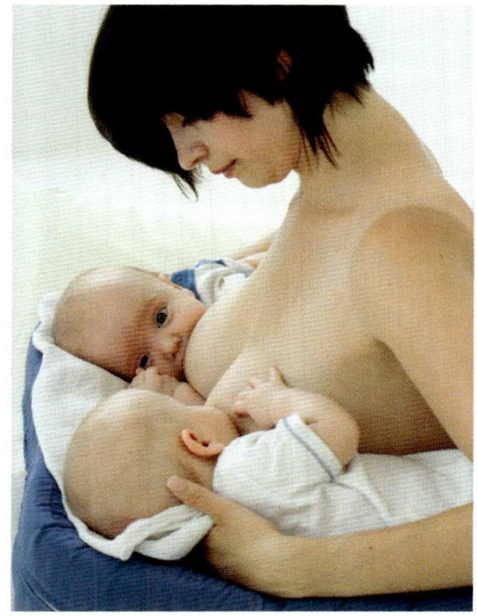

Zwillinge Für das gleichzeitige Stillen von Zwillingen gibt es verschiedene Stellungen. Sehr beliebt ist der »Fußballgriff« (Foto). Die Babys werden optimal gestützt und Sie haben beide im Blick. Er ist vielleicht gewöhnungsbedürftig, aber effizient, wenn beide Babys gleichzeitig Hunger haben.

»Bäuerchen machen«

Lassen Sie das Baby nach dem Trinken aufstoßen. Die verschluckte Luft bereitet ihm sonst Schmerzen und kann auch bewirken, dass zusammen mit einer Luftblase die gesamte Nahrung hochkommt.

Flaschenkinder Alle Babys müssen nach und manchmal auch schon während des Trinkens aufstoßen (»Bäuerchen machen«). Besondere Aufmerksamkeit ist bei Babys erforderlich, die mit der Flasche gefüttert werden, weil sie beim Saugen meistens mehr Luft aufnehmen als Brustkinder.

So wird‘s gemacht Legen Sie das Baby über Ihre Schulter und stützen Sie seinen Kopf. Reiben Sie sanft seinen Rücken, bis es hörbar rülpst. Häufig kommt mit der Luft auch etwas Milch hoch, daher sollten Sie Ihre Kleidung unbedingt mit einem Mulltuch oder einem Handtuch schützen.

Schreien Viele Babys fangen an zu schreien, wenn Sie Luft verschluckt haben. Das kann bereits beim Trinken passieren oder erst später, nachdem sie schon eingeschlafen waren. Es ist also immer einen Versuch wert, ein aus unbekannten Gründen schreiendes Baby erst einmal über die Schulter zu legen, weil es vielleicht einfach nur aufstoßen muss.

Im Liegen Manche Babys können am besten aufstoßen, wenn Sie mit Bauch und Brust auf der Innenseite Ihres Unterarms und dem Kopf in Ihrer Hand liegen. Halten Sie es dennoch leicht schräg nach oben, damit die Luft besser entweicht.

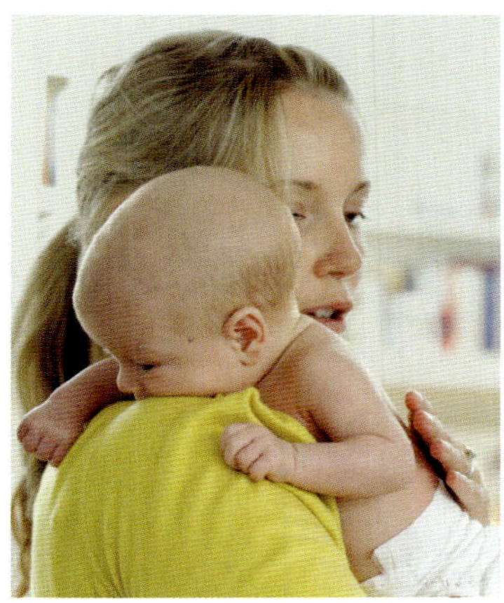

Aufstoßen Manchmal spürt man beim Reiben des Rückens, wie sich eine Luftblase den Weg nach oben bahnt.

Probleme beim Stillen

Es ist normal, dass sich Ihre Brüste am Anfang empfindlich und wund anfühlen. Dagegen gibt es ein paar erprobte und bewährte Mittel.

WICHTIG

Es kann eine Zeit dauern, bis sich das Milchangebot der Nachfrage angepasst hat. Legen Sie Ihr Baby daher möglichst oft an, das fördert die Milchproduktion.

Das hilft bei wunden Brustwarzen

★ Entspannen Sie sich beim Stillen, dann fließt die Milch besser.

★ Legen Sie das Baby richtig an. Es sollte die Brustwarze und etwas vom umliegenden Brustgewebe in den Mund nehmen.

★ Beginnen Sie beim Stillen mit der weniger wunden Brustwarze. Wenn das Baby einigermaßen satt ist und nicht mehr so stark saugt, legen Sie es an der wunden Brust an.

★ Ziehen Sie das Baby nicht von der Brust weg. Durch den Unterdruck, der sich in seinem Mund gebildet hat, kann das sehr schmerzhaft sein. Helfen Sie mit dem kleinen Finger nach.

★ Verreiben Sie nach dem Stillen etwas Muttermilch auf der Brustwarze. Das unterstützt die Heilung.

★ Lassen Sie zwischendurch möglichst viel Luft an die Brustwarzen.

★ Verwenden Sie keine Stilleinlagen mit Plastik. Wechseln Sie die Stilleinlagen, sobald sie auch nur ein bisschen feucht geworden sind.

★ Es gibt viele Cremes gegen wunde Brustwarzen. Viele von ihnen enthalten natürliche Zutaten, wie zum Beispiel Kamille.

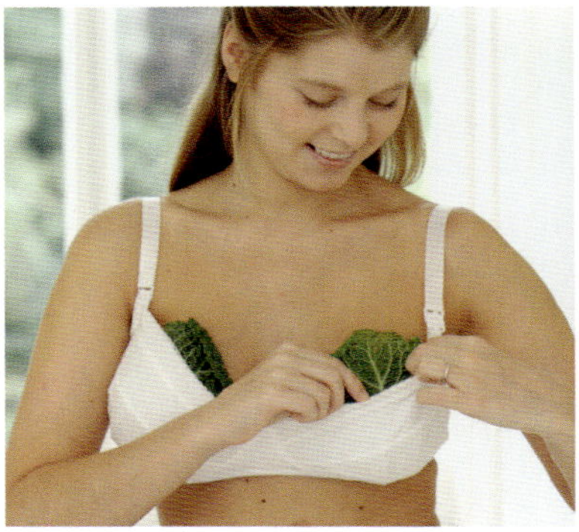

Beruhigen Bei drohender oder bestehender Mastitis helfen kühle Gelkompressen oder Kohlbätter im BH. Deren Enzyme scheinen entzündungshemmend zu wirken.

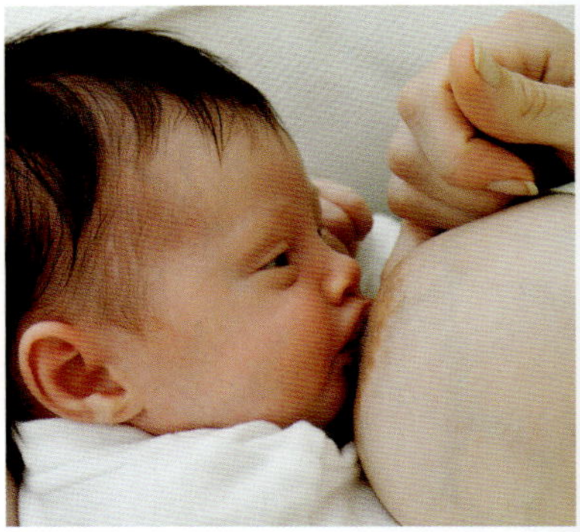

Ablösen Schläft das Baby ein oder Sie möchten die Brust wechseln, stecken Sie ihm zum Ablösen von der Brust den sauberen kleinen Finger in den Mundwinkel.

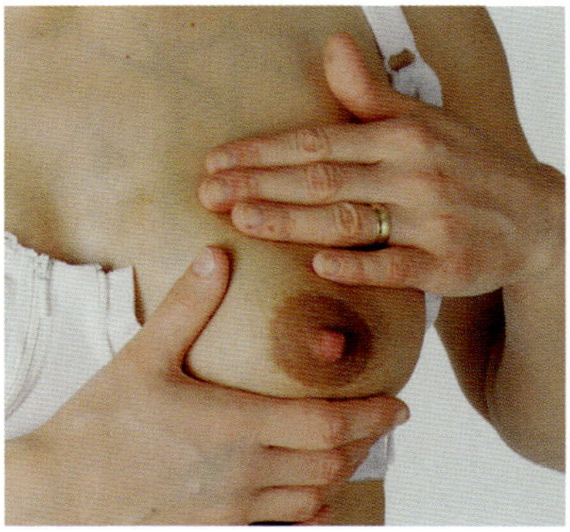

Ausstreichen Bei Milchstau oder Mastitis empfiehlt es sich, etwas Milch auszustreichen, indem man die Brust in Richtung Brustwarze massiert.

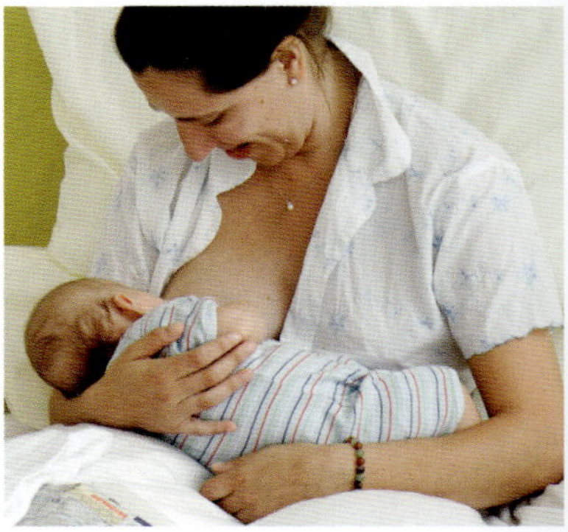

Leertrinken Das Baby sollte sowohl Durst stillende Vormilch als auch nährstoffreiche Hintermilch erhalten. Die Brust produziert übrigens laufend Nachschub.

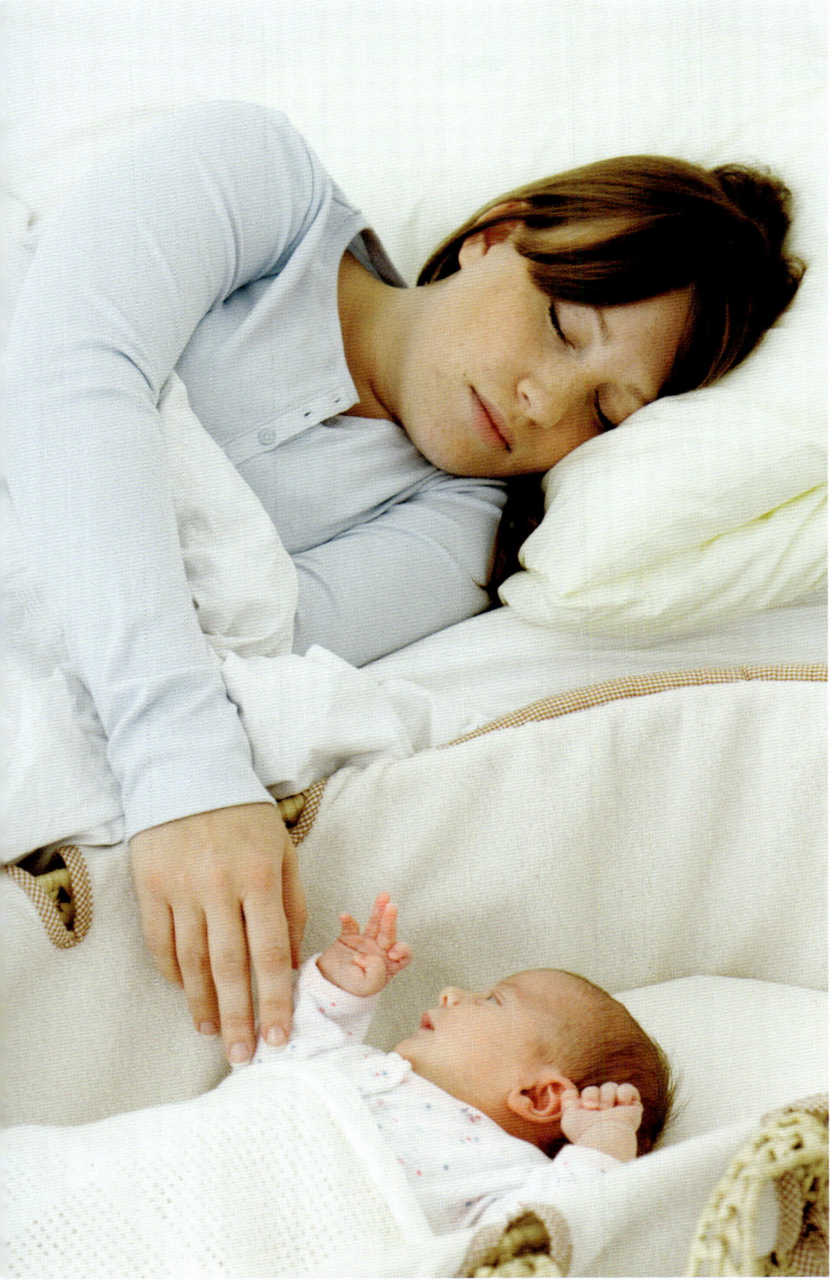

Ausruhen Stillen kann sehr erschöpfend sein, vor allem, wenn Ihr Baby Sie nachts häufig aufweckt. Versuchen Sie, sich bei jeder Gelegenheit auszuruhen, und gestalten Sie das nächtliche Stillen so effizient wie möglich. Dämpfen Sie das Licht und legen Sie das Baby nach dem Trinken und Aufstoßen ohne viel Aufhebens zurück in sein Bett.

Energiespeicher auffüllen

Das Stillen und die Erholung von Wehen und Geburt kann müde und hungrig machen. Füllen Sie Ihre Energiespeicher mit gesunden Snacks wieder auf.

Omega-3 Omega-3-Fettsäuren erhöhen die Gehirnleistung und halten Depressionen in Grenzen. Sie sind in Fisch, Nüssen und Körnern enthalten.

Protein Essen Sie viel hochwertiges Protein, damit Ihr Körper den stimmungsaufhellenden Neurotransmitter Serotonin bilden kann. Rührei, mageres Fleisch, Käse, Joghurt, ja sogar eine Handvoll Nüsse oder eine Dose gebackener Bohnen auf Toast sind ideale Eiweiß-Snacks.

Flüssigkeit Stellen Sie immer ein großes Glas Wasser neben sich, wenn Sie stillen, um die verlorene Flüssigkeit gleich wieder auszugleichen. An heißen Tagen schmecken auch gekühlte Kräutertees mit Zitrone oder Honig lecker. Kamille wirkt beruhigend, Pfefferminze erfrischend und Hagebutte versorgt Sie mit wertvollem Eisen. Ein großes Glas frisch gepresster Obstsaft liefert neben Flüssigkeit auch wichtige Vitamine und Mineralien. Übrigens können Müdigkeit und Unruhe Symptome einer leichten Dehydrierung sein.

Leere Kalorien Vermeiden Sie unbedingt stark gezuckerte Snacks, wie Kekse, Kuchen oder andere Süßigkeiten. Sie lassen den Blutzuckerspiegel zu sehr in die Höhe schnellen und wenn er wieder absinkt, sind Sie müder und abgespannter als zuvor.

Flaschenfütterung

Babymilchnahrung ist heute sehr weit entwickelt und genau auf die Bedürfnisse des Babys abgestimmt. Wenn Sie also nicht stillen können oder möchten, wird Ihr Baby auch mit Babymilch gesund und zufrieden heranwachsen.

Babymilch anrühren

Halten Sie sich beim Anrühren der Babymilch unbedingt an die Angaben des Herstellers auf der Packung. Zu viel Pulver kann zu Verstopfung führen oder das Baby erhält zu wenig Flüssigkeit. Bei zu wenig Pulver bekommt das Baby möglicherweise nicht alle benötigten Nährstoffe.

★ **Messen Sie die Pulvermenge genau** ab. Wenn Sie einen Messlöffel verwenden, streichen Sie das Pulver mit einem sauberen, sterilisierten Messer glatt, bevor Sie es in die Flasche mit Wasser füllen. Verschließen Sie sie dann mit dem Saugaufsatz oder dem Deckel.

★ **Füllen Sie zuerst das Wasser** in die Flasche und danach das Pulver. Schütteln Sie die Mischung sorgfältig, damit keine Klümpchen entstehen, die den Sauger verstopfen.

★ **Verwenden Sie kaltes,** abgekochtes Wasser, kein Mineralwasser. Es bringt das Gleichgewicht der Nährstoffe im Milchpulver durcheinander.

★ **Das Neugeborene trinkt** wahrscheinlich in den ersten Wochen 60–120 ml pro Fläschchen und möchte alle zwei bis vier Stunden gefüttert werden. Es bekommt also sechs bis sieben Fläschchen innerhalb von 24 Stunden. Als Faustregel gelten in den ersten vier oder fünf Lebensmonaten etwa 150 ml Milch pro Kilogramm Körpergewicht und Mahlzeit. Hat das Baby trotzdem noch Hunger, bieten Sie ihm pro Mahlzeit 30 bis 60 ml mehr an.

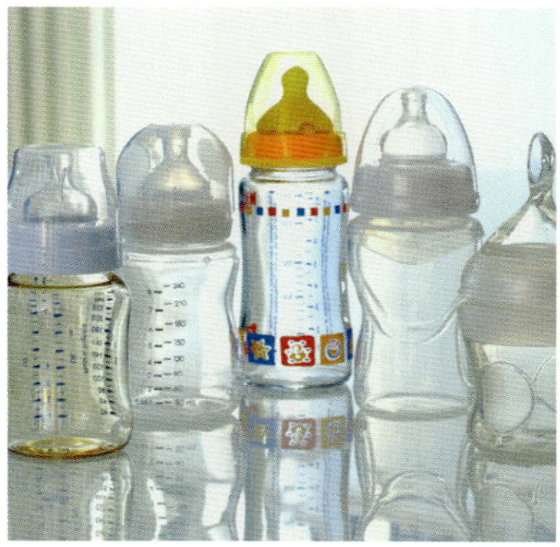

Fläschchen Die Auswahl an Flaschen ist riesig. Die meisten unterscheiden sich jedoch nur in Farbe oder Form voneinander. Probieren Sie aus, womit Sie am besten klarkommen.

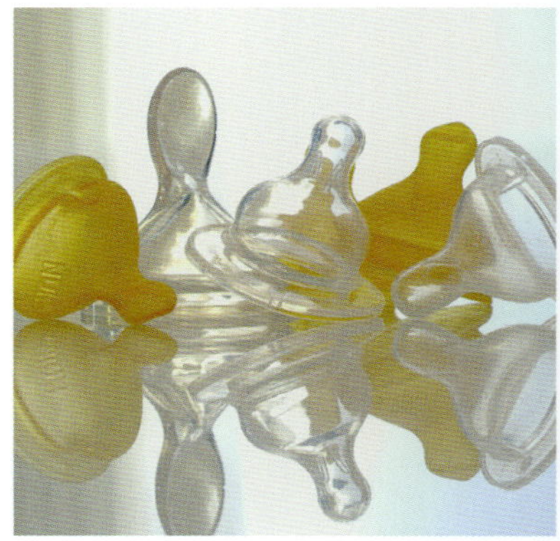

Sauger sind in Größe und Durchflussgeschwindigkeit dem Alter des Babys angepasst. Silikonsauger sind länger haltbar, aber Kautschuksauger kommen dem Erlebnis, an einer Brustwarze zu saugen, viel näher.

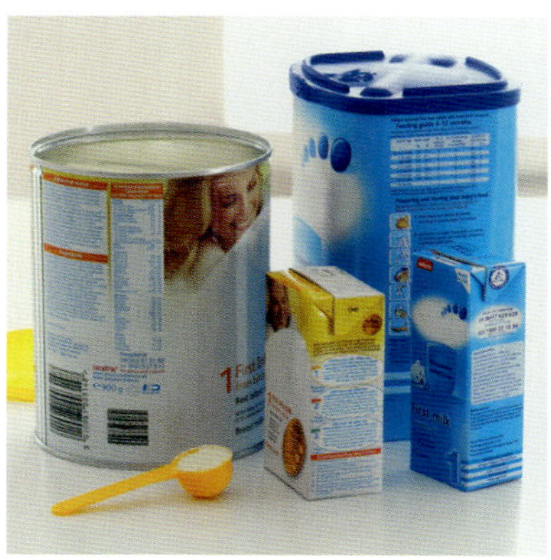

Milchpulver Die Produkte der einzelnen Hersteller unterscheiden sich von der Zusammensetzung her nur unwesentlich. Wählen Sie jedoch immer ein Produkt, das dem Alter Ihres Babys angepasst ist.

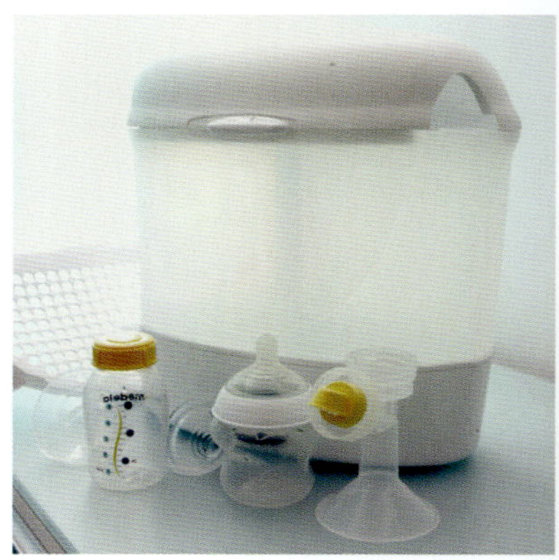

Sterilisator Dies ist ein unverzichtbarer Teil der Babyausstattung, denn Sie können darin alles, was Sie zur Zubereitung der Nahrung benötigt haben (Flaschen, Sauger, Messlöffel), reinigen und abkochen.

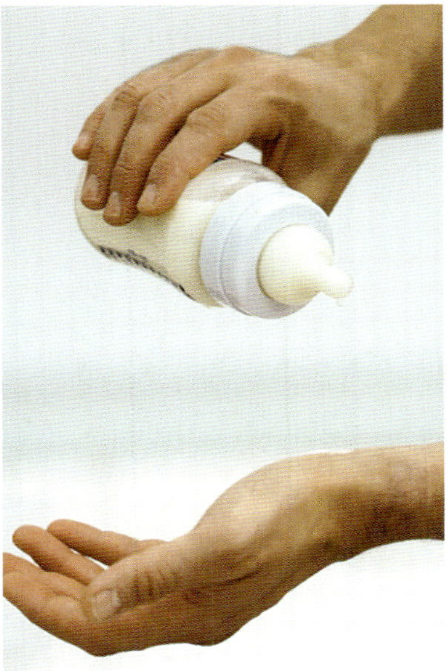

Temperatur Schütteln Sie die Flasche nach dem Erwärmen und prüfen Sie die Temperatur der Milch auf der Innenseite Ihres Handgelenks. Sie sollte sich leicht warm, aber nicht heiß anfühlen.

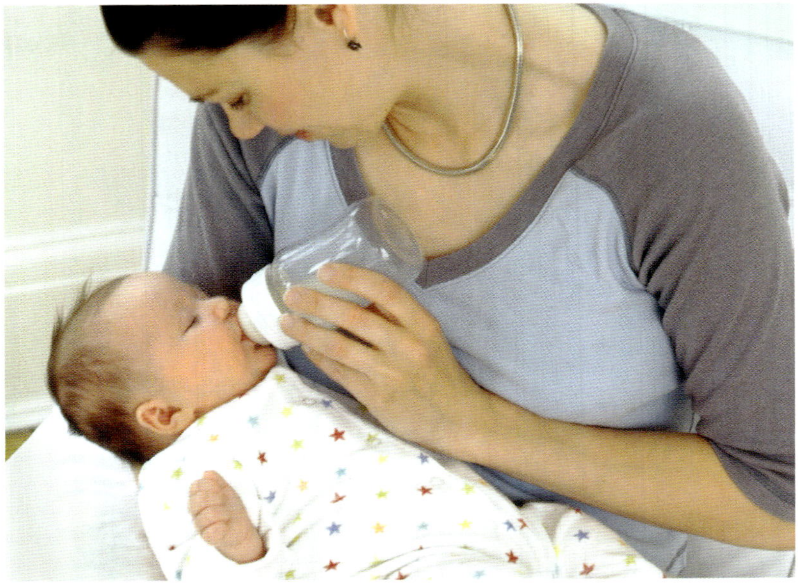

Fläschchen geben Halten Sie das Baby in einer leicht aufrechten Position und stützen Sie seinen Kopf. Es sollte nicht flach liegen, weil die Milch in seine Nebenhöhlen oder ins Mittelohr fließen und dort eine Entzündung auslösen könnte. Achten Sie darauf, dass der Sauger vollständig mit Milch gefüllt ist, damit sich das Baby nicht verschluckt. Lassen Sie das Baby nicht nur nach dem Füttern, sondern eventuell auch zwischendurch aufstoßen.

Fläschchen-Hygiene

Bereiten Sie immer nur so viel Nahrung zu, wie Sie für eine Mahlzeit brauchen. Früher war es üblich, gleich ganze Tagesrationen herzustellen und im Kühlschrank aufzubewahren. Heute weiß man, dass dies zu Brechdurchfall und anderen Verdauungsproblemen führen kann.

Flaschen lagern Manchmal ist es einfach nicht möglich, eine Mahlzeit frisch zuzubereiten. Lagern Sie die Fläschchen bei unter 5°C im Kühlschrank, jedoch nicht länger als 24 Stunden (für sehr junge Babys eher kürzer). Stellen Sie sie nicht in die Tür, sondern ganz hinten in den Kühlschrank, wo es am kältesten ist.

Flaschen wärmen Dies geht am einfachsten mit einem speziellen Flaschenwärmer oder indem man die Flasche in ein Gefäß mit heißem Wasser stellt. Sie sollten aber nie länger als 15 Minuten im Wasserbad erwärmt werden.

Warme Milch Zubereitete Milch sollte nicht warm gehalten werden, weil sich Bakterien vermehren könnten. Schütten Sie deshalb Reste der Mahlzeit weg.

Unterwegs Nehmen Sie eine Thermosflasche mit abgekochtem Wasser mit und bereiten Sie das Babyfläschchen damit frisch zu. Das Milchpulver sollte in einem fest verschließbaren, sterilen Behälter transportiert werden. Alternativ dazu können Sie auch Tetrapacks mit Fertigmilch kaufen, die bis zum Öffnen steril sind und einfach nur erwärmt werden müssen.

Kühl lagern Sie können auch ein oder zwei Fläschchen zubereiten, abkühlen lassen und in einer Kühltasche (mit Kühlakku) aufbewahren. Sie sollten jedoch innerhalb von vier Stunden aufgebraucht werden.

Mineralwasser Vor allem unterwegs bietet es sich an, Mineralwasser zur Zubereitung von Babyfläschchen zu nehmen. Davon ist jedoch abzuraten, da deren Mineralstoffgehalt (vor allem Kochsalz) meistens für Babys zu hoch ist und sie obendrein Bakterien enthalten können, die das Baby krank machen.

Einwegwindeln

Viele Eltern benutzen wenigstens ab und zu Wegwerfwindeln. Aus ökologischen Gründen ist es ratsam, umweltfreundliche Marken zu wählen.

WICHTIG
In Deutschland werden pro Jahr mehr als 3 Milliarden Einwegwindeln verbraucht, was rund eine halbe Million Tonnen Müll erzeugt.

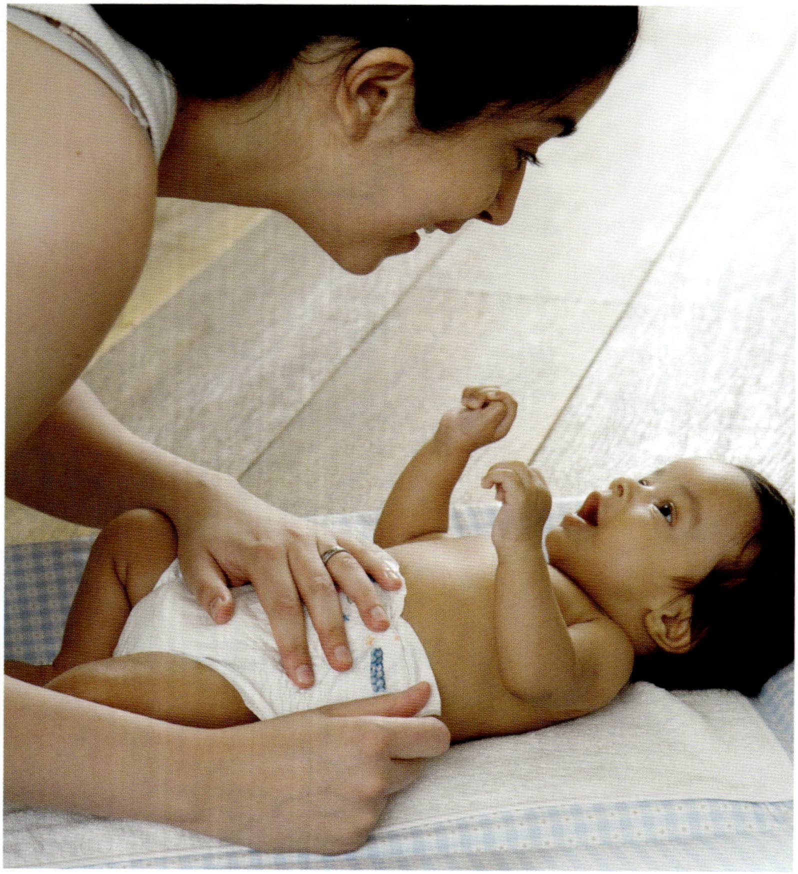

Windelwechseln macht mehr Spaß, wenn Sie Ihr Baby durch Augenkontakt, Singen und Plaudern ablenken. Säubern Sie den Windelbereich des Babys sehr sorgfältig. Wischen Sie von vorne nach hinten und reinigen Sie alle Falten mit warmem Seifenwasser oder mit speziellen Reinigungstüchern, damit keine Reste von Urin oder Kot zurückbleiben.

Umweltfreundliche Einwegwindeln

Von der Geburt bis zum Sauberwerden benötigt ein Baby im Durchschnitt 5 000 Einwegwindeln. Um die Umweltbelastung so gering wie möglich zu halten, können Sie folgende Produkte verwenden:

- ★ Windeln, die mindestens zu 50 Prozent aus abbaubarem Material bestehen.
- ★ Windeln, die ohne Bleichmittel hergestellt werden, eine der größten Quellen für Umweltverschmutzung.
- ★ Windeln ohne Latex, Duft- und Farbstoffe. Sie enthalten weniger schädliche Abfallprodukte und sind hautverträglicher.

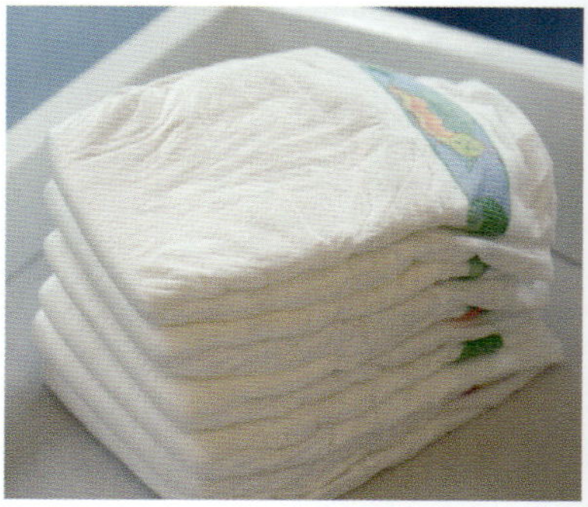

Mengenrabatt Bis das Baby etwa vier Monate alt ist, braucht es täglich bis zu zwölf Windeln. Es lohnt sich daher, preisgünstige Großpackungen zu kaufen.

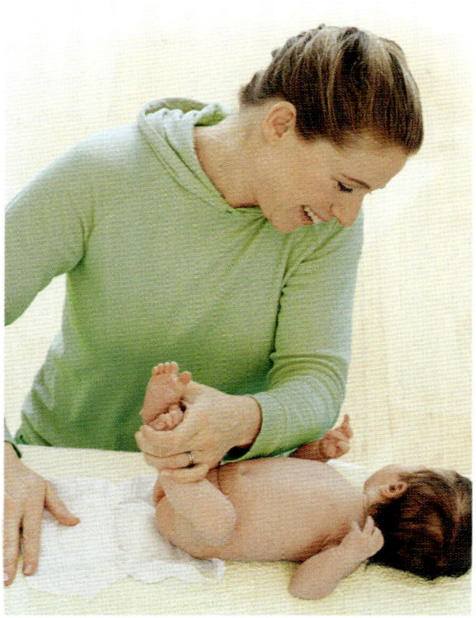

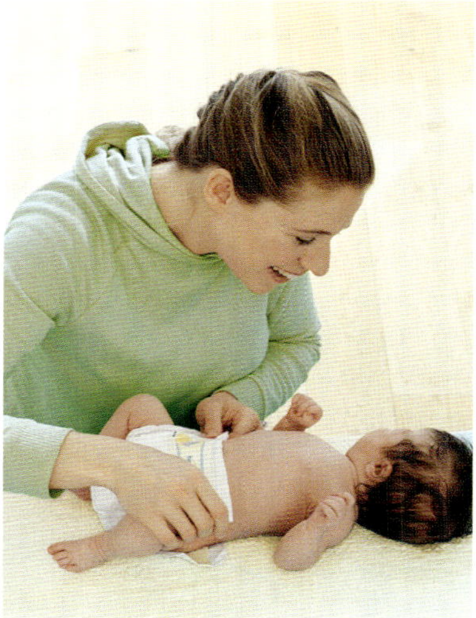

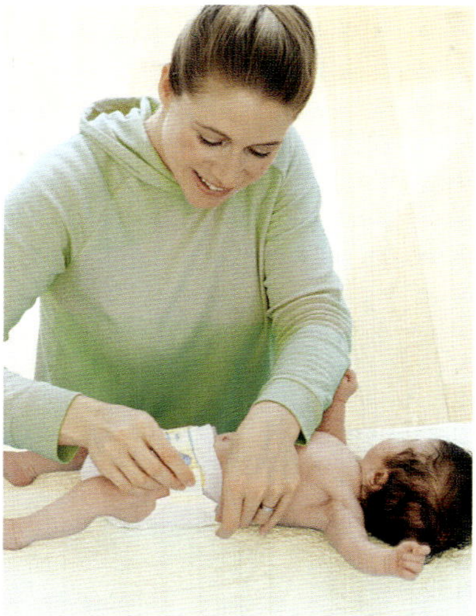

1 **Halten Sie** mit einer Hand die Füße des Babys fest und legen Sie eine Windel unter den Po, mit den Klebestreifen in Hüfthöhe. Bei Jungen sollte der Penis nach unten zeigen. Ziehen Sie die Windel sanft zwischen den Beinen durch.

2 **Die Windel sollte** bequem zwischen den Beinen liegen. Streichen Sie sie am Bauch glatt und befestigen Sie sie mit den Klebestreifen von der Rückseite. Die Windel soll fest, aber nicht zu eng sitzen.

3 **Die Windel sitzt richtig,** wenn noch ein Finger zwischen Windel und Bauch des Babys passt. Achten Sie darauf, dass das Baby nicht vom Tisch fällt, während Sie die alte Windel entsorgen. Waschen Sie danach sorgfältig die Hände.

Windelausschlag

Fast alle Babys leiden mindestens einmal an Windelausschlag (Windeldermatitis), der extrem unangenehm sein kann. Er entsteht, wenn die Haut durch das ständige feuchte Windelklima und den zusätzlichen Kontakt mit Urin oder Kot gereizt und schließlich wund wird.

Häufig wechseln Als Vorbeugung gegen Windelausschlag empfiehlt es sich, die Windel häufig zu wechseln. Dazwischen sollte es auch Zeiten geben, in denen das Baby überhaupt keine Windel trägt, damit Luft an seinen Po kommt. Reinigen Sie die Haut nur mit frischem Wasser oder parfümfreien Tüchern.

Keine Chemikalien Einmalwindeln sind saugfähiger und daher bei Ausschlag als Zwischenlösung geeignet. Stoffwindeln sollten sorgfältig gespült und mit parfürmfreien Weichspüler behandelt werden, damit keine chemischen Rückstände zurückbleiben.

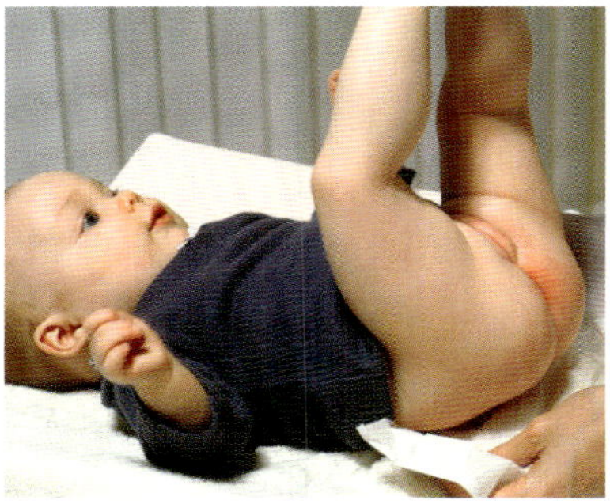

Windelausschlag Der Po des Babys ist rot, wund und manchmal pickelig. Wird der Ausschlag nicht behandelt, breitet er sich im gesamten Windelbereich aus.

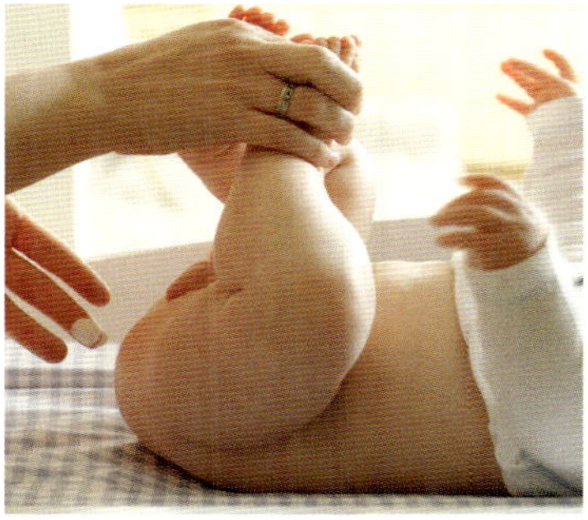

Barriere Zinksalbe ist nicht bei jedem Windelwechsel nötig, bildet aber eine gute Barriere zwischen dem Inhalt der Windel und der Haut des Babys.

Stoffwindeln

Aus Rücksicht auf die Umwelt und im Hinblick auf die Entwicklung gut zu reinigender, praktischer und leicht zu befestigender Modelle, entscheiden sich viele Eltern für moderne Stoff- bzw. Mehrwegwindeln.

Der Inhalt der Babywindel

In den Tagen nach der Geburt scheidet das Baby zunächst das dunkelgrüne oder schwarze »Kindspech« aus.

★ **Gestillte Babys** haben häufigen, oft flüssigen Stuhlgang von gelber oder gelbgrüner Farbe, der kleine, käseartige Klümpchen enthalten kann.

★ **Flaschenbabys** haben weniger oft Stuhlgang, der dafür jedoch dicker und von dunklerer Farbe ist.

★ **Harter Stuhlgang** kann ein Zeichen für Verstopfung oder unzureichende Flüssigkeitszufuhr sein.

★ **Blut oder Schleim** im Stuhlgang sollte dem Arzt mitgeteilt werden.

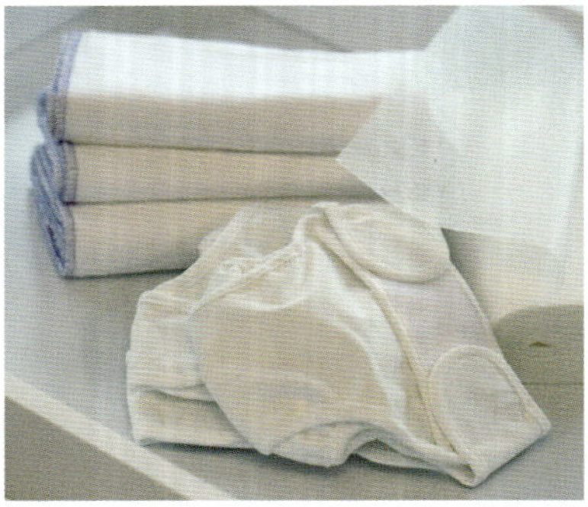

Guter Sitz Mehrwegwindeln gibt es in vielen Größen, je nach Alter und Gewicht des Babys. Wenn sie keine wasserdichte Außenseite haben, benötigen Sie wasserdichte Überhosen

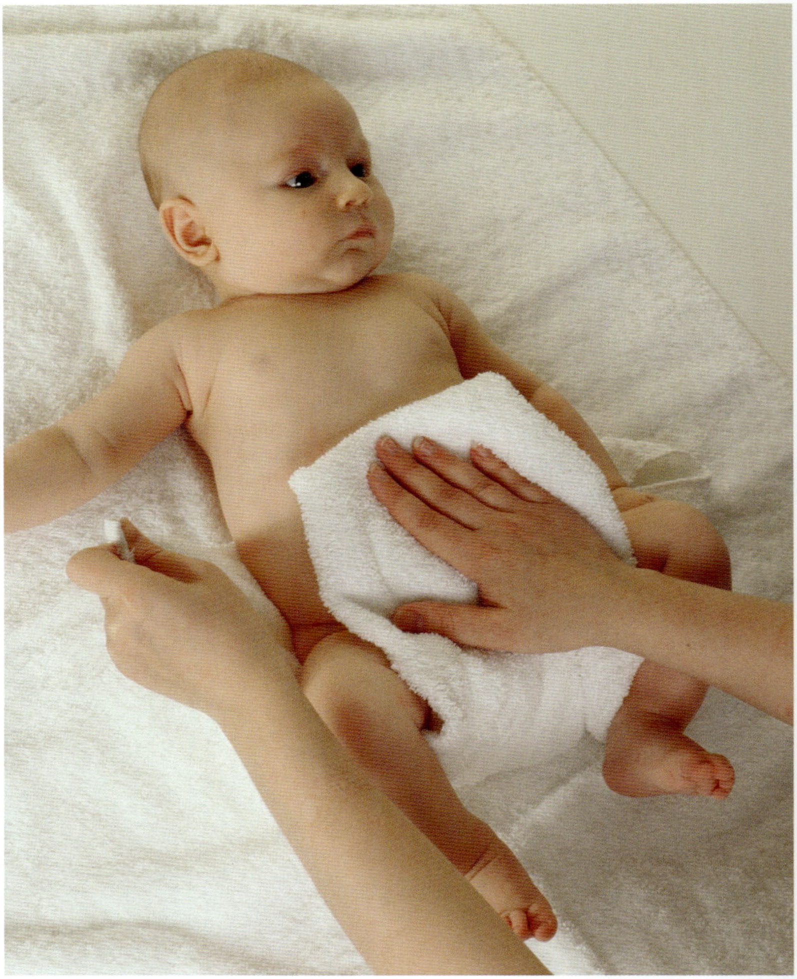

Sicher befestigt Mehrwegwindeln werden heute nicht mehr mit Sicherheitsnadeln, sondern mit Plastikklammern an Ort und Stelle gehalten. Über Stoffwindeln muss ein wasserdichtes Überhöschen gezogen werden. Besser sind vorgeformte Windeln mit wasserdichter Außenseite, die mit Klettverschlüssen oder Druckknöpfen geschlossen werden.

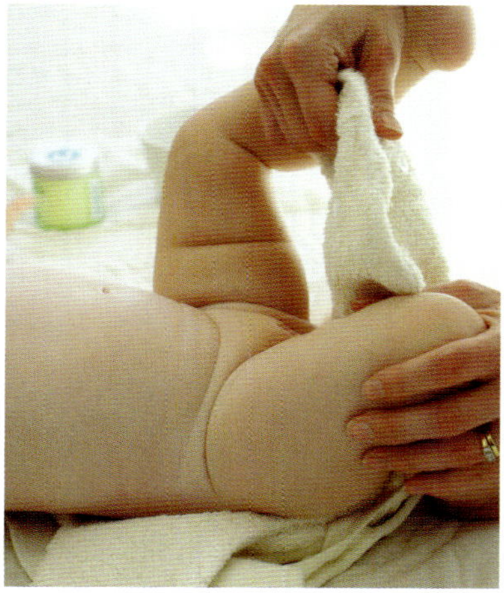

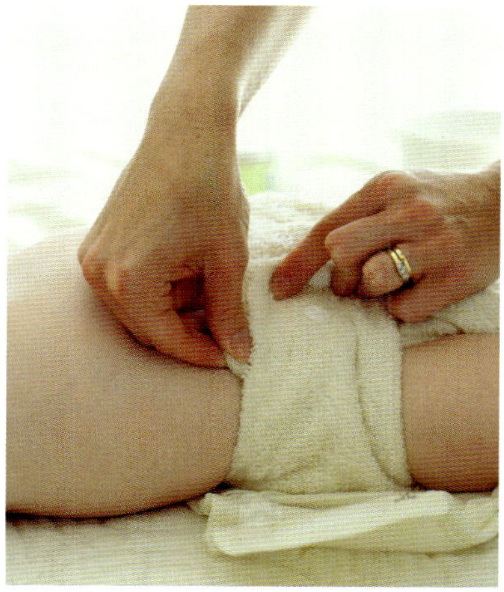

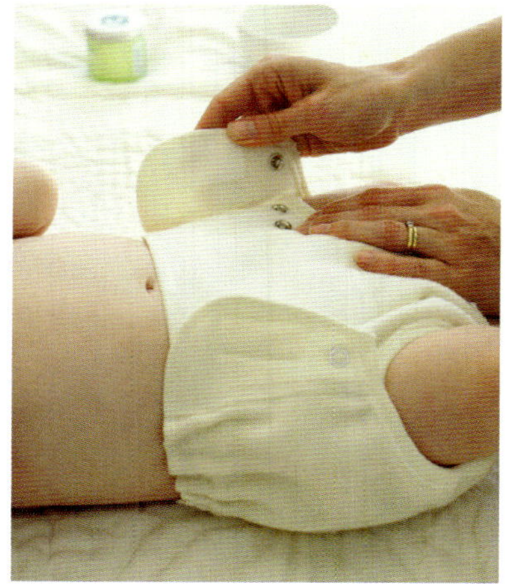

1 **Entfernen Sie die** beschmutzte Windel und säubern Sie den Po des Babys. Legen Sie eine frische Windel und ein Schutzhöschen unter. Eine Einlage hält die Feuchtigkeit von der Haut fern und Stuhlgang lässt sich leichter beseitigen. Tragen Sie etwas Windelcreme als zusätzliche Schutzbarriere für die Haut auf und ziehen Sie die Windel zwischen den Beinen durch.

2 **Befestigen Sie** die Windel und achten Sie darauf, dass sich zwischen den Beinen keine störenden Wülste und Falten bilden. Die Windel sollte so eng sitzen, dass noch ein Finger zwischen sie und den Babybauch passt. Scherzen und reden Sie mit dem Baby, so wird es den Windelwechsel bald mit etwas Angenehmem verbinden.

3 **Schließen Sie** das Schutzhöschen über der Windel. Achten Sie darauf, dass das Höschen vor allem an den Beinausschnitten die Windel komplett abdeckt, sonst ist sie nicht dicht. Sie können nun das Baby wie gewohnt ankleiden. Meistens muss die Windel nach etwa zwei Stunden gewechselt werden. Und natürlich immer, nachdem Ihr Baby Stuhlgang hatte.

Der Nabelschnurstumpf

Fünf bis fünfzehn Tage nach der Geburt trocknet der Nabelschnurstumpf aus, wird schwarz und fällt ab. An seiner Stelle befindet sich dann eine kleine Wunde, die in wenigen Tagen abheilt. Es ist normal, dass dieser Bereich während der Heilung etwas erschreckend aussieht.

Sauberkeit Es ist wichtig, dass der Nabelschnurstumpf sauber bleibt. Windeln sollten unterhalb des Nabelbereichs enden. So entstehen keine Hautreizungen und der Stumpf kommt nicht mit Exkrementen in Kontakt. Falls die Windeln zu hoch sind, falten Sie den oberen Rand einfach um, sodass der Stumpf unbedeckt bleibt.

Beobachten An der Basis des Stumpfes können sich gelbliche oder grünliche Absonderungen bilden. Wird der Bereich jedoch rot oder entzündet sich oder die Absonderungen fangen an zu riechen, sollten Sie einen Arzt aufsuchen.

Behandlung Nach der Geburt wird der Nabelschnurstumpf mit einem Plastikklip abgeklemmt und bei jeder Arztvisite untersucht. Die Behandlung mit Alkohol, Antispetika oder Talkum wird nicht mehr empfohlen. Sauberes warmes Wasser genügt. Falls der Bereich schmutzig ist, geben Sie etwas Babybadezusatz ins Wasser. Waschen Sie sorgfältig Ihre Hände, bevor Sie den Nabelbereich reinigen. Verwenden Sie zum Säubern einen dünnen, abgekochten Waschlappen oder Wattepads. Wattebäusche sondern zu viele Flusen ab, die schlimmstenfalls eine Reizung oder Entzündung des Nabelstumpfes auslösen können.

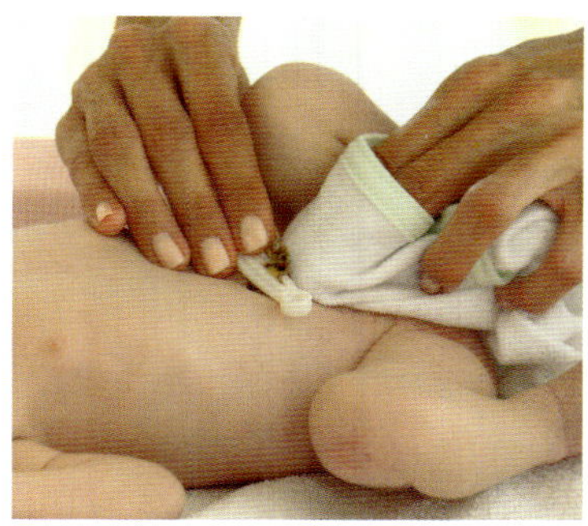

Der Stumpf Waschen Sie sich sorgfältig die Hände, bevor Sie vorsichtig den Nabelstumpf Ihres Babys reinigen.

Das Baby waschen

Ein tägliches Vollbad ist nicht nötig, obwohl es schöner Bestandteil des Bettgehrituals sein kann. Wenn Ihr Baby nur etwas gesäubert werden muss, genügt eine »Katzenwäsche«, um es frisch und sauber zu Bett zu bringen.

Sicherheit im Bad

★ **Lassen Sie Ihr Baby nie** unbeaufsichtigt in der Badewanne oder in der Nähe von Wasser. Nicht einmal einen Moment lang.

★ **Prüfen Sie die Wassertemperatur** sehr sorgfältig. Das Badewasser sollte bereits die richtige Temperatur haben, wenn Sie das Baby hineinlegen.

★ **Verwenden Sie eine** Anti-Rutschmatte, wenn Sie das Baby in einer großen Wanne baden. So können Sie es leichter halten.

★ **Achten Sie darauf,** dass die Babybadewanne sicher steht. In Hüfthöhe ist ideal, dann müssen Sie sich nicht bücken. Steht die Wanne auf dem Boden, halten Sie das Baby beim Hinein- und Herausheben gut fest.

★ **Vergessen Sie nie,** den Kopf des Babys in der Wanne zu stützen.

EXTRATIPP

Ein Badethermometer zeigt an, welche Temperatur das Wasser hat. Es sollte zwischen 35 und 38°C liegen (für Neugeborene eher bei 35°C).

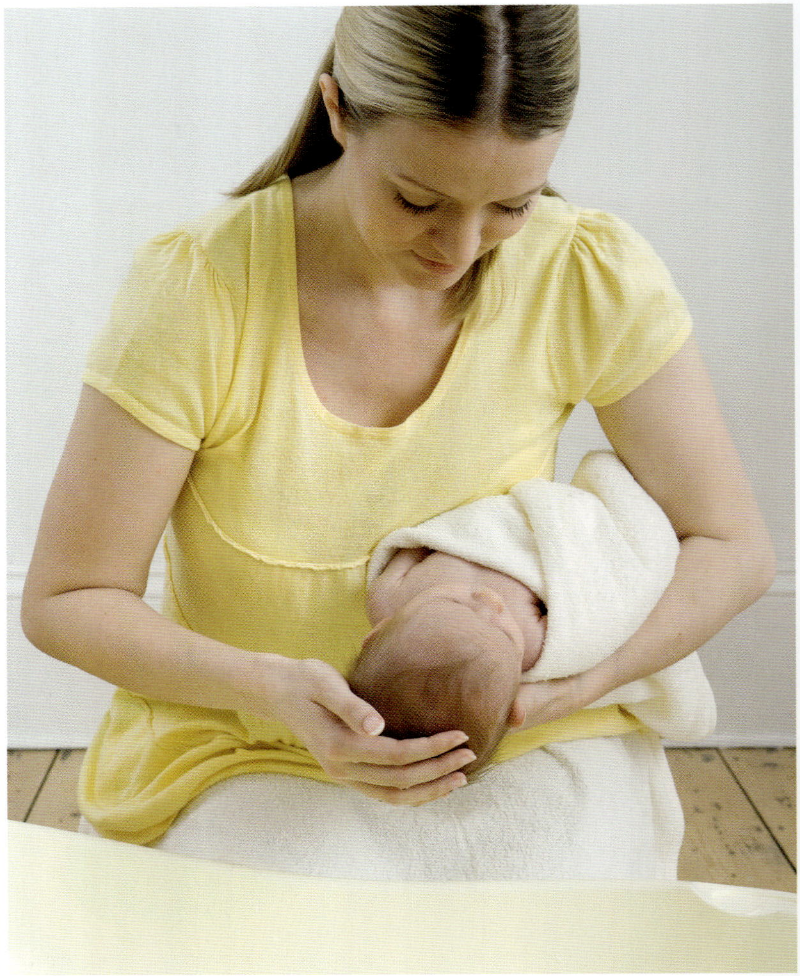

1 **Prüfen Sie die Wassertemperatur,** das Wasser darf nicht zu heiß sein. Nach Bedarf können Sie ein paar Tropfen Babyschaumbad dazugeben. Ziehen Sie das Baby aus und wickeln Sie es in ein sauberes Handtuch. Halten Sie es im Arm, bringen Sie seinen Kopf über die Wanne und waschen Sie sein Haar mit einem nassen Waschlappen.

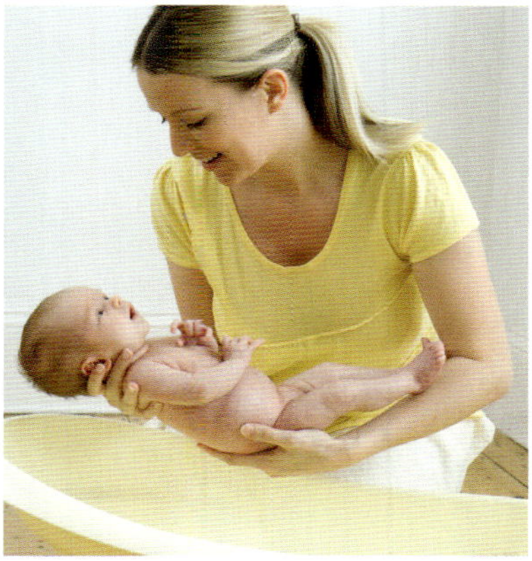

2 **Halten Sie das Baby fest** und legen Sie es mit den Füßen zuerst in die Wanne. Eine Hand stützt Hals und Kopf. Reinigen Sie mit einem dünnen Handtuch auch sämtliche Hautfalten.

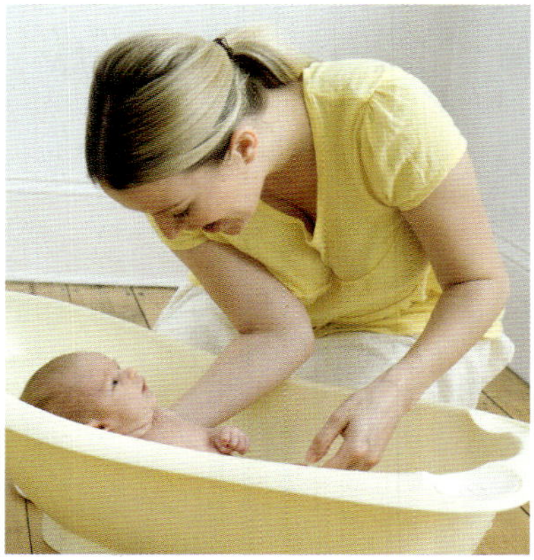

3 **Baden macht Spaß!** Plätschern Sie ein wenig im Wasser, singen und reden Sie mit dem Baby. Bleiben Sie ruhig und gelassen, sonst spürt das Baby Ihre Aufregung und bekommt Angst.

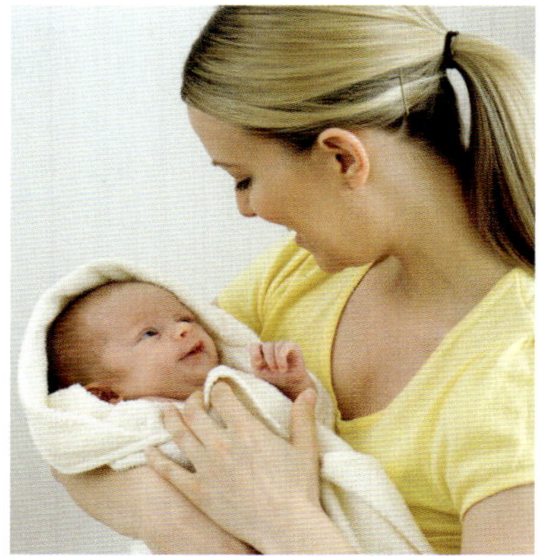

4 **Wickeln Sie das Baby** sofort nach dem Bad in ein warmes Handtuch. Ein Kapuzenhandtuch ist ideal, denn es verhindert das Entweichen von Körperwärme am Kopf und trocknet das Haar.

»Katzenwäsche« von Kopf bis Fuß

Für eine »Katzenwäsche« füllen Sie eine Schüssel mit warmem Wasser und geben ein paar Tropfen Babyschaumbad hinzu. Waschen Sie das Baby an einem Ort ohne Zugluft. Verwenden Sie für Gesicht, Körper und Windelbereich verschiedene Tücher, die immer ausgekocht werden.

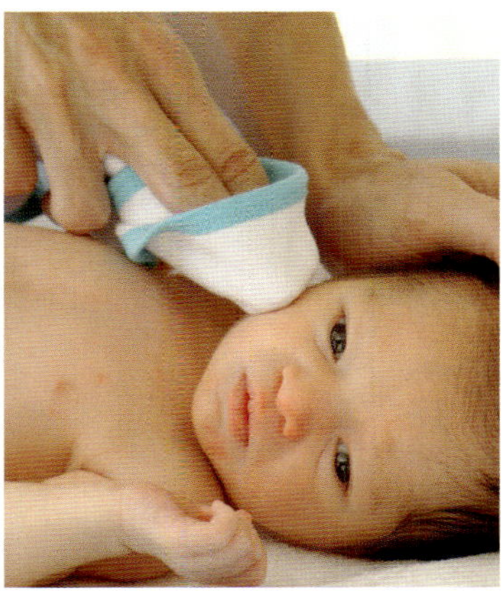

1 **Legen Sie das Baby** auf eine sichere Fläche und reinigen Sie mit einem dünnen, angefeuchteten Handtuch sanft Gesicht, Ohren und die Falten am Hals

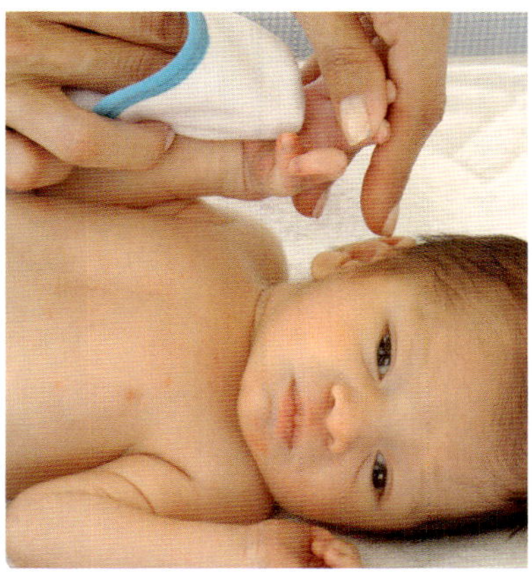

2 **Waschen Sie das Baby** unter den Armen, zwischen den Fingern (die erstaunlich schmutzig werden können) und am Bauch. Seien Sie im Bereich des Nabelschnurstumpfs sehr vorsichtig.

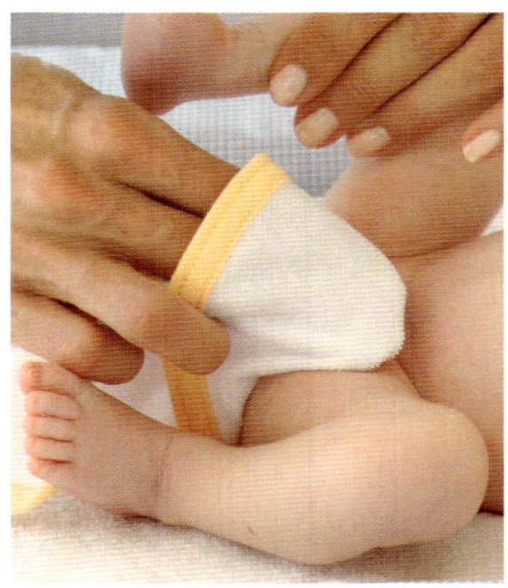

3 **Säubern Sie** den Windelbereich mit all seinen Falten. Drehen Sie das Baby dann um (nicht vergessen, den Kopf zu stützen!) und waschen Sie Rücken und Beine.

Das Baby schlafen legen

Versuchen Sie, das Baby ins Bett zu legen, solange es noch wach ist. Begleiten Sie es, bis es sich sicher genug fühlt, in den Schlaf zu sinken. So lernt es, von selbst wieder einzuschlafen, wenn es nachts aufwacht.

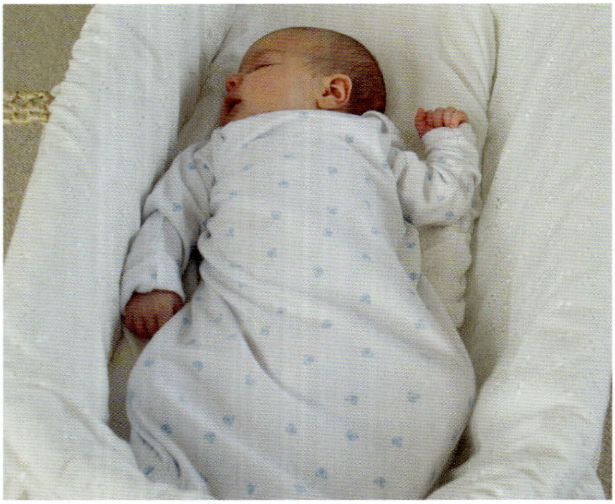

Sicherer Ort Viele Babys fühlen sich in einem kleinen Korb wohler. Ziehen Sie dem Baby nicht zu viel an. In warmem Klima genügen eine Windel und eine Decke. Prüfen Sie öfter nach, ob es sich kühl anfühlt, und geben Sie ihm dann eine zusätzliche Decke.

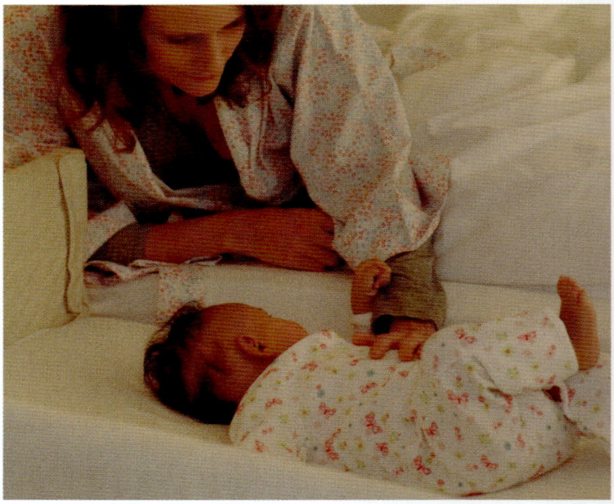

Familienbett Ein Beistellbett, das sich am Elternbett befestigen lässt, erleichtert das Stillen in der Nacht und das Baby kann Ihre Nähe genießen. Nehmen Sie es aber nicht jedes Mal heraus, wenn es nachts rumort. Normalerweise schläft es von selbst wieder ein.

SIDS – Plötzlicher Kindstod

SIDS (Sudden Infant Death Syndrome) ist die Bezeichnung für den plötzlichen, unerklärlichen Kindstod. SIDS trifft am häufigsten Babys unter vier Monaten, kann aber auch noch später auftreten. Hier sind einige Risikofaktoren und Wege, deren Auftreten zu verhindern.

★ Teilen Sie nicht Ihr Bett mit dem Baby, wenn es ein Frühchen ist, nach Einnahme von Alkohol oder Medikamenten.
★ Die Raumtemperatur sollte bei 18 °C liegen. Verwenden Sie einen Babyschlafsack.
★ Halten Sie das Baby kühl, wenn es fiebert, und gehen Sie mit ihm zum Arzt.
★ Rauchen Sie nicht in der Schwangerschaft und lassen Sie niemanden in der Nähe des Babys rauchen.
★ Lassen Sie das Baby nur auf dem Rücken (Füße am Fußende) schlafen.

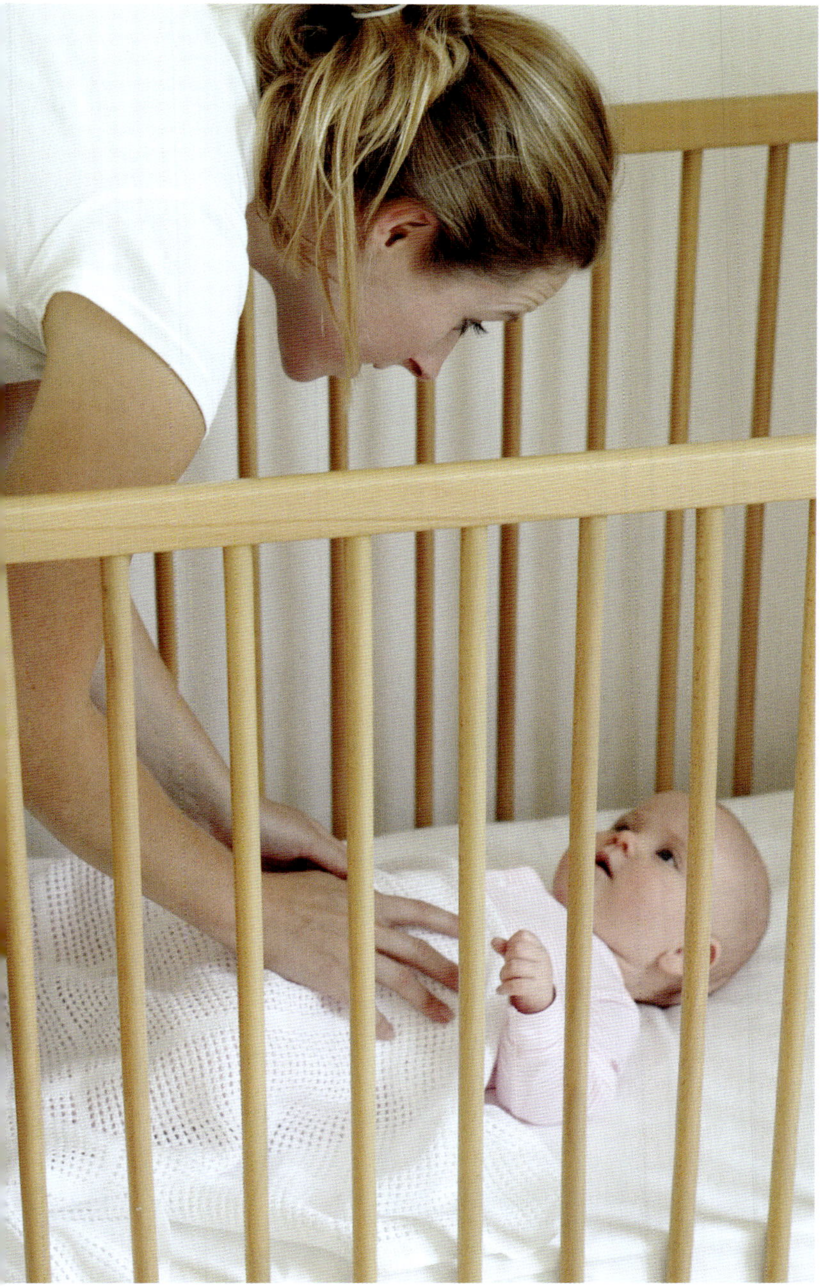

Füße ans Fußende Legen Sie das Baby immer so ins Bett, dass es mit den Füßen am Fußende anstößt. So kann es nicht weiter nach unten und unter die Decke rutschen, was die Gefahr von SIDS (siehe linke Seite) erheblich mindert.

Das Baby ins Bett bringen

- ★ Ein Trostobjekt, etwa eine Lieblingsdecke oder ein Kuscheltier, kann dem Baby Geborgenheit geben. Es möchte etwas Vertrautes um sich haben, wenn es einschläft oder nachts aufwacht. Ein vertrautes Objekt beruhigt es auch, wenn es in ungewohnter Umgebung schlafen soll.
- ★ Gestalten Sie das Zubettgehen ruhig und leise. Wenn das Baby nachts versorgt werden muss, wickeln und füttern Sie es, ohne viel Aufhebens zu machen, damit es merkt, dass nachts nicht die Zeit für Spaß und Spiel ist.
- ★ Legen Sie das Baby auch tagsüber regelmäßig zum Schlafen hin. Das verhindert, dass es abends zu übermüdet und überreizt zum Einschlafen ist.
- ★ Schläft das Baby beim Füttern ein, wecken Sie es sanft auf und lassen Sie es aufstoßen, ehe Sie es ins Bett legen. So bekommt es keine Angst, weil es aufwacht und merkt, dass Sie weg sind.
- ★ Nehmen Sie das Baby nicht sofort hoch, wenn es rumort. Meistens beruhigt es sich von selbst wieder.
- ★ Rechnen Sie mit Protest, wenn Sie das Baby schlafen legen und alleine lassen. Kommen Sie zurück, wenn es schreit. Streicheln Sie es, bis es ruhiger wird, und verlassen Sie dann den Raum.

WICHTIG

Neugeborene sollte man nie schreien lassen, auch wenn manche »kontrolliertes Schreien« befürworten. Nur so kann Ihr Baby zeigen, dass etwas nicht in Ordnung ist.

Das Baby beruhigen und trösten

Es wird Sie einiges an Nerven kosten, bis Sie gelernt haben, warum Ihr Baby schreit, sich aufregt oder schlecht schläft und wie Sie seine Welt wieder in Ordnung bringen. Hier sind ein paar erprobte Tipps als Hilfestellung.

Ein schreiendes Baby beruhigen

★ Viele Babys beruhigen sich, wenn man sie schaukelt oder wiegt. Was an einem Tag funktioniert hat, kann aber schon am nächsten Tag nicht mehr wirken.

★ Rhythmische Geräusche, etwa leise Musik oder auch der Staubsauger, wirken beruhigend.

★ Wenn das Baby nur durch Schaukeln einschläft, bringen Sie seinen Kinderwagen nach drinnen und setzen Sie sich so hin, dass Sie ihn bequem mit Hand oder Fuß schaukeln können.

★ Manche Babys fühlen sich wohler, wenn Sie fest in eine Decke eingewickelt werden (siehe gegenüber).

★ Andere Babys fühlen sich von Decken eingeengt und bevorzugen einen Babyschlafsack oder eine leichte Decke.

★ Einige Babys möchten zum Einschlafen oder zur Beruhigung an etwas saugen. Lassen Sie sich nicht verleiten, ihm aus diesem Grund Nahrung anzubieten. Ein Schnuller erfüllt diese Aufgabe besser.

★ Ein fester Tagesablauf verleiht dem Baby Sicherheit (s. S. 148).

★ Schreit das Baby nach dem Füttern, sprechen Sie darüber mit Arzt oder Hebamme. Eventuell verträgt es die Nahrung nicht.

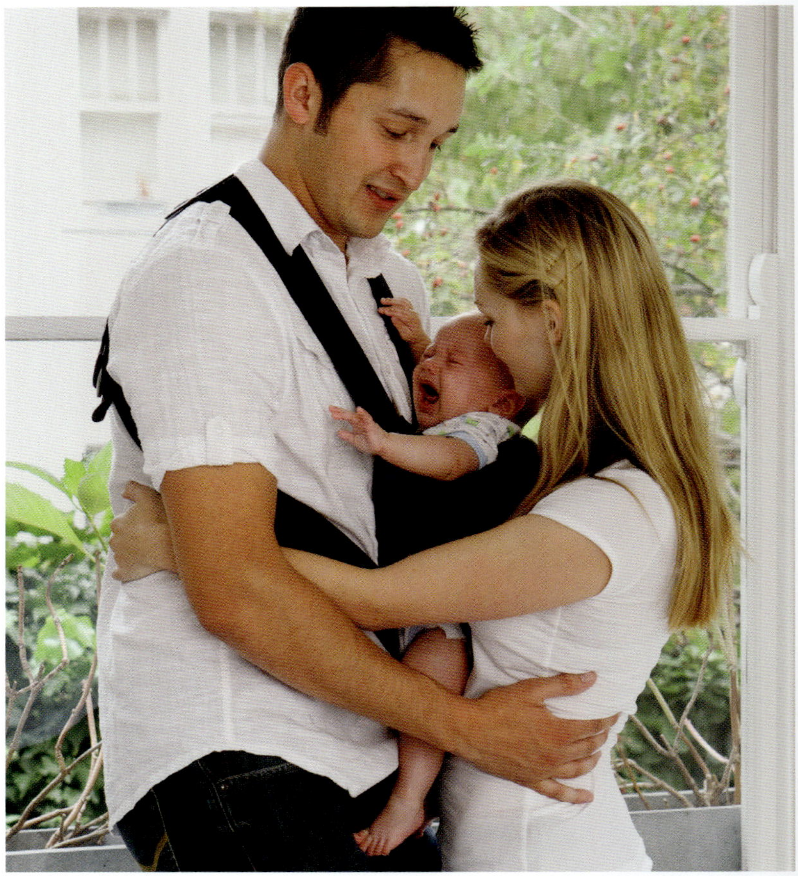

Nähe schenken Packen Sie das Baby in eine Tragehilfe, wenn Sie nicht wissen, warum es schreit. Viele Babys möchten ihren Kopf an Mamas oder Papas Brust legen und ihren Herzschlag hören. Wenn es nicht aufstoßen muss, sein Bauch voll und die Windel sauber ist, ist es vielleicht übermüdet und beruhigt sich durch das sanfte Schaukeln beim Herumtragen.

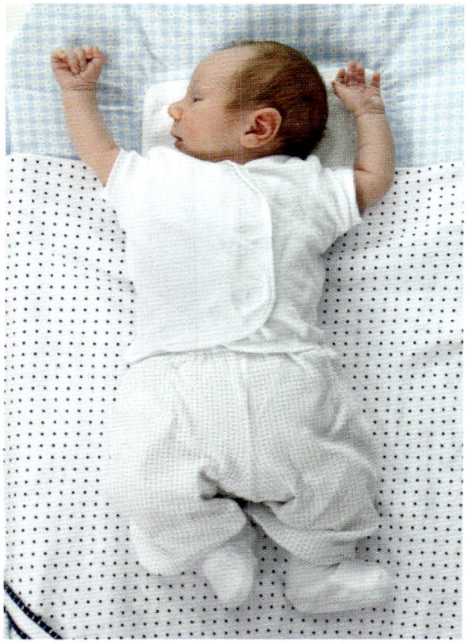

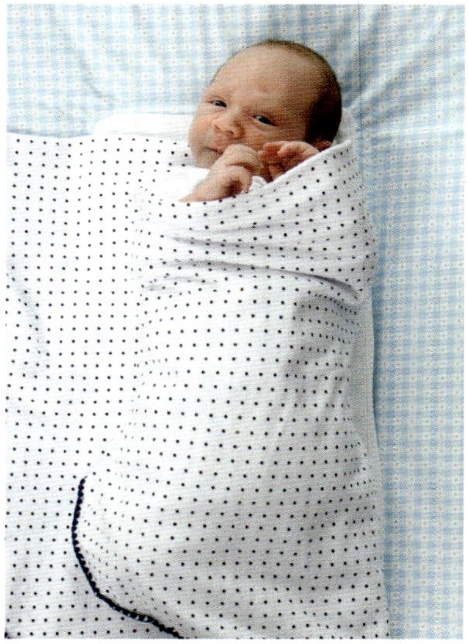

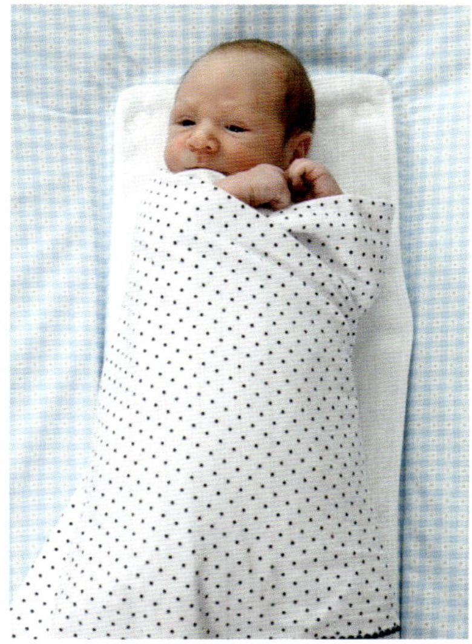

1 **Einwickeln hilft,** wenn das Baby dazu neigt, sich im Schlaf zu erschrecken. Legen Sie es in die Mitte einer großen Decke. Arme und Kopf liegen oberhalb der Decke.

2 **Nehmen Sie die rechte** Seite der Decke und stecken Sie sie unter seinem Körper gemütlich, aber nicht zu eng fest. Hände und Unterarme des Babys müssen noch aus der Decke schauen.

3 **Nehmen Sie nun** die linke Hälfte der Decke und stecken Sie sie unter seinem Körper fest. Das Baby sollte sich geborgen fühlen, aber sich noch etwas bewegen können. Legen Sie es so schlafen.

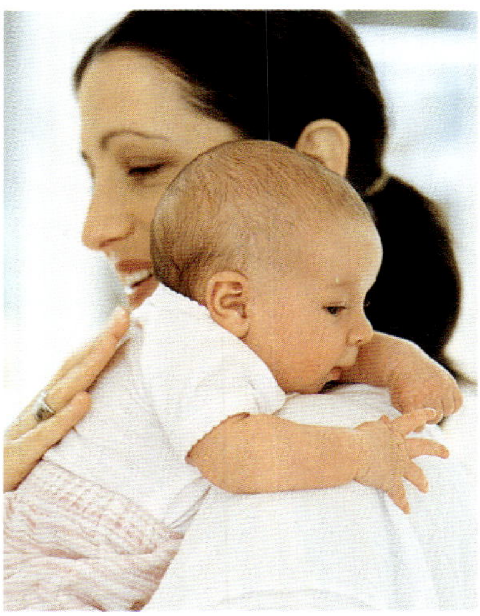

Luft Verschluckte Luft kann schmerzhaft sein. Lassen Sie es daher als Erstes aufstoßen, wenn es sich unwohl fühlt. Halten Sie es aufrecht an Ihre Schulter gelehnt und reiben oder tätscheln Sie seinen Rücken, bis es aufstößt.

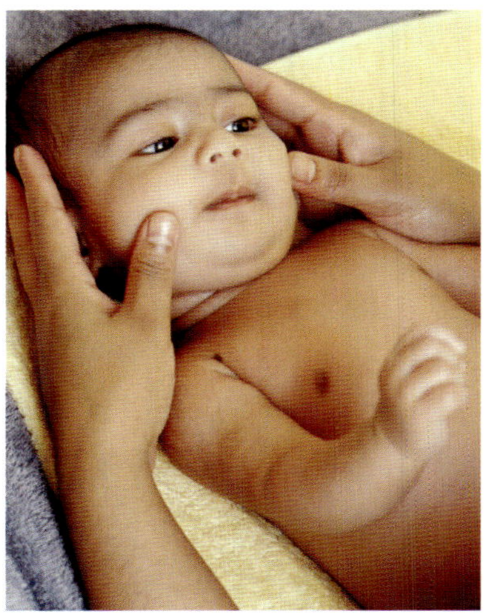

Massage Eine Massage kann übellaunige Kolik-Babys beruhigen (s. S. 170–171) und Babys zum Einschlafen bringen. Eine kleine Massage vor dem Füttern kann dazu führen, dass das Baby weniger stark unter verschluckter Luft leidet.

Schrei-Babys

Schrei-Babys leiden nicht, wie früher vermutet, unter Verdauungsproblemen (»Koliken«). Sie haben größere Probleme mit der Anpassung an die neue Umgebung.

Mögliche Gründe dafür können verzögerte Reifungsvorgänge des Zentralnervensystems sein. Neugeborene müssen erst lernen, sich selbst zu beruhigen. Schrei-Babys brauchen dafür länger die Unterstützung der Eltern.

Tipps Lasten Sie sich das Schreien nicht als eigenes Versagen an. Geben Sie Ihrem Kind viel Körperkontakt und wenden Sie sich, wenn nötig, an eine Schreiambulanz.

Eine Bindung herstellen

Eine Bindung zu entwickeln, ist ein Prozess, der sich über Monate und Jahre hinzieht. Auf diese Weise entsteht ein intensives, beständiges Verbundenheitsgefühl zwischen Eltern und Kindern voll Liebe, Zuneigung und Geborgenheit.

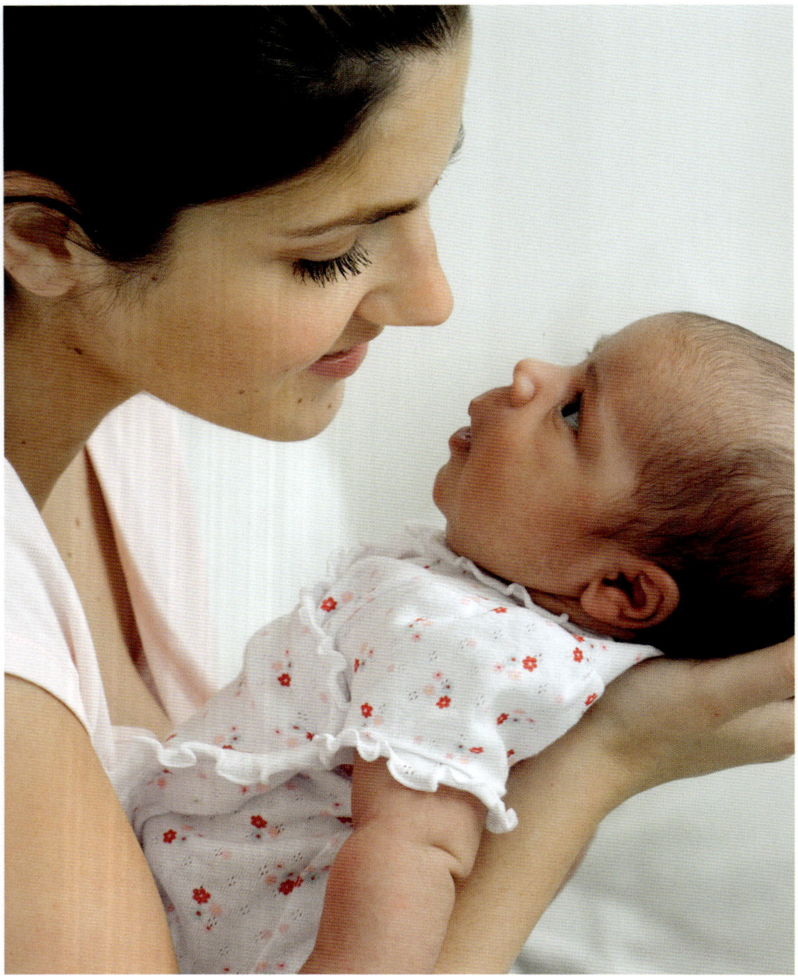

Zeit investieren Jeder Moment, den Sie mit Ihrem Baby verbringen, fördert den Bindungsprozess und vertieft die Zuneigung. Plaudern und singen Sie mit ihm und halten Sie stets Augenkontakt. Wenn es älter wird, wird es auf Ihre Mimik reagieren und sie nachahmen. Antworten Sie auf seine ersten Laute und Sie beide führen Ihre erste Unterhaltung!

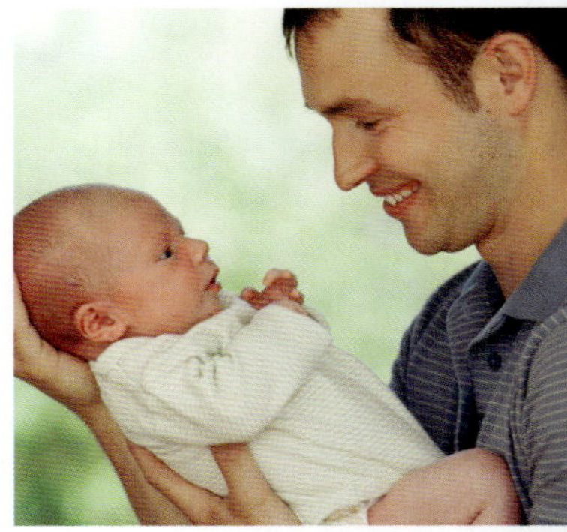

Vaterschaft Geben Sie Ihrem Partner Zeit und Raum, eine Beziehung zu seinem Kind herzustellen. Beide profitieren von gemeinsam verbrachten Stunden.

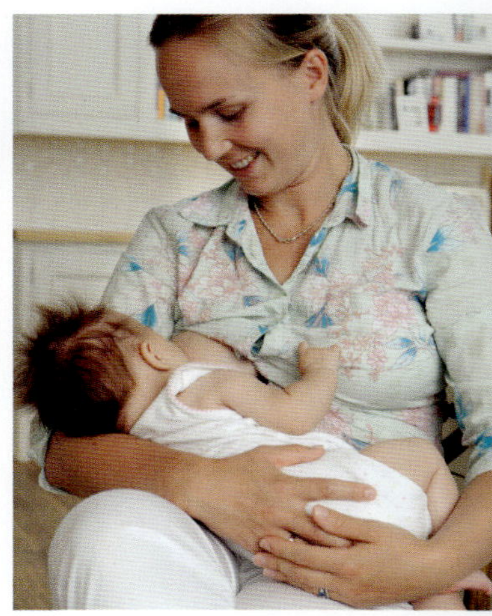

Körperliche Nähe Studien belegen, dass Stillen den Bindungsprozess und eine enge Beziehung zwischen Mutter und Kind fördert.

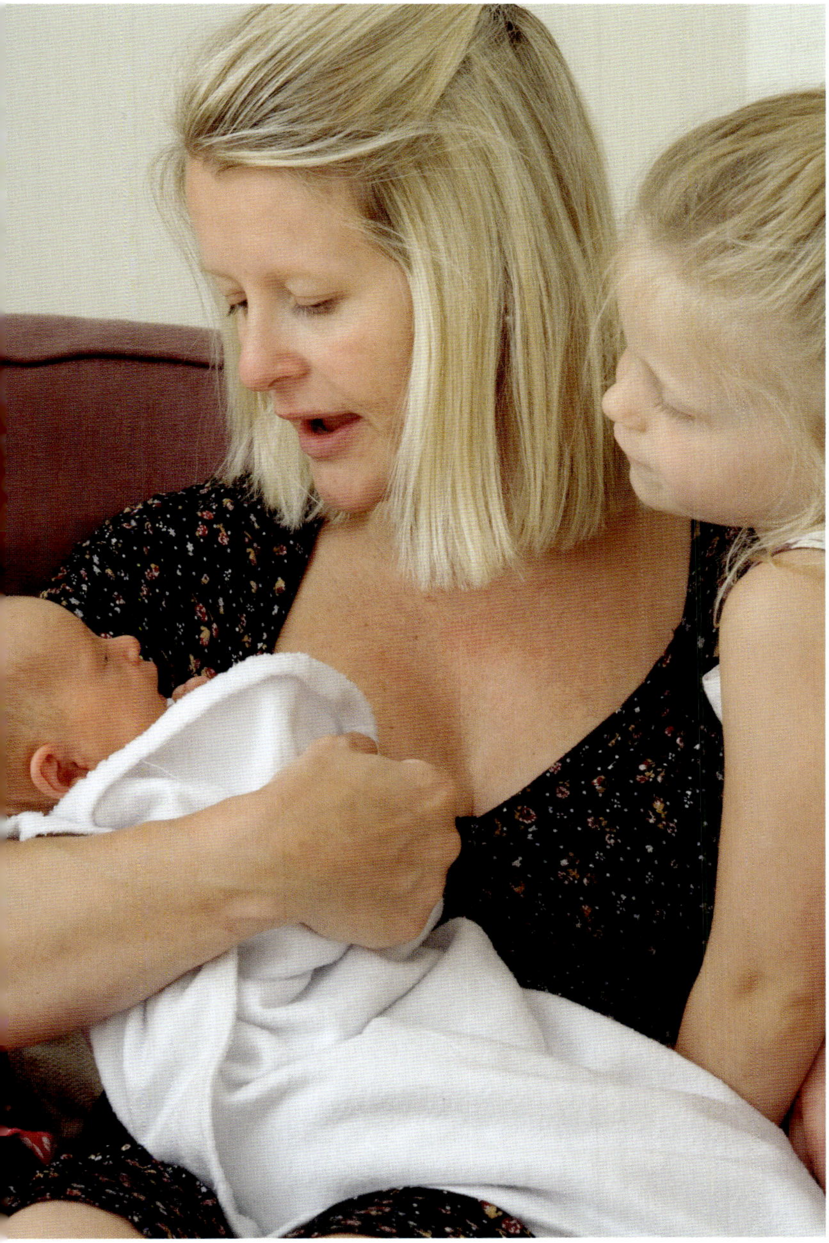

Alle Kinder einbeziehen Ihre anderen Kinder werden schneller eine Beziehung zum neuen Geschwisterchen entwickeln, wenn Sie sie von Anfang an bei der Pflege des Babys mit einbeziehen. Sie können Bauch oder Füße des Babys streicheln, wenn es jammert, und sogar beim Wickeln helfen. So fühlen sie sich nicht abgeschoben, sondern genauso geliebt.

Zeit für die Geschwister

Sie können eine gesunde Beziehung zwischen Ihren Kindern fördern und ihnen das Gefühl geben, geliebt zu werden, wenn Sie für jedes von ihnen Zeit aufbringen.

Die »Großen« brauchen Sie auch. Ein Neugeborenes kann den Tagesablauf einer Familie kräftig durcheinanderbringen und die anderen Kinder fühlen sich zurückgesetzt. Denken Sie daran, dass ein Säugling nur wenige Bedürfnisse hat, solange er sauber, satt und zufrieden ist. Seine Geschwister brauchen Sie jetzt dagegen am meisten.

Zeit finden Organisieren Sie ab und zu etwas Hilfe mit dem Baby, sodass Sie mit den »Großen« spielen können.

Ehrlichkeit Bereiten Sie Ihre Kinder darauf vor, dass das Baby am Anfang viel Aufmerksamkeit brauchen wird. Ältere Kinder werden das verstehen und sich nicht so überrumpelt fühlen.

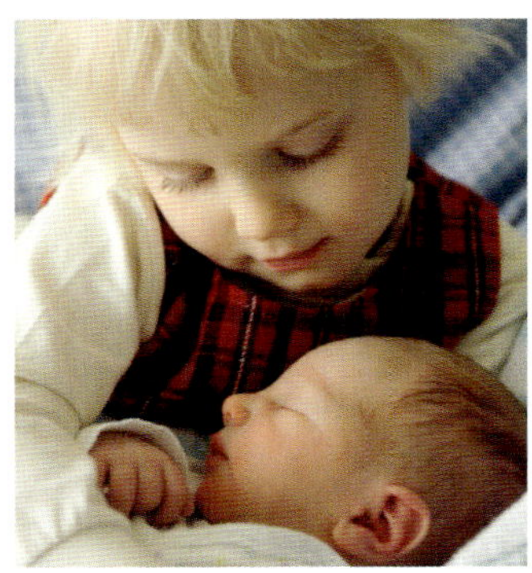

Loben Sie Ihr Kleinkind, wenn es mit seinem neuen Geschwisterchen sanft und vorsichtig umgeht.

Das Baby kennenlernen

Die ersten Lebenswochen des Babys vergehen wie im Flug und Sie werden sich fragen, ob je wieder Normalität in Ihrem Leben einkehrt. Doch die Zeit ist nicht vertan, denn Sie sind dabei, Ihr Baby und seine einzigartige Persönlichkeit kennenzulernen.

EXTRATIPP

Manche Babys fühlen sich schnell überreizt. Fängt Ihr Baby beim Spielen an zu schreien, gehen Sie zu ruhigeren Aktivitäten wie Vorlesen, Singen oder Füttern über.

Spiel und Spaß mit dem Baby

Spielen ist wichtig für die soziale, emotionale, körperliche und kognitive Entwicklung des Babys. Im Spiel mit Ihnen lernt es viel über die Welt, in die es geboren wurde.

★ Schon kleine Babys lieben Baby-Gyms. Mit zwei oder drei Monaten stellen sie fest, dass sie durch ihr zielloses Strampeln etwas bewirken können. Wählen Sie ein Gym mit bunten Farben und vielen Spielmöglichkeiten.

★ Die Bauchlage ist wichtig für Babys, weil sie dadurch Nacken- und Rückenmuskeln kräftigen. Zeit in der Bauchlage zu verbringen, macht mehr Spaß auf einer interessant strukturierten Matte.

★ Spielen Sie Musik, die Ihrem Baby gefällt. Sie werden es an seinen Reaktionen merken. Lebhafte Musik passt, wenn es munter ist, langsame Melodien beruhigen es, wenn es quengelt.

★ Singen oder sprechen Sie gereimte Liedchen und Verse. Dies fördert das Erkennen und Verstehen von Sprache.

★ Wenn es seinen Kopf halten kann, halten Sie es auf Ihrem Schoß und lassen Sie es ein wenig hüpfen. Dies fördert die Grobmotorik.

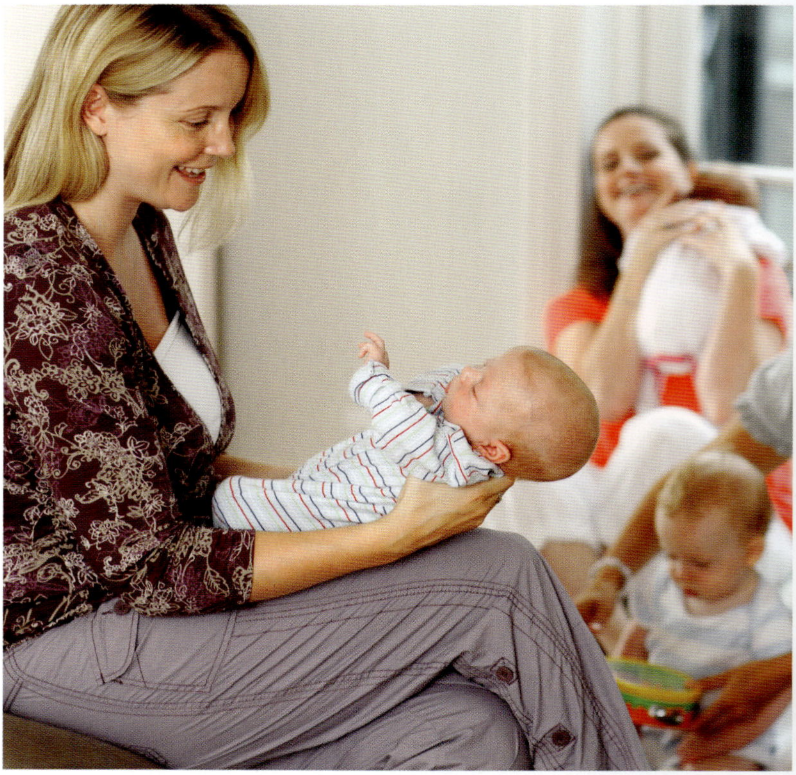

Zusammentreffen Die Begegnung mit anderen Müttern ist eine willkommene Gelegenheit, Tipps für den Umgang mit einem Neugeborenen auszutauschen. Ihr Baby macht dabei seine ersten »sozialen« Erfahrungen und wird in absehbarer Zeit neben den anderen Babys spielen. Unterschätzen Sie nicht die Bedeutung solcher Kontakte. Mutterschaft kann einsam machen. Nutzen Sie die Möglichkeit, davon hin und wieder eine Pause einzulegen.

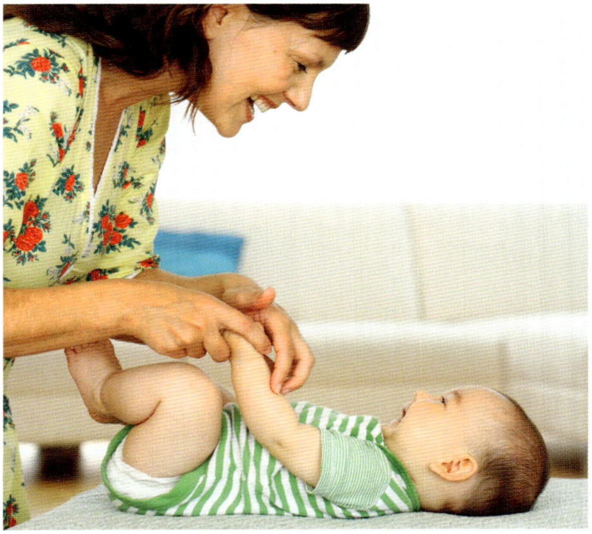

Spiel und Spaß Schon ganz kleine Babys spielen gern. Kitzeln Sie es sanft, fahren Sie mit seinen Beinchen Rad und zeigen Sie ihm, wie sein Körper arbeitet. Lachen, singen und plaudern Sie – es liebt Ihr lächelndes Gesicht und Ihre Stimme. Jeder miteinander verbrachte Augenblick festigt Ihre wachsende Beziehung.

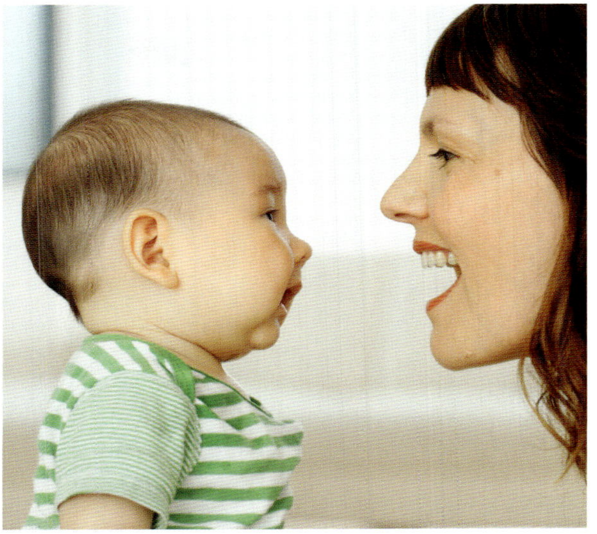

Plaudern Sie mit dem Baby. Übertreiben Sie Ihre Mimik und es wird bald beginnen, Sie nachzuahmen. Es beobachtet voll Staunen Ihr Gesicht und wenn es mit sechs bis acht Wochen zum ersten Mal lächelt, wissen Sie, dass sich Ihre Mühen gelohnt haben. Singen und plaudern Sie so oft Sie können mit Ihrem Kind.

Geeignetes Spielzeug

Das Neugeborene kann noch nicht scharf und einige Wochen lang auch noch nicht alle Farben sehen. Sein Tastsinn und sein Gehör sind jedoch schon sehr weit entwickelt. Deshalb gefällt es ihm besonders gut, mit verschiedenen Geräuschen und Texturen zu experimentieren.

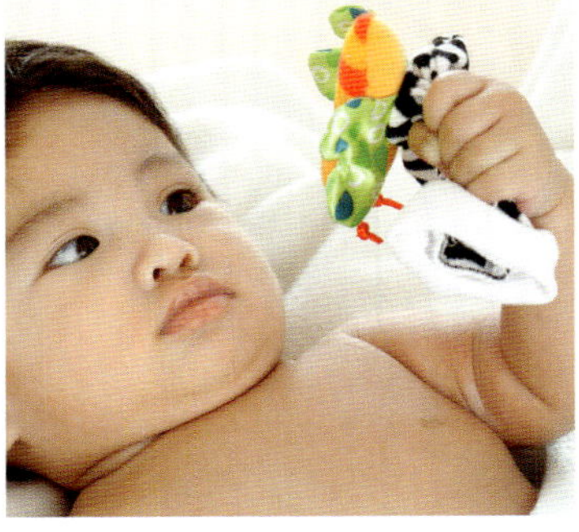

Eine weiche Rassel, mit der das Baby ohne große Anstrengung ein Geräusch produzieren kann, ist ideal.

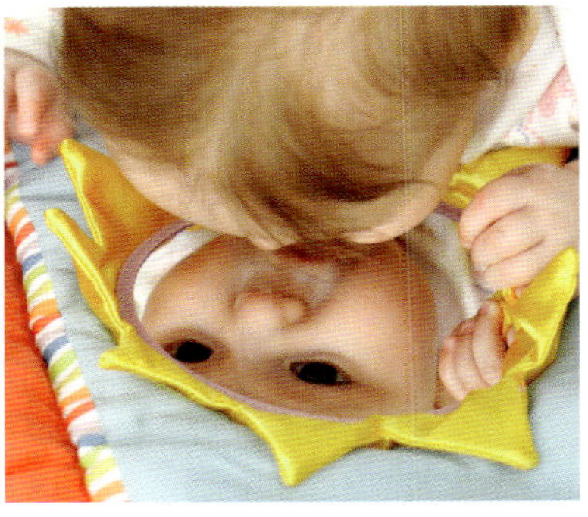

Ein Babyspiegel Es dauert, bis das Baby sich selbst erkennt, aber ein kindgerechter Spiegel wird es von Anfang an faszinieren.

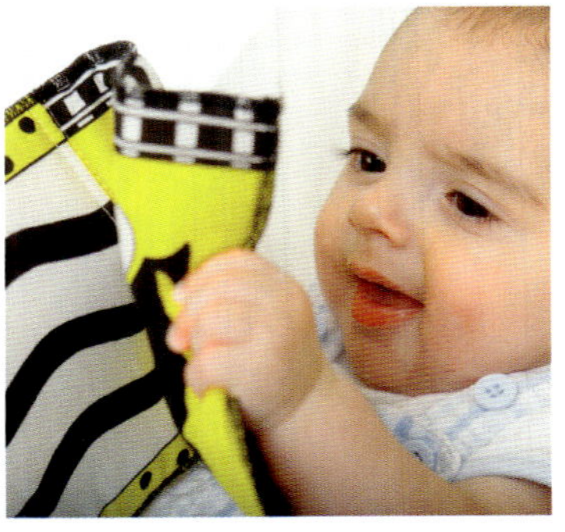

Stoffbücher Es ist nie zu früh, Babys Bücher nahe zu bringen. Wählen Sie solche aus weichem, buntem Material.

Babymassage

Eine Babymassage wirkt entspannend und schmerzlindernd. Sie verbessert den Schlaf, unterstützt eine gesunde Gewichtszunahme, fördert den Bindungsprozess und sogar die Entwicklung kognitiver Fähigkeiten.

WICHTIG

Eine englische Studie bewies, dass Massage den Aufbau einer Beziehung zwischen Müttern mit postnataler Depression und deren Babys fördert.

Bedeutsame Berührung

Die Macht der Berührung ist in der konventionellen Medizin erwiesen. Sie kann die psychische und physische Gesundheit des Babys auf allen Ebenen fördern.

Liebevoller Kontakt Massieren beruhigt das Baby und stellt eine enge körperliche Beziehung her. Das Baby fühlt sich geliebt und umsorgt und Sie entwickeln leichter eine Bindung zu Ihrem Kind. Berührung hat einen therapeutischen Nutzen, von dem Sie beide profitieren.

Forschungsstudien Das Touch Resarch Institute in den USA fand heraus, dass es zu früh geborenen Babys, die fünf Tage lang dreimal täglich massiert wurden, viel besser ging als gleichermaßen schwachen Babys, die keine Massagen erhielten. Auch termingerecht geborene und ältere Babys profitieren davon. Eltern, die ihre Babys massieren, berichten, dass diese besser schlafen und weniger Koliken haben. Hyperaktive Kinder entspannen sich. Frühchen sind munterer, schlafen besser und nehmen schneller zu, wenn sie regelmäßig massiert werden.

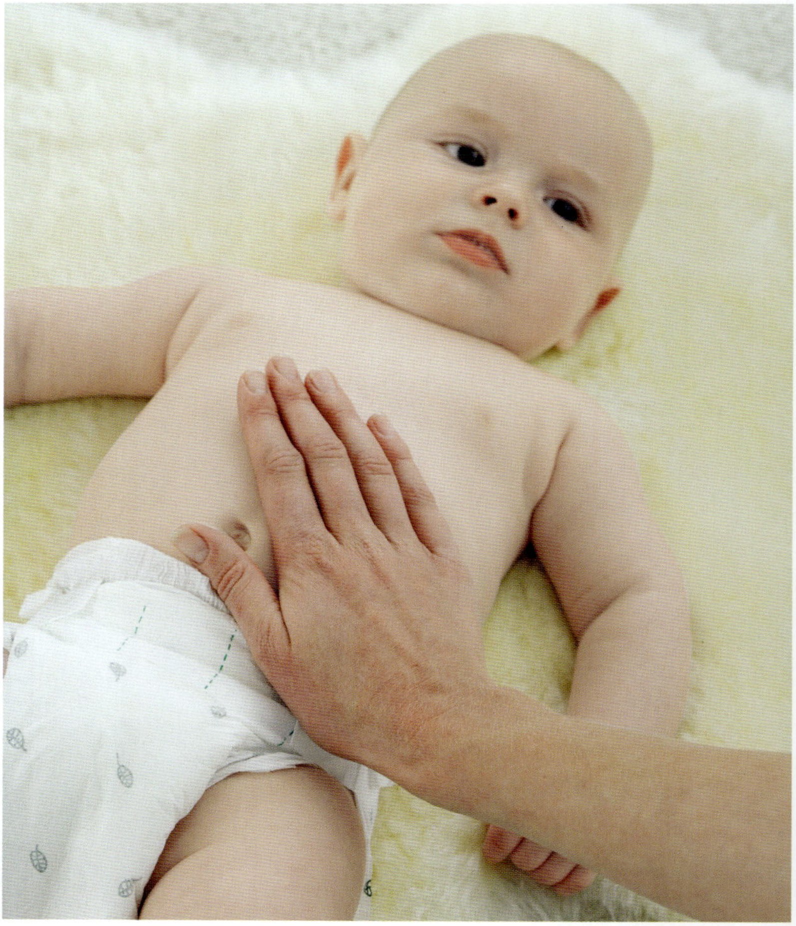

Einfache Technik Sie müssen keine speziellen Griffe erlernen, wenn Sie Ihr Baby massieren wollen. Führen Sie einfach nur sanfte, rhythmische oder streichelnde Bewegungen aus und lassen Sie sich dabei von den Reaktionen des Babys leiten.

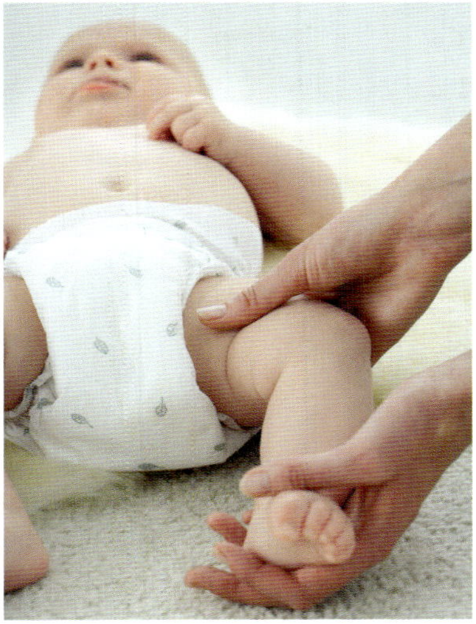

Ort und Zeit Ist das Baby noch klein, können Sie es auf Ihrem Schoß massieren. Ansonsten legen Sie ein Handtuch auf den Boden. Wehrt sich das Baby, warten Sie, bis es sich beruhigt hat. Massieren Sie vor dem Füttern oder als Teil des Bettgehrituals.

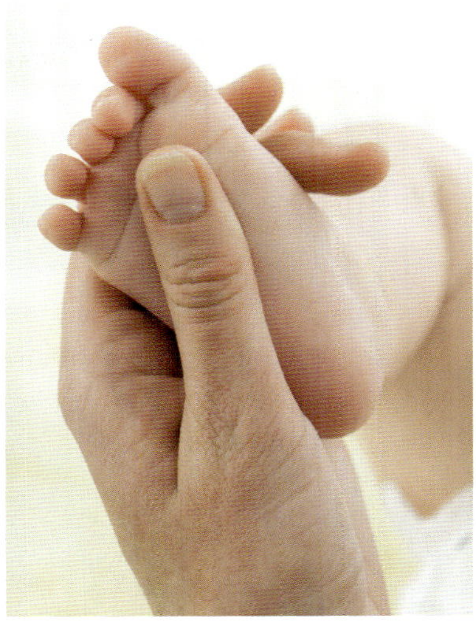

Spaß haben Massieren Sie das Baby sanft vom Kopf bis zu den Füßen, solange es sich dabei wohlfühlt. Es soll sich beruhigen und entspannen, aber es gibt keinen Grund, warum Sie dabei nicht auch ein bisschen spielen sollten.

Das richtige Massageöl

Öl erleichtert das Massieren, doch Sie sollten unbedingt darauf achten, dass es auch für das Baby geeignet ist.

Natürliche Öle aus Oliven, Trauben- oder Aprikosenkernen sind ideal. Wärmen Sie das Öl zuerst in der Hand an. Das Baby wird durch das Öl rutschig, daher sollten Sie nach der Massage Überschüsse mit einem Handtuch entfernen.

Aromaöle sollten sehr sparsam (1 Tropfen auf 60 ml Trägeröl) und nie in der Nähe von Mund, Augen oder Genitalien verwendet werden. Lassen Sie sich von einem qualifizierten Aromatherapeuten beraten.

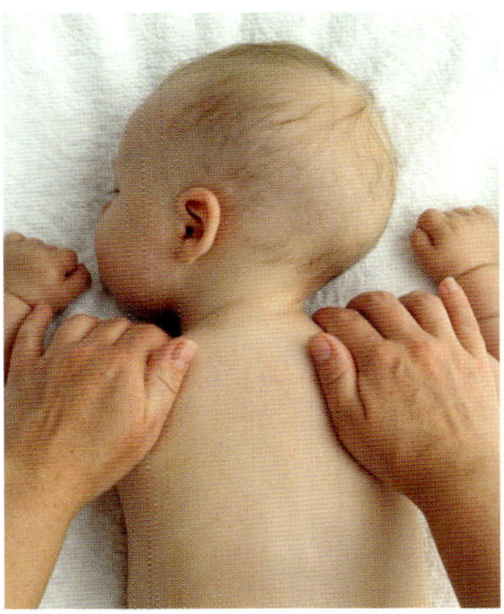

1 **Massageöle** (siehe oben) sollten Sie in der Hand anwärmen. Massieren Sie Ihr Baby von Kopf bis Fuß. Legen Sie es zunächst auf den Rücken, dann auf den Bauch. Streichen Sie mit langsamen Bewegungen den Rücken auf und ab von den Schultern bis zu den Füßen.

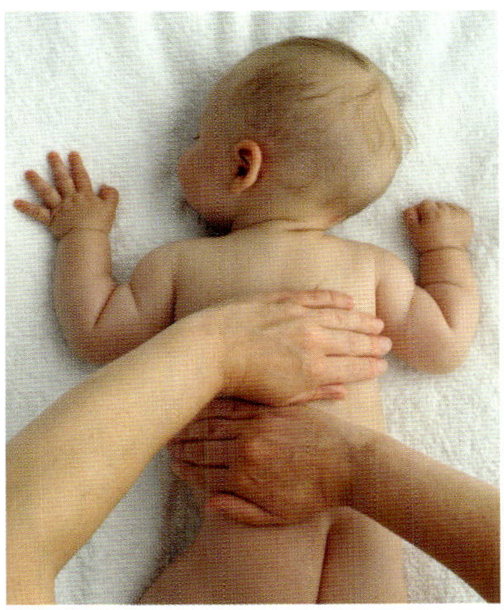

2 **Massieren Sie nun** den Körper des Babys von Kopf bis Fuß mit abwechselnd festen und sanften Strichen im und gegen den Uhrzeigersinn. Wenn Sie mit der einen Hand massieren, lassen Sie die andere Hand auf dem Rücken ruhen, um Ihr Baby zu beruhigen.

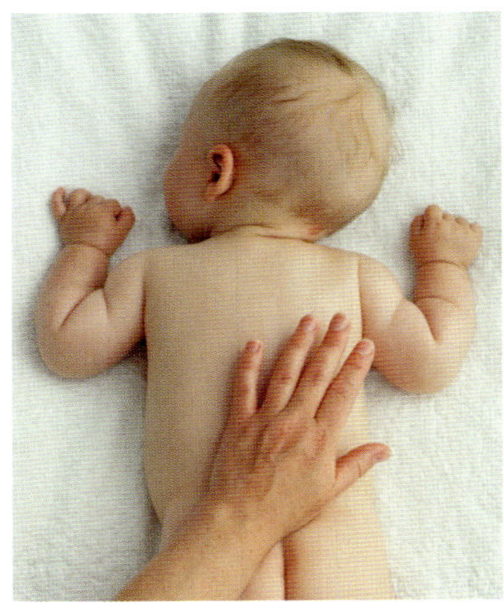

3 **Mit der Handfläche** drücken Sie sanft auf die Muskeln am unteren Rücken. Das hilft vor allem, wenn das Baby unter Koliken oder Blähungen leidet, denn es entspannt die Muskeln des Verdauungstraktes. Singen und plaudern macht die Massage für das Baby noch schöner..

Der erste Ausflug

Schon bald steht der erste Ausflug mit dem Baby an. Es kann eine Herausforderung sein, an alles zu denken und alles einzupacken, was für den Ausflug benötigt wird, doch Sie werden bald die nötige Routine entwickelt haben.

Die Wickeltasche des Babys

In der Wickeltasche führen Sie alles mit, was Sie auf einem Ausflug für das Baby benötigen. Dazu gehören unter anderem:

- ★ 3–5 saubere Windeln. Falls Sie Mehrwegwindeln benutzen, benötigen Sie auch Einlagen und Überhöschen.
- ★ 2 Plastiktüten für nasse Kleidung und schmutzige Windeln.
- ★ Reinigungstücher und Handtuch zum Säubern des Babys.
- ★ Ein kleines Döschen oder eine Tube Windelcreme.
- ★ 1–2 Kleidungsstücke zum Wechseln.
- ★ 1–2 Tüten oder Dosen Fertigmilch, falls Sie nicht stillen.
- ★ 1–2 saubere sterile Flaschen mit Deckel, falls Sie nicht stillen.
- ★ Creme für die Brustwarzen.
- ★ 1–2 Mulltücher.

EXTRATIPP

Es gibt kein Mindestalter, ab dem Sie das Baby mit nach draußen nehmen dürfen. Solange Sie beide sich wohlfühlen, werden Ihnen frische Luft und Bewegung gut tun.

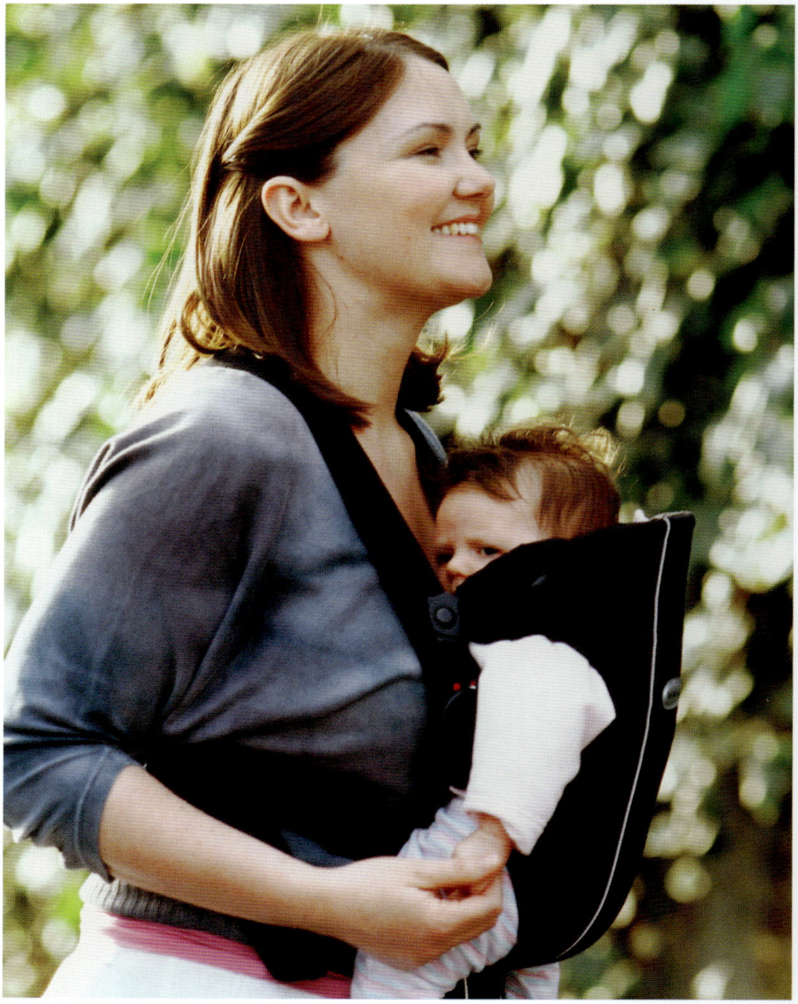

Freihändig Eine Tragehilfe ist das ideale Beförderungsmittel für Babys, denn Sie haben die Hände frei zum Einkaufen oder zum Halten einer Tasse beim Pläuschchen mit einer Freundin. Das Baby fühlt sich wohl an Ihrer Brust und wird vermutlich die meiste Zeit schlafen.

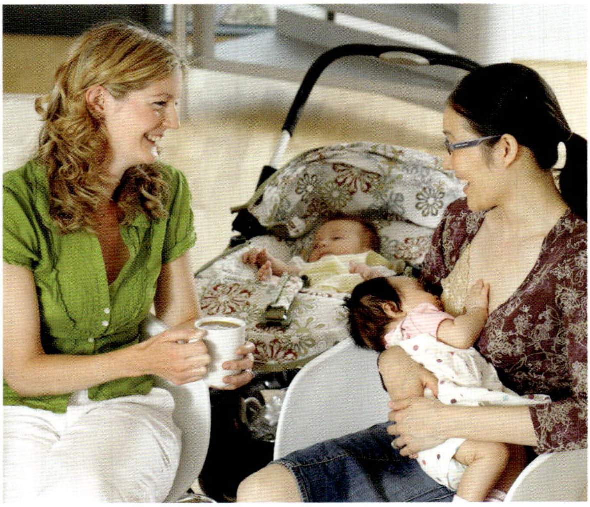

Der Kinderwagen dient, wo Sie gehen und stehen, als Sitz oder Bett für Ihr Baby. Sie müssen also nicht ständig zu Hause bleiben, nur weil Ihr Baby schlafen soll. Nutzen Sie die Zeit, um alte und neue Freunde zu treffen, während das Baby sicher aufgehoben im Kinderwagen stets an Ihrer Seite ist.

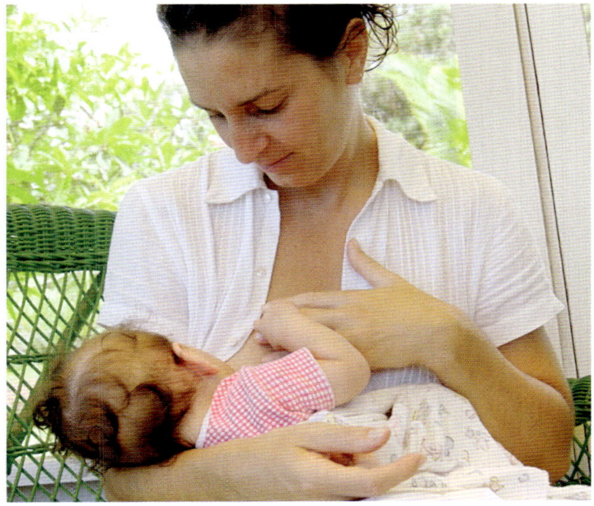

Stillen in der Öffentlichkeit Manche Frauen fühlen sich nicht wohl dabei, in der Öffentlichkeit zu stillen, auch wenn es ganz natürliche ist. Sie könnten sich vorher informieren, wo es Mutter-und-Kind-Räume gibt oder einfach einen Schal mitnehmen, mit dem Sie Ihre Blöße bedecken. An einem ruhigen Ort geht Stillen viel leichter.

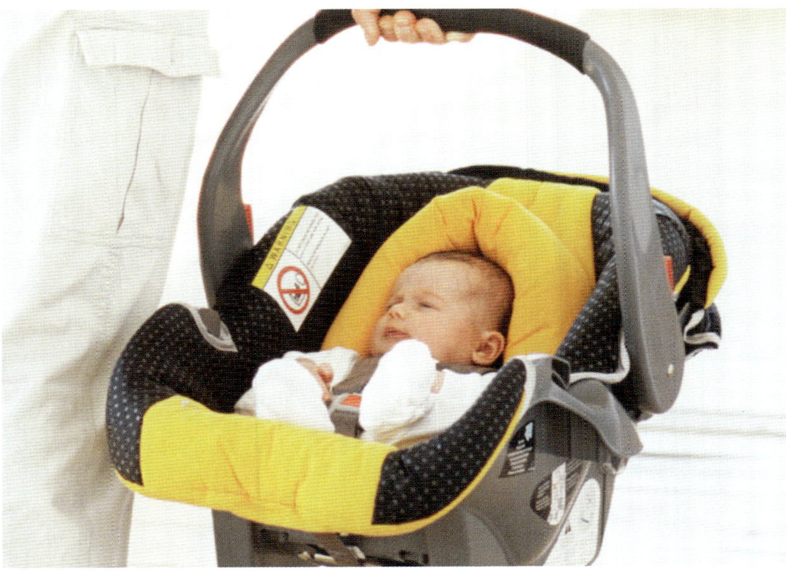

Transportmittel Der Autositz wird zweifellos in den ersten Lebensmonaten des Babys der am meisten benutzte Sitz sein. Sie können es darin leicht transportieren, ohne es zu stören. Aus diesem Grund ist es wichtig, dass der Sitz sehr gut gepolstert ist, einen waschbaren Bezug und einen bequemen Tragegriff aufweist.

Das Baby im Autositz

Tragbare Autositze verleiten dazu, das Baby zu lange Zeit in Sitzhaltung verharren zu lassen.

Kein Dauersitz Babyschalen sind heutzutage so leicht zu transportieren, dass man schnell vergisst, wie viel Zeit das Baby darin unbeweglich sitzen muss. Fachleute raten dazu, kleine Babys möglichst flach zu transportieren, da die zusammengekrümmte Sitzhaltung bei ihnen zu Atemproblemen führen kann. Zudem schränkt zu langes Sitzen in der Babyschale die Möglichkeiten zur Entwicklung sensorischer und motorischer Fähigkeiten stark ein, weil das Baby zu wenig Anregung findet.

Hilfe und Unterstützung

Früher konnten viele junge Mütter mit der Unterstützung durch die Großfamilie rechnen. Heutzutage stehen die Dinge meistens anders, aber Sie können sich ein Netzwerk aufbauen, in dem Sie Hilfe und Unterstützung finden.

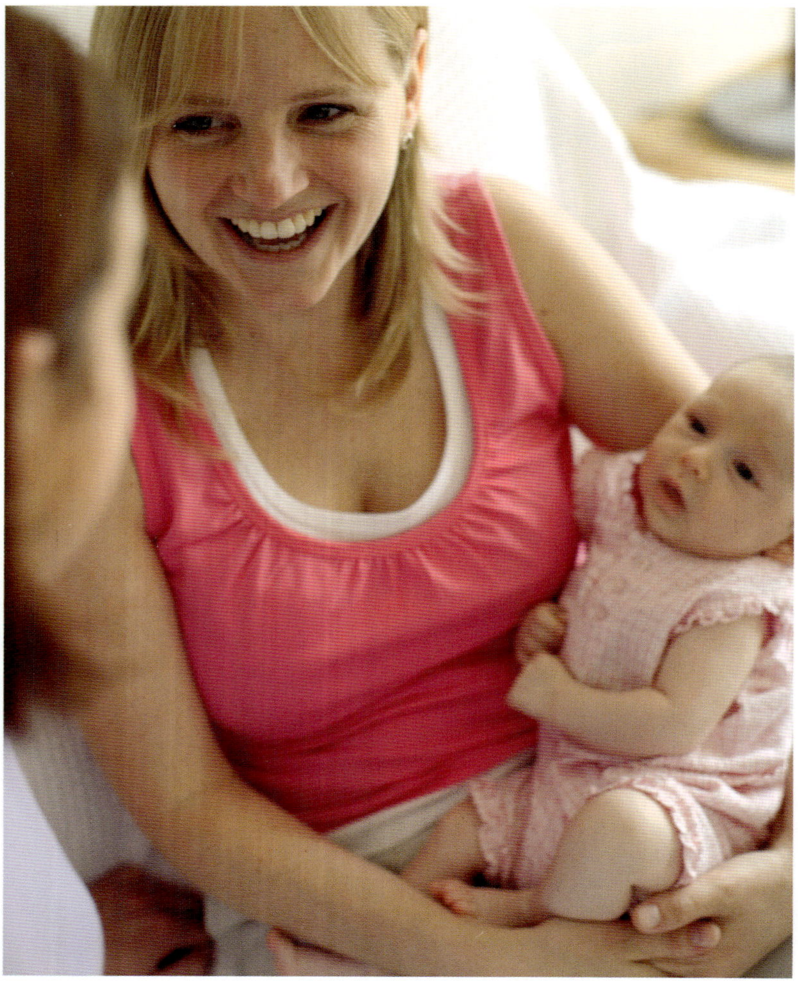

Hilfe annehmen Ihre Hebamme besucht Sie nach der Geburt mehrere Male zu Hause. Außerdem sollten Sie Ihr Baby für die Vorsorgeuntersuchungen beim Kinderarzt anmelden, wo Sie Unterstützung und Informationen erhalten. Nutzen Sie diese Angebote, man wird dort ein offenes Ohr für Ihre Fragen und Sorgen haben.

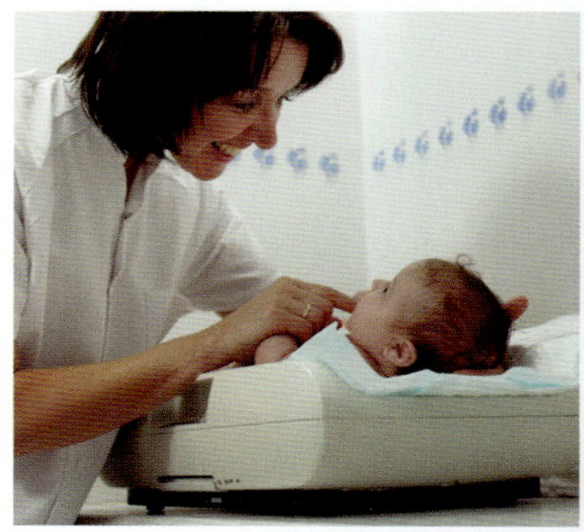

Arztbesuche Stellen Sie Ihr Baby zu den regelmäßigen Untersuchungen beim Kinderarzt vor. Dort wird es gewogen, gemessen und man hört sich Ihre Sorgen an.

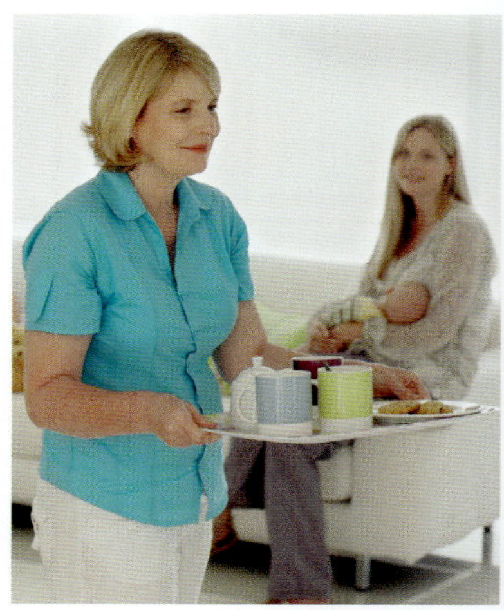

Familie Familienmitglieder helfen nicht nur mit Rat, sondern sind meistens auch sehr tatkräftig, sodass Sie selbst ein wenig ausruhen können.

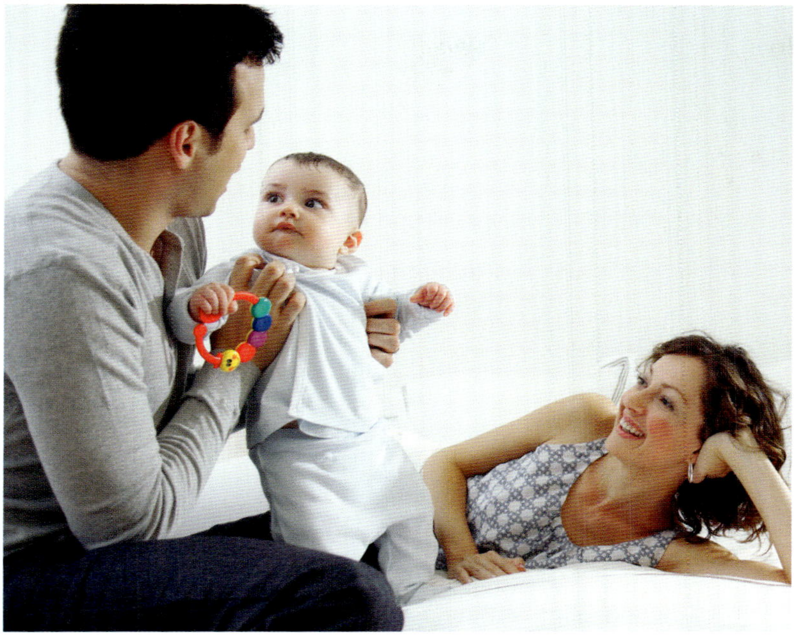

Partnerarbeit Ein Baby bringt den Haushalt erst einmal kräftig durcheinander und es kann sein, dass es zu Spannungen zwischen Ihnen und Ihrem Partner kommt. Denken Sie daran, dass Sie beide im selben Boot sitzen und gegenseitiges Verständnis enorm wichtig ist. Helfen Sie sich untereinander, wo Sie nur können. Verbringen Sie gemeinsam Zeit als Familie, das nimmt etwas Druck von Ihnen und stärkt die Beziehung.

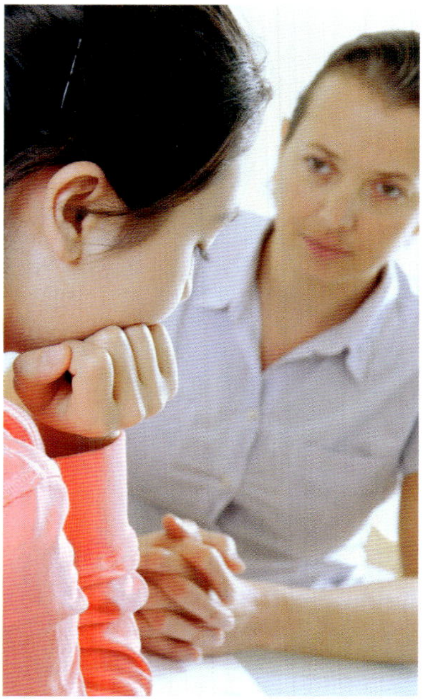

Professionelle Hilfe Teilen Sie Arzt oder Hebamme mit, wenn Sie ständig niedergeschlagen sind oder Ihnen alles über den Kopf zu wachsen scheint. Postnatale Depression ist gut zu behandeln.

Postnatale Depression

Postnatale Depression hat nichts mit dem vorübergehenden »Babyblues« zu tun, den die meisten Frauen nach der Geburt erleben (s. S. 144). Unter der Depression leiden etwa 10 bis 15 Prozent aller frisch gebackenen Mütter. Sie äußert sich durch unterschiedliche Symptome.

Ein völlig anderes Leben Es ist normal, wenn Sie nach der Geburt vorübergehend das Gefühl haben, dass Sie den Alltag mit dem Baby und die Verantwortung, die Sie jetzt als Mutter haben, nicht bewältigen können. Sollten jedoch eines oder mehrere der folgenden Symptome regelmäßig auftreten und länger als zwei Wochen anhalten, sollten Sie unbedingt mit Arzt oder Hebamme darüber sprechen. Postnatale Depression ist weit verbreitet und gut behandelbar. Es ist sehr wichtig, dass Sie Hilfe suchen, bevor Ihnen die Dinge aus der Hand gleiten. Sie sollten auch wissen, dass die Depression nicht nur unmittelbar nach der Geburt, sondern auch erst etliche Monate danach auftreten kann.

- Weinerlichkeit
- Angst
- Schuld
- Gereiztheit
- Verwirrung
- Schlafstörungen
- Extreme Erschöpfung
- Entscheidungslosigkeit
- Verlust des Selbstwertgefühls und Zweifel an Ihren Fähigkeiten als Mutter
- Keine Freude an der Mutterschaft
- Angst, sich selbst oder das Baby zu verletzen
- Gleichgültigkeit oder Feindseligkeit gegenüber geliebten Menschen
- Konzentrationsschwierigkeiten
- Scham über die Unfähigkeit zur Freude
- Angst vor Verurteilung
- Hilflosigkeit
- Verlust der Libido
- Appetitverlust

Sie sind nun Eltern

Es dauert, bis Sie sich an Ihre neue Rolle gewöhnt haben und die Grundlagen der Babypflege beherrschen. Erwarten Sie am Anfang nicht zu viel von sich.

EXTRATIPP

Nach der Geburt sind die Hormone einer Frau auf Füttern und Nähren eingestellt, nicht darauf, neue Babys zu machen! Körperliche Zuneigung ohne Sex stärkt jetzt die Partnerschaft.

Elternschaft leicht gemacht

★ **Sie müssen nicht perfekt sein** und auch nicht irgendjemandes Ratschläge befolgen. Überlegen Sie selbst, was es für Sie heißt, Eltern zu sein, und handeln Sie danach.

★ **Sprechen Sie über** Ihre Ängste und Sorgen. Für jedes Problem gibt es eine Lösung, wenn Sie besonnen und gemeinschaftlich handeln.

★ **Planen Sie Zeit** für Ihren Partner ein. Sprechen Sie regelmäßig an, was Sie bedrückt und schlucken Sie nicht alles hinunter. Ein Kind aufzuziehen ist toll, aber auch anstrengend, deshalb müssen Sie sich gegenseitig unterstützen.

★ **Organisation** Wenn Sie Hilfe im Haus brauchen, suchen Sie sich jemanden. Stellen Sie einhaltbare Pläne für sich selbst auf, aber ärgern Sie sich nicht, wenn es anders kommt. Versuchen Sie gemeinsam, alles abzuarbeiten, so haben Sie mehr Zeit für sich und für Ihr Baby.

★ **Freizeit** Jeder braucht mal Zeit für sich alleine, um seine »Batterien« aufzuladen.

★ **Gesunde Ernährung**, viel trinken und regelmäßige Bewegung halten Sie fit und gesund.

★ **Vertrauen Sie Ihrem Bauchgefühl!**

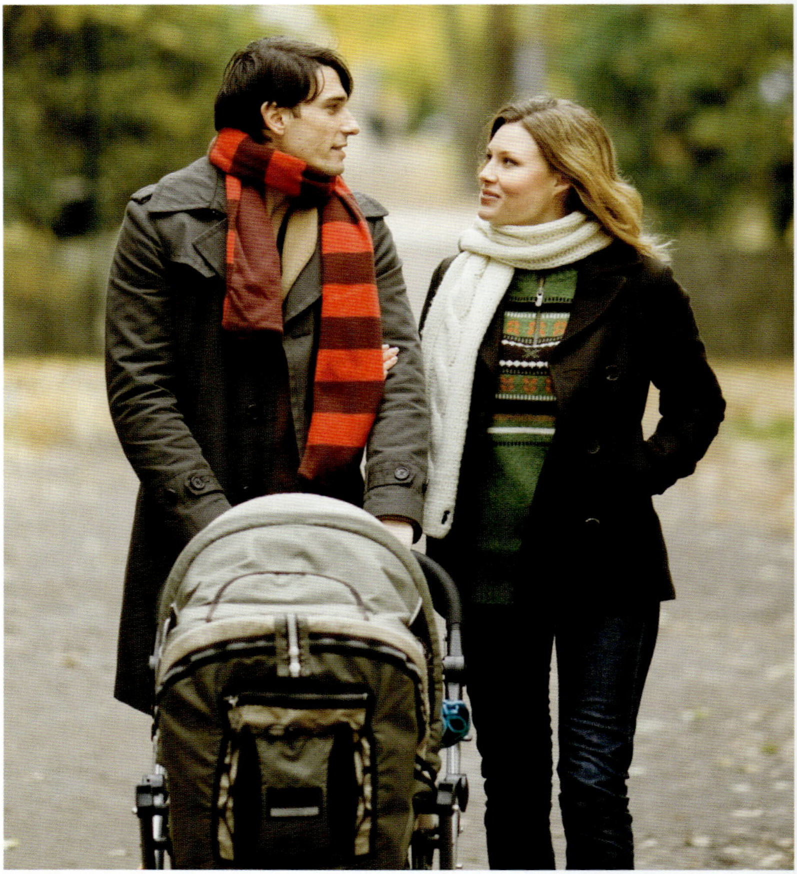

Zeit zum Reden Gemeinsame Spaziergänge bieten ausreichend Gelegenheit, miteinander zu reden und sich zu öffnen. In den kommenden Jahren werden viele wichtige Entscheidungen über die Pflege des Babys und Ihren Alltag zu treffen sein. Es ist gut, wenn Sie schon früh die Gepflogenheit entwickeln, sich regelmäßig auszusprechen.

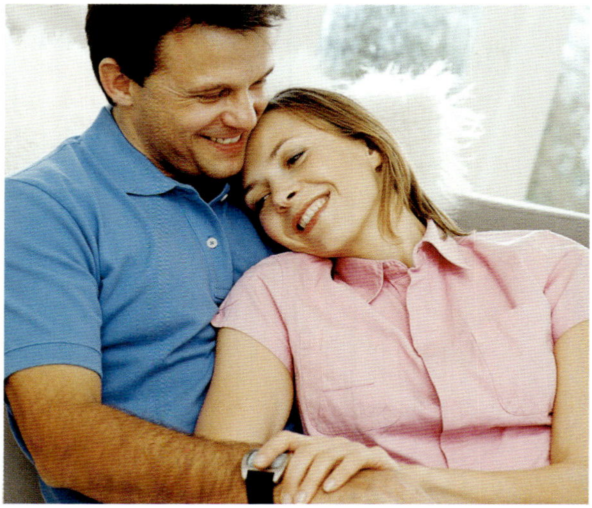

Kümmern Sie sich auch um Ihren Partner Zeit zu zweit, ohne das Baby, hält die Beziehung stark und gesund. Die besten und glücklichsten Eltern sind die, die weiterhin als Paar funktionieren und sich gegenseitig ausreichend Achtung, Zuneigung und natürlich Liebe entgegenbringen.

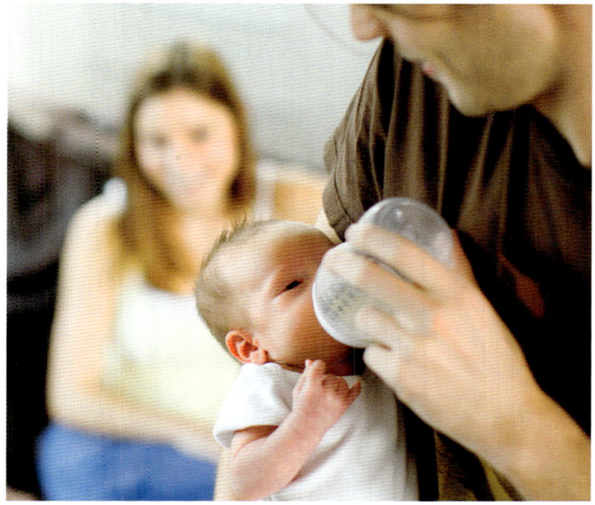

Freude am Teilen In Ihrer Rolle als Eltern werden Sie feststellen, dass jeder von Ihnen bestimmte Dinge besonders gut kann. Die Arbeitsteilung mag vielleicht nie ganz gerecht sein, aber verzichten Sie keinesfalls darauf. Sie und Ihr Baby werden davon profitieren.

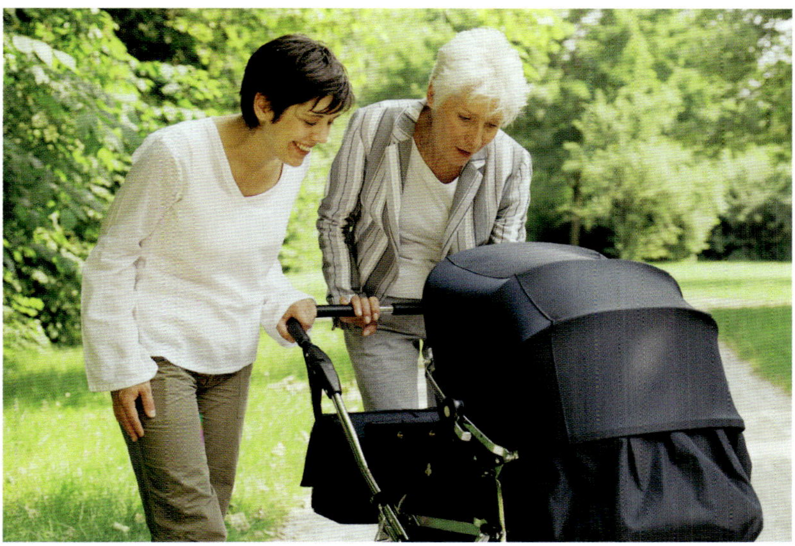

Besondere Beziehung Die Großeltern des Babys werden Ihnen sicher gerne bei jeder Gelegenheit aushelfen und die Beziehung, die sich zwischen ihnen und dem Baby entwickelt, wird beide Seiten glücklich machen. Auch wenn Ihnen manche Ratschläge überholt vorkommen, sollten Sie nicht vergessen, dass sie immer gut gemeint sind. Und Großeltern haben oft so manchen Trick parat, der Ihnen in schwierigen Momenten helfen kann.

Die lieben Großeltern

Studien zeigen, dass sich eine enge Beziehung zur Großfamilie positiv auf das Baby auswirken kann.

Wichtige Verbindung Kinder, die im Netzwerk einer Großfamilie aufwachsen, sind häufig gebildeter, glücklicher und erfolgreicher im Leben. Die Großeltern bieten nicht nur bedingungslose Liebe, sondern auch die Möglichkeit, alles zu lernen, was Werte, Glauben, Tischmanieren, Respekt, Etikette, soziale Fähigkeiten, Verantwortung, Beziehungen und die Familiengeschichte betrifft. Unterschätzen Sie nicht die Bedeutung dieser Beziehung für Ihr Kind, während es zu einem jungen Mann oder einer jungen Frau heranwächst.

Familienleben

Konzentrieren Sie sich auf all die positiven Aspekte des Familienlebens, während Sie sich an Ihr neues Leben mit dem Neugeborenen gewöhnen, und arbeiten Sie an den Beziehungen, die ein Leben lang bestehen werden.

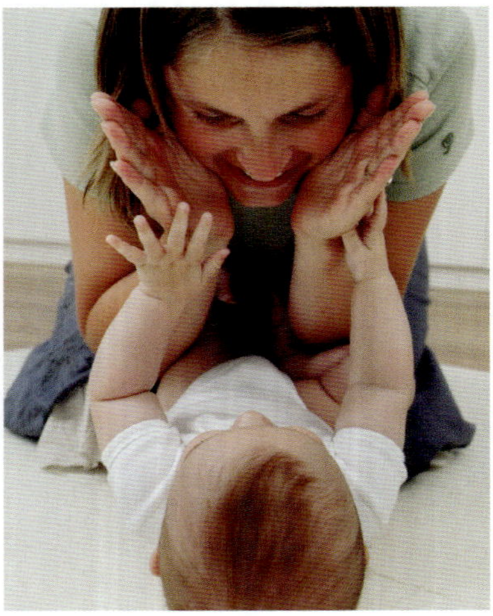

Ohne Partner Ein Kind allein großzuziehen, ist nicht leicht. Die enge Beziehung zu Ihrem Kind wird Sie jedoch für all die Mühen entlohnen.

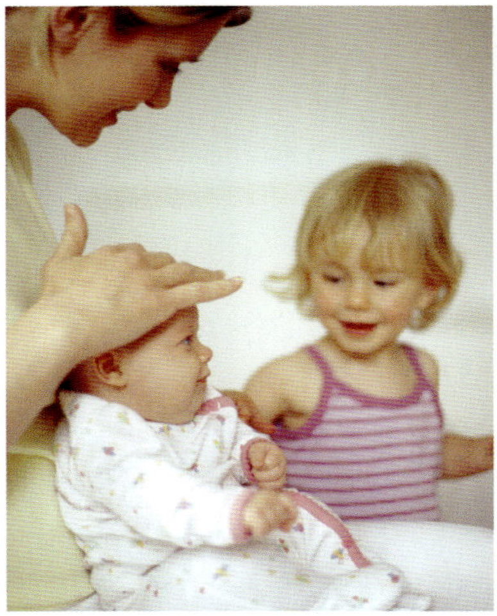

Rivalitäten Vielleicht sind Ihre anderen Kinder eifersüchtig auf das Baby. Beziehen Sie sie bei dessen Pflege mit ein, damit sie sich nicht abgeschoben fühlen.

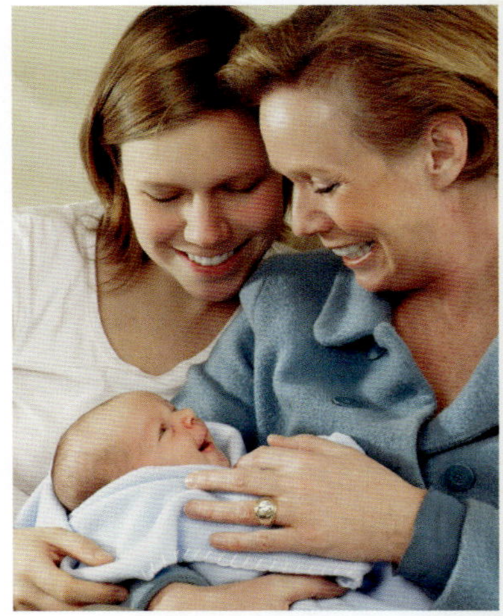

Hilfe Die Großfamilie bietet dem Baby Wärme und Geborgenheit – und Ihnen die Möglichkeit, ab und zu eine willkommene Pause von der Mutterschaft einzulegen.

Alleinerziehende

Es wird viel über die negativen Aspekte des Lebens von Kindern mit nur einem Elternteil geredet. Man sollte jedoch niemals vergessen, wie stark und schön die Bindung zwischen Ihnen und Ihrem Baby ist. Allein erziehen heißt nicht, dass Sie für Ihr Kind nicht Ihr Bestes geben.

Hilfe annehmen Sie brauchen unbedingt Zeit für sich selbst. Ihr Kind profitiert nicht von einer völlig erschöpften Mutter. Daher sollten Sie versuchen, ein Hilfsnetzwerk zu knüpfen, sodass Sie ab und zu eine Pause einlegen können. Wenn Sie sich mit großen Entscheidungen überfordert fühlen, fragen Sie Freunde, Familie oder den Arzt um Rat. Es gibt viele Organisationen, die Ihnen zur Seite stehen (s. S. 188). Nutzen Sie alle finanziellen Vergünstigungen, die Ihnen zustehen. Babys sind teuer!

Den Vater einbeziehen Gestehen Sie, wenn möglich, dem Vater eine Rolle im Leben seines Kindes zu. Auch wenn Ihr Verhältnis zu ihm nicht das beste ist, stellen Sie vielleicht fest, dass Sie als Eltern besser kooperieren, als Sie dachten.

Selbstvertrauen Alleinerziehende haben einen schweren Stand, doch mindestens genauso viel Liebe und gute Absichten für ihr Baby wie Elternpaare. Ihr Baby kann und wird in Ihrer Obhut ganz sicher genauso gut wachsen und gedeihen.

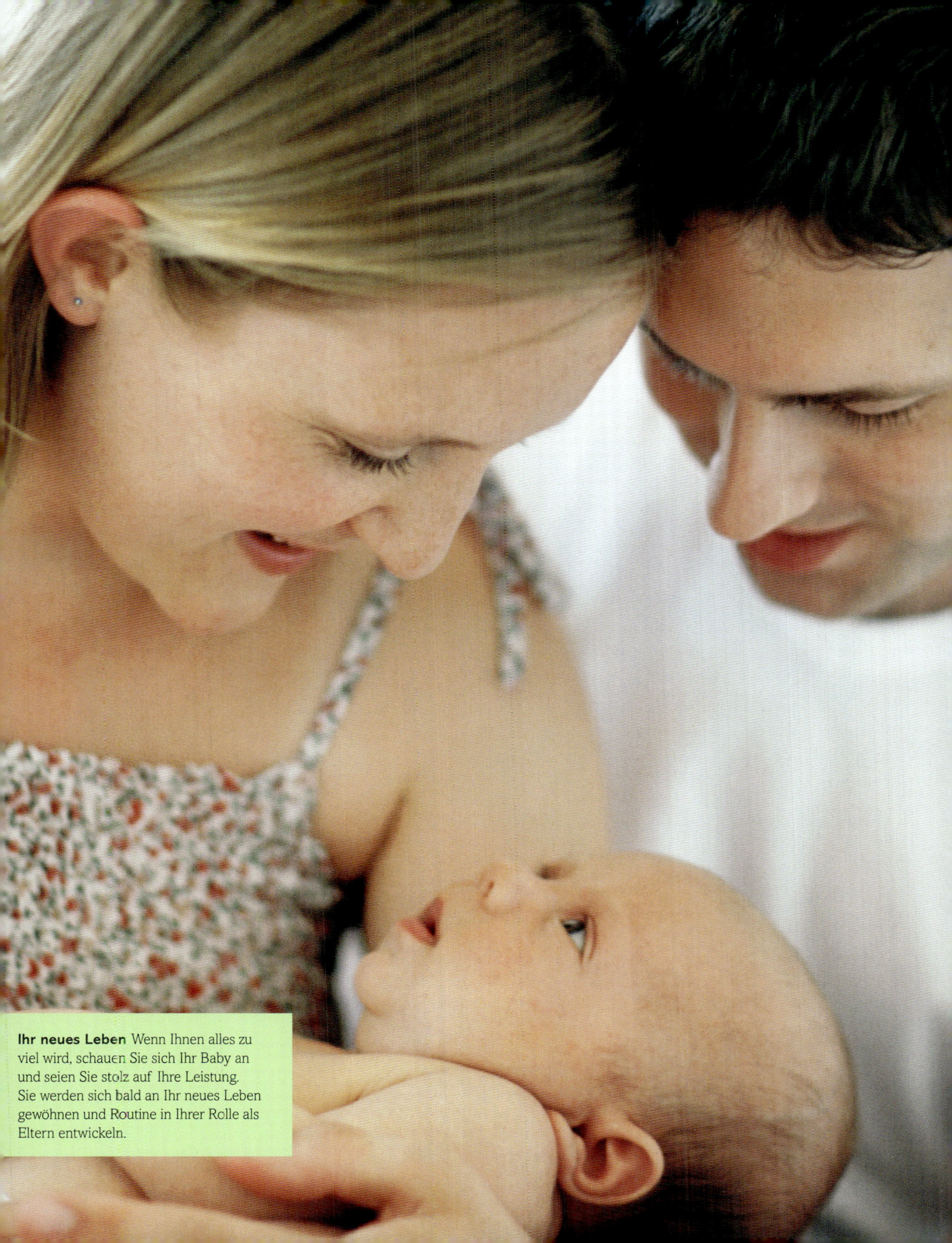

Ihr neues Leben Wenn Ihnen alles zu viel wird, schauen Sie sich Ihr Baby an und seien Sie stolz auf Ihre Leistung. Sie werden sich bald an Ihr neues Leben gewöhnen und Routine in Ihrer Rolle als Eltern entwickeln.

Die postnatale Untersuchung

Etwa sechs bis acht Wochen nach der Geburt wird Ihr Frauenarzt bei einem Check-up Ihr körperliches und seelisches Befinden untersuchen.

EXTRATIPP

Sie können wieder Sex mit dem Partner haben, sobald Sie sich dabei wohlfühlen. Suchen Sie jedoch bei Schmerzen oder Unwohlsein den Arzt auf.

Das wird untersucht

Ihr Arzt wird Ihnen wahrscheinlich folgende Fragen stellen:

- ★ Wie verlief die Geburt?
- ★ Haben Sie Sorgen oder Fragen bezüglich Ihres allgemeinen Befindens?
- ★ Heilen Dammnaht oder Kaiserschnittnarbe gut?
- ★ Ist der Ausfluss normal und hat die Periode wieder eingesetzt?
- ★ Funktionieren Blase und Darm normal?
- ★ Stillen Sie?
- ★ Wie geht es Ihnen psychisch seit der Geburt?
- ★ Wie ist Ihre Stimmung?
- ★ Wie ernähren Sie sich und bewegen Sie sich regelmäßig?
- ★ Wie schlafen Sie?
- ★ Wissen Sie schon, welche Art von Verhütung Sie nun praktizieren wollen?
- ★ Rauchen Sie?
- ★ Werden Sie zu Hause ausreichend unterstützt?
- ★ Haben Sie Sorgen oder Fragen bezüglich Ihres Babys?
- ★ Ist das Baby zufrieden, gesund und entwickelt es sich gut?

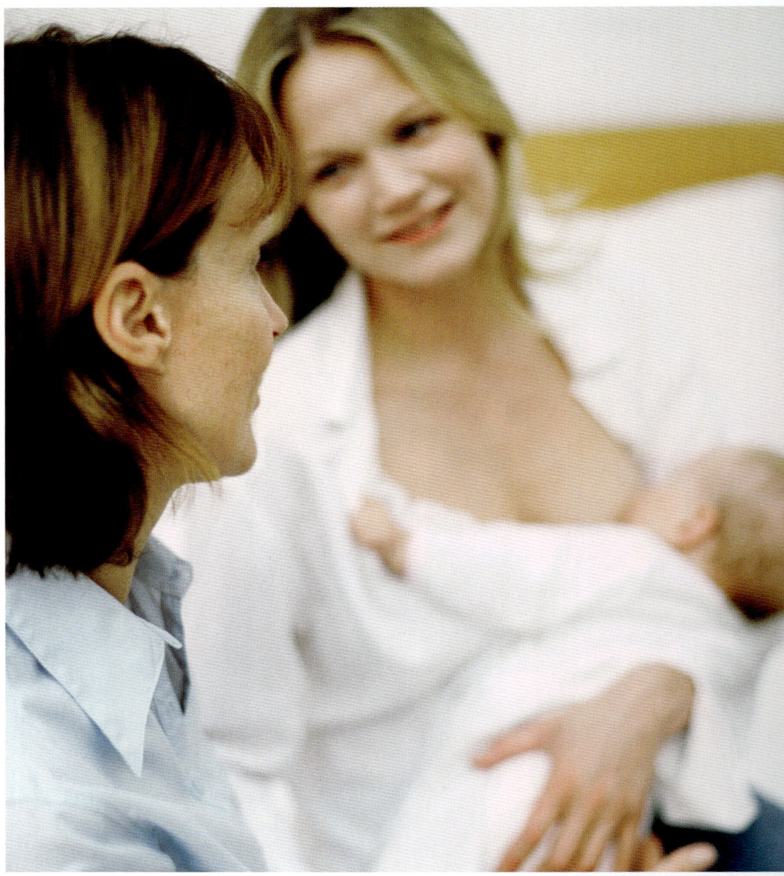

Seien Sie ehrlich Ihr Arzt wird Sie fragen, wie Sie Ihr Baby füttern und alle Probleme mit Ihnen besprechen. Sagen Sie ihm offen, wenn Sie irgendwo Schwierigkeiten haben. Der »Babyblues« ist normal, aber eine postnatale Depression (s. S. 175) kann für Sie und das Baby gefährlich werden. Ihr Arzt kann Ihnen helfen, aber nur, wenn Sie mit ihm reden.

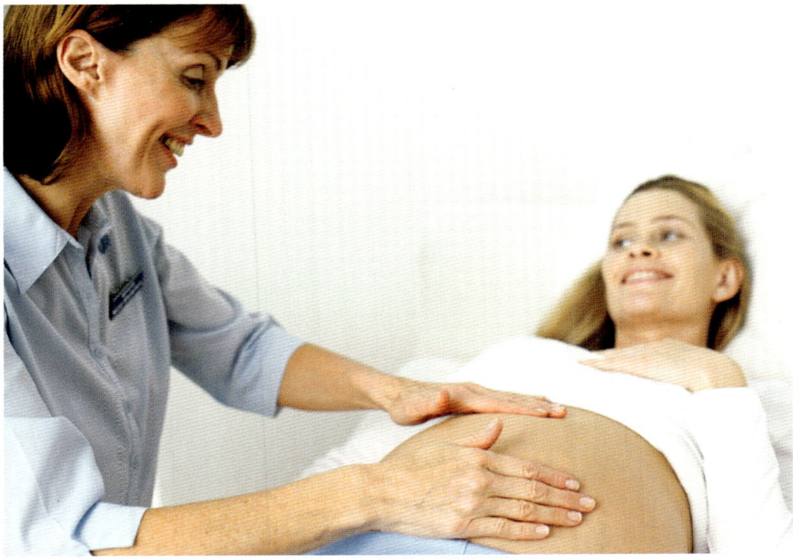

Körperliche Untersuchung Ihr Arzt prüft durch Abtasten, ob der Uterus nach der Geburt wieder auf normale Größe geschrumpft ist. Er wird Sie fragen, ob noch ungewöhnlicher Ausfluss oder Blutungen bestehen. Wenn Sie einen Kaiserschnitt hatten, wird er sich die Narbe genau ansehen, ebenso wie Ihre Dammnaht. Eine vaginale Untersuchung ist dagegen nicht nötig.

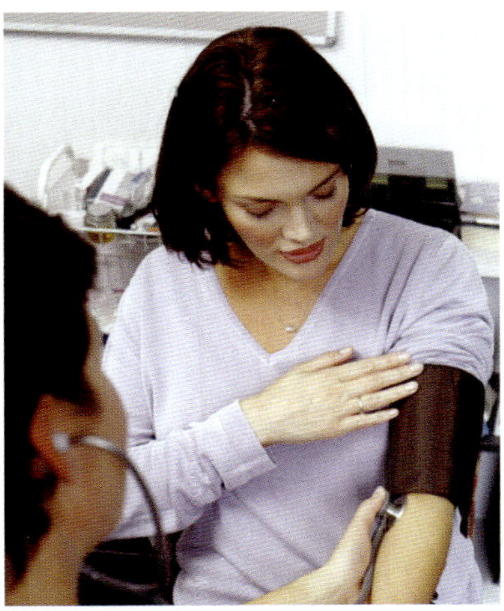

Tests Ihr Blutdruck wird gemessen. Wenn Sie Schwangerschaftsdiabetes hatten, werden auch Blut und Urin getestet. Bei Frauen, die während der Schwangerschaft an Blutarmut (Anämie) litten, werden die Eisenwerte überprüft.

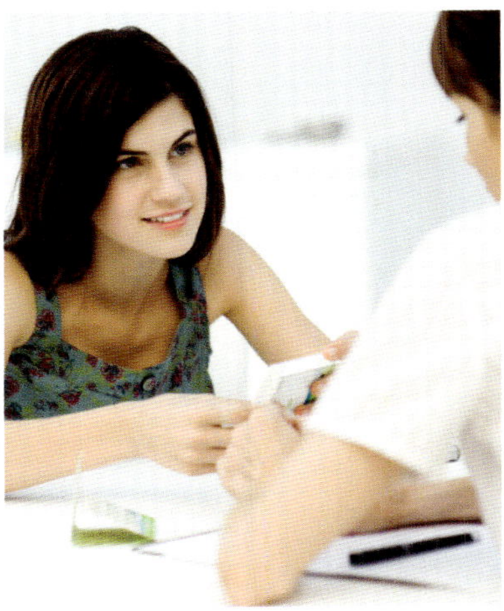

Geburtenkontrolle Ihr Arzt wird mit Ihnen über Verhütung sprechen und Ihnen bei der Wahl der richtigen Methode helfen. Zwar kann es sein, dass Sie während der Stillzeit nicht schwanger werden, aber Sie sollten sich darauf nicht verlassen.

Gymnastik nach der Geburt

Kurz nach der Geburt können Sie mit Beckenbodenübungen (s. S. 30–31) und etwas Bauchmuskeltraining beginnen, aber überanstrengen Sie sich nicht.

Vorsicht Nach einem Kaiserschnitt fällt Ihnen Gymnastik eventuell schwer. Gehen Sie nach Ihrem eigenen Tempo vor und hören Sie auf, wenn Sie sich unwohl fühlen.

Langsam beginnen Probieren Sie ein paar Stretchingübungen, während das Baby schläft oder in seinem Sitz neben Ihnen liegt. Ihm wird Ihre Aktivität gefallen. Dehnen Sie sich nur so weit, wie es angenehm für Sie ist. Muskeln und Bänder sind noch weich und es dauert eine Zeit, bis in Ihrem Körper wieder alles »normal« ist. Schwimmen ist entspannend und zugleich ein aerobisches Training. Sie können damit beginnen, sobald der Wochenfluss aufgehört hat.

Wohlbefinden Bewegung hilft, Stress abzubauen, und sie kann die Stimmung heben, weil Glückshormone ins Blut ausgeschüttet werden.

Kräfte sparen Denken Sie noch nicht übers Abnehmen nach. Solange Sie stillen, müssen Sie ausreichend essen, um den Milchfluss zu erhalten und die Milch mit allen nötigen Nährstoffen anzureichern. Außerdem brauchen Sie als frisch gebackene Mutter jede Menge Energie. Wenn Sie sich gesund ernähren und auf Süßes verzichten, werden Sie von selbst Gewicht verlieren. Kommt noch regelmäßige Bewegung dazu, werden Sie bald wieder so aussehen wie vor der Schwangerschaft.

Untersuchung beim Kinderarzt

Etwa um die Zeit, wenn Sie Ihre postnatale Untersuchung haben, steht bei Ihrem Baby eine weitere Untersuchung (U3) beim Kinderarzt an.

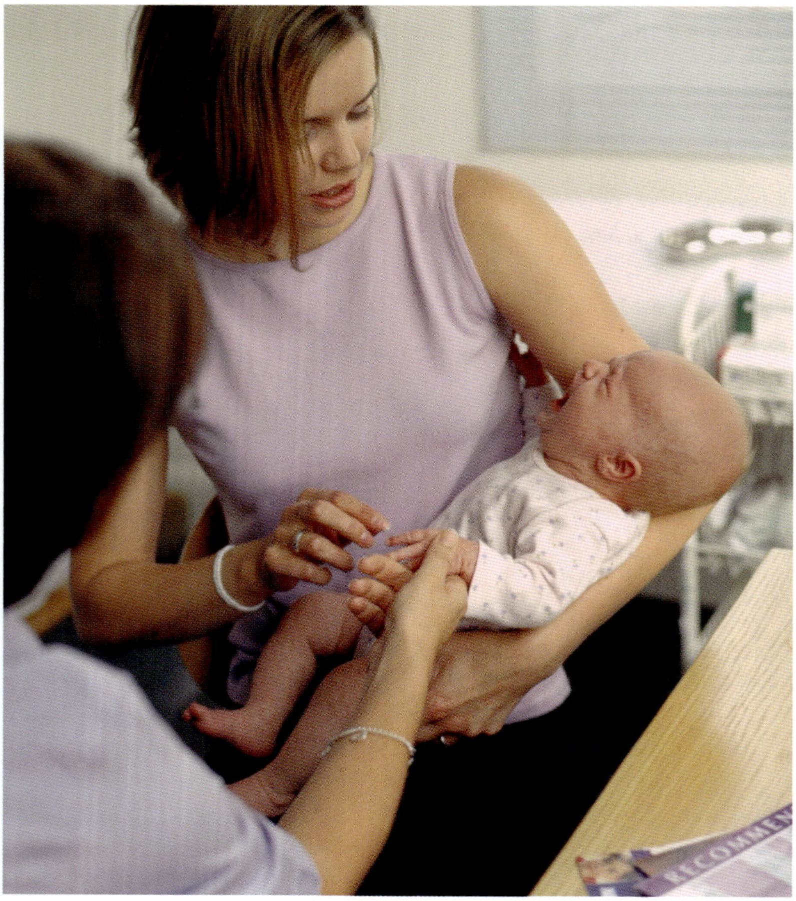

Beruhigende Worte Das Baby wird vielleicht heftig protestieren, wenn Sie es zur Untersuchung ausziehen. Bleiben Sie ruhig, sprechen Sie mit ihm und geben Sie ihm ein Schmusetier, das es kennt. Legen Sie notfalls eine Pause ein, bis es sich wieder entspannt hat. Jeder Kinderarzt weiß, dass Babys oft nicht sehr kooperativ sind.

Das wird untersucht

Alle Befunde werden in das Untersuchungsheft Ihres Kindes eingetragen.

★ Das Baby wird von Kopf bis Fuß durchgecheckt. Seine Augen werden mit einem Ophthalmoskop untersucht. Der Arzt prüft Mund, Ohren, Hals, Hände und Füße. Er testet Muskelspannung und Kopfkontrolle. Auch Wirbelsäule, Bauch, Brust und Anus werden untersucht. Bei einem Jungen schaut der Arzt den Penis und das Skrotum an und prüft, ob die Hoden herabgewandert sind.

★ Hörtest. Der Arzt wird Sie fragen, ob das Baby bei lauten Geräuschen erschrickt und ob es gurrende Laute von sich gibt.

★ Sehtest. Der Arzt wird Sie fragen, ob das Baby Ihr Gesicht fixiert und Ihnen mit den Augen folgt.

★ Der Bauch des Babys wird abgetastet und die Hüften werden nach Zeichen von Instabilität oder Luxation überprüft.

★ Man wird Sie fragen, ob das Baby gut schläft und ob es (wegen der SIDS-Gefahr) auf dem Rücken schläft.

WICHTIG

Kein Grund zur Sorge, wenn Ihr Baby seit der Geburt noch nicht allzuviel gewachsen ist. Manche Kinder sind einfach kleiner und zarter als andere.

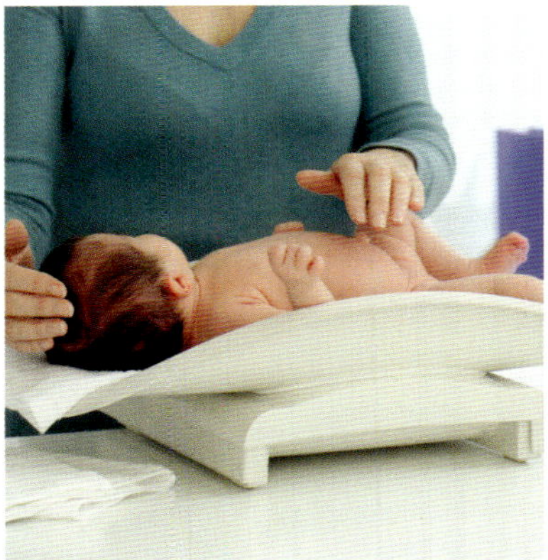

Gewicht Das Gewicht des Babys wird in das Somatogramm im Untersuchungsheft eingetragen. So kann mitverfolgt werden, ob das Kind ungefähr auf derselben Perzentile bleibt wie bei der Geburt. Es ist normal, wenn das Baby in den ersten Wochen Gewicht verliert. Bei der U3 sollte es das Geburtsgewicht wieder erreicht haben.

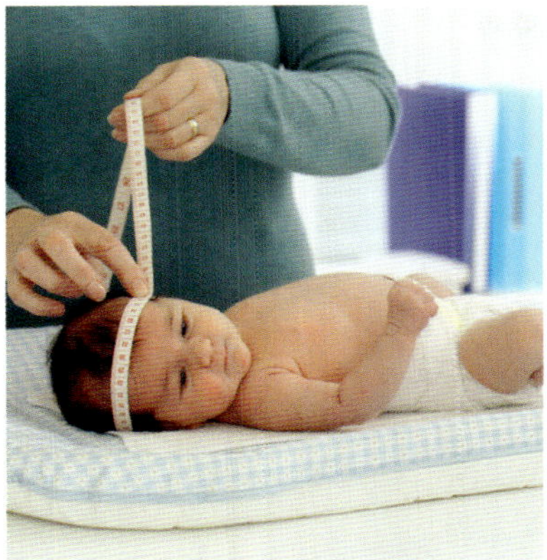

Wachstum Die Körperlänge und der Kopfumfang werden ebenfalls gemessen und im Somatogramm eingetragen, damit die Entwicklung mitverfolgt werden kann. Keine Sorge, wenn das Wachstum nicht in einer geraden Linie nach oben ansteigt. Das ist völlig normal und wird beim nächsten Wachstumsschub wieder eingeholt.

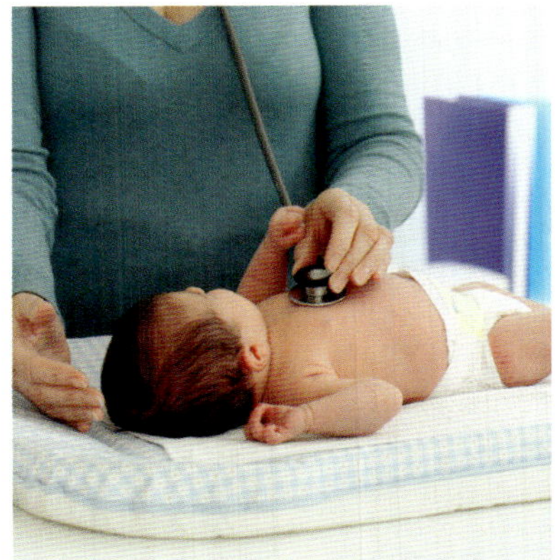

Vitalzeichen Der Arzt wird das Herz des Babys abhören. Falls nach der Geburt leichte Herzgeräusche festgestellt wurden, wird er prüfen, ob diese inzwischen verschwunden sind. Sollten Probleme auftreten, werden Sie an einen Spezialisten überwiesen. Auch die Atmung des Babys wird auf Regelmäßigkeit überprüft.

Impfungen

Die Immunisierung gegen die schwersten Kinderkrankheiten beginnt bereits im Alter von zwei Monaten. Auch wenn es Ihnen schwerfällt mitanzusehen, wie Ihr Baby schon so früh »gepieckst« wird, seien Sie beruhigt: Die kleinen Piekser sind schnell vergessen.

Vorbereitungen Das Baby wird die Impfprozedur nicht klaglos über sich ergehen lassen. Bringen Sie also auf jeden Fall ein tröstendes Kuscheltier oder einen Schnuller mit und sprechen Sie liebevoll mit ihm. Eventuell bekommt das Baby nach der Impfung etwas Temperatur, wird müde oder quengelig. Sollte es hohes Fieber oder einen Ausschlag bekommen oder sich übergeben, rufen Sie sofort den Arzt an. In den meisten Fällen hilft Paracetamol.

Impfpass Alle Impfungen werden in einen sogenannten Impfpass eingetragen, den Sie zu jeder Untersuchung mitbringen sollten. Notieren Sie auch alle beobachteten Nebenwirkungen. Dies kann bei weiteren Impfungen nützlich sein.

Alter	Impfung
★ 2 Monate	Sechsfachimpfung (Tetanus, Diptherie, Pertussis (Keuchhusten), Hib (Haemophilus influenzae Typ B), Hepatitis B und Polio (Kinderlähmung), Pneumokokken
★ 3 Monate	Sechsfachimpfung, Pneumokokken
★ 4 Monate	Sechsfachimpfung, Pneumokokken
★ 11–14 Monate	Sechsfachimpfung, Masern, Mumps, Röteln, Windpocken, Meningokokken, Pneumokokken
★ 15–23 Monate	Masern, Mumps, Röteln, Windpocken, Meningokokken

Ausblicke

Die ersten Lebensmonate des Babys vergehen wie im Flug. Aus dem hilflosen Wesen ist bald eine kleine Persönlichkeit geworden, die Ihre Welt bereichern, aber auch auf den Kopf stellen wird.

WICHTIG

Die »Entwicklungsstufen« sind nur grobe Anhaltspunkte dafür, was ein Baby zu welchem Zeitpunkt können sollte. Keine Sorge, wenn Ihres etwas hinterher ist.

So entwickelt sich Ihr Baby

Mit drei Monaten kann ihr Baby

- ★ Gegenstände reflexartig fassen.
- ★ den Kopf heben.
- ★ Saugen, Schlucken und Atmen koordinieren.
- ★ bewusst lächeln.
- ★ aufhören zu weinen, wenn man es hochhebt.
- ★ unterschiedliche Laute von sich geben, wenn es müde oder hungrig ist oder Schmerzen hat.
- ★ gurren, wenn man es anspricht.
- ★ seine Eltern erkennen.
- ★ bewegliche Objekte oder Gesichter in 20–25 cm Entfernung mit den Augen verfolgen.
- ★ den Kopf nach Geräuschen drehen.

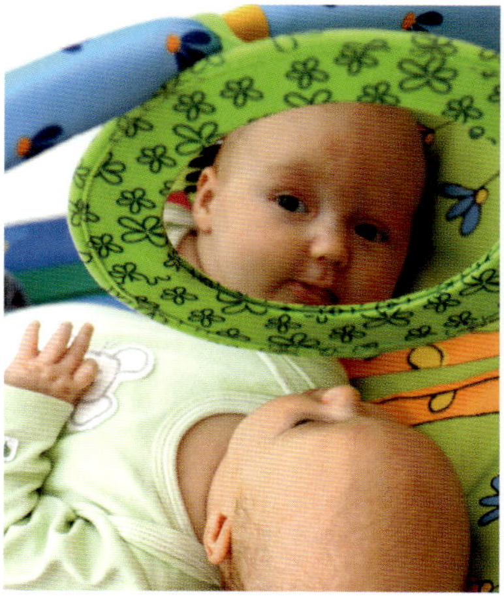

Spielen Unterschätzen Sie nicht die Bedeutung des Spielens für die Entwicklung Ihres Babys. Es lernt dadurch viel über seine Umwelt und entwickelt notwendige Koordinationsfähigkeiten.

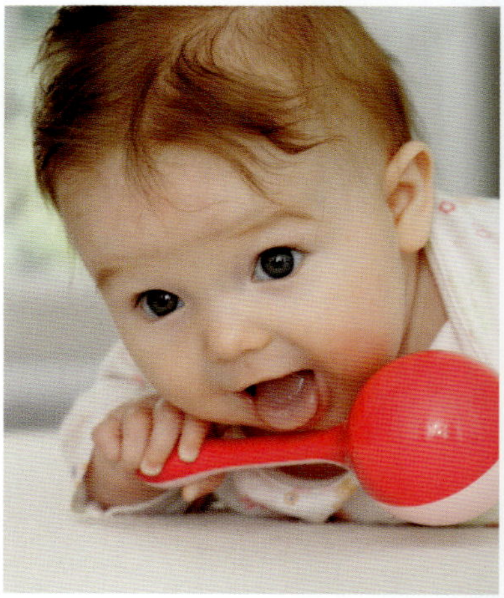

Kopfkontrolle Ende des ersten Monats hebt das Baby für kurze Zeit den Kopf und dreht ihn zur Seite, wenn es auf dem Bauch liegt. Mit sechs Monaten hat es vollständige Kontrolle über seinen Kopf.

Die Wahl des Babysitters

Die ersten Male kommt es Ihnen sicher seltsam vor, Ihr Baby in die Obhut einer anderen Person zu geben. Ein zuverlässiger Babysitter ist Gold wert und Sie sollten frühzeitig damit beginnen, jemanden zu suchen, dem Sie vertrauen, sodass Sie Ihr Kind guten Gewissens bei ihm zurücklassen.

Vertrauen Vielleicht passt die ersten Male eine Freundin oder eine Verwandte auf Ihr Baby auf. Erklären Sie ihr, wie sie das Baby beruhigen kann und wie oft es gefüttert oder gewickelt werden soll.

Überprüfen Führen Sie ein längeres Gespräch mit potentiellen Babysittern und fragen Sie nach Referenzen. Suchen Sie jemanden, der Erfahrung mit Neugeborenen und vielleicht einen Erste-Hilfe-Ausweis hat. Babysitter sollten idealerweise mindestens 16 Jahre alt sein. Unter Umständen können aber auch jüngere gut sein, vor allem, wenn sie selbst kleine Geschwister haben.

Vorstellen Machen Sie Ihr Baby schon vor dem Ausgehtermin mit seinem Babysitter bekannt. Vielleicht verschläft es die Zeit, in der Sie nicht da sind, komplett. Aber falls es aufwacht, sollte es jemanden sehen, den es kennt. Hinterlassen Sie immer Ihre Handynummer sowie die Telefonnummer des Kinderarztes.

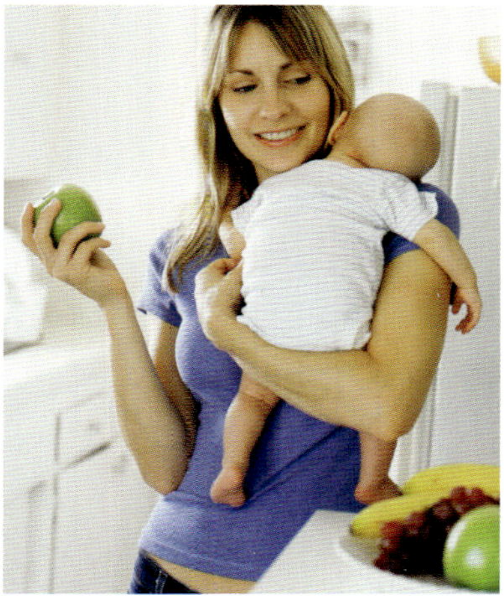

Achten Sie auf sich Der Alltag wird mit der Zeit leichter, aber Mutterschaft ist anstrengend und Sie müssen auf sich achten. Ernähren Sie sich gesund und vollwertig. Snacks sind okay, sollten aber nicht aus Süßigkeiten bestehen. Frisches Obst hält Ihren Blutzuckerspiegel konstant.

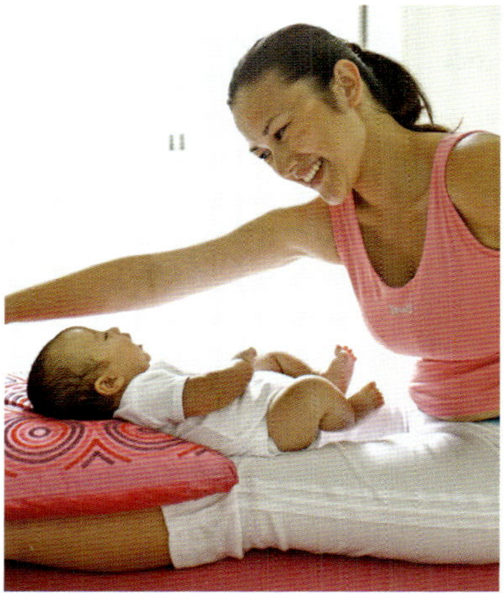

In Form kommen Wenn das eine Priorität für Sie ist, gibt es keinen Grund, Ihren Sprößling außen vor zu lassen. Er liebt es, Ihnen bei Turnübungen zuzuschauen. Schon etwas Stretching während des Spielens mit dem Baby kann helfen, dass Sie allmählich wieder fit und beweglich werden.

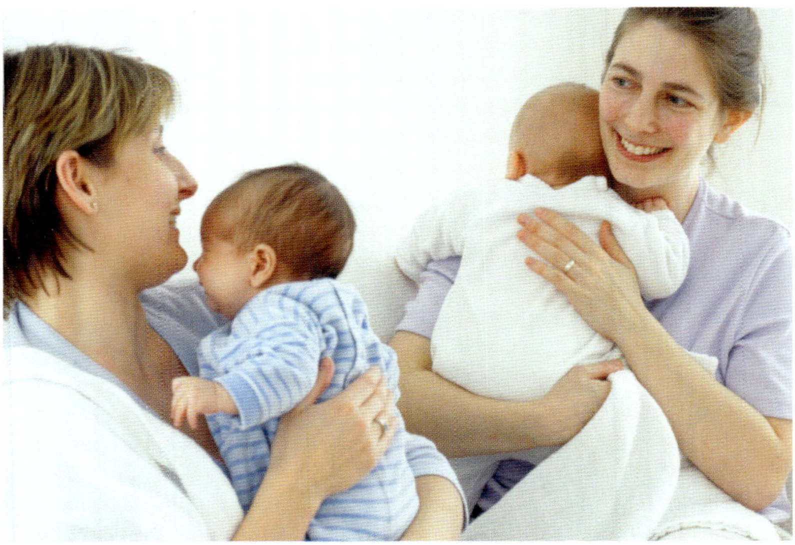

Neue Perspektiven Einer der schönsten Aspekte der Elternschaft ist es, Ihrem Baby viele neue Erfahrungen zu ermöglichen. Alles, was Sie mit ihm unternehmen, ist interessant und unterhaltsam, und auch Sie fangen vielleicht an, die Welt um sich herum mit anderen Augen zu sehen. Schon für die Allerkleinsten werden Aktivitäten angeboten. So können Sie zum Beispiel zum Babyschwimmen gehen, sobald Ihr Kind sechs bis acht Wochen alt ist.

Das soziale Leben nicht vernachlässigen

Es mag unmöglich erscheinen, gesellschaftlich wieder genauso aktiv zu werden wie vor dem Baby, aber es ist einen Versuch wert.

Die Mühe lohnt sich Vielleicht müssen Sie sich überschlagen, um rechtzeitig fertig zu werden, aber Sie sollten unbedingt versuchen, wieder unter die Leute zu gehen. Sie haben dann nicht nur Gelegenheit, Fotos von Ihrem Baby herumzuzeigen, sondern können auch Ihre »Batterien« wieder aufladen.

Neue Interessen Mag sein, dass Ihre Interessen nun etwas anders liegen als vor der Geburt. Dennoch bietet ein Plausch mit Freundinnen oder ein Kinobesuch eine willkommene Pause von den Anforderungen des Mutterseins. Es gibt sogar Hinweise darauf, dass derartige Aktivitäten eine postnatale Depression verhindern können.

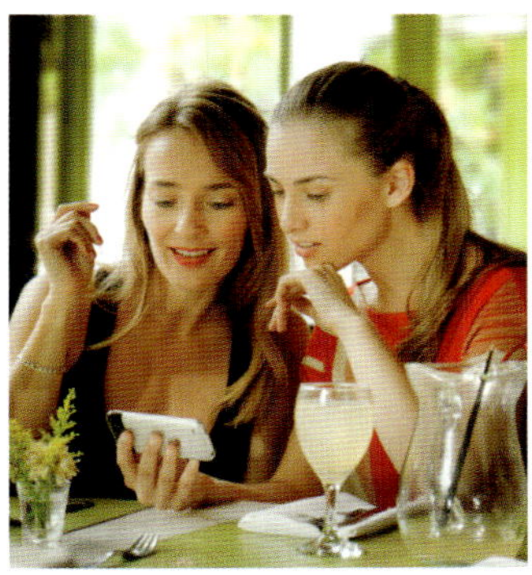

Kontakt Ausgehen mit Freundinnen sorgt für gute Laune und verschafft Ihnen eine wohlverdiente Pause.

Die schönste Zeit

Ihr Baby wird sich in den nächsten Monaten schnell verändern. Genießen Sie also die Zeit mit Ihrem Baby und erfreuen Sie sich an seiner Gesellschaft.

EXTRATIPP
Spielen, singen und mit dem Baby reden legt den Grundstein für seine angehenden sozialen Fähigkeiten und kann auch die kognitive Entwicklung fördern.

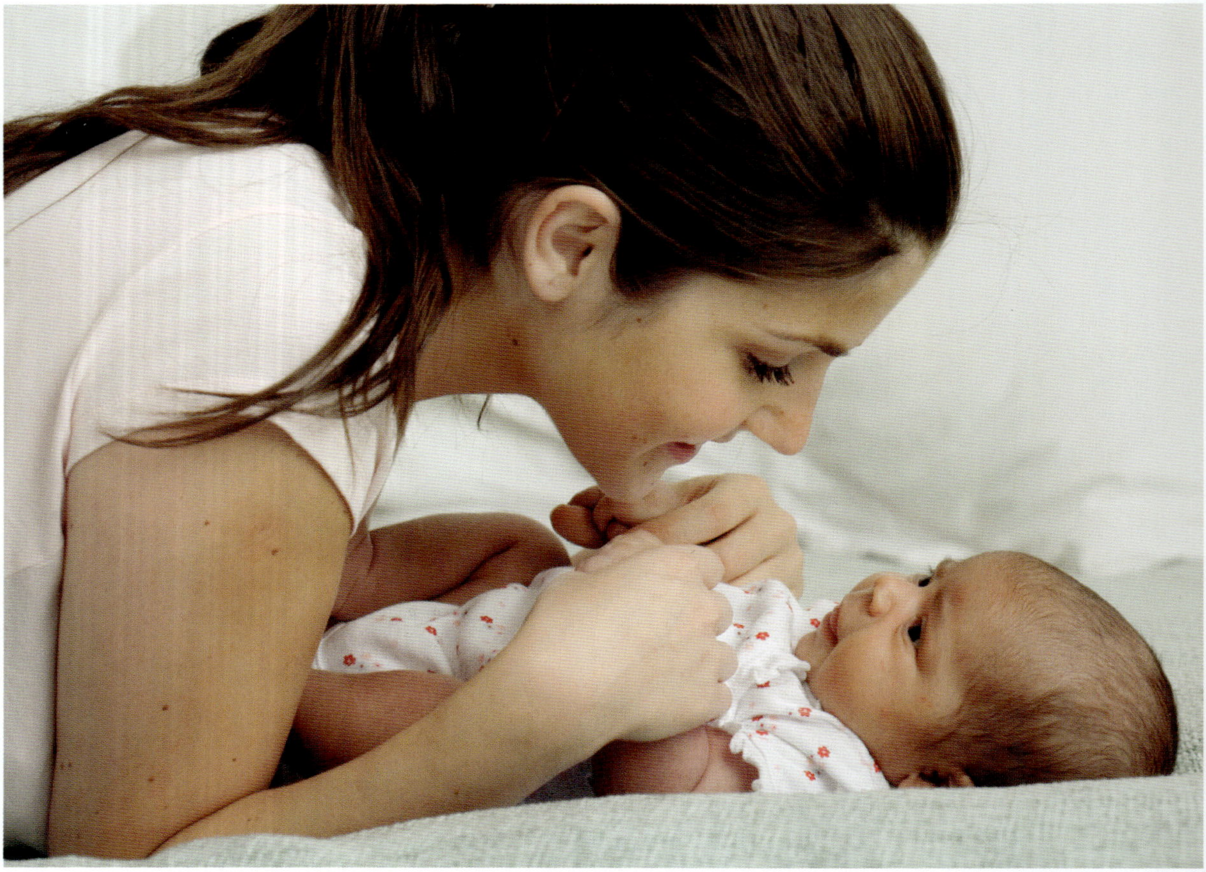

Gegenseitige Bewunderung Babys sind leicht zu unterhalten und erfreuen sich an den einfachsten Dingen. Der Klang Ihrer Stimme, der vertraute Anblick Ihres Gesichtes, ein zärtliches Knuddeln und ein lustiges »Kuckuck-Da!« sorgen für endloses Vergnügen. Noch wichtiger ist aber, dass es das Vertrauen des Babys und die Gewissheit bestärkt, dass Sie es bedingungslos lieben und alle Zeit der Welt für es haben. Auch eine gestresste, schlecht gelaunte Mutter schmilzt dahin, wenn ein bewunderndes Gesicht zu ihr aufblickt.

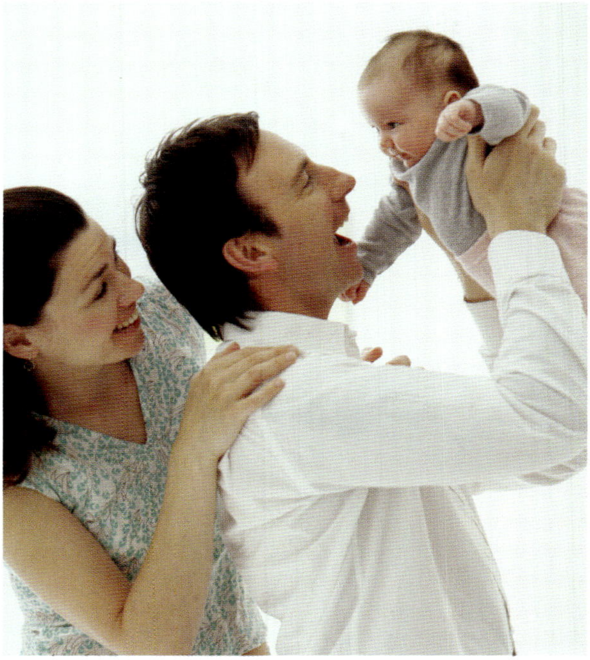

Familienzeit Auch wenn Sie am liebsten alleine sein möchten, wenn sich Ihr Partner ums Baby kümmert, ist es wichtig, dass Sie Zeit als Familie verbringen. Es stärkt die Beziehung untereinander und gibt dem Baby das Gefühl von Geborgenheit.

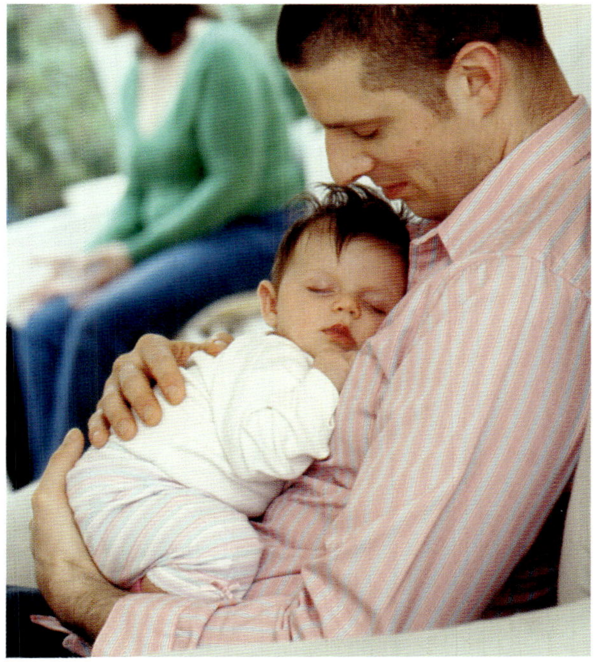

Magische Momente Die kleinen Momente allein mit dem Baby stärken die Bindung. Ihre bedingungslose Liebe wird alles durchdringen, was Sie tun, also kümmern Sie sich nicht darum, ob es nun richtig oder falsch sein könnte. Genießen Sie die Zeit mit dem Baby.

Dem Bauchgefühl vertrauen

Junge Eltern schwanken meist zwischen Vernarrtheit, Freude, totaler Verwirrtheit und Erschöpfung. Denken Sie stets daran, dass es für Ihr Handeln kein Richtig oder Falsch gibt. Hören Sie auf Ihr Bauchgefühl, entspannen Sie sich und legen Sie von Zeit zu Zeit eine kleine Pause ein.

Sie schaffen das! Es gibt mehr als einen Weg, ein gesundes, glückliches Kind großzuziehen. Wir neigen dazu, uns auf Handbücher zu verlassen, die das Selbstvertrauen untergraben, anstatt auf das eigene Bauchgefühl zu hören und all die hilfreichen Tipps nur als Grundlage für eine eigene, individuelle Art der Babypflege zu sehen. Die Liebe zu Ihrem Baby ist das Wichtigste, was Sie ihm bieten können. So lange es geborgen, sauber und satt ist und etwas Unterhaltung hat, wird es wachsen und gedeihen.

Sie kennen Ihr Baby am besten Manchmal weiß man nicht, wie man das eine oder andere Problem lösen soll. Ihr Arzt, Ihre Eltern oder Freunde haben sicher viele Vorschläge parat, aus denen Sie den für Ihre Situation am besten geeigneten aussuchen können. Hören Sie aber auch auf Ihre Instinkte, vor allem, wenn Ihr Baby krank ist. Über alles, was vom Normalzustand abweicht, sei es hohes Fieber, ungewöhnlich aussehender Stuhlgang, große Schwäche oder Müdigkeit, Erbrechen und Ausschlag, sollte der Arzt informiert werden. Hören Sie jedoch auch auf Ihr Bauchgefühl, wenn Sie ohne erkennbare Anzeichen einfach nur spüren, dass etwas nicht stimmt.

Genießen Die ersten Tage gehen schnell vorbei und Sie werden bald wissen, was die unterschiedlichen Laute Ihres Babys bedeuten und wie Sie es trösten können. Je mehr Routine Sie im Alltag gewinnen, desto besser können Sie sich entspannen und Ihre Rolle als Eltern genießen. Und dann kann der Spaß so richtig beginnen!

Nützliche Adressen

Eltern
Internetauftritt der Zeitschrift ELTERN mit umfassenden Informationen zu allen Fragen rund um Schwangerschaft, Geburt und Baby
www.eltern.de

SCHWANGERSCHAFT

Gynäkologen
Online-Suche nach Fachärzten für Frauenheilkunde und Geburtshilfe
www.frauenaerzte.de

Arbeitsgemeinschaft Gestose-Frauen e.V. Deutschland
www.gestose-frauen.de
(+49) 02835 2628

Arbeitsgemeinschaft Gestose-Frauen e.V. Österreich
www.gestose-frauen.at
(+43) 0699 194 86 200

Arbeitsgemeinschaft Gestose-Frauen Schweiz
www.gestose-frauen.ch

Berufsverband der Yoga Vidya Lehrer/innen e.V.
Yoga in der Schwangerschaft
www.yoga-vidya.de
(+49) 05234 87-0

Raucherentwöhnung
Tipps, Foren und Online-Suche für Therapeuten und Nichtraucherkurse
www.tabakfrei.de

Pilates
Pilates-Übungen und Online-Suche nach Trainern
www.pilates.de

Appella
Telefon- und Online-Beratung für Schwangere
www.appella.ch
(+41) 044 273 06 60

Pränataldiagnostik
Informationen über vorgeburtliche Untersuchungsmethoden
www.praenataldiagnostik-info.de

WEHEN UND GEBURT

Deutscher Hebammenverband
www.hebammenverband.de
(+49) 0721 98189-0

Geburtsallianz Österreich
Viele Informationen und Links rund um die Geburt
www.geburtsallianz.at
(+43) 0650-41 32 888

Hebammenzentrum Österreich
www.hebammenzentrum.at
(+43) 1 408 80 22

Schweizerischer Hebammenverband
www.hebamme.ch
(+41) 031 332 6340

BABY

Babynahrung
Aktionsgruppe Babynahrung e.V.
www.babynahrung.org
(+49) 0551 531 034

Babymassage
Deutsche Gesellschaft für Baby- und Kindermassage e.V.
www.dgbm.de
(+49) 0781 970 28 22

La Leche Liga
Stillberatung
www.lalecheliga.de
(+49) 02484 9184 087
www.lalecheliga.at
(+43) 0650 871 21 96
www.lalecheleague.ch
(+41) 049 833 04 42

RECHTE UND LEISTUNGEN

Gesetze im Internet
Gesetz zum Schutz der erwerbstätigen Mutter
www.gesetze-im-internet.de/muschg/

Familien-Wegweiser
Informationen über alle finanziellen Leistungen, Dienstleistungen, Bildungs- und Beratungsleistungen für Familien und Alleinerziehende
www.familien-wegweiser.de
(+49) 030 201 791 30

Mütterhilfe Schweiz
www.muetterhilfe.ch
(+41) 044 241 63 43

Homosexuelle Eltern
Initiative lesbischer und schwuler Eltern
www.ilse.lsvd.de
(+49) 0221 92 59 61-0

Gesetzliche Leistungen Österreich
www.help.gv.at
(+43) (01) 531 15-0

RAT UND HILFE

Kindergesundheit
Informationen, Rat und Hilfe rund um die Gesundheit und Entwicklung von Kindern und Jugendlichen der Bundeszentrale für gesundheitliche Aufklärung
www.kindergesundheit-info.de
(+49) 0221 8992-0

Profamilia
Deutsche Gesellschaft für Familienplanung, Sexualpädagogik und Sexualberatung e.V.
www.profamilia.de
(+49) 069 269 577 90

Engelskinder
Hilfe für Eltern von fehl-, früh- oder totgeborenen Kindern
www.engelskinder.de
(+49) 03877 69352

Down-Syndrom
Arbeitskreis Down-Syndrom
www.down-syndrom.org.
(+49) 0521 442 998

Das frühgeborene Kind
Dachverband der Elterninitiativen und Fördervereine für Frühgeborene und kranke Neugeborene
www.fruehgeborene.de
(+49) 0800 875 877 0

Nakos
Nationale Kontakt- und Informationsstelle zur Anregung und Unterstützung von Selbsthilfegruppen
www.nakos.de
(+49) 030 3101 8980

Psychische Erkankungen
Hilfe und Einrichtungen in Deutschland, Österreich und der Schweiz
www.mutter-kind-behandlung.de

Familienberatung Österreich
mit Online-Suche nach Beratungsstellen
www.familienberatung.gv.at
(+43) 0800 240 262

Zwillinge
Literaturempfehlungen, Kleinanzeigen, Links und Online-Shop für Eltern von Zwillingen
www.twins.de
(+49) 08344 809 95 39

Alleinerziehende
Verband alleinerziehender Mütter und Väter
www.vamv.de
(+49) 030 695 97 86

Geburtskanal
Fachlich fundierte Informationen und viele Links (auch für Österreich und die Schweiz) rund um Familienplanung, Schwangerschaft, Geburt und Leben mit Kindern
www.geburtskanal.de

Register

Dank

DANK DER AUTORIN

Ich danke meiner Familie und meinen Freunden, die mich während meiner Arbeit an diesem Buch unterstützt haben. Ein Dank auch an meine Kolleginnen von der Geburtshilfe, die mich mit neuesten Informationen versorgt haben, um werdende Eltern durch Schwangerschaft und Geburt zu begleiten.

Mein besonderer Dank gilt der Lektorin Karen Sullivan für ihre Hilfe sowie den Mitarbeitern von DK, die dieses Buch möglich machten, insbesondere Helen Murray, Claire Tennant-Scull, Sara Kimmins, Carolyn Hewitson, Penny Warren, Glenda Fisher und Peggy Vance.

DANK DES HERAUSGEBERS:

DK dankt Angela Baynham für Lektoratsassistenz und Korrektur lesen; Susan Bosanko für das Register; Jo Godfrey-Wood für die Mitarbeit bei den Foto-Shootings; Victoria Barnes und Roisin Donaghy für Haare und Make-up; Carly Churchill, dem Assistenten des Fotografen, sowie unseren Models Danielle Valliere und Tom und Dylan Baird; Emma Godden und Paul Bromage; Axl Habananananda; Alaina Powell; Jonica und Richard Thomas; Marcella Woods und Michael-Gabriel Fiori-Woods.

Der Verlag dankt folgenden Institutionen und Personen für die freundliche Genehmigung zum Abdruck ihrer Bilder:

(Abkürzungen: o-oben; u-unten; m-Mitte; l-links; r-rechts; go-ganz oben)

Alamy Images: Moose Azim/Bubbles Photolibrary 67gor; Dionne McGill 145ur; Daniel Pangbourne/Bubbles Photolibrary 58r; Picture Partners 109gom; Chris Rout 46gol; **Babybond® www.babybond.com:** 55mr; **Corbis:** Rick Chapman 49go; CJPG/Zefa 34; Eyetrigger Pty Ltd. 82mro; Adam Gault/Science Photo Library 14um; Brownie Harris 134; Michael A. Keller 21ur; Beau Lark 175gol; Mika 36mro; Tetra Images 139ur; Larry Williams 86-87; **Dreamstime.com:** Monkey Business Images 14mro; **Getty Images:** altrendo images 167ur; Terry Anderson 146; Blend Images/Andersen Ross 69ul; Blend Images/Jose Luis Pelaez Inc. 16u, 54l, 58l; Blend Images/Jose Luis Pelaez, Inc. 105; Blend Images/Terry Vine 76m; Brand X Pictures/Steve Allen 64mro; Comstock Images/Thinkstock 93, 173gor; Cultura/Aurelie and Morgan David de Lossy 178r; Digital Vision/Rayes 21gor; Digital Vision/Trinette Reed 35gom; DK Stock/Christina Kennedy 14mo; George Doyle 11; First Light/Roderick Chen 135l; FoodPix/Anthony-Masterson 185gol; Adam Gault/ PL 95go; Nicole Hill 40mr; Ian Hooton/SPL 19gor; Iconica/Jamie Grill 36um; Iconica/ML Harris 40um; Image Source 21gol, 38mro; The Image Bank/Jonathan Storey 103ur; The Image Bank/LWA 60mo; The Image Bank/MoMo Productions 29; The Image Bank/PictureGarden 185ur; iStock Exclusive/Martin Carlsson 132l, 132r, 133l, 133r; Jose Luis Pelaez Inc 140-141; Nordic Photos/Michael Jonsson 33gor; OJO Images/Ashley Gill 177gor; OJO Images/Chris Ryan 92um; OJO Images/Paul Bradbury 36mo; PhotoAlto/Eric Audras 181um; PhotoAlto/John Dowland 46gom; Photodisc 89; Photodisc/Andersen Ross 131l; Photodisc/Blasius Erlinger 32; Photodisc/Jacqueline Veissid 37; Photodisc/Loungepark 46um; Photodisc/Marcy Maloy 59, 62; Photographer's Choice/Nancy Brown 47; Photographer's Choice RF/Jacobs Stock Photography 12ur; Photographer's Choice RF/Maria Spann 71ul; Photolibrary 109u; Photonica/Betsie Van Der Meer 12um; Photonica/Gavin Kingcome Photography 38um; PhotosIndia.com 57; Plattform 176; Riser/Frank Herholdt 119, 138; Riser/Hans Neleman 174mro; Riser/Jakob Helbig 12mro; Riser/Sam Royds 68; Sonntag 8-9; Stockbyte 38mlo, 41; Stockbyte/Diane Macdonald 135r; Stone/Barbara Maurer 177u; Stone/Luca Trovato 127go; Taxi/Andreas Pollok 43ur; Taxi/Bill Ling 13; Taxi/Caroline von Tuempling 15ur; Taxi/Steen Larsen 21ul; Tetra Images 113ul; Workbook Stock/Stephen Chiang 121go; **Lennart Nilsson Image Bank:** Scanpix 50; **Life Issues Institute:** 52ul; **LOGIQlibrary:** 54mr; **Masterfile:** 38mo; **Mother & Baby Picture Library:** 33gol; Dave J. Anthony 21um; Moose Azim 94ul, 114ul; Ian Hooton 15ul, 16mr, 17gol, 18, 19gom, 26mo, 33ur, 35u, 56mo, 56mro, 66, 70, 88ul, 90um, 90ur, 94ur, 101ul, 102, 104m, 108, 124, 174l, 178m, 181ul, 182, 185gom; Ruth Jenkinson 99r, 122, 125gol, 130; Eddie Lawrence 91gor, 129go, 142ul; Paul Mitchell 26mro, 88um; James Thomson 99l; Frances Tout 121u; **Photolibrary:** Bananastock 118; BSIP Medical/Chassenet 46ur; Digital Vision 1, 61; Graham Monro 128; Greg Newington 46ul; Vladimir Pcholkin 20; Radius Images 116; **PunchStock:** Blend Images 42; **Dept of Fetal Medicine, Royal Victoria Infirmary:** 55ur; **Science Photo Library:** 56mu; AJ Photo 56mru, 126ul, 175gor; Anatomical Travelogue 51ur; Samuel Ashfield 129u; B. Boissonnet 67gol; Neil Borden 55goc, 55gol; Neil Bromhall 52gol; Neil Bromhall/Genesis Films 51ul; BSIP, Laurent 95ul, 111ul, 125gor; CC Studio 157um; Kevin Curtis 53; Tracy Dominey 127u; Dopamine 51gol; Edelmann 52ur; Ian Hooton 10ul, 14ur, 17gor, 98, 111gor, 180, 181go; Ruth Jenkinson/Midirs 91gol; Eddie Lawrence 126r; Dr. Najeeb Layyous 65; Living Art Enterprises, LLC 55um, 55ul; Damien Lovegrove 40ur; Cecilia Magill 10um; Dr. P. Marazzi 38ur; Doug Martin 64mlo; Professor P. M. Motta Et Al 12mo; Lea Paterson 58m; Antonia Reeve 126mlo; P. Saada/Eurelios 54mro; James Stevenson 52gor; Tek Image 123gor; Silvere Teutsch/Look At Sciences 117ul; John Thys/Reporters 101ur; Zephyr 51mro; **Winchester and Eastleigh Healthcare NHS Trust:** 90mo

Cover: *Vorn:* **iStockphoto.com:** PeopleImages; *Hinten:* **123RF.com:** Tatyana Tomsickova/tomsickova; **Getty Images:** Tim Hale l; **Science Photo Library:** Ian Hooton r.

Weitere Informationen unter **www.dkimages.com**

Gut informiert im Handumdrehen

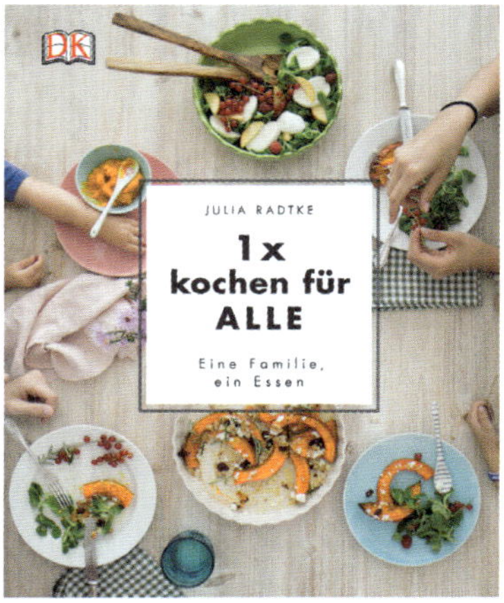

1 x kochen für alle
ISBN 978-3-8310-3233-4
EURO 16,95 [D] 17,50 [A]

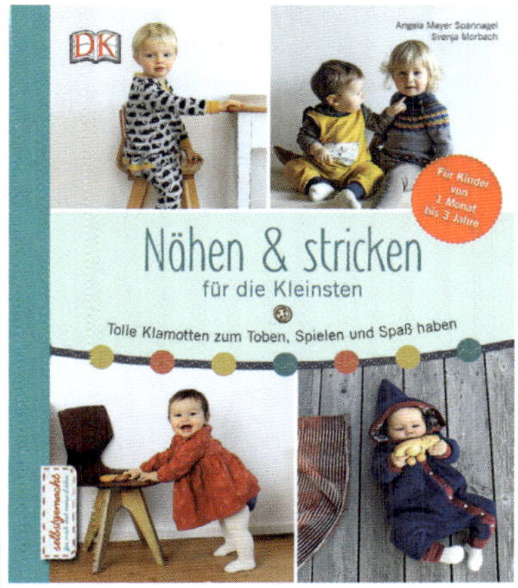

Nähen & stricken für die Kleinsten
ISBN 978-3-8310-3264-8
EURO 16,95 [D] 17,50 [A]

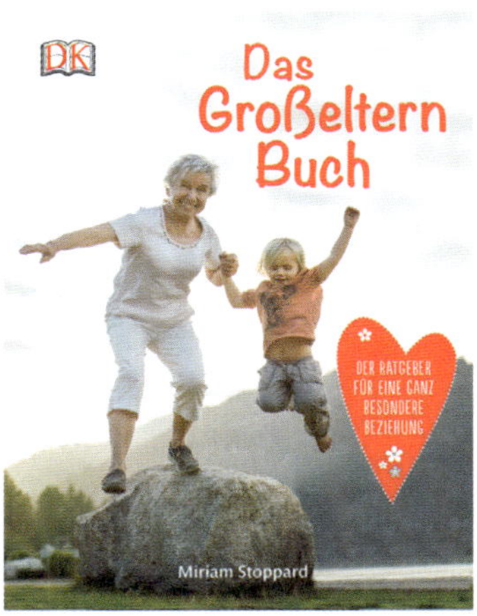

Das Großeltern-Buch
ISBN 978-3-8310-3169-6
EURO 12,95 [D] 13,40 [A]

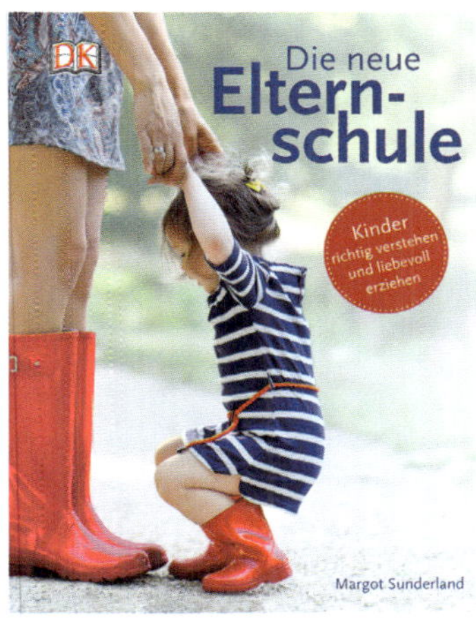

Die neue Elternschule
ISBN 978-3-8310-3146-7
EURO 22,95 [D] 23,60 [A]

Weitere großartige Bücher finden Sie unter **www.dorlingkindersley.de**